中国科学院华南植物园
西南交通大学生命科学与工程学院

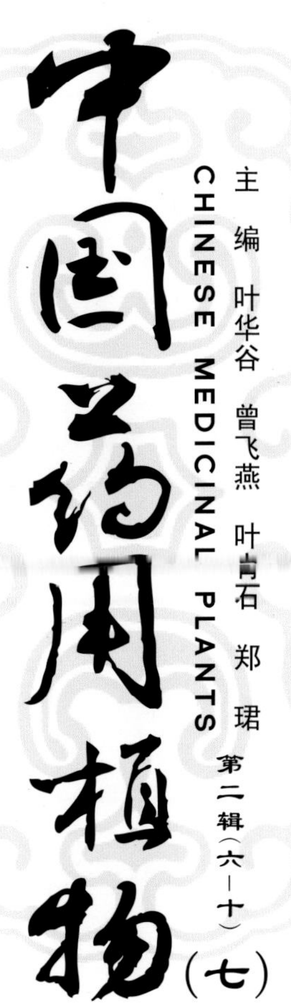

中国药用植物（七）

CHINESE MEDICINAL PLANTS

第二辑（六—十）

主编 叶华谷 曾飞燕 叶育石 郑珺

化学工业出版社
·北京·

本书以图文结合的形式，收录我国野生及栽培的药用植物共200种（包括亚种、变种及变型），主要从植物资源利用的角度，介绍了每种植物的中文名、别名、拉丁名、形态特征、生境、分布、采集加工、性味功能、主治用法等，有些种类还有附方。为了安全起见，在一些有毒植物的性味功能后面标明“有大毒”“有毒”“有小毒”等字样，提醒读者慎用。

本书可供药物研究、教育、资源开发利用及科普等领域人员参考使用。

图书在版编目（CIP）数据

中国药用植物.7/叶华谷等主编. —北京：化学工业出版社，2015.10 （2020.1重印）
ISBN 978-7-122-25113-8

Ⅰ.①中… Ⅱ.①叶… Ⅲ.①药用植物-介绍-中国 Ⅳ.①R282.71

中国版本图书馆CIP数据核字(2015)第212538号

责任编辑：李 丽　　文字编辑：王新辉
责任校对：王素芹　　装帧设计：百彤文化传播

出版发行：化学工业出版社（北京市东城区青年湖南街13号 邮政编码 100011）
印 装：北京缤索印刷有限公司
889mm×1194mm 1/32 印张13 字数500千字 2020年1月北京第1版第2次印刷

购书咨询：010-64518888　　售后服务：010-64518899
网 址：http://www.cip.com.cn
凡购买本书，如有缺损质量问题，本社销售中心负责调换。

定 价：79.00元

本书编写人员

主　　编： 叶华谷　曾飞燕　叶育石　郑　珺

副 主 编： 邹　滨　袁　艺　付　琳　刘　冰

编写人员（以姓氏笔画为序）：

于　慧　王发国　付　琳　叶华谷　叶育石　全　健
刘　冰　刘　念　朱　强　吴林芳　张　征　张丽霞
张忠廉　张慧晔　陆奕婷　陆颂规　李书渊　李如良
李泽贤　李海涛　杜怡枫　杨　毅　杨科明　肖　波
郑希龙　陈　玲　陈巧明　陈玉笋　陈有卿　陈海山
易思荣　罗红霞　林汝顺　林惠蓉　林锦锋　金慧英
郑　珺　侯惠婵　夏　静　秦新生　莫结丽　袁　艺
曹洪麟　曹照忠　黄　娅　黄珊珊　童毅华　曾飞燕
曾庆钱　曾宪禹　管志斌　管燕红　翟俊文　邹　滨
倪前波

摄　　影： 王　斌　邢福武　邓乔华　叶华谷　叶育石　李泽贤
刘　冰　邹　滨　袁　艺　曾飞燕　易思荣　肖　波
杨　毅

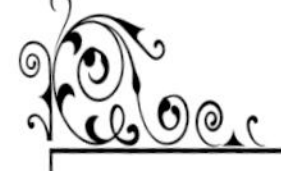

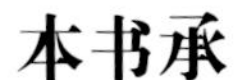

本书承

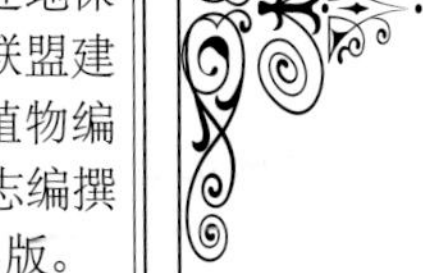

“中国科学院战略生物资源科技支撑体系运行专项（CZBZX-1）、财政部战略生物资源科技支撑运行专项（KSCX2-YW-Z-1004）、植物园国家标准体系建设与评估（Y421051001）、植物园迁地保护植物编目及信息标准化（2009FY120200）、中国植物园联盟建设（KFJ-1W-NO1）、科技部基础性专项植物园迁地保护植物编目及信息标准化（2009FY120200）与植物园迁地栽培植物志编撰（2015FY210100）、广东省数字植物园重点实验室”项目资助出版。

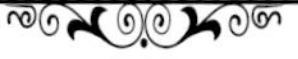

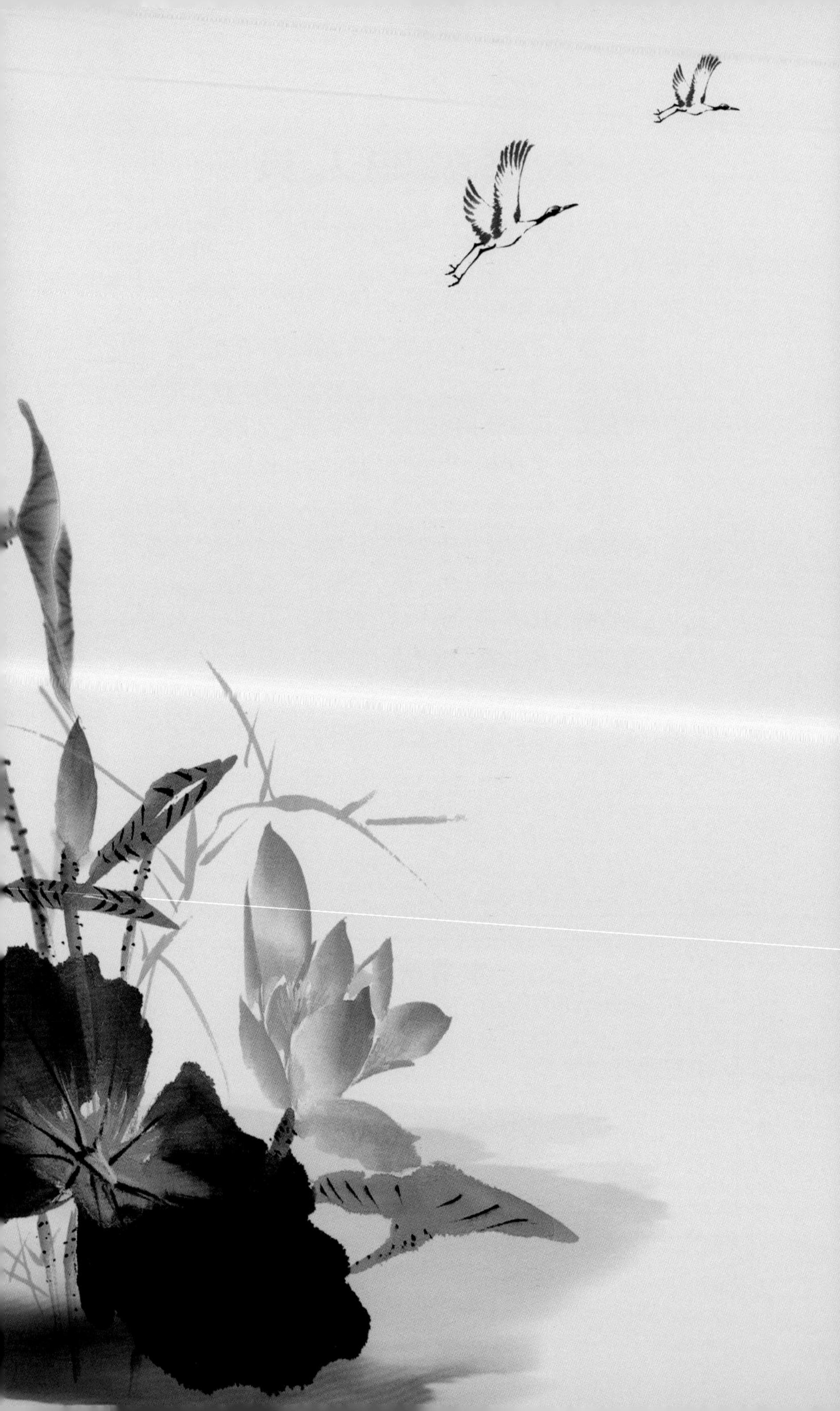

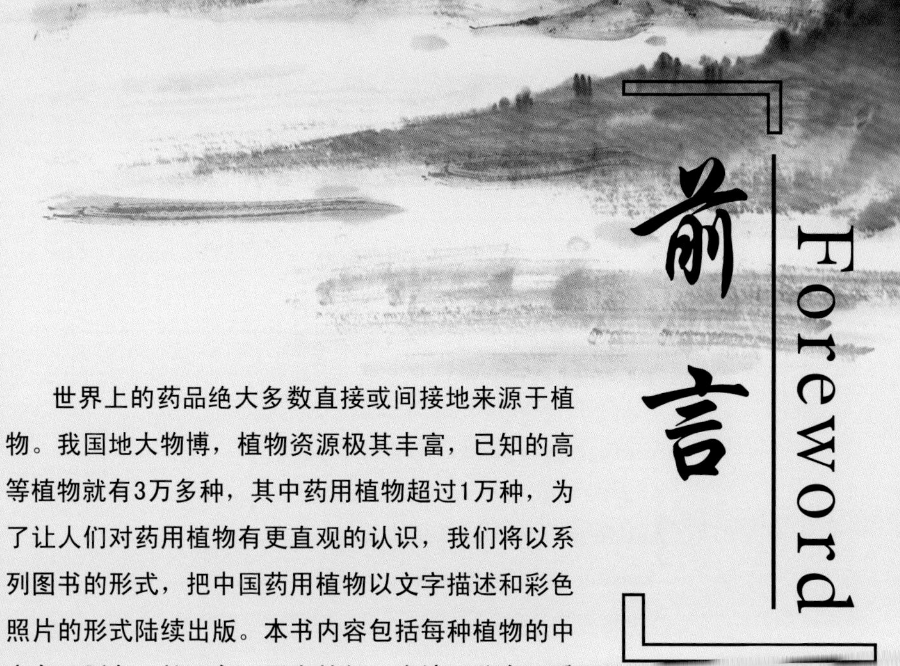

前言 Foreword

世界上的药品绝大多数直接或间接地来源于植物。我国地大物博，植物资源极其丰富，已知的高等植物就有3万多种，其中药用植物超过1万种，为了让人们对药用植物有更直观的认识，我们将以系列图书的形式，把中国药用植物以文字描述和彩色照片的形式陆续出版。本书内容包括每种植物的中文名、别名、拉丁名、形态特征、生境、分布、采集加工、性味功能、主治用法，有些种类还有附方。书后附有中文名索引和拉丁名索引。书中介绍的植物种类以拉丁学名字母顺序排列，共收录我国野生及栽培的药用植物200种（包括亚种、变种和变型）。其中的性味功能与主治用法主要参考《全国中草药汇编》《广东中药志》《华南药用植物》《湖南药物志》和《广西药用植物名录》等。

为了避免有些有毒植物因误服或服用过量引起中毒，在该植物的性味功能后面标明“有大毒”“有毒”“有小毒”等字样，应慎用。

本书主要是从植物资源与利用的角度来阐述，可供药物研究、教育、资源开发利用及科普等领域人员参考使用。

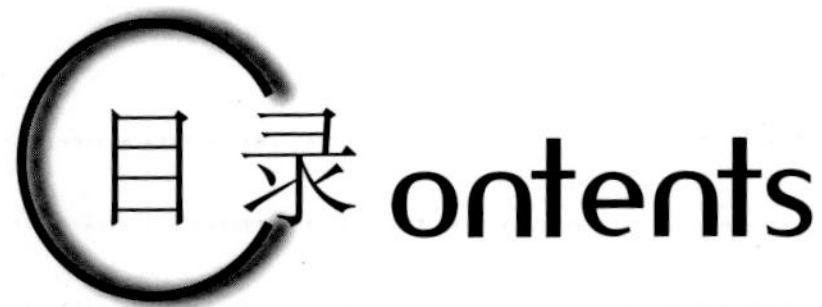

目录 Contents

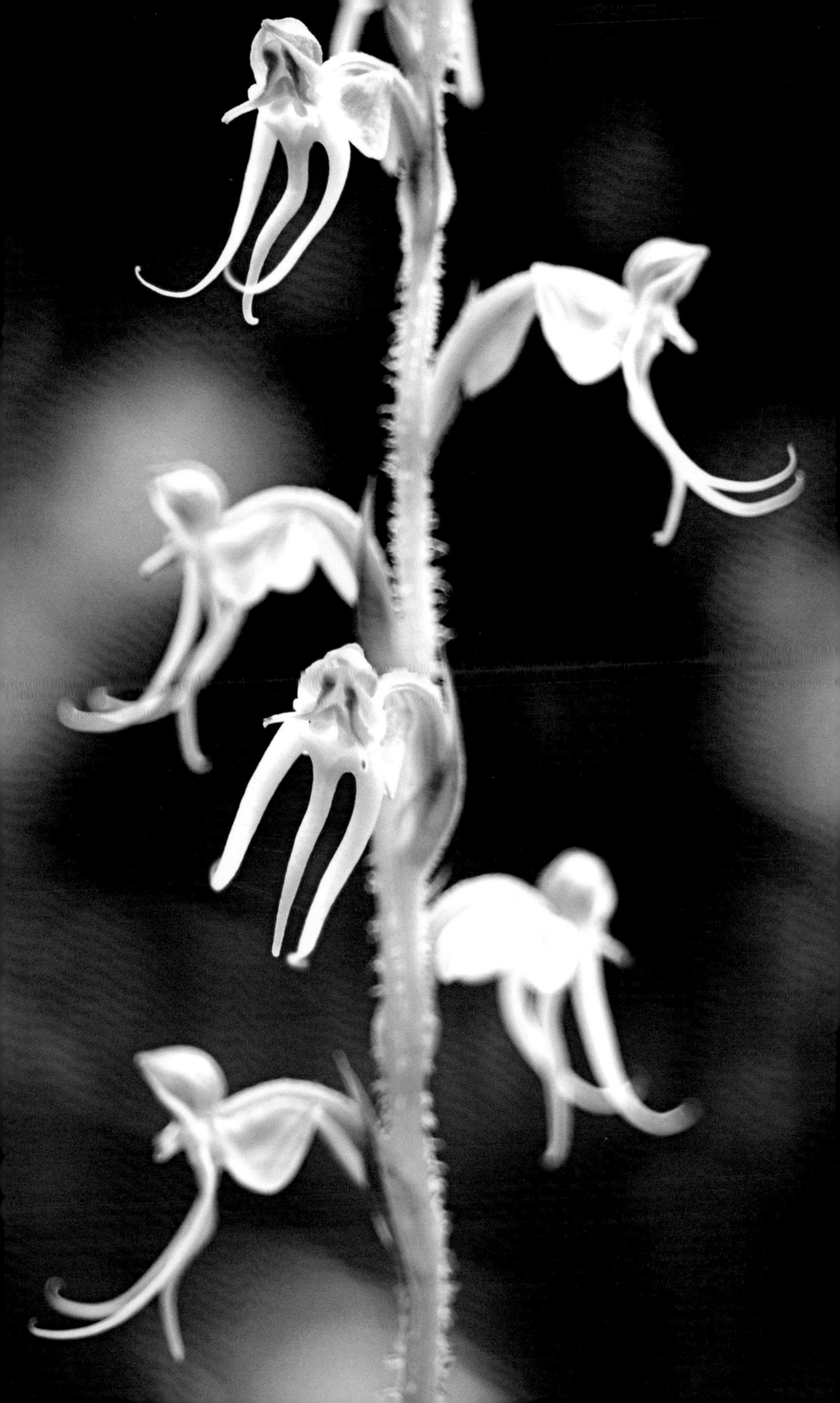

蒴　莲

Adenia chevalieri Gagnep.

【别　　名】云龙党、过山参

【基　　原】来源于西番莲科蒴莲属蒴莲**Adenia chevalieri** Gagnep. 的根入药。

【形态特征】藤本。叶纸质，宽卵形至卵状长圆形，长7～15 cm，宽8～12 cm，顶端短渐尖，基部圆形或短楔形，全缘，间有3裂，干时两面苍黄色，光亮，无毛；叶脉羽状，侧脉4～5对，小脉横出，明显可见，叶为3裂者，中间裂片卵形，侧裂片较窄；叶柄长4～7 cm，无毛，顶端与叶基之间具2个盘状腺体。聚伞花序有1～2朵花；花梗长达6 cm；苞片鳞片状，细小。花单性，雄花：花梗长8～10 mm；花萼管状，长9～12 mm，顶端5裂，裂片小，宽三角形，长0. 5 mm；花瓣5枚，披针形，长0. 6 mm，具3条脉纹，生于萼管的基部，具5个附属物；雄蕊5枚，花丝极短，花药顶端渐尖；子房退化，无胚珠，具短柄；雌花：较雄花为大，萼管长8～9 mm，裂片三角形，长与宽1～1. 5 mm；花瓣5枚，披针形或椭圆形，长约5 mm，生于萼管的下部，等高或稍高于萼齿，萼管基部具5枚膜质附属物，长圆形；退化雄蕊5枚，长1 mm，基部合生；子房椭圆球形，具柄，有3个粗壮柱头。蒴果纺锤形，长8～12 cm，老熟时红色，有光泽，3瓣室背开裂，外果皮革质；种子多数，近圆形，扁平，直径近1 cm，草黄色，种皮具网状小窝点。花期1～7月；果期8～10月。

【生　　境】生于山谷疏林或林缘，攀援于树上或灌丛中。

【分　　布】广东、香港、海南、广西南部。

【采集加工】夏秋季采收，将根晒干。

【性味功能】味甘、微苦，性凉。滋补强壮，祛风湿，通经络。

【主治用法】治风湿痹痛，胃脘痛，子宫脱垂。用量15～30 g。

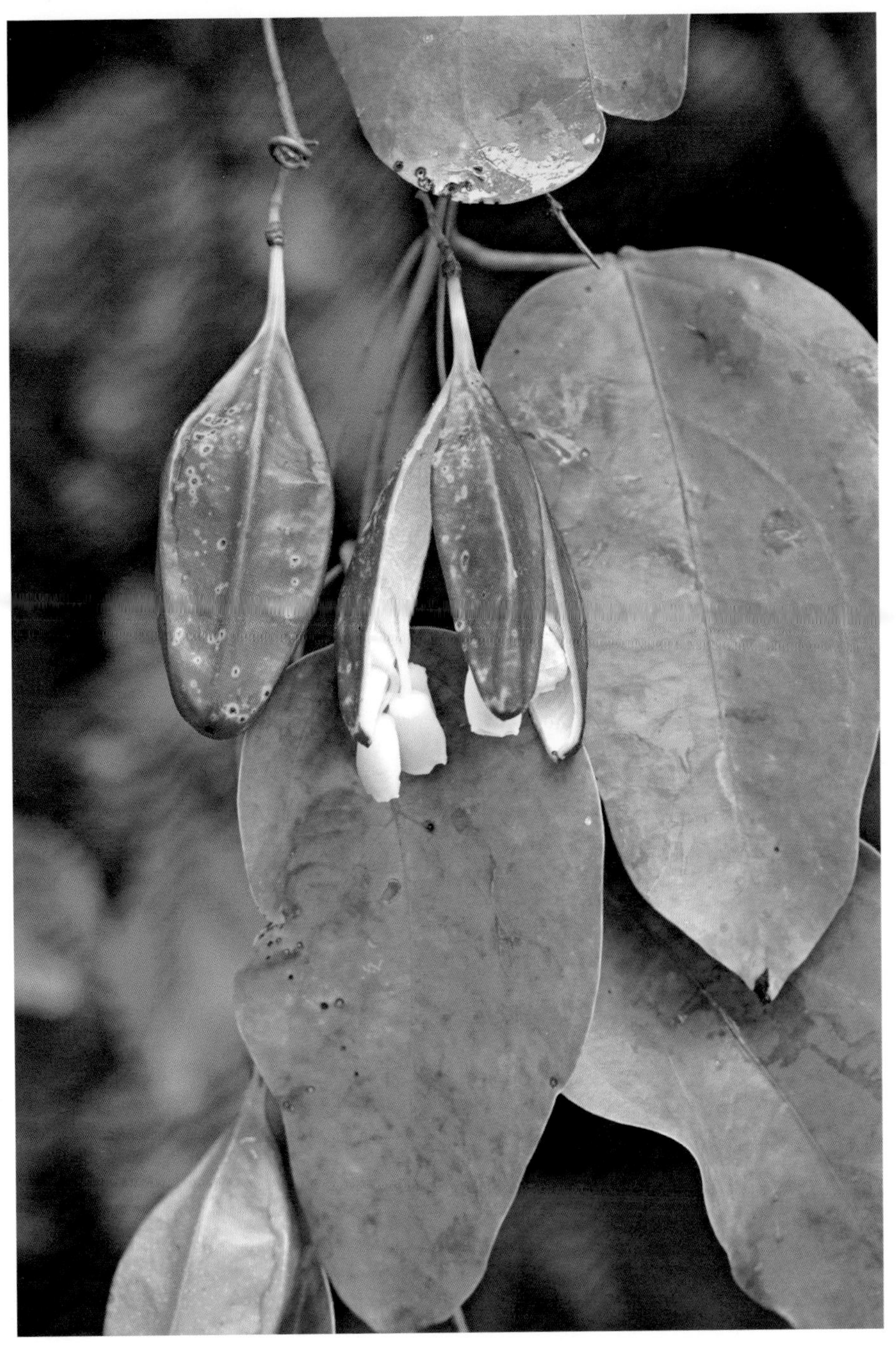

海南香花藤

Aganosma schlechteriana Lévl.

【基　　原】来源于夹竹桃科香花藤属海南香花藤**Aganosma schlechteriana** Lévl.的叶入药。

【形态特征】攀援灌木，长达7 m；枝具乳汁。叶椭圆形至长圆状椭圆形，稀卵圆形，顶端急尖至钝或渐尖，基部阔楔形，长6～14 cm，宽2. 5～5. 5 cm，幼时被茸毛，老时毛渐脱落；侧脉每边约10条，斜曲上升；叶柄长约1 cm。聚伞花序顶生，三歧，长4～6 cm，宽约6 cm；总花梗、花梗、苞片、花萼、花冠外面被黄色的短柔毛；花萼裂片卵圆形，比花冠筒长，长10～12 mm，宽2. 5～4 mm，花萼内面基部具5枚腺体；花冠白色，花冠筒圆筒形，基部稍膨大，内面被长柔毛，长5～9 mm，宽4 mm，裂片倒卵形，顶端圆或钝，长11～14 mm，基部宽4 mm，顶端宽8 mm；雄蕊着生在花冠筒基部，花药箭头状，内藏，顶端渐尖，基部具耳，腹部与柱头黏生；子房被毛，由2枚离生心皮组成，每心皮胚珠多颗，花柱短，顶端膨大，下部收缩，柱头圆锥状；花盘杯状，比子房长，顶端5浅裂。蓇葖广叉生，初时被毛，老时毛脱落，长圆柱形，长10～30 cm，直径5～10 mm，下垂；种子长圆形，扁平，两端截平，长约2 cm，宽3～4 mm，顶端种毛白色绢质，长3. 5～5 cm。花期3～7月；果期8月至翌年2月。

【生　　境】生于500～1200 m山地山谷林中。

【分　　布】海南、广西、贵州、云南、四川。

【采集加工】全年可采，叶鲜用。

【性味功能】消炎，止痒。

【主治用法】治皮肤病。外用鲜品煎水洗患处。

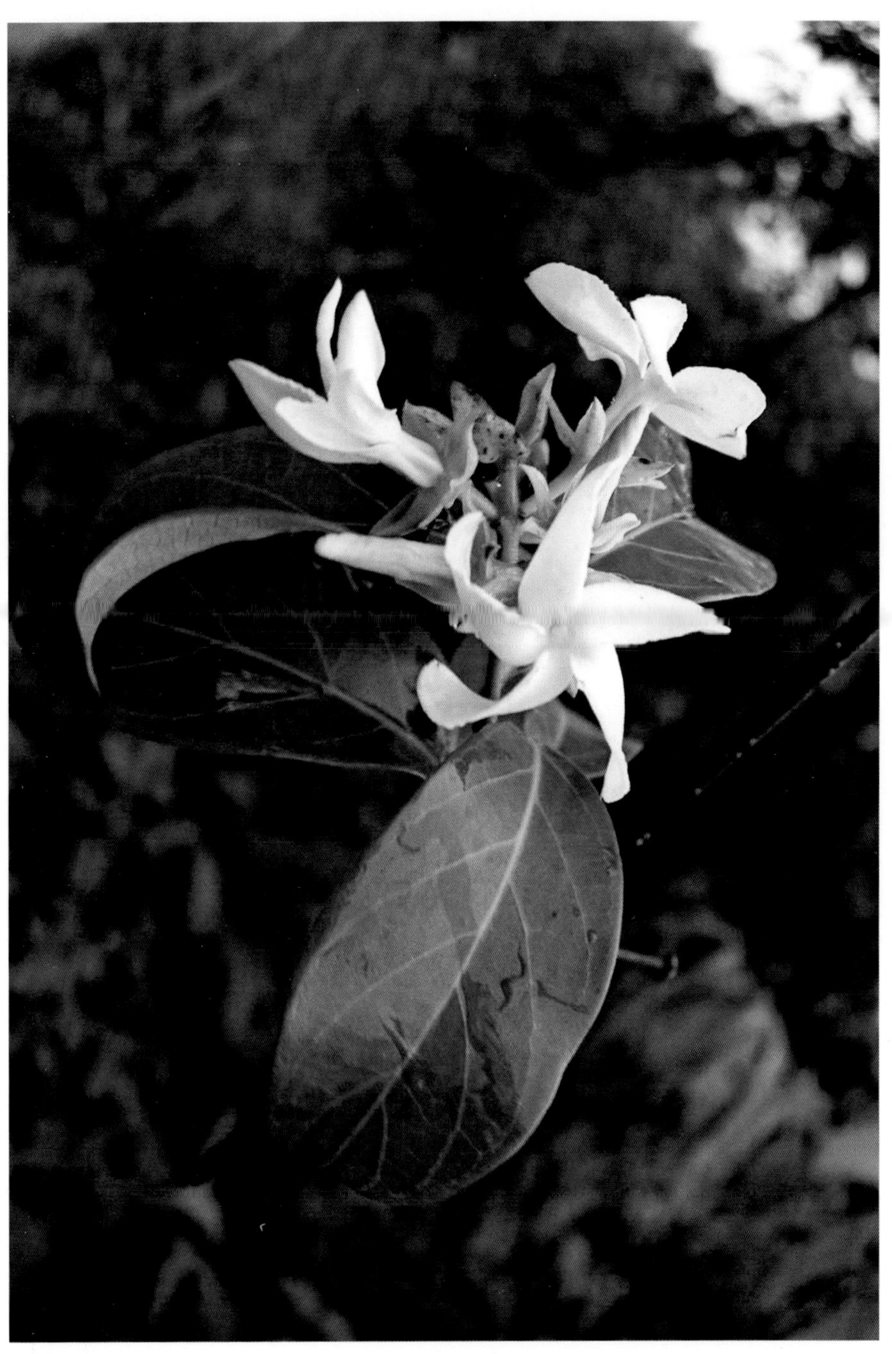

飞天蠄螃

Alsophila spinulosa (Wall. ex Hook.) Tryon

【别　　名】桫椤、刺桫椤、树蕨 、龙骨风、人头蕨

【基　　原】来源于桫椤科桫椤属桫椤**Alsophila spinulosa** (Wall. ex Hook.) Tryon［*Cyathea spinulosa* Wall.］的树干入药。

【形态特征】高大树蕨，主干直立，高达1～5 m，顶部密被棕褐色、线状披针形鳞片。叶簇生于主干顶部；叶柄粗壮，通常下部棕色，上部禾秆色，基部密被鳞片，向上有小刺或刺状疣突；叶片长达3 m，三回羽状深裂；羽片多数，互生，有柄，长圆形，长30～50 cm；叶脉羽状，分离，侧脉二叉，叶纸质或坚纸质；羽轴和小羽轴上面被棕褐色、卷曲的节状毛。孢子囊群圆球形，着生于侧脉分叉处凸起的囊群托上；囊群盖球形，膜质，幼时全部包被囊群。

【生　　境】生于低海拔山谷疏林中。

【分　　布】广东、香港、台湾、福建、广西、贵州、云南、四川。日本、越南、柬埔寨、泰国、缅甸、印度也有分布。

【采集加工】全年可采，树干切片晒干备用，茎内汁液鲜用。

【性味功能】味微苦，性平。祛风利湿，活血祛瘀，清热止咳。

【主治用法】治风湿关节痛，跌打损伤，慢性支气管炎，肺热咳嗽，肾炎水肿；预防流行性感冒。茎内汁液搽患处。

【附　　方】治慢性气管炎：飞桃冲剂每次3 g，每日2次，20天为1个疗程。

【制　　剂】飞桃冲剂：取飞天蠄螃30 g，五指毛桃45 g，胡颓子叶15 g，山白芷9 g，鱼腥草24 g，加水煮沸4小时，过滤浓缩成浸膏状，加乙醇使含醇量达80%，静置过滤，滤液回收乙醇并浓缩成浸膏状，加淀粉制成颗粒，于60℃烘干，过筛，分装，每包6 g。

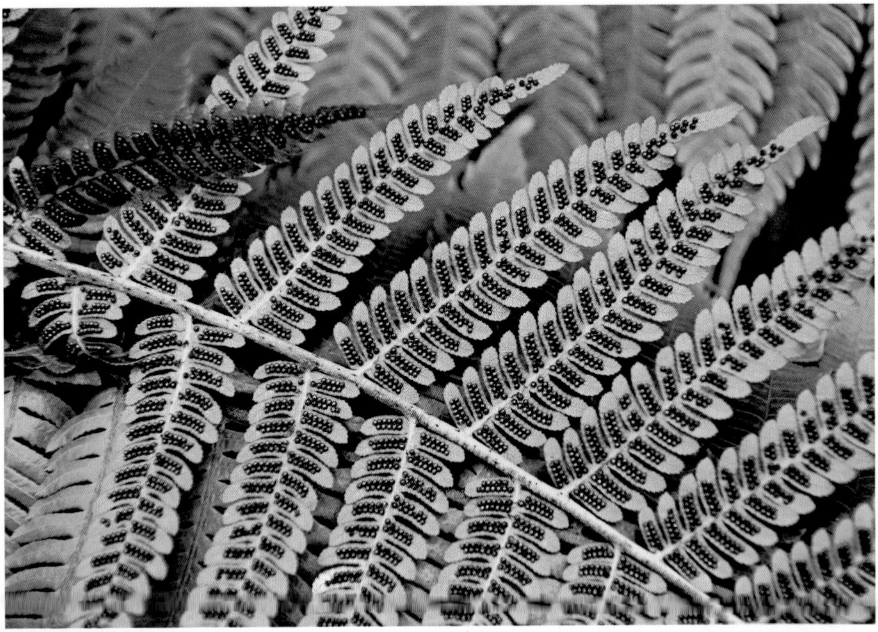

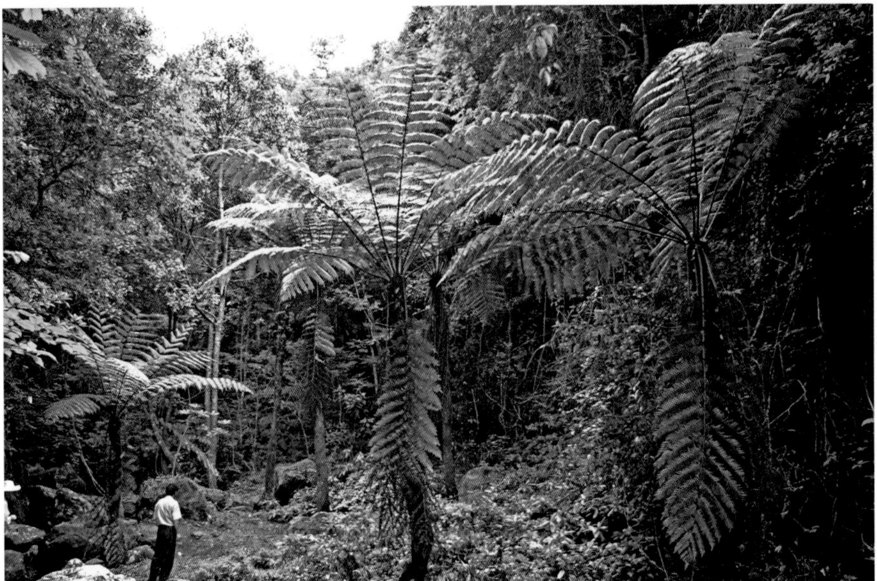

穿心莲

Andrographis paniculata (Burm. f.) Nees

【别　　名】榄核莲、一见喜、苦草、四方草

【基　　原】来源于爵床科穿心莲属穿心莲**Andrographis paniculata** (Burm. f.) Nees 的全草入药。

【形态特征】一年生直立草本，多分枝。茎和分枝具4棱，近无毛。叶纸质，披针形至长圆状披针形，长2～8 cm，宽0. 5～2. 5 cm，顶端渐尖，基部渐狭或楔尖，全缘，两面无毛；侧脉3～4对；叶柄短或近无柄。总状花序组成大型圆锥花序，顶生或腋生；花梗长3～6 mm；苞片披针形，长1～2 mm；小苞片钻形；花萼长约1. 5 mm，被腺毛；花冠淡紫色或白色，长约1 cm，花冠管圆筒状，向上稍扩大，檐部二唇形，上唇外弯，2浅裂，下唇直立，3裂，裂片近卵形；雄蕊2枚，伸出花冠外，花丝被1列扩展的长柔毛，花药2室，药室1大1小，大的被髯毛。蒴果长约1. 5 cm，疏被腺毛；种子12颗，四方形，有皱纹。花、果期夏、秋季。

【生　　境】栽培于田野。

【分　　布】我国南部各省区均有栽培。原产印度、中南半岛。

【采集加工】夏秋季采收，将全草切段晒干备用。

【性味功能】味苦，性寒。清热解毒，消肿止痛。

【主治用法】治扁桃体炎，咽喉炎，流行性腮腺炎，支气管炎，肺炎，百日咳，肺脓疡，细菌性痢疾，急性胃肠炎，中毒性消化不良，肠伤寒，泌尿系感染，急性盆腔炎，眼结膜炎，钩端螺旋体病；痈疖疮疡，脓疱疮，化脓性中耳炎，伤口感染，毒蛇咬伤。用量9～15 g，水煎服；干粉1. 5～3 g，温开水送服，或制成丸剂、片剂、注射剂应用；外用适量。

【附　　方】1. 治多种炎症及感染：(1) 穿心莲9～15 g，水煎服。(2) 穿心莲片，每服4～6片，每日3～4次。(3) 穿心莲注射液，肌内注射，每次2 ml，每天1～2次，小儿酌减。应用时可以任选一方，或口服与注射剂同时使用。

2. 治支气管肺炎：穿心莲、十大功劳叶各15 g，陈皮9 g。水煎成100 ml，分2次服。

3. 治流行性乙型脑炎：穿心莲、狗肝菜各6 g，为2～4岁量。5～10岁，穿心莲12 g，狗肝菜15 g。水煎加白糖服。

4. 治上呼吸道感染、肺炎：穿心莲、车前草、裸花紫珠各15 g。水煎浓缩至30 ml，加糖适量，分3次服。

5. 治细菌性痢疾：穿心莲12 g，胆木、甘草各9 g。加水300 ml，煎至100 ml，每次30 ml，每日3次。

6. 治痈疖疔疮：穿心莲粉加凡士林调成30%的软膏，外敷患处，每日换药1次。同时可服穿心莲煎剂或片剂。

7. 治子宫颈炎：穿心莲200 g，水煎2次，合并煎液，过滤，浓缩至400 ml，加入防腐剂。涂患处。每日1次，5～7天为1个疗程。

8. 治化脓性中耳炎：穿心莲干粉5 g，纯甘油50 ml，20%乙醇50 ml。将穿心莲干粉5 g用20%乙醇浸渍2～3天，用渗漉法，制成含甘油50%的穿心莲滴剂。治疗前用3%双氧水洗耳，拭净脓液，每日滴耳3～4次。

9. 治钩端螺旋体病：穿心莲适量，制成重0. 05 g的片剂，每片含结晶物质20 mg。成人每次服0. 1～0. 2 g，每日4～6次，每日总量0. 4～1. 2 g。

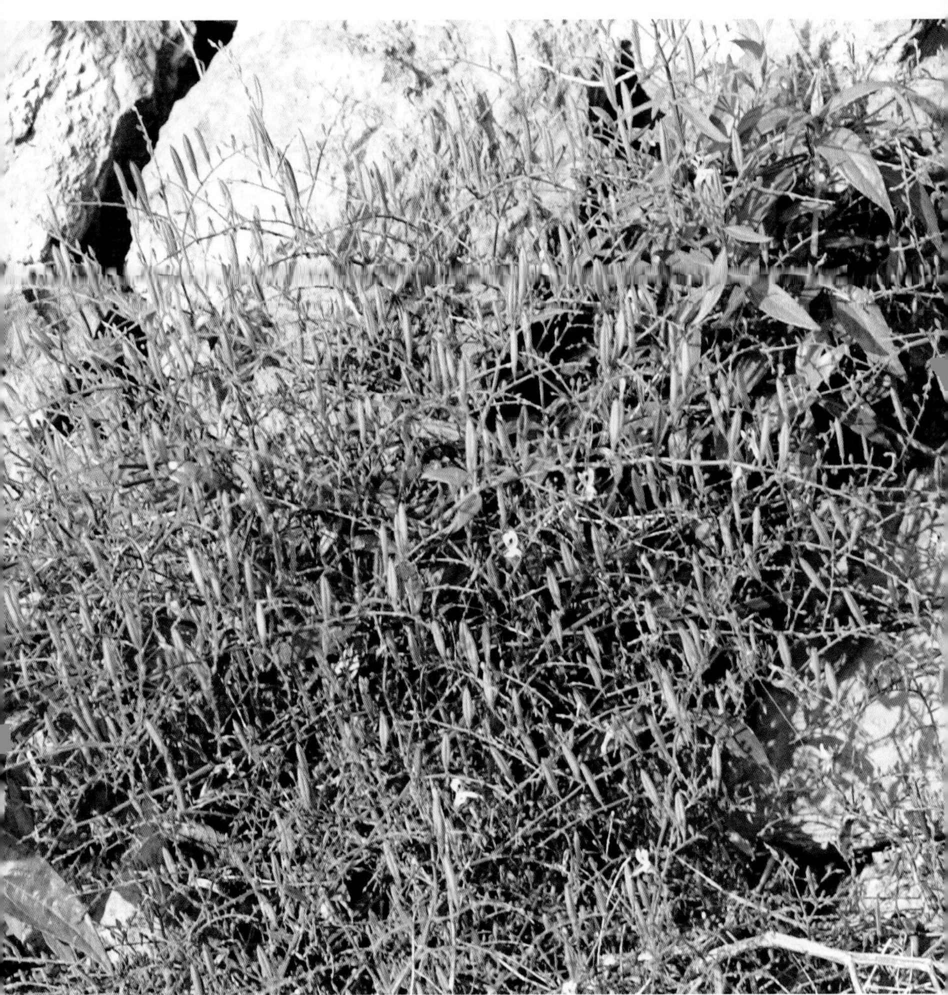

牛心果

Annona reticulata Linn.

【别　　名】滑叶番荔枝

【基　　原】来源于番荔枝科番荔枝属牛心果**Annona reticulata** Linn. 的全株入药。

【形态特征】乔木，高约6 m；枝条有瘤状凸起。叶纸质，长圆状披针形，长9～30 cm，宽3. 5～7 cm，顶端渐尖，基部急尖至钝，两面无毛，下面绿色；侧脉每边15条以上，叶面扁平，背面凸起；叶柄长1～1. 5 cm。总花梗与叶对生或互生，有花2～10朵；花蕾披针形，钝头；萼片卵圆形，外面被短柔毛，内面无毛；外轮花瓣长圆形，长2. 5～3 cm，肉质，黄色，基部紫色，外面被疏短柔毛，边缘有缘毛，内轮花瓣退化成鳞片状；雄蕊长圆形，药隔顶端近截形；心皮长圆形，被长柔毛，柱头突尖。果实由多数成熟心皮连合成近圆球状心形的肉质聚合浆果，不分开，直径5～12. 5 cm，平滑无毛，有网状纹，成熟时暗黄色；果肉牛油状，附着于种子上；种子长卵圆形。花期冬末至早春；果期翌年3～6月。

【生　　境】栽培。

【分　　布】我国广东、海南、广西、云南等地有栽培。原产热带美洲。

【采集加工】全年可采，全株晒干。

【性味功能】味苦、甘，性寒。清热解毒。

【主治用法】治肿瘤；叶主治慢性气管炎。用量10～20 g。

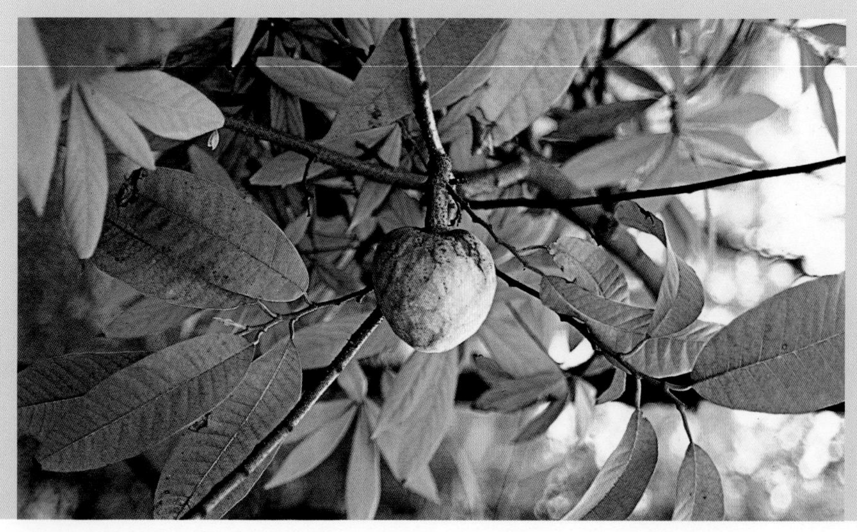

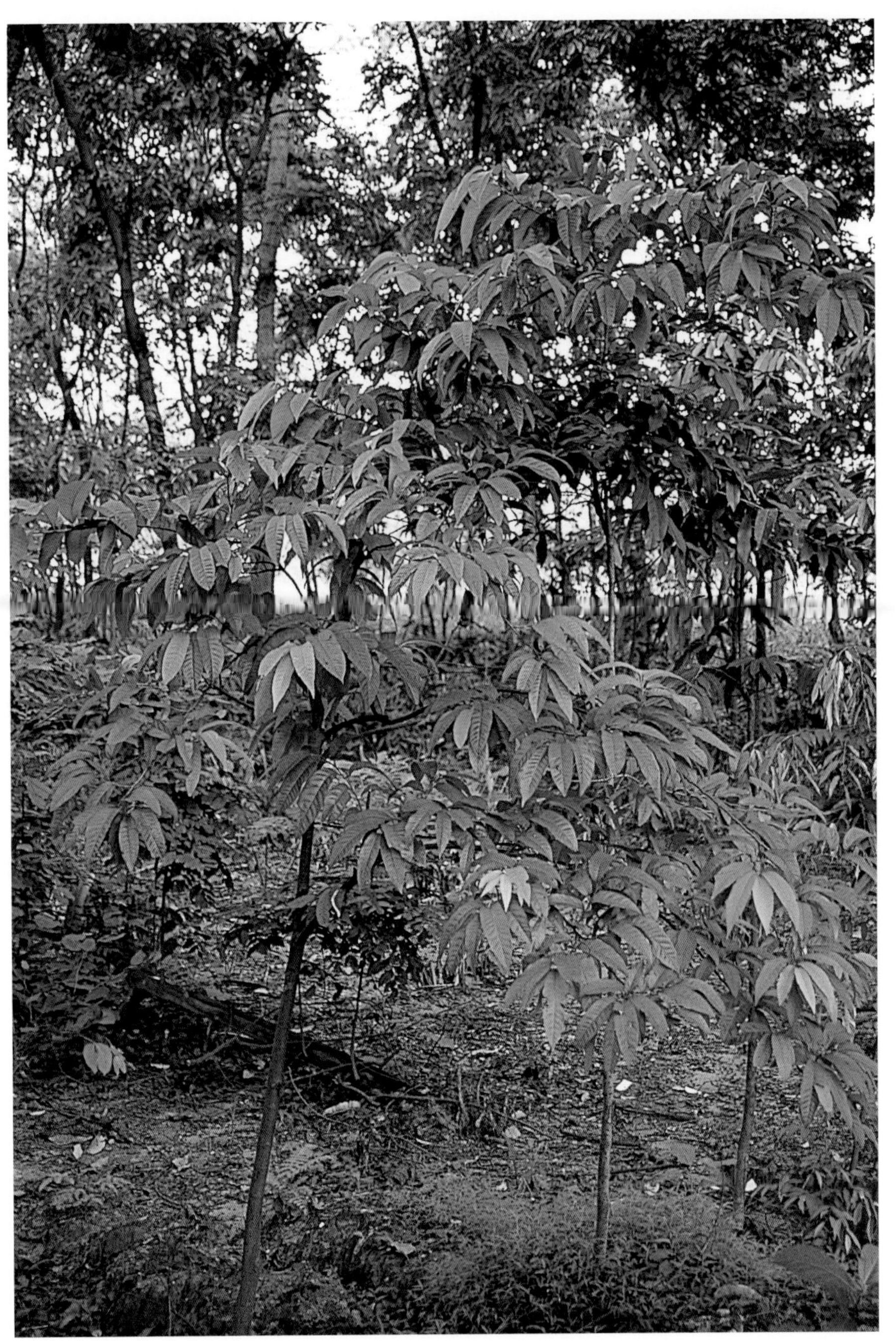

小叶五月茶

Antidesma venosum E. Mey. ex Tul.

【别　　名】小杨柳、沙潦木、水杨梅

【基　　原】来源于大戟科五月茶属小叶五月茶**Antidesma venosum** E. Mey. ex Tul.［*A. microphyllum* Hemsl.］的全株入药。

【形态特征】灌木，高2～4 m；小枝圆柱形，着叶较密集；幼枝、叶背、中脉、叶柄、托叶、花序及苞片被疏短柔毛或微毛外，其余无毛。叶片近革质，狭披针形或狭长圆状椭圆形，长3～10 cm，宽4～25 mm，顶端钝或渐尖，基部宽楔形或钝，叶缘干后反卷；中脉和侧脉在叶面扁平，在叶背凸起，侧脉每边6～9条，弯拱斜升，至叶缘前联结；叶柄长3～5 mm；托叶线状披针形，长5～10 mm。总状花序单个或2～3个聚生于枝顶或叶腋内；苞片卵形，长1 mm；雄花：花梗极短；萼片4～5枚，宽卵形或圆形，长和宽2～3 mm，顶端常有腺体；花盘环状；雄蕊4～5枚，着生于花盘的凹缺处，花药宽0. 5 mm；退化雌蕊棍棒状，与花盘等高；雌花：花梗长1～1. 5 mm；萼片和花盘与雄花的相同；子房卵圆形，花柱3～4枚，顶生。核果卵圆状，长约5 mm，直径3 mm，红色，成熟时紫黑色，顶端常宿存有花柱；果柄长1. 5～2 mm。花期5～6月；果期6～11月。

【生　　境】生于海拔300～1000 m山地密林或疏林中。

【分　　布】香港、广东、福建、江西、湖南、广西。

【采集加工】夏秋季采收，全株晒干。

【性味功能】味辛、涩，性温。祛风除湿，止血。

【主治用法】治吐血，衄血，便血，风湿痛。用量5～10 g。

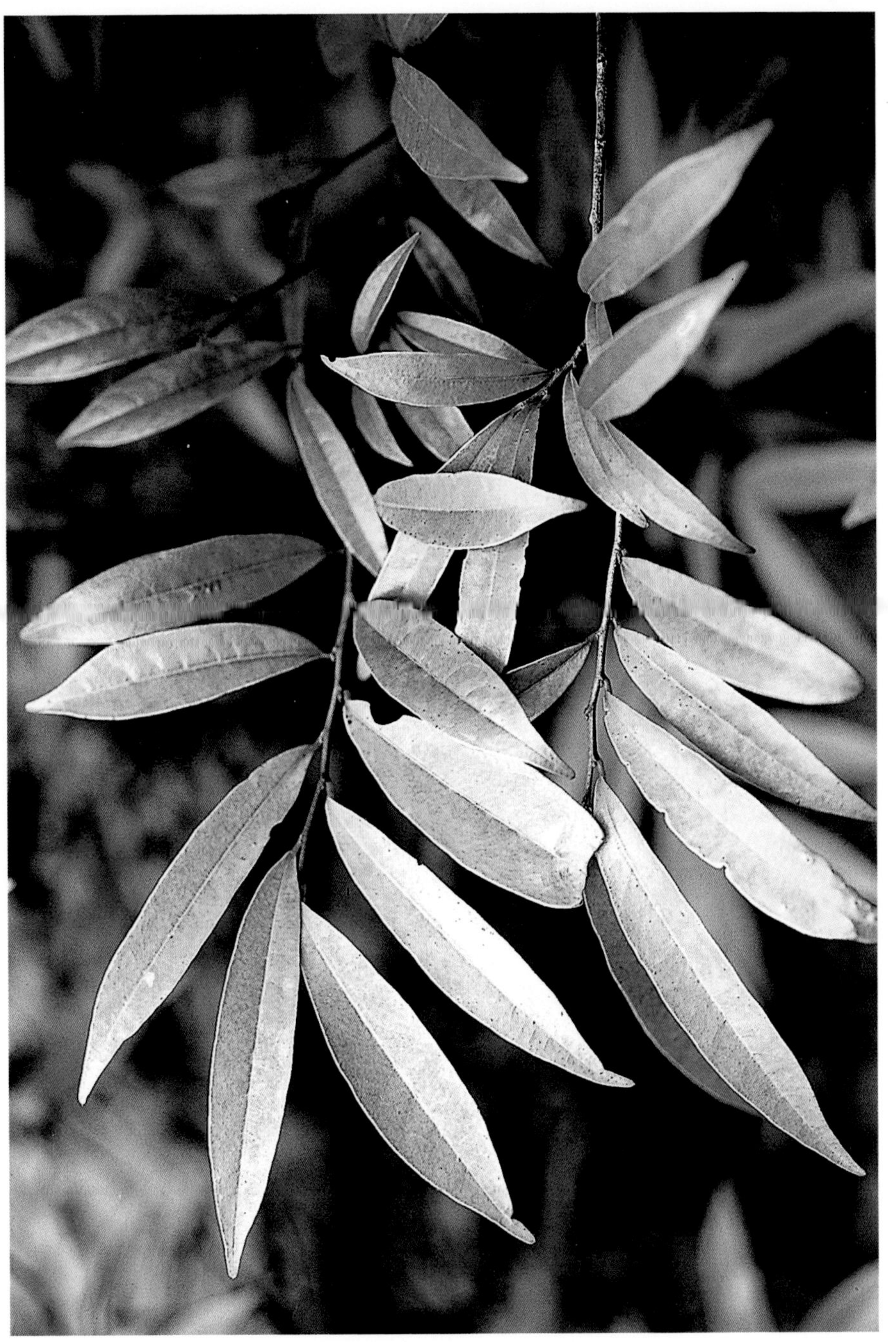

斜方复叶耳蕨

Arachniodes rhomboidea (Wall. ex Mett.) Ching

【别　　名】可赏复叶耳蕨

【基　　原】来源于鳞毛蕨科复叶耳蕨属斜方复叶耳蕨**Arachniodes rhomboidea** (Wall. ex Mett.) Ching 的根状茎入药。

【形态特征】多年生草本，高40～80 cm。叶柄长20～38 cm，粗3～6 mm，禾秆色，基部密被棕色、阔披针形鳞片，向上光滑或偶有1～2片同样鳞片；叶片长卵形，长25～45 cm，宽16～32 cm，顶生羽状羽片长尾状，二回羽状；往往基部三回羽状；侧生羽片4～6对，互生，有柄，斜展，密接，基部一对最大，三角状披针形，长15～22 cm，基部宽5～7 cm，渐尖头，基部圆楔形，羽状或二回羽状；小羽片16～22对，互生，有短柄，基部下侧一片不伸长或伸长，若伸长，则为披针形，长4～7. 5 cm，宽1. 7～2 cm，尖头，基部圆楔形，羽状；末回小羽片7～12对，菱状椭圆形，长约1 cm，中部宽约5 mm，急尖头，基部不对称，上侧近截形，下侧斜切，上侧边缘具有芒刺的尖锯齿；第二对羽片线状披针形，长15～20 cm，宽2. 5～3. 8 cm，渐尖头，基部圆楔形，羽状，小羽片11～20对，互生，有短柄，斜方形或菱状长圆形，长1. 2～2. 2 cm，宽0. 8～1 cm，急尖头，基部不对称，上侧截形并为耳状凸起，下侧斜切，上侧边缘具有芒刺的尖锯齿；第三对羽片起，向上的逐渐缩小，同形。叶干后薄纸质，褐绿色，光滑。孢子囊群生于小脉顶端，近叶边；囊群盖棕色，膜质，边缘有睫毛，脱落。

【生　　境】生于海拔80～1200 m的山谷林下。

【分　　布】江苏、安徽、浙江、江西、福建、台湾、湖北、湖南、广东、广西、四川、贵州、云南。日本、缅甸、印度、尼泊尔也有分布。

【采集加工】夏秋季采收，将根状茎切片晒干。

【性味功能】味苦，性温。祛风止痛，补肺止咳。

【主治用法】治关节疼痛，肺痨，外感咳嗽。用量10～15 g。

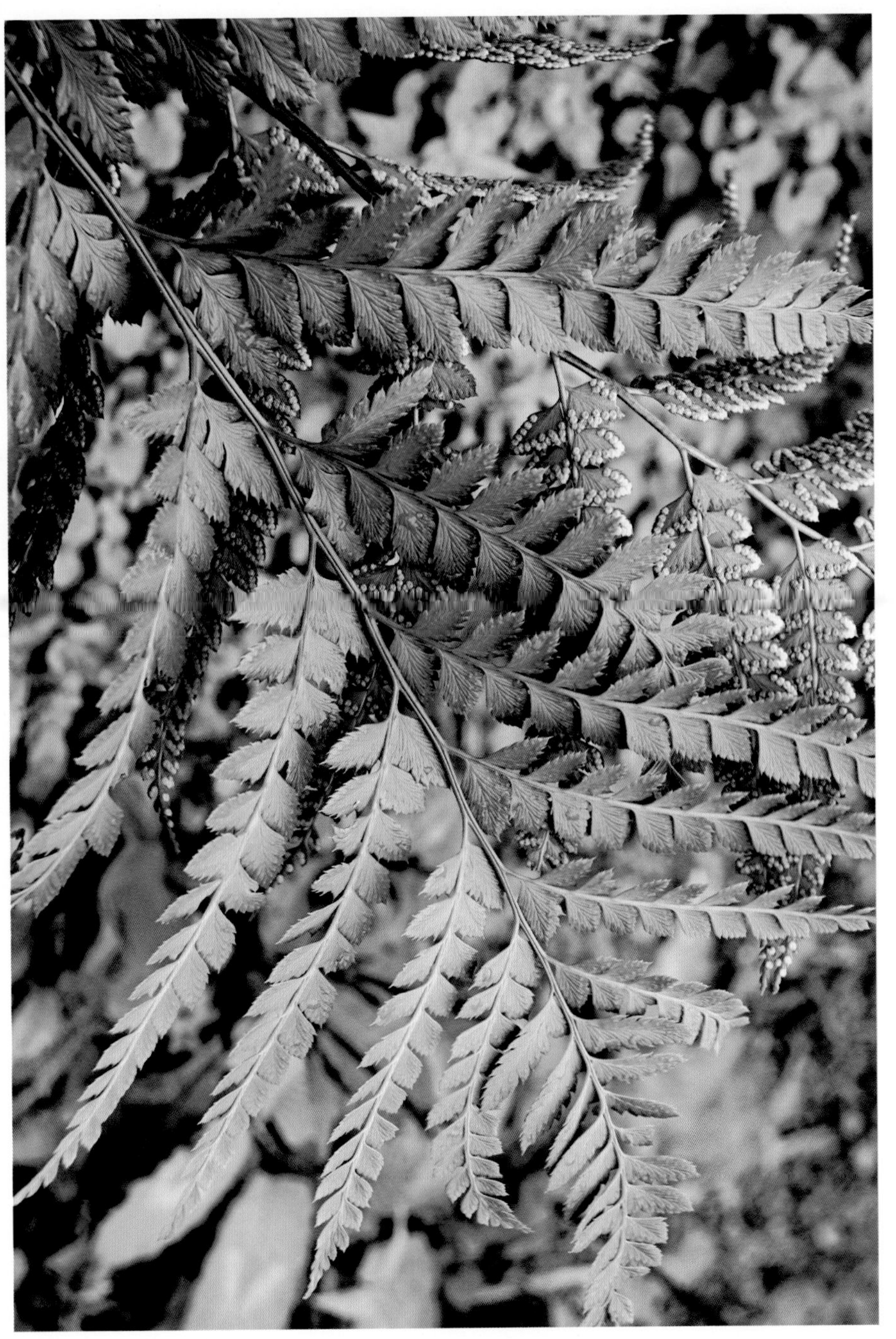

虎刺楤木

Aralia armata (Wall.) Seem.

【别　　名】楤木、广东楤木

【基　　原】来源于五加科楤木属虎刺楤木**Aralia armata** (Wall.) Seem. 的根皮入药。

【形态特征】多刺灌木，高达4 m；刺短，长在4 mm以下，基部宽扁，顶端通常弯曲。叶为三回羽状复叶，长60～100 cm；叶柄长25～50 cm；托叶和叶柄基部合生，顶端截形或斜形；叶轴和羽片轴疏生细刺；羽片有小叶5～9片，基部有小叶1对；小叶片纸质，长圆状卵形，长4～11 cm，宽2～5 cm，顶端渐尖，基部圆形或心形，歪斜，两面脉上疏生小刺，背面密生短柔毛，后毛脱落，边缘有锯齿、细锯齿或不整齐锯齿，侧脉约6对，两面明显，网脉不明显。圆锥花序大，长达50 cm，主轴和分枝有短柔毛或无毛，疏生钩曲短刺；伞形花序直径2～4 cm，有花多数；总花梗长1～5 cm，有刺和短柔毛；花梗长1～1. 5 cm，有细刺和粗毛；苞片卵状披针形，顶端长尖，长2～4 mm，小苞片线形，长1. 2～2. 5 mm，外面均密生长毛；萼无毛，长约2 mm，边缘有5个三角形小齿；花瓣5片，卵状三角形，长约2 mm；雄蕊5枚；子房5室；花柱5枚，离生。果实球形，直径4 mm，有5棱。花期8～10月；果期9～11月。

【生　　境】生于山坡、山谷的疏林中。

【分　　布】广东、海南、广西、贵州、云南等地。印度、马来西亚、缅甸、越南也有分布。

【采集加工】夏秋季采收，根皮晒干。

【性味功能】味苦、微辛，性微寒，有小毒。散瘀消肿，祛风除湿，止痛。

【主治用法】治跌打损伤，肝炎，肾炎，前列腺炎，急性关节炎，胃痛，腹泻，白带，痈疖等。用量9～15 g。

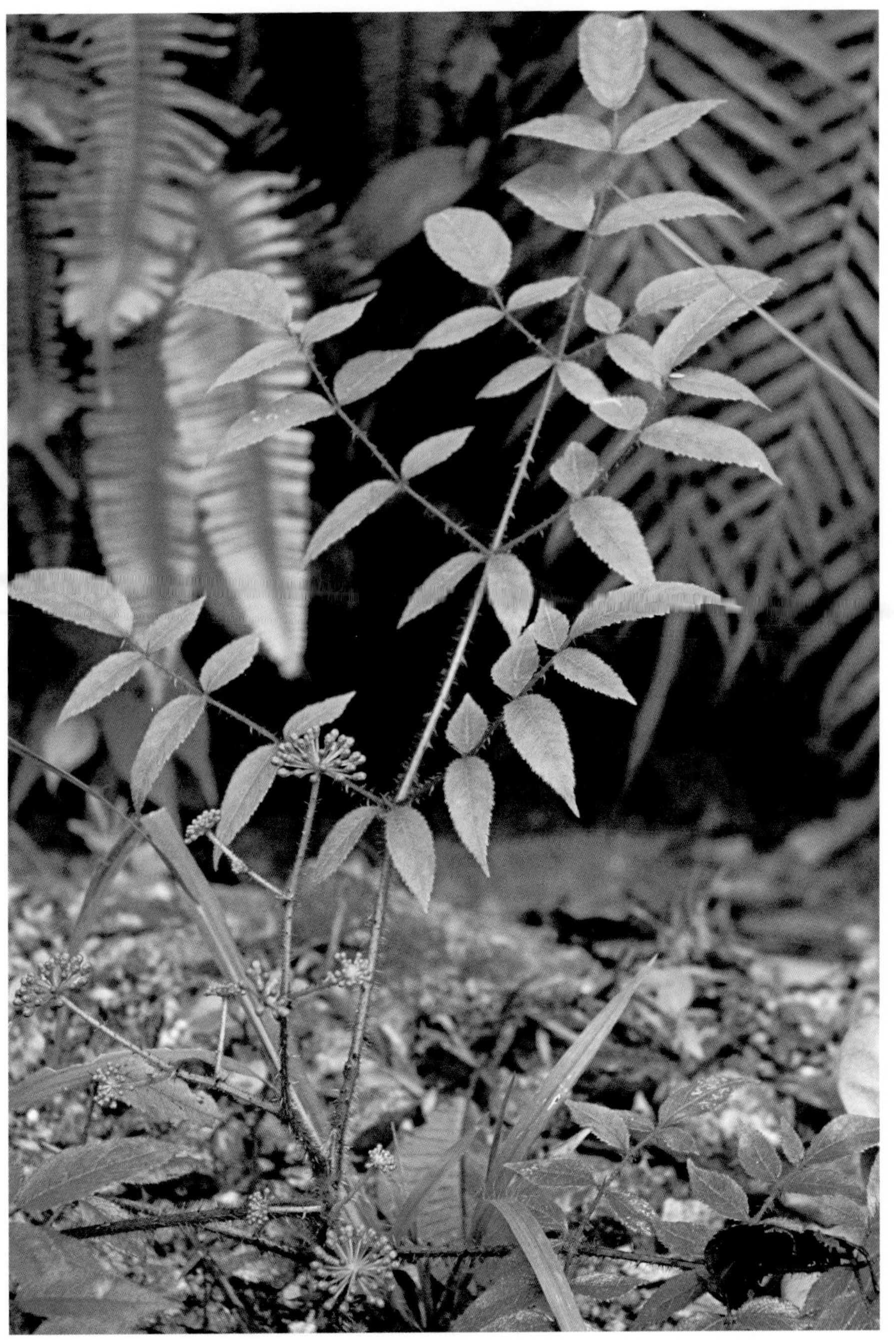

双籽棕

Arenga caudata (Lour.) H. E. Moore

【别　　名】大幅棕、野棕、山棕

【基　　原】来源于棕榈科桄榔属双籽棕**Arenga caudata** (Lour.) H. E. Moore [*Didymosperma caudata* (Lour.) Wendl.] 的根入药。

【形态特征】矮小灌木，高0.5～2 m。叶一回羽状全裂，长40～50 cm，有时更长，羽片少数，近菱形或不等边四边形，长10～25 cm，宽2.5～8 cm，基部楔形，不具耳垂，羽片中部以上边缘具不规则的啮蚀状小齿，顶端具尾尖或不明显；叶鞘边缘具网状纤维。花序单生于叶腋间，直立，长17～30 cm甚至更长，不分枝或具稀少分枝；佛焰苞数个，包着花序梗；花单性，雄花花萼3片，圆形，覆瓦状排列；花瓣3片，长圆状倒卵形，长6～7 mm，具条纹脉；雄蕊15～30枚；雌花球形，花萼3片，卵圆形；花瓣3片，倒卵圆形，长3.5～4 mm，与花萼一样具条纹脉；无退化雄蕊；子房球形，钝三棱。果实卵球形或近球形，直径12 mm，熟时红棕色。种子3颗，钝三棱，胚乳均匀。花、果期4～5月。

【生　　境】生于密林或疏林中。

【分　　布】海南。越南、老挝、印度也有分布。

【采集加工】秋季采挖根晒干。

【性味功能】味酸涩，性凉。止血清热，通经收敛。

【主治用法】治月经过多，血崩，子宫下垂，肺结核咯血。用量30～60 g。

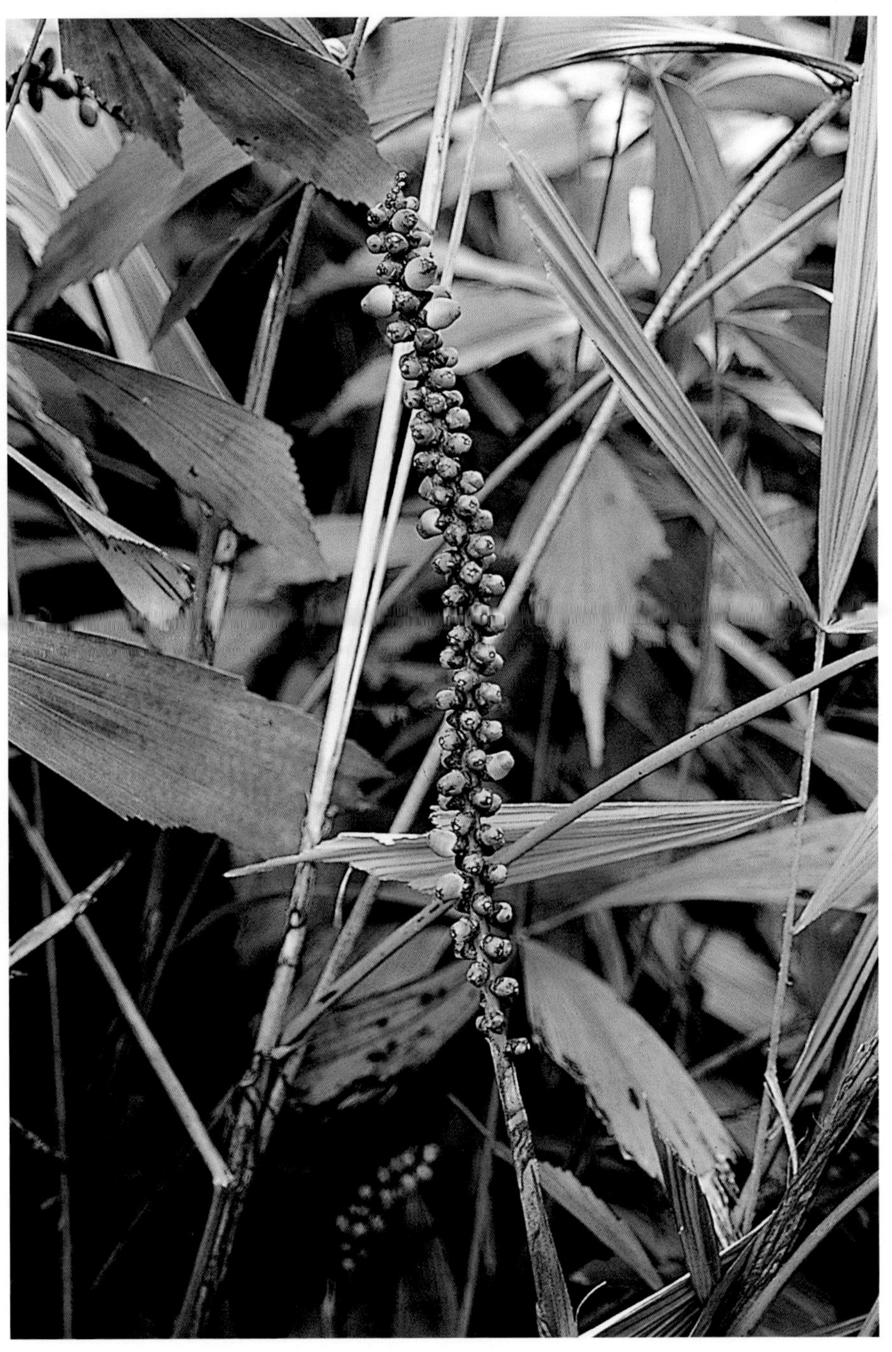

硬毛白鹤藤

Argyreia capitata (Vahl) Arn. ex Choisy

【别　　名】头花银背藤、毛藤花

【基　　原】来源于旋花科银背藤属硬毛白鹤藤**Argyreia capitata** (Vahl) Arn. ex Choisy 的叶入药。

【形态特征】攀援灌木，茎及分枝圆柱形，长10～15 m，被褐色或黄色开展的长硬毛。叶卵形至圆形，稀长圆状披针形，长8～12 cm，宽6～10. 7 cm，顶端锐尖或渐尖，基部心形，两面被黄色长硬毛，侧脉13～15对，开展；叶柄长3～5 cm，被开展的长硬毛。聚伞花序密集成头状，总花梗长6～12 cm，被开展长硬毛；苞片总苞状，椭圆形至狭披针形，锐尖，长15～25 mm，宽10 mm，外面被褐色或黄色长硬毛，次级总花梗长15 mm，具2～3花，花梗短；萼片披针形，卵状长圆形至长圆形，渐尖，外面密被长硬毛，外萼片长15～17 mm，宽5～6 mm，内萼片长10～12 mm；花冠漏斗形，长5～5. 5 cm，淡红色至紫红色，外面被长硬毛，内面基部着生的花丝之间具长毛，冠檐近全缘或浅裂；雄蕊及花柱内藏；雄蕊着生于距花冠基部8 mm处，花丝长13 mm，基部扩大，具腺柔毛，花药长圆形，长3. 5 mm，子房无毛，卵形，2室，每室2胚珠，花柱长30 mm，基部具关节，柱头头状，2裂。果球形，直径8 mm，橙红色，无毛，种子4粒或更少，卵状三角形，高7 mm，种脐明显，肾形。

【生　　境】生于山坡灌丛中或旷地的绿篱上。

【分　　布】海南、广西、贵州、云南等地。印度、缅甸、泰国、越南、老挝、柬埔寨有分布，南至马来半岛及印度尼西亚也有分布。

【采集加工】夏秋季采收，叶鲜用。

【性味功能】味微辛、微苦，性凉。消炎止痛，生肌愈合。

【主治用法】治刀伤出血。外用鲜叶捣烂敷患处。

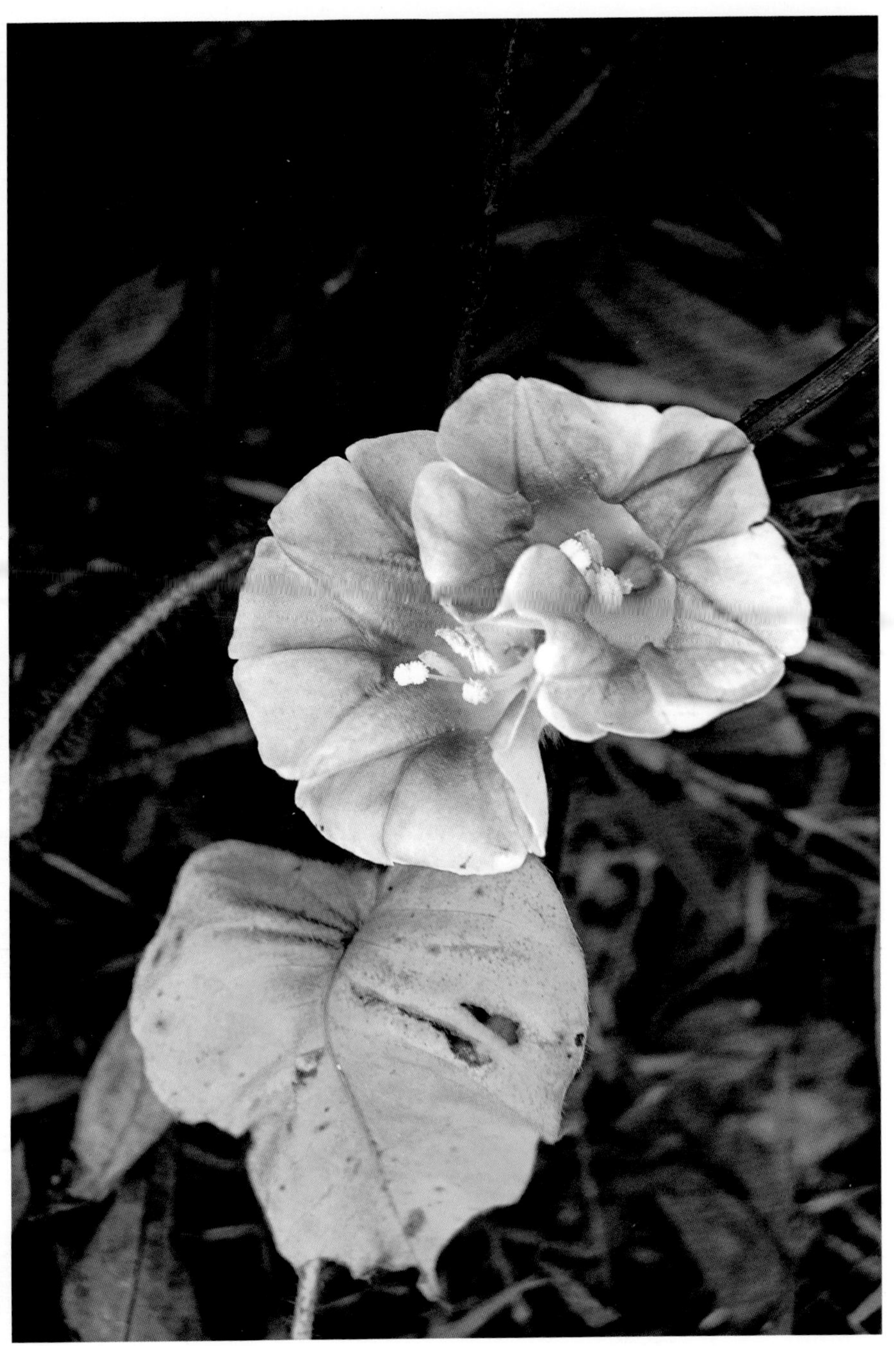

蜘蛛抱蛋

Aspidistra elatior Bl.

【别　　名】一叶青、一叶兰、箬叶

【基　　原】来源于百合科蜘蛛抱蛋属蜘蛛抱蛋**Aspidistra elatior** Bl. 的根状茎入药。

【形态特征】多年生草本，根状茎近圆柱形，直径5～10 mm，具节和鳞片。叶单生，彼此相距1～3 cm，长圆状披针形、披针形至近椭圆形，长22～46 cm，宽8～11 cm，顶端渐尖，基部楔形，边缘多少皱波状，两面绿色，有时稍具黄白色斑点或条纹；叶柄明显，粗壮，长5～35 cm。总花梗长0. 5～2 cm；苞片3～4枚，其中2枚位于花的基部，宽卵形，长7～10 mm，宽约9 mm，淡绿色，有时有紫色细点；花被钟状，长12～18 mm，直径10～15 mm，外面带紫色或暗紫色，内面下部淡紫色或深紫色，上部(6)8裂；花被筒长10～12 mm，裂片近三角形，向外扩展或外弯，长6～8 mm，宽3. 5～4 mm，顶端钝，边缘和内侧的上部淡绿色，内面具一条特别肥厚的肉质脊状隆起，中间的2条细而长，两侧的2条粗而短，中部高达1. 5 mm，紫红色；雄蕊(6)8枚，生于花被筒近基部，低于柱头；花丝短，花药椭圆形，长约2 mm；雌蕊高约8 mm，子房几不膨大；花柱无关节；柱头盾状膨大，圆形，直径10～13 mm，紫红色，上面具(3)4深裂，裂缝两边多少向上凸出，中心部分微凸，裂片顶端微凹，边缘常向上反卷。

【生　　境】生于林下阴处。

【分　　布】海南、广西、广东。我国各地多有栽培。日本也有分布。

【采集加工】秋冬季采收，根状茎晒干。

【性味功能】味甘，性温。活血散瘀，补虚止咳。

【主治用法】治跌打损伤，风湿筋骨痛，腰痛，肺虚咳嗽，咯血。用量15～30 g。

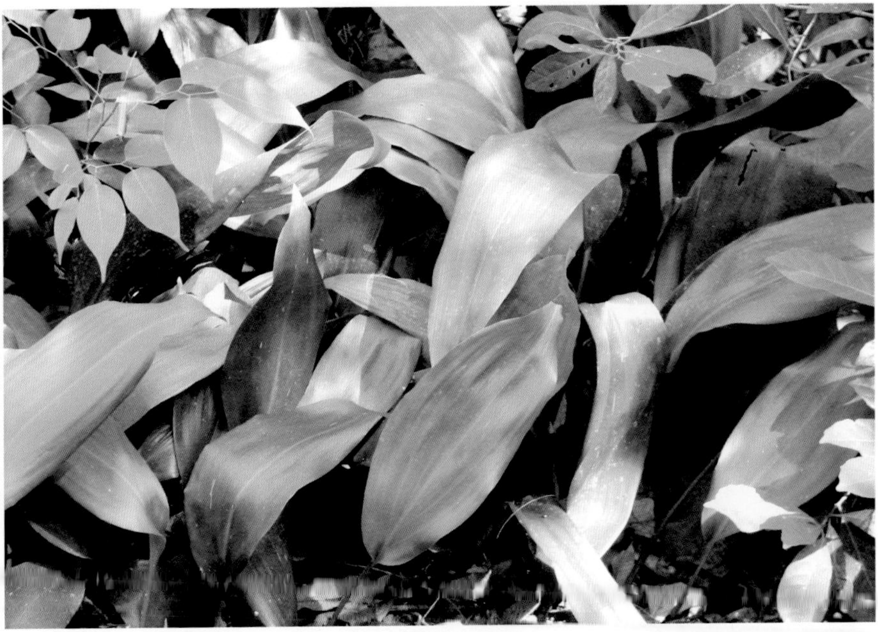

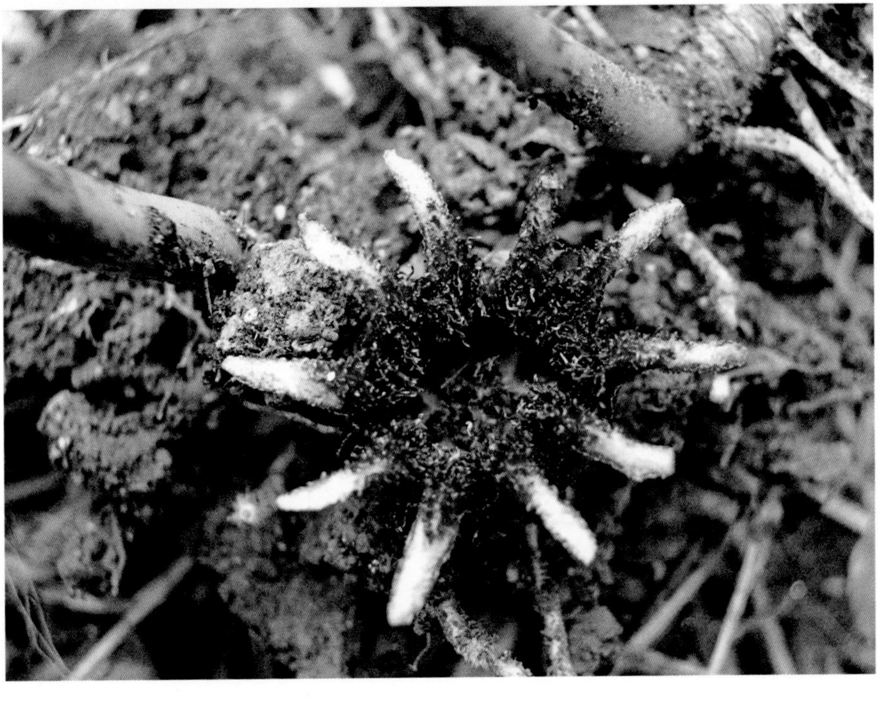

小花蜘蛛抱蛋

Aspidistra minutiflora Stapf

【基　　原】来源于百合科蜘蛛抱蛋属小花蜘蛛抱蛋**Aspidistra minutiflora** Stapf的根状茎入药。

【形态特征】多年生草本，根状茎近圆柱状，直径5～6 mm，密生节和鳞片。叶2～3枚簇生，带形或带状倒披针形，长26～65 cm，宽1～2. 5 cm，顶端渐尖，基部渐狭而成不很明显的柄，近顶端的边缘有细锯齿。总花梗纤细，长1～2. 5 cm；苞片2～4枚，宽卵形，长3. 5～4. 5 mm，宽3. 5～6 mm，顶端钝或微凹，有时带紫褐色；花小，花被坛状，长4. 5～5 mm，直径4～6 mm，青带紫色，具紫色细点，上部具(4)6裂；裂片小，三角状卵形，长1～2 mm，基部宽1～1. 5 mm，不向外弯；雄蕊(4)6枚，生于花被筒底部，低于柱头，花丝极短，花药近宽卵形，长1. 2～1. 5 mm，顶端钝；雌蕊长2. 5～3 mm，子房几不膨大，长约1. 5 mm，花柱粗短，无关节，柱头稍膨大，圆形，直径1. 5～2. 5 mm，边缘具(4)6枚圆齿。花期7～10月。

【生　　境】生于路旁或山腰的石缝中。

【分　　布】香港、广东、海南、广西、贵州。

【采集加工】秋冬季采收，根状茎晒干。

【性味功能】味辛、苦，性寒。清热止咳，续伤接骨。

【主治用法】治痰热咳嗽，跌仆闪挫，金疮等。用量10～15 g，外用鲜品捣烂敷患处或浸酒擦患处。

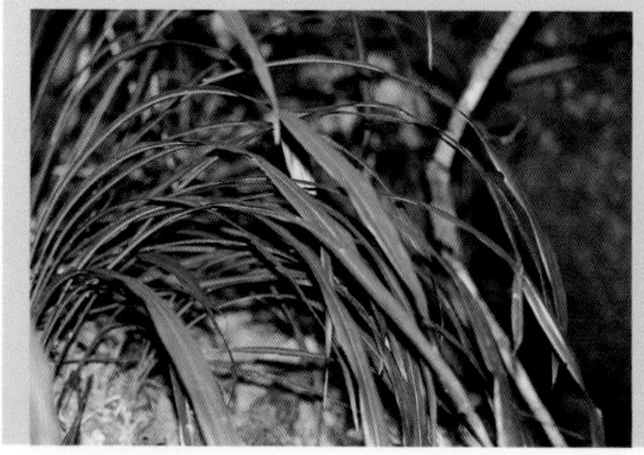

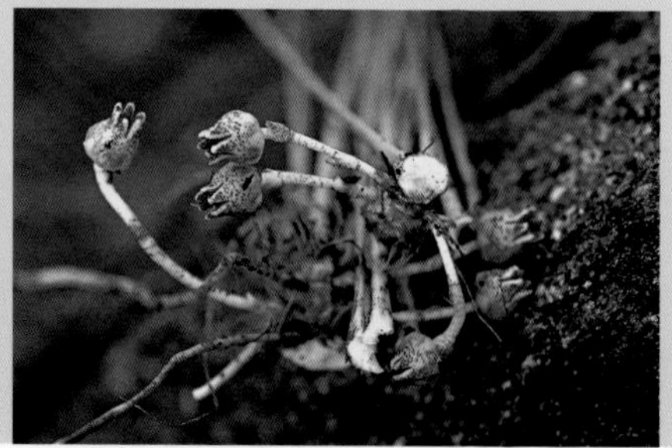

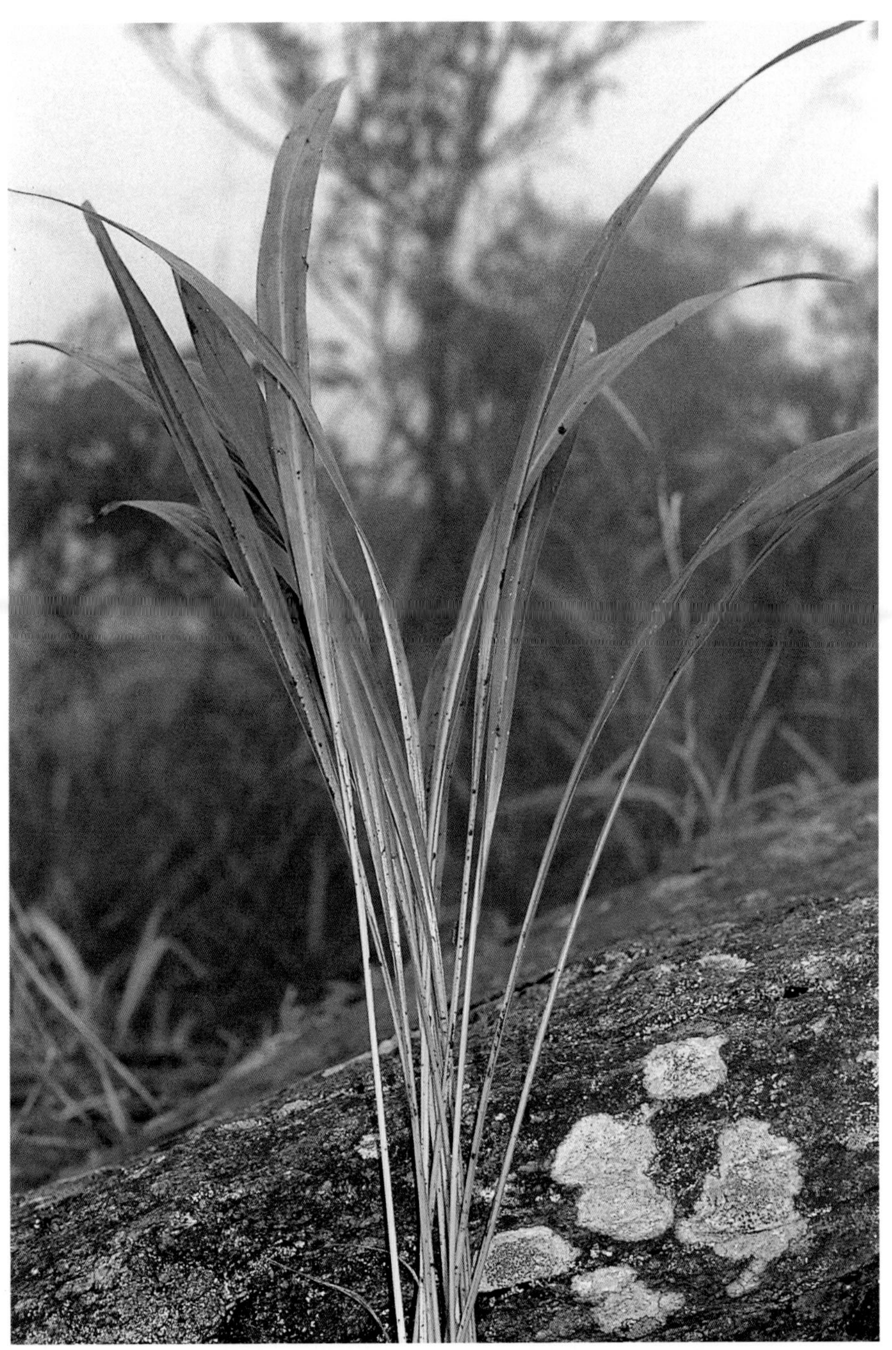

华南铁角蕨

Asplenium austrochinense Ching

【基　　原】来源于铁角蕨科铁角蕨属华南铁角蕨**Asplenium austrochinense** Ching 的全草入药。

【形态特征】多年生草本，高30～40 cm。根状茎短粗，横走，顶端密被鳞片；鳞片披针形，长7～9 mm，基部宽约1 mm，膜质，褐棕色，有红色光泽，近全缘。叶近生；叶柄长10～20 cm，基部粗1～2 mm，与叶轴及羽轴下面光滑或略被一二红棕色鳞片；叶片阔披针形，长18～26 cm，基部宽6～10 cm，渐尖头，二回羽状；羽片10～14对，下部的对生，向上互生，斜展，有长柄，相距2. 5～3 cm，基部羽片不缩短，长4. 5～8 cm，基部宽1. 7～3 cm，披针形，长尾头，一回羽状；小羽片3～5对，互生，上先出，斜向上，基部上侧一片较大，匙形，长1～2 cm，中部宽6～12 mm，钝头或圆头，基部长楔形，与羽轴合生，下侧沿羽轴下延，两侧全缘，顶部浅裂为2～3个裂片，裂片顶端近撕裂；羽轴两侧有狭翅。叶脉两面均明显，叶面隆起，背面多少凹陷呈沟脊状，小脉扇状二叉分枝，极斜向上，彼此密接，几达叶边。叶坚革质，干后棕色；叶轴及羽轴上面均有纵沟。孢子囊群短线形，长3～5 mm，褐色，极斜向上，生于小脉中部或中部以上，每小羽片有2～6(9) 枚，排列不整齐；囊群盖线形，棕色，厚膜质，全缘，有的开向主脉，有的开向叶边，宿存。

【生　　境】生于海拔150～1500 m山地林下阴湿处石上或树上。

【分　　布】浙江、广东、香港、江西、福建、台湾、湖北、湖南、贵州、云南。越南也有分布。

【采集加工】夏秋季采收，将全草晒干。

【性味功能】味甘、微苦，性平。利湿化浊，消肿，止血。

【主治用法】治小便白浊，膏淋，水肿，金疮出血。用量9～15 g。

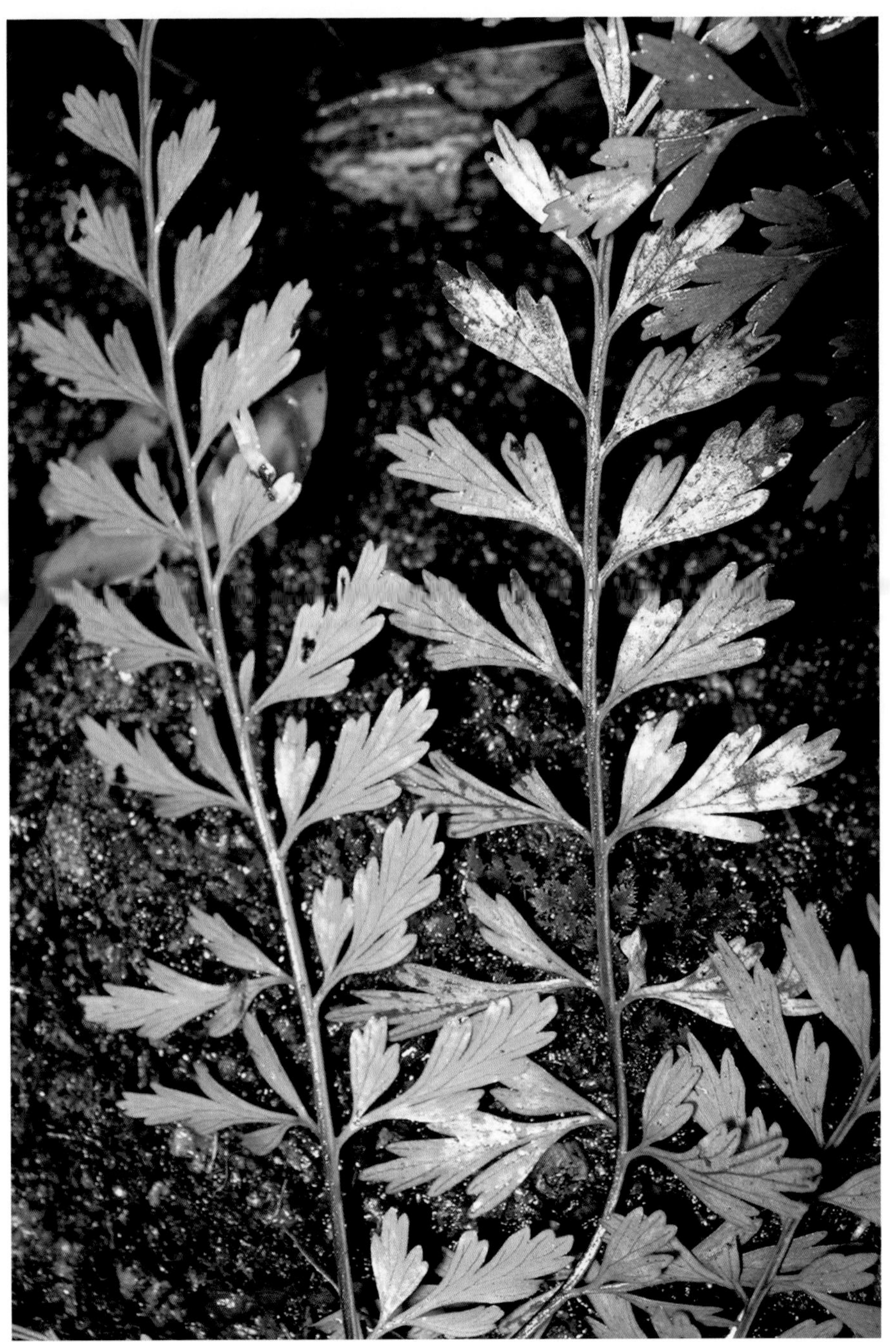

短舌紫菀

Aster sampsonii (Hance) Hemsl.

【基　　原】来源于菊科紫菀属短舌紫菀**Aster sampsonii** (Hance) Hemsl. 的根或全草入药。

【形态特征】多年生草本，基部木质，有根出条及不定根。茎直立，高50～80 cm，挺直，被开展或稍曲的短粗毛，中部以上有帚状分枝，下部有枯萎的叶柄残片。下部叶匙状长圆形，长2. 5～7 cm，宽0. 5～2 cm，下部渐狭成长柄，顶端钝，有小尖头，边缘有具小尖头的疏锯齿；中部叶椭圆形，长3～4 cm，宽0. 5～1. 5 cm，基部渐狭，无柄或有短柄，全缘或有1～2对锯齿；上部叶小，线形；全部叶上面被短糙毛，下面被短毛且有腺点，中部在下面凸起，有离基三出脉及侧脉。头状花序直径0. 8～1. 5 cm，疏散伞房状排列；花序梗短或长1～4. 5 cm，有渐转变为总苞片的钻形苞叶。总苞倒锥形，长4～5 mm，直径5～8 mm；总苞片4层，覆瓦状排列，线状披针形，外层长2～3 mm，宽0. 3 mm，细尖，被密短毛；内层长达5 mm，宽0. 5 mm，顶端尖，边缘宽膜质，有缘毛。舌状花约十余个，管部长1. 5 mm；舌片白色或浅红色，长4 mm，宽1. 2 mm。管状花花冠长3. 2 mm，管部长1. 2 mm，裂片长1 mm，上部有腺；花柱附片长0. 5 mm。冠毛白色，1层，较管状花花冠稍短，有多数微糙毛。瘦果长圆形，稍扁，长1. 5～1. 7 mm，一面有肋，被短密毛。花、果期7～10月。

【生　　境】生于山坡草地或灌丛中。

【分　　布】广东、湖南。

【采集加工】夏秋季采收，根、全草晒干备用。

【性味功能】味苦，性温。理气活血，消积，止汗。

【主治用法】治小儿疳积，气虚自汗，月经不调。用量10～15 g。

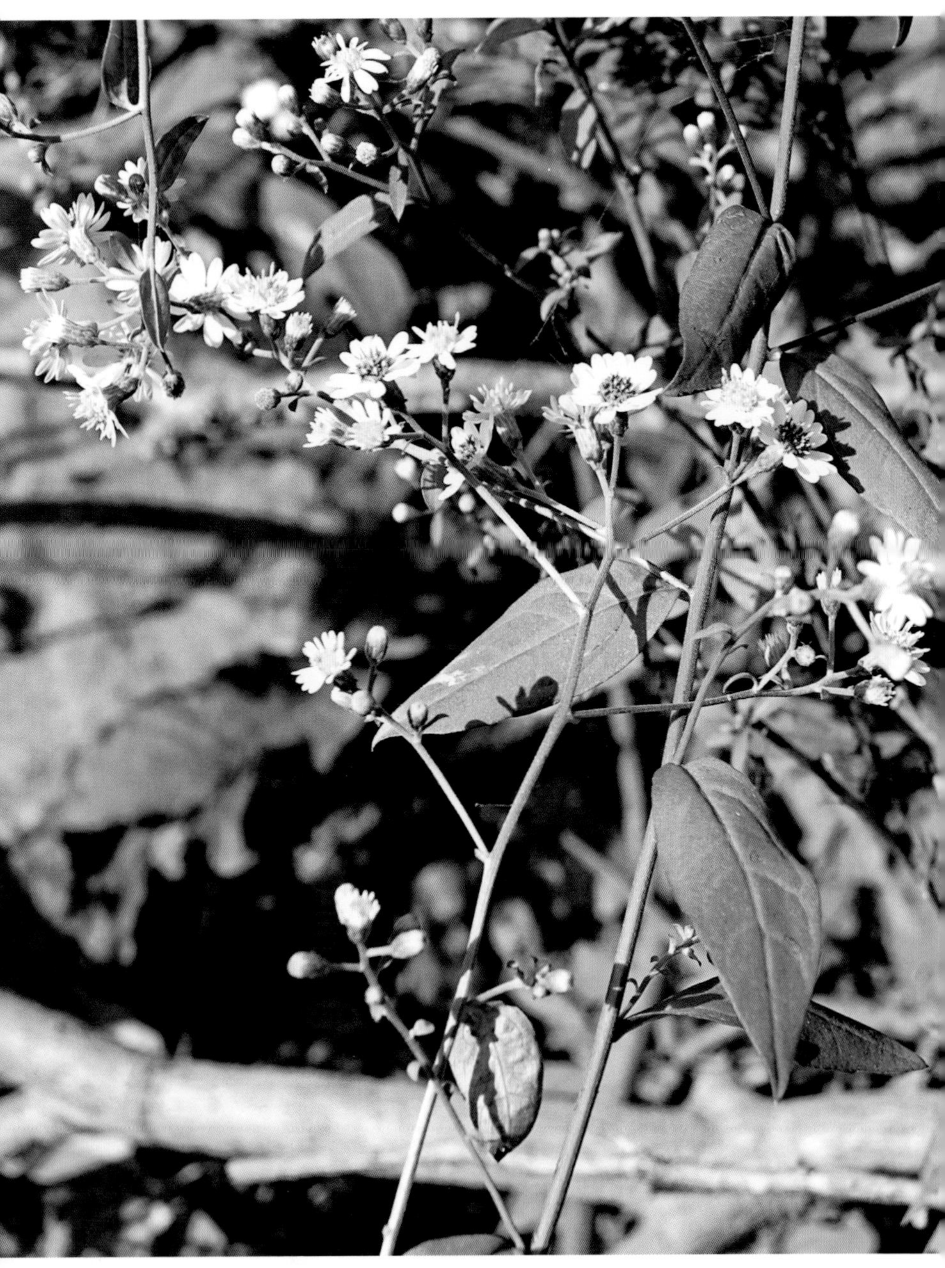

广东酒饼簕

Atalantia kwangtungensis Merr.

【别　　名】无刺东风橘、无刺酒饼簕

【基　　原】来源于芸香科酒饼簕属广东酒饼簕**Atalantia kwangtungensis** Merr. 的根入药。

【形态特征】灌木，高1～2 m。嫩枝绿色，略扁平，有纵棱。单叶，叶片椭圆形、披针形或长圆形，稀倒卵状椭圆形，长11～21 cm，宽3～6 cm，稀长达10 cm，两端尖，边脉比侧脉纤细，边缘波浪状，对光透视时油点明显，叶淡绿色，干后叶背带灰黄色。花3或数朵生于长不过5 mm的总花梗上，腋生；萼片及花瓣均4片；花瓣长3～5 mm，白色；雄蕊8枚，两两合生成4束，或有时数个在中部以下合生；花柱约与子房等长，柱头稍微增大。果幼嫩时长卵形，成熟时阔卵形或橄榄状，很少圆球形，鲜红色，长1. 3～1. 8 cm，横径0. 7～1 cm，圆球形的其直径达1. 5 cm，果皮厚约0. 5 mm，平滑，油点大，有种子1～3粒；种子长卵形，长1～1. 5 cm，种皮薄膜质，单胚。花期6～7月；果期11月至次年1月。

【生　　境】生于海拔100～400 m的山地常绿阔叶林中。

【分　　布】广东、海南、广西。越南也有分布。

【采集加工】夏秋季采收，根切片晒干。

【性味功能】味微苦、辛，性温。祛风，解表，化痰止咳，行气止痛。

【主治用法】治疟疾，感冒头痛，咳嗽，风湿痹痛，胃脘寒痛，牙痛等。用量9～15 g。

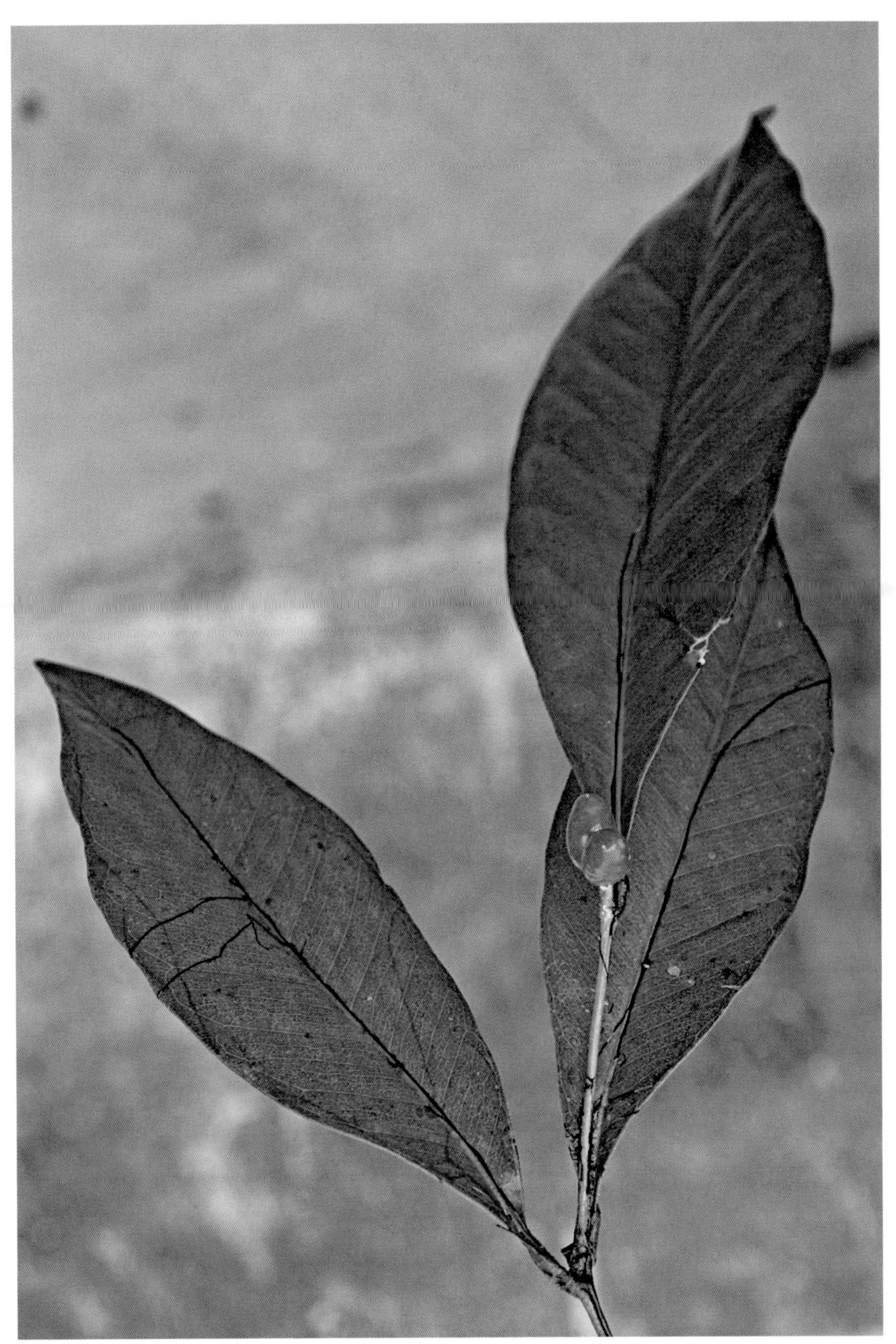

粗喙秋海棠

Begonia crassirostris Irmsch.

【别　　名】肉半边莲、黄疸草

【基　　原】来源于秋海棠科秋海棠属粗喙秋海棠**Begonia crassirostris** Irmsch. 的全草入药。

【形态特征】多年生草本。球茎膨大，呈不规则块状。茎高0. 9～1. 5 m，直立，有棱，褐色。叶互生，具柄；叶片两侧极不相等，轮廓披针形至卵状披针形，长8. 5～17 cm，宽3. 4～7 cm，顶端渐尖至尾状渐尖，基部极偏斜，呈微心形，窄侧宽楔形至微心形，宽侧向下延长1. 5～5 cm，宽2. 5～5. 8 cm，呈宽圆耳垂状，边缘有大小不等极疏的带突头之浅齿，齿尖有短芒，幼时明显，叶面褐绿色，无毛或近无毛，背面淡绿色，无毛或近无毛，掌状脉7～8条，窄侧2～3条，宽侧4条，均达叶缘，中部以上呈羽状脉；叶柄长2. 5～4. 7 cm，近无毛；托叶膜质，卵状披针形，长6～8 mm，顶端渐尖，无毛，早落。花白色，2～4朵，腋生，二歧聚伞状，一次分枝长1. 2～1. 5 cm，二次分枝长约3 mm；花梗长8～12 mm，近无毛；苞片膜质，披针形，长5～10 mm，顶端渐尖，无毛，早落；雄花：花被4片，外轮2枚呈长方形，长约8. 5 mm，宽5～6 mm，顶端平，内轮2枚长圆形，长约6 mm，宽约4. 5 mm，顶端平；雄蕊多数，花丝离生，长1～1. 5 mm，花药长圆形，长约1. 8 mm，顶端微凹；雌花：花被4片，和雄花被片相似；子房近球形，顶端具长约3 mm之粗喙，3室，中轴胎座，每室胎座具2裂片；花柱3枚，近基部合生，柱头呈螺旋状扭曲，并带刺状乳突。蒴果下垂，果梗长约12 mm；轮廓近球形，直径17～18 mm，无毛。顶端具粗厚长喙，无翅，无棱。花期4～5月；果期7月。

【生　　境】生于山地林下岩石上。

【分　　布】湖南、广东、广西、云南等地。

【采集加工】夏秋季采收，将全草晒干。

【性味功能】味酸、涩，性凉。清热解毒，消肿止痛。

【主治用法】治咽喉炎，牙痛，淋巴结结核，毒蛇咬伤。外用治烧、烫伤。用量15～24 g。外用适量，根或全草捣烂敷患处。

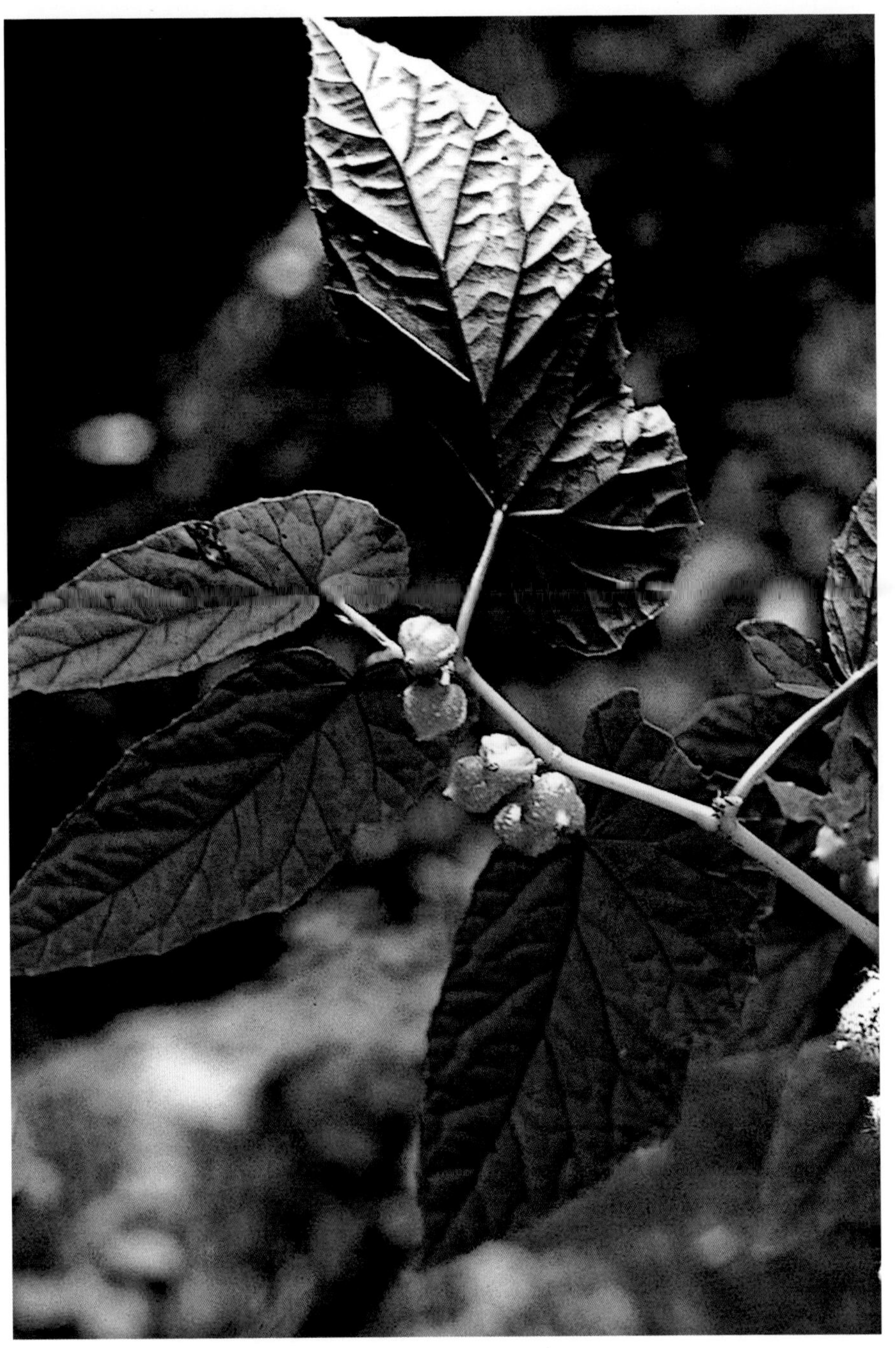

短茎秋海棠

Begonia handelii Irmsch.

【别　　名】香秋海棠

【基　　原】来源于秋海棠科秋海棠属短茎秋海棠**Begonia handelii** Irmsch.的全草入药。

【形态特征】多年生草本。根状茎圆柱形，直径约8 mm。叶通常基生，具长柄；叶片两侧不相等，轮廓宽卵形，长8～11 cm，宽6～10 cm，顶端急尖或短渐尖，基部偏斜，呈心形，窄侧呈圆形，宽侧向下延伸长1.6～2.1 cm，呈圆耳垂状，边缘有大小不等的三角形之浅齿，幼时常带短芒，叶面为褐绿色，背面为深绿色，两面均无毛或近无毛；掌状脉7条，窄侧2条，宽侧4条，在叶片中部以上呈羽状脉；叶柄长13～15 cm，疏被短卷曲毛；托叶膜质，披针形，长1.5～2 cm，顶端渐尖，早落。花葶有棱，被褐色疏毛；花大，极香，白色，通常4朵，呈伞房状聚伞花序，花序梗长约4 cm，被疏毛；苞片膜质，卵状披针形，长8～15 mm，宽约5 mm；花梗长2～4.5 cm，被毛；小苞片披针形，长1.2～2 cm，顶端渐尖；雄花：花被4片，外轮2枚卵形，长3～5.5 cm，宽1.8～2.5 cm，顶端急尖或圆钝，基部宽楔形，内轮花被2片，窄长圆形或带状，长约1.8 cm，宽5～7 mm，顶端圆钝；雄蕊多数，花丝长2～2.5 mm，离生，花药长圆形，长约2 mm，顶端圆；雌花：外轮2枚花被片椭圆形，长约3 cm，宽1.8～2.1 cm，顶端圆，基部楔形，内轮2枚花被片窄长圆形或带状，长约1.9 mm，宽约6 mm，顶端圆；子房倒卵球形，4室，每室胎座具2裂片，幼时被毛；无翅；花柱4枚，短，有分枝，柱头略膨大，呈螺旋状扭曲，并带刺状乳头。花期1月。

【生　　境】喜生于山地林下阴湿处。

【分　　布】广东、海南、云南、广西。越南也有分布。

【采集加工】全年可采，全草鲜用。

【性味功能】味酸、涩，性凉。清热解毒。

【主治用法】治疮疖。外用鲜品捣烂敷患处。

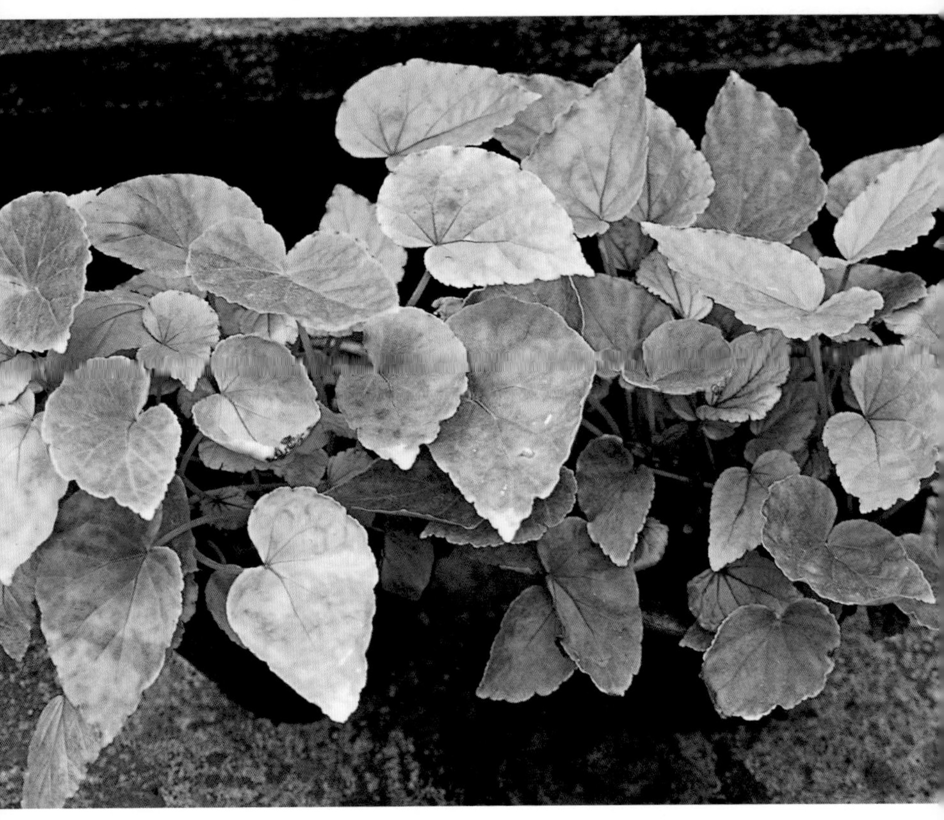

毛毡草

Blumea hieracifolia (D. Don) DC.

【别　　名】臭草、臭毛毡草

【基　　原】来源于菊科艾纳香属毛毡草**Blumea hieracifolia** (D. Don) DC. 的全草入药。

【形态特征】多年生草本。茎直立，高0.5～1.5 m，不分枝或上部有少数分枝，具纵棱，密被开展的绢毛状长柔毛，杂有腺毛，上部毛更密，基部有时毛脱落。茎下部和中部叶椭圆形或长椭圆形，稀倒卵形，长7～10 cm，宽2～3.5 cm，顶端急尖或小凸尖，边缘有硬尖齿，基部渐狭，下延，叶面被白色短毛，背面密被绢毛状茸毛或绵毛；侧脉5～6对，中脉、侧脉在背面多少明显；近无柄，上部叶较小，长圆形至长圆状披针形，顶端短尖，边缘有尖锯齿，两面被白色密绵毛或丝光毛，无柄。头状花序多数，直径5～8 mm，2～7个簇生，在茎上排成穗状、圆锥花序状的聚伞状花序；总苞筒形或钟形，总苞片4～5层，上部淡紫色，外层的线状披针形，顶端渐尖，背面被白色茸毛，中层的线状长圆形，顶端短急尖，边缘干膜质，背面被疏毛或上半部被疏茸毛，内层的极狭，干膜质，无毛；花序托稍凸起，无托毛；雌花多数，花冠细管状，檐部3齿裂，无毛；管状花少数，花冠黄色，檐部5(6)浅裂，裂片三角形，有疏毛，杂有腺体。瘦果圆柱形，具10纵棱，被毛；冠毛白色，糙毛状，易脱落，花期12月至翌年4月。

【生　　境】生于低海拔或中海拔地区。

【分　　布】云南、贵州、广西、广东、香港、福建、台湾。印度、巴基斯坦、中南半岛、菲律宾、印度尼西亚、巴布亚新几内亚也有分布。

【采集加工】夏秋季采收，将全草晒干。

【性味功能】味微辛，性凉。清热解毒。

【主治用法】治肠炎腹泻，毒虫咬伤。用量9～15 g，水煎服。外用鲜全草捣烂取汁外涂，或用全草水煎外洗。

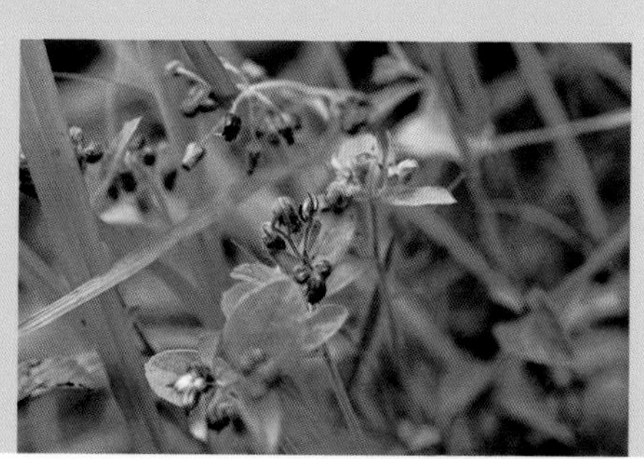

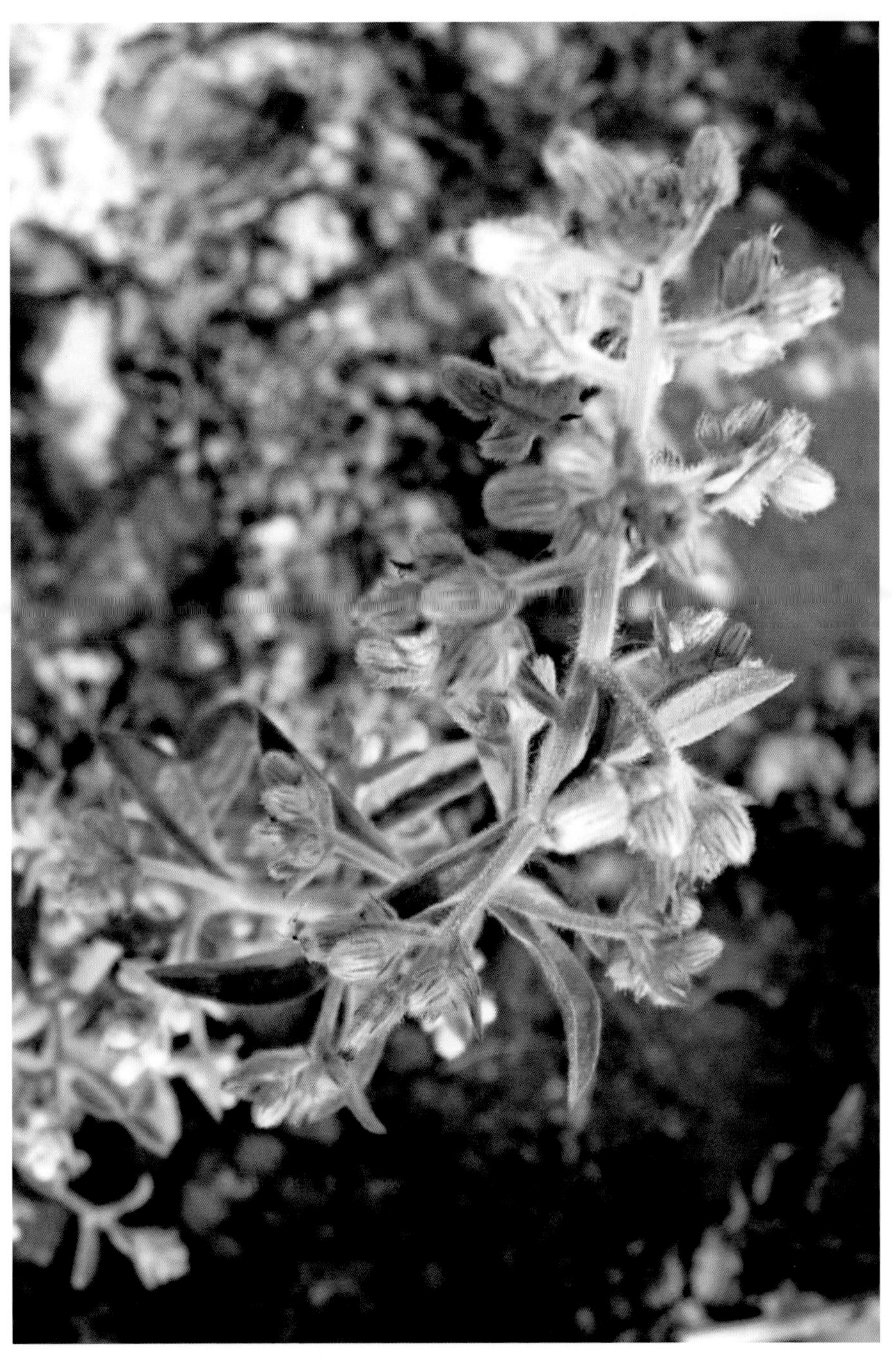

六耳铃

Blumea laciniata (Roxb.) DC.

【别　　名】走马风、吊钟黄

【基　　原】来源于菊科艾纳香属六耳铃**Blumea laciniata** (Roxb.) DC.的全草入药。

【形态特征】多年生粗壮草本，茎高0.5～1.5 m。基生叶与茎下部叶倒卵状长圆形或倒卵形，长10～30 cm，宽4～6 cm，顶端短尖，下半部琴状分裂，顶端裂片较大，卵形或卵状长圆形，侧裂片2～3对，三角形至三角状长圆形，边缘具不规则的锯齿或粗齿，基部渐狭，下延成具翅的柄，叶面被糙毛，背面被疏柔毛或后脱毛，中脉在背面凸起；侧脉5～7对，网脉明显或不明显；叶柄长2～4 cm；中部叶与下部叶同形，长6～10 cm，宽2～4 cm，边缘有不规则的齿刻，有时琴状浅裂，无柄；上部叶极小，不分裂，全缘或有齿刻。头状花序多数，直径6～8 mm，总花梗上被具柄腺毛和长柔毛，在茎上排成顶生、疏或密、大型的圆锥花序状聚伞状花序；总苞筒形至钟形，总苞片5～6层，带紫红色，花后常反折，外层的线形，顶端稍钝，背面密被短柔毛或有时被具柄腺毛，中层的长圆状披针形，渐尖，边缘干膜质，内层的线形，背面上部被疏毛；花序托扁平至微凸，具蜂窝状穴，被短柔毛；雌花多数，花冠细管状，檐部2～3齿裂；管状花花冠黄色，檐部5裂，裂片三角形，被疏毛。瘦果圆柱形，具10条纵棱，被疏毛；冠毛白色，糙毛状。花期10月至翌年5月。

【生　　境】生于山谷、旷野、路旁。

【分　　布】云南、贵州、广东、香港、广西、福建、台湾。印度、不丹、巴基斯坦、斯里兰卡、中南半岛、马来西亚、菲律宾、印度尼西亚、巴布亚新几内亚、所罗门群岛、夏威夷也有分布。

【采集加工】夏秋季采收，将全草晒干。

【性味功能】味苦、微辛，性温。祛风除湿，通经活络。

【主治用法】治风湿骨痛，头痛，跌打肿痛，湿疹，毒蛇咬伤。用量15～30 g。外用适量捣烂敷患处。

【附　　方】治痈、疖、蜂窝组织炎、丹毒等急性感染：走马风、千里光、三桠苦各5份，土荆芥（藜科）2份，共研细末，加适量米酒拌成湿粉状，再加适量凡士林调匀，涂患处。

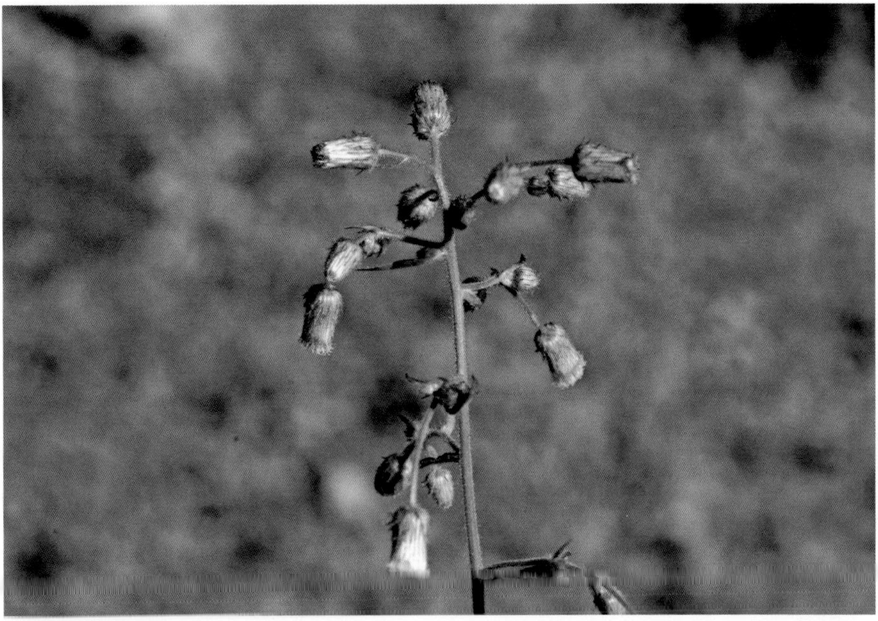

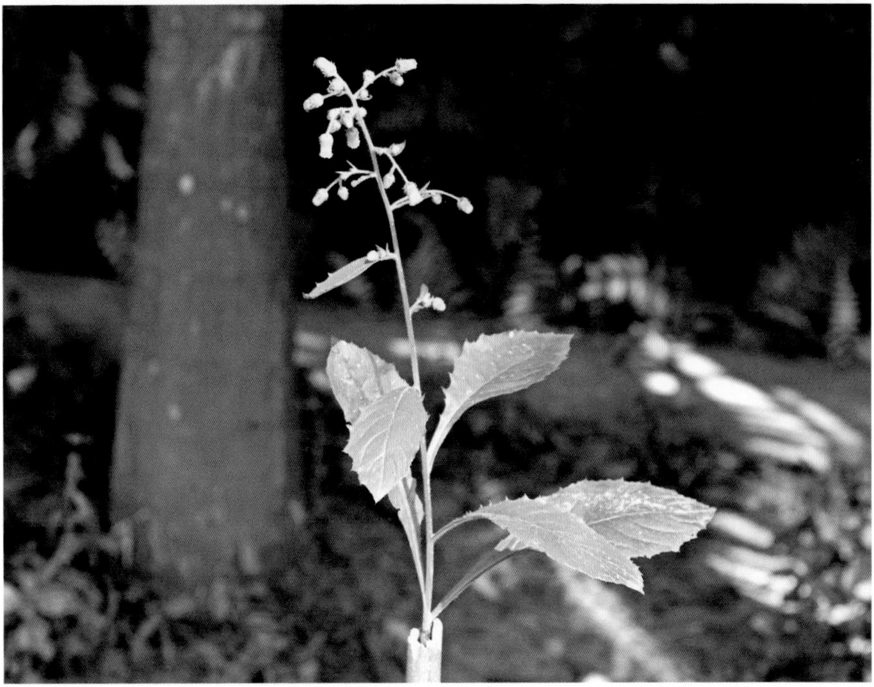

鸭脚罗伞

Brassaiopsis glomerulata (Bl.) Regel

【别　　名】罗伞

【基　　原】来源于五加科罗伞属鸭脚罗伞**Brassaiopsis glomerulata** (Bl.) Regel的根入药。

【形态特征】灌木或乔木，高3～20 m，树皮灰棕色，上部的枝有刺，新枝有红锈色茸毛。叶有小叶5～9片；叶柄长至70 cm，无毛或上端残留有红锈色茸毛；小叶片纸质或薄革质，椭圆形至阔披针形，或卵状长圆形，长15～35 cm，宽6～15 cm，顶端渐尖，基部通常楔形，稀阔楔形至圆形，幼时两面均疏生红锈色星状茸毛，不久毛脱落变几无毛，边缘全缘或疏生细锯齿，侧脉7～9(12)对，明显，网脉不甚明显；小叶柄长3～9 cm。圆锥花序大，长至40 cm以上，下垂，主轴及分枝有红锈色茸毛，后毛渐脱落；伞形花序直径2～3 cm，有花20～40朵；总花梗长2～5 cm，花后延长；苞片三角形、卵形或披针形，长约5 mm，宿存；小苞片有红锈色茸毛，宿存；花白色，芳香；萼筒短，长约1 mm，有红锈色茸毛，边缘有5个尖齿；花瓣5片，长圆形，初被红锈色茸毛，后毛脱落变无毛，长3 mm；雄蕊5枚，长约2 mm；子房2室，花盘隆起，花柱合生成柱状。果实阔扁球形或球形，紫黑色，直径7～9 mm，宿存花柱长1～2 mm，果梗长1. 2～1. 5 cm。花期6～8月；果期次年1～2月。

【生　　境】生于海拔600 m左右的山谷林下。

【分　　布】海南、广东、广西、云南。印度、印度尼西亚、越南也有分布。

【采集加工】夏秋季采收，将根晒干。

【性味功能】味微辛、苦，性平。祛风除湿，散瘀止痛。

【主治用法】治风湿病。用量15～30 g。外用鲜品捣烂敷患处。

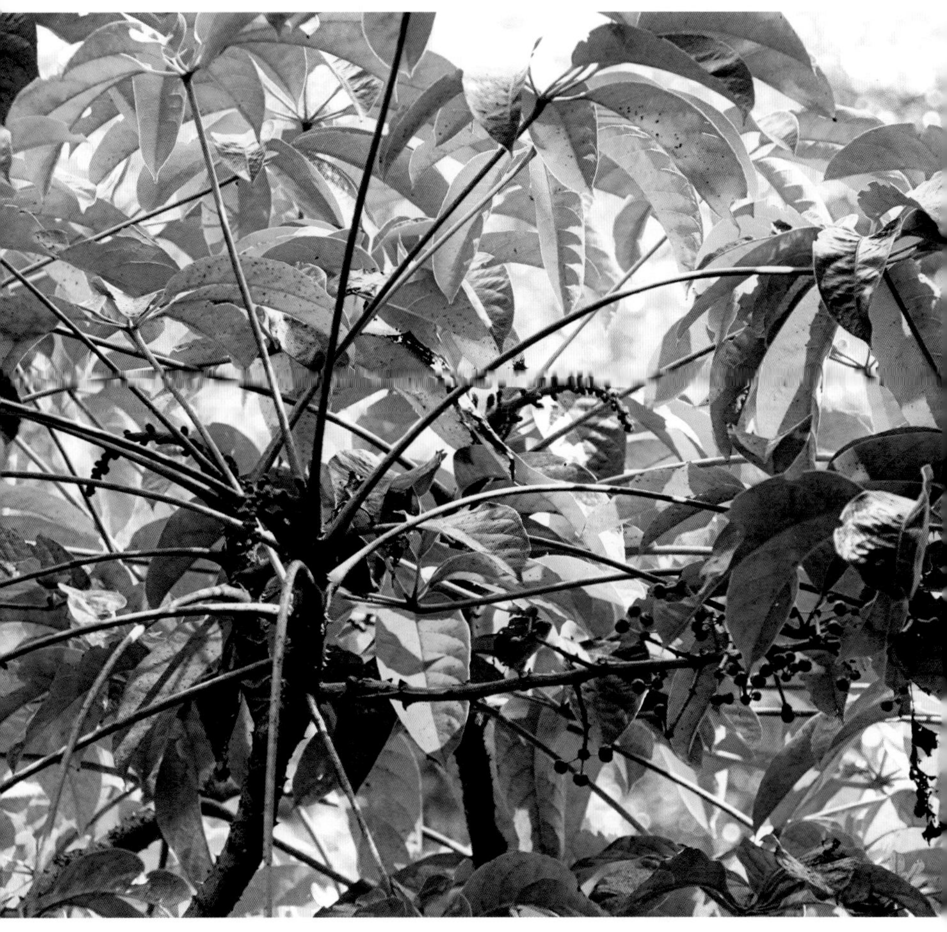

齿瓣石豆兰

Bulbophyllum levinei Schltr.

【基　　原】来源于兰科石豆兰属齿瓣石豆兰**Bulbophyllum levinei** Schltr. [*B. psychoon* auct. non Rchb. f.] 的全草入药。

【形态特征】多年生草本，根状茎纤细，匍匐生根。假鳞茎在根状茎上聚生，近圆柱形或瓶状，长5～10 mm，中部粗2～4 mm，顶生1枚叶。叶薄革质，狭长圆形或倒卵状披针形，长3～4 cm，中部宽5～7(14) mm，顶端近锐尖，基部收窄为长4～10 mm的柄，边缘稍波状，叶面中肋常凹陷。花葶从假鳞茎基部发出，纤细，直立，光滑无毛，高出叶外；总状花序缩短呈伞状，常具2～6朵花；花序柄粗约0. 5 mm，疏生2～3枚筒状鞘；花苞片直立，狭披针形，比花梗连同子房短，长2～3. 5 mm，顶端渐尖；花膜质，白色带紫；中萼片卵状披针形，凹的，长4～5 mm，基部上方宽1. 5～2 mm，中部以上骤然变狭并且增厚，顶端急尖，边缘具细齿，具3条脉；侧萼片斜卵状披针形，长5～5. 5 mm，与中萼片近等宽，中部以上增厚，向顶端骤狭呈尾状，基部贴生在蕊柱足上而形成兜状的萼囊，边缘全缘，具3条脉；花瓣靠合于萼片，卵状披针形，长达3. 5 mm，中部宽1. 5 mm，边缘具细齿，具1条脉，顶端长急尖；唇瓣近肉质，中部以下具凹槽，向外下弯，摊平后为披针形，长2～2. 5 mm，基部近截形并与蕊柱足末端连接而形成不动关节，顶端近急尖，全缘。花期5～8月。

【生　　境】附生于山地林中树干上或沟谷岩石上。

【分　　布】广东、香港、福建、江西、浙江、湖南、广西。

【采集加工】夏秋季采收，将全草晒干。

【性味功能】味甘、淡，性寒。润肺化痰，滋阴养胃，活血。

【主治用法】治肺痨咳嗽，咽喉肿痛，消化不良，食欲不振，风湿疼痛，跌打损伤。用量15～20 g。

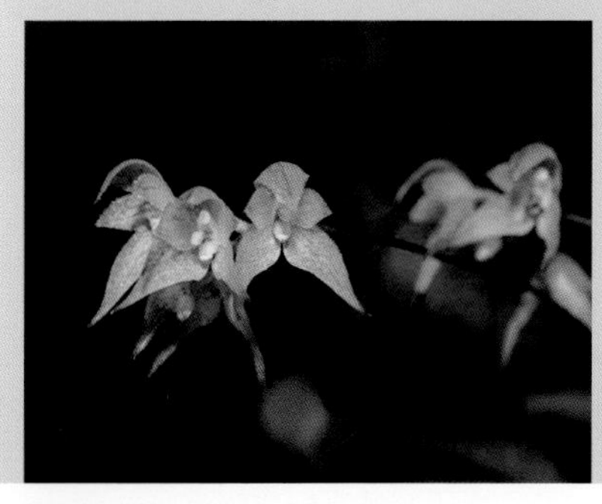

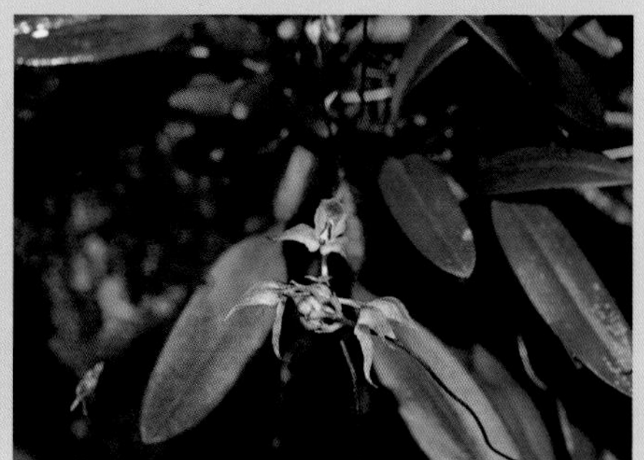

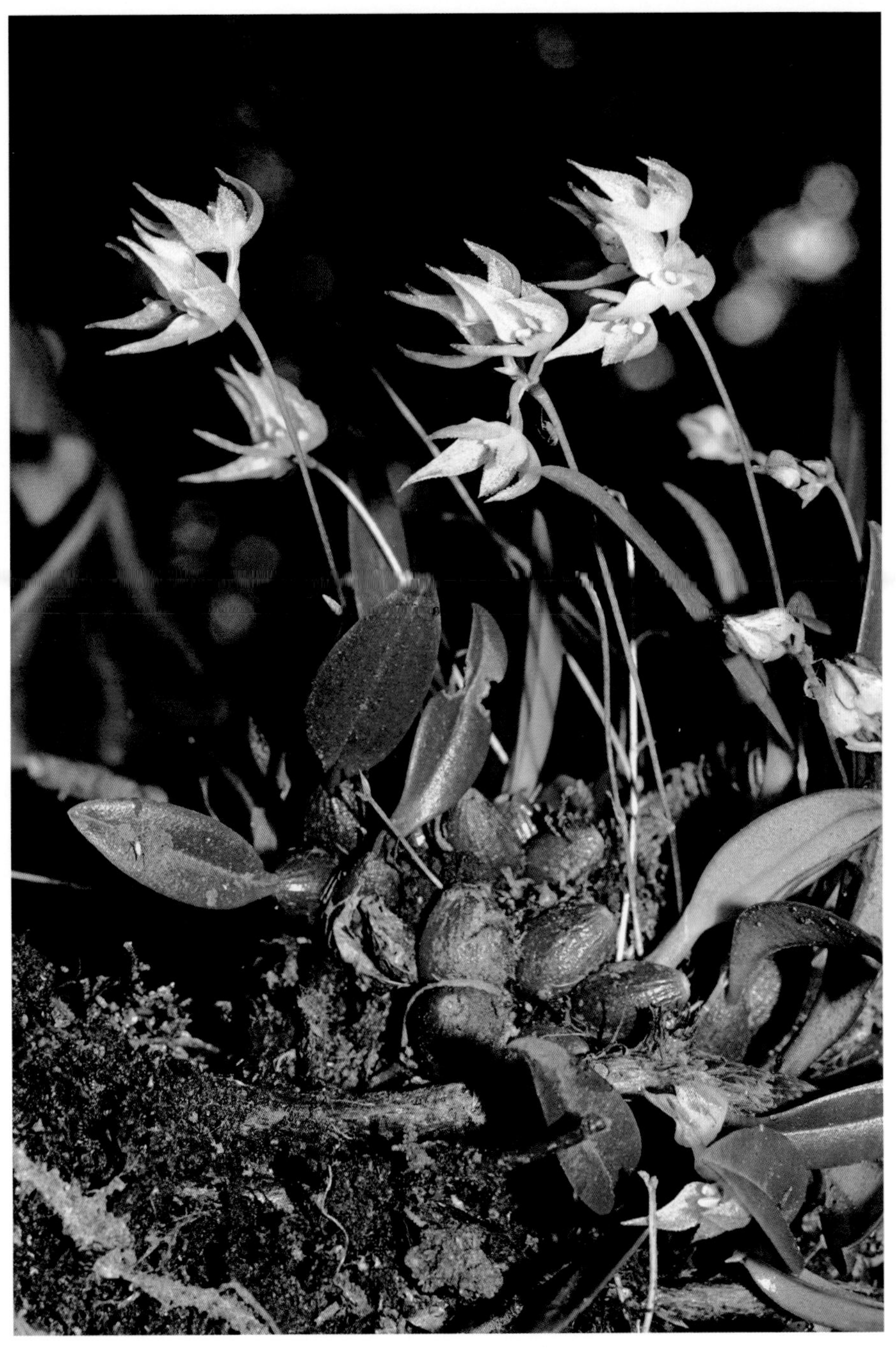

球柱草

Bulbostylis barbata (Rottb.) Kunth

【别　　名】牛毛草、土毛草

【基　　原】来源于莎草科球柱草属球柱草**Bulbostylis barbata** (Rottb.) Kunth 的全草入药。

【形态特征】一年生草本，无根状茎。秆丛生，细，无毛，高6～25 cm。叶纸质，极细，线形，长4～8 cm，宽0.4～0.8 mm，全缘，边缘微外卷，顶端渐尖，背面叶脉间疏被微柔毛；叶鞘薄膜质，边缘具白色长柔毛状缘毛，顶端部分毛较长。苞片2～3枚，极细，线形，边缘外卷，背面疏被微柔毛，长1～2.5 cm或较短；长侧枝聚散花序头状，具密聚的无柄小穗3至数个；小穗披针形或卵状披针形，长3～6.5 mm，宽1～1.5 mm，基部钝或几圆形，顶端急尖，具7～13朵花；鳞片膜质，卵形或近宽卵形，长1.5～2 mm，宽1～1.5 mm，棕色或黄绿色，顶端有向外弯的短尖，仅被疏缘毛或有时背面被疏微柔毛，背面具龙骨状凸起，具黄绿色脉1条，罕3条，雄蕊1稀有2枚，花药长圆形，顶端急尖。小坚果倒卵形，三棱形，长0.8 mm，宽0.5～0.6 mm，白色或淡黄色，表面细胞呈方形网纹，顶端截形或微凹，具盘状的花柱基。花、果期4～10月。

【生　　境】生于海边沙地或河滩沙地上，有时亦生于田边湿地上。

【分　　布】辽宁、河北、河南、山东、浙江、安徽、江西、福建、台湾、湖北、广西、香港、广东、海南。日本、朝鲜、菲律宾、老挝、越南、柬埔寨、泰国及印度也有分布。

【采集加工】夏秋季采收，将全草晒干。

【性味功能】味苦，性寒。凉血止血。

【主治用法】治吐血、内脏出血等症。用量3～9 g。

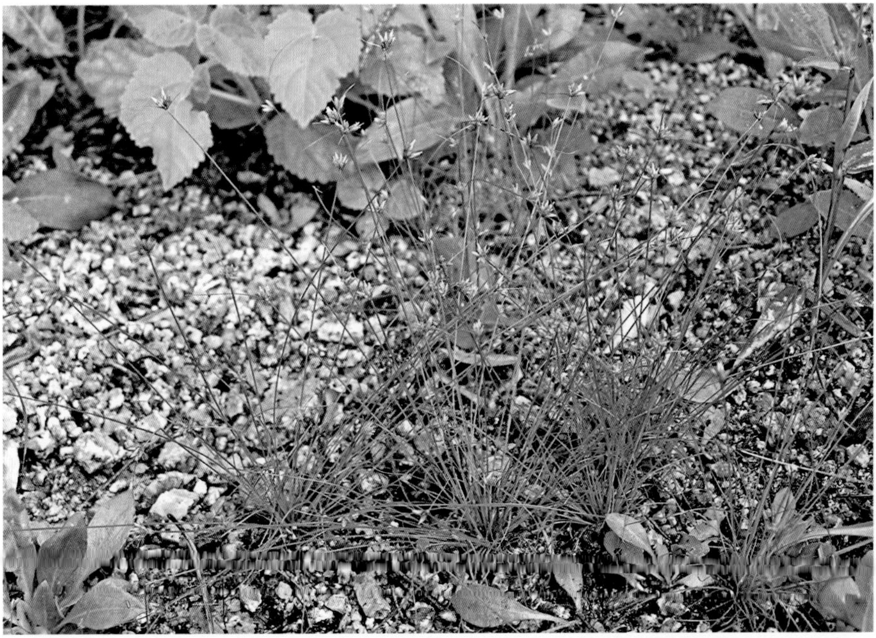

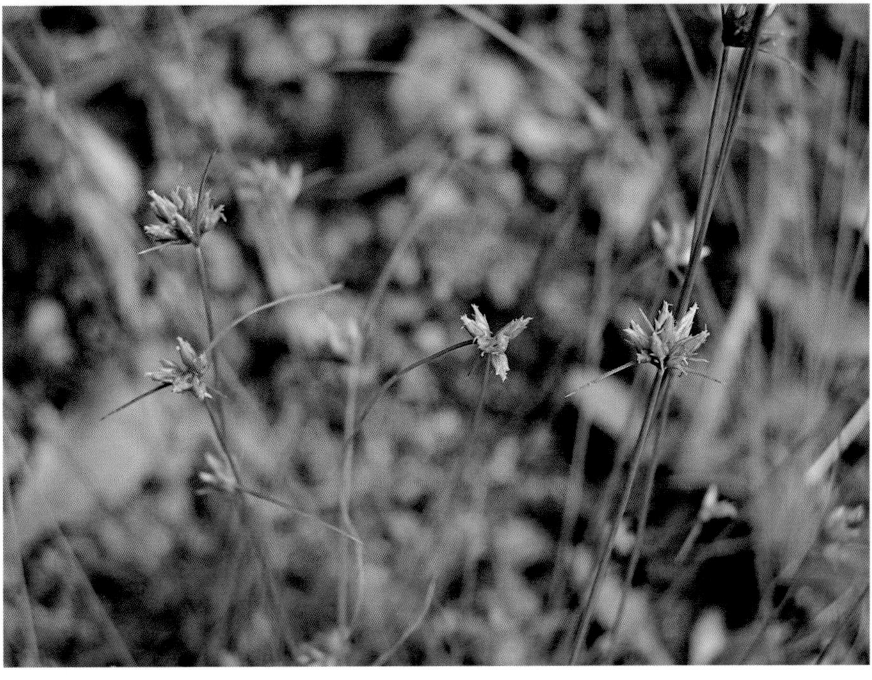

三品一枝花

Burmannia coelestis D. Don

【别　　名】米洋参、蓝花水玉簪

【基　　原】来源于水玉簪科水玉簪属三品一枝花**Burmannia coelestis** D. Don 的根入药。

【形态特征】一年生纤细草本。茎通常不分枝，高10～30 cm。基生叶少数，线形或披针形，长1～1. 5 cm，宽1～3 mm；茎生叶2～4片，紧贴茎上，线形，长1～2 cm。苞片披针形，长约4 mm；花单生或少数簇生于茎顶；翅蓝色或紫色；花被裂片微黄，外轮的卵形，长1. 5～2 mm，顶端具小尖头，基部双边，内轮的三角形，长约1 mm；药隔顶部有2个叉开的鸡冠状凸起，基部有距；子房椭圆形或倒卵形，长约5 mm；翅长10～12 mm，宽2～2. 5 mm；花柱线形，柱头3枚。蒴果倒卵形，横裂。花期10～11月。

【生　　境】生于阴湿地上。

【分　　布】香港、广东、海南、江西、浙江、广西、贵州、云南等地。亚洲热带地区也有分布。

【采集加工】夏秋季采收，根晒干。

【性味功能】味甘，性平。健胃，消积。

【主治用法】治小儿疳积。用量3～6 g。蒸猪瘦肉或鸡蛋吃。

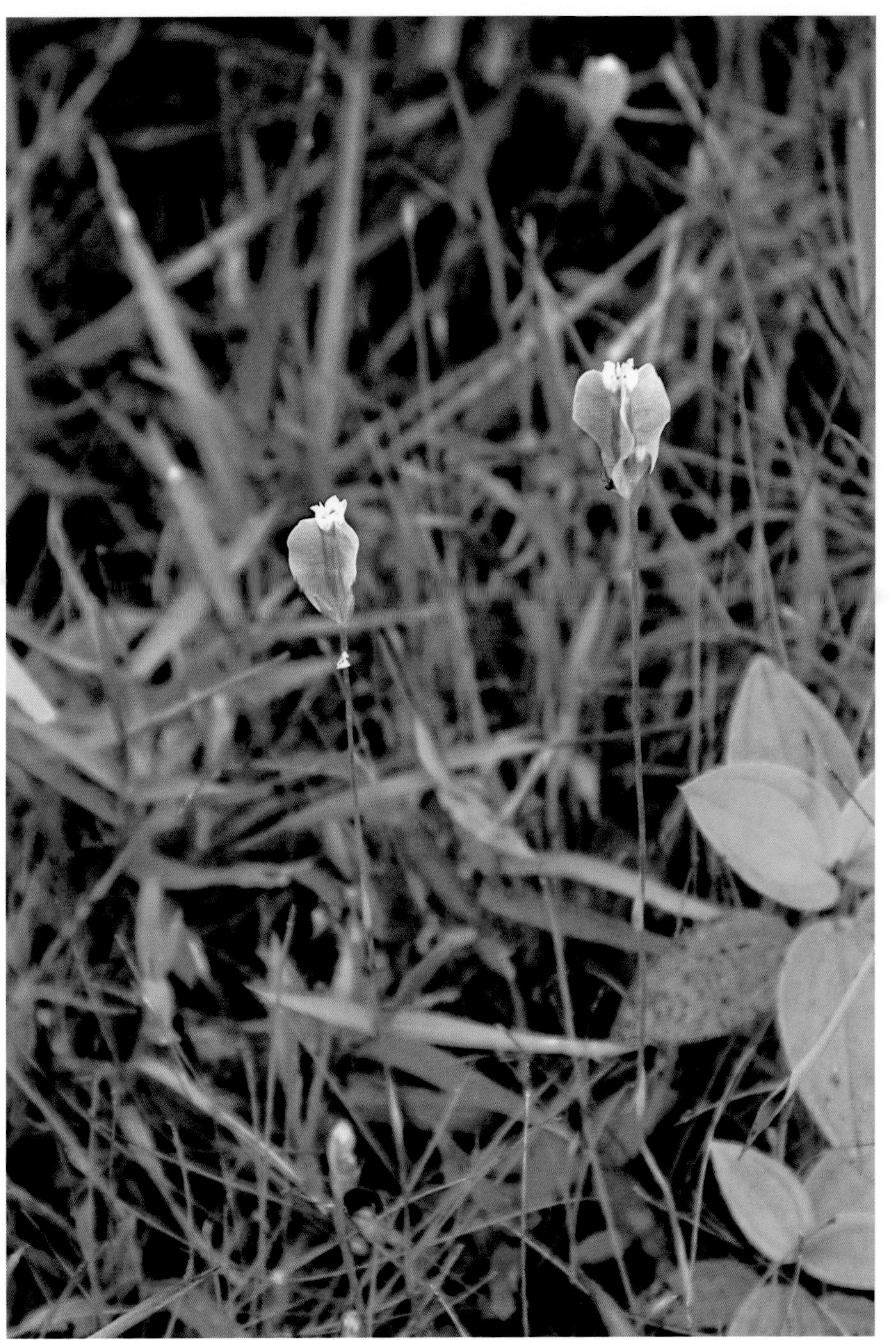

细叶黄杨

Buxus harlandii Hance

【别　　名】清明矮、千年矮、万年青、黄头艾

【基　　原】来源于黄杨科黄杨属细叶黄杨**Buxus harlandii** Hance 的叶入药。

【形态特征】灌木，高0. 5～1 m；枝近圆柱形；小枝近四棱形，纤细，直径约1 mm，被轻微的短柔毛，节间长1～2 cm。叶薄革质，匙形、稀狭长圆形，长2～3. 5(4) cm，宽5～8 mm，顶端稍狭，顶圆或钝、或有浅凹口，基部楔形，叶面光亮，中脉两面凸出，侧脉和细脉在叶面细密、显著，侧脉与中脉成30°～35°，在叶背不甚分明，叶面中脉下半段常被微细毛；无明显的叶柄。花序腋生兼顶生，头状，花密集，花序轴长3～4 mm；苞片卵形，尖头；雄花：8～10朵，花梗长1 mm，萼片阔卵形或阔椭圆形，长约2 mm，雄蕊连花药长4 mm，不育雌蕊具极短柄，末端甚膨大，高约1 mm，为萼片长度的1/2；雌花：萼片阔卵形，长约2 mm，边缘干膜质，受粉期间花柱长度稍超过子房，子房无毛，花柱直立，下部扁阔，柱头倒心形，下延达花柱1/4处。蒴果近球形，长7 mm，平滑，宿存花柱长3 mm，末端稍外曲。花期5月；果期10～12月。

【生　　境】生于溪流的石缝中或河岸边。

【分　　布】江西、福建、广东、广西、云南、湖南、湖北、陕西等地。

【采集加工】夏秋季采收，叶晒干。

【性味功能】味苦、甘，性凉。清热解毒。

【主治用法】治疮疡肿毒。用量6～15 g。外用鲜品捣烂敷患处。

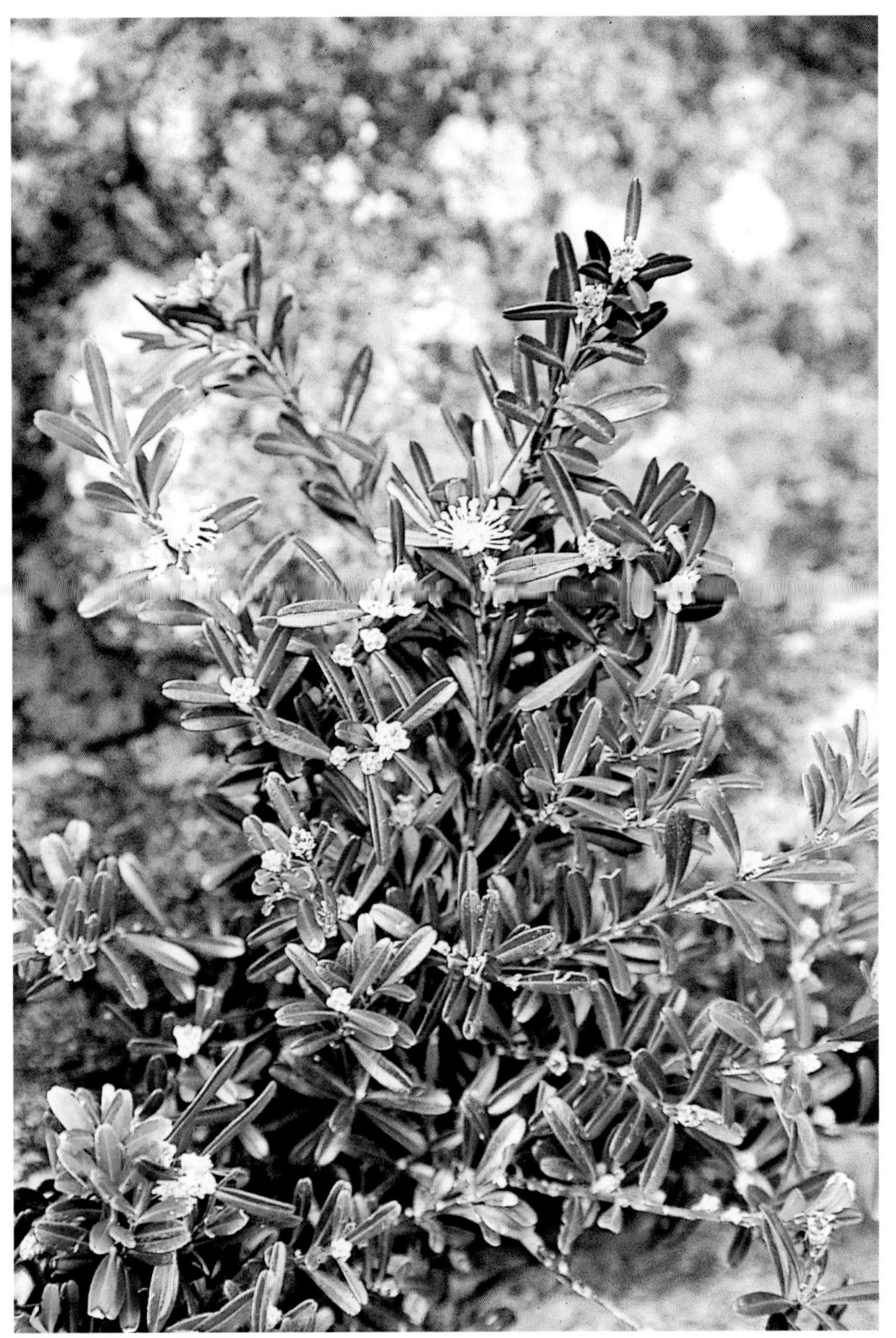

大叶鱼骨木

Canthium simile Merr. & Chun

【别　　名】似铁屎米

【基　　原】来源于茜草科鱼骨木属大叶鱼骨木**Canthium simile** Merr. & Chun 的根、茎、叶入药。

【形态特征】直立灌木至小乔木，高4～10 m，无刺，无毛；小枝初时微压扁，以后呈圆柱形。叶纸质，卵状长圆形，长9～13 cm，宽4. 5～6. 5 cm，顶端短渐尖，基部阔而急尖，两面无毛，微有光泽；侧脉每边6～8条，在上面平坦，下面微凸，小脉不明显；叶柄长5～8 mm；托叶基部阔，上部突然收窄成长约5 mm的急尖头。花序腋生，为不规则的伞房花序式聚伞花序，长2. 5～3 mm，宽约2 cm，具总花梗；总花梗长10 mm；花具极微小的苞片和小苞片或小苞片缺，具极短的花梗或无花梗；萼管倒圆锥形，长1～1. 5 mm，萼檐5裂，裂片阔卵状三角形，略长于冠管，顶端急尖；花药略伸出，近椭圆形；花柱无毛，伸出冠管外，柱头粗糙而膨大。核果倒卵形，压扁，长10～15(20) mm，直径9～11(15) mm，孪生，顶端近截平，具环形萼檐的痕迹，基部钝；小核平凸；果柄长6～10 mm或更长，"之"字形。花期1～3月；果期6～7月。

【生　　境】生于低海拔灌木丛中。

【分　　布】海南、广东、广西、云南。

【采集加工】夏秋季采收，根、茎、叶晒干。

【性味功能】味辛，性寒。消肿止痛，驳骨。

【主治用法】治外伤疼痛，金伤，跌打损伤，瘀血疼痛，肿胀，闪挫伤，扭伤，骨折。用量10～30 g。外用鲜品捣烂敷患处。

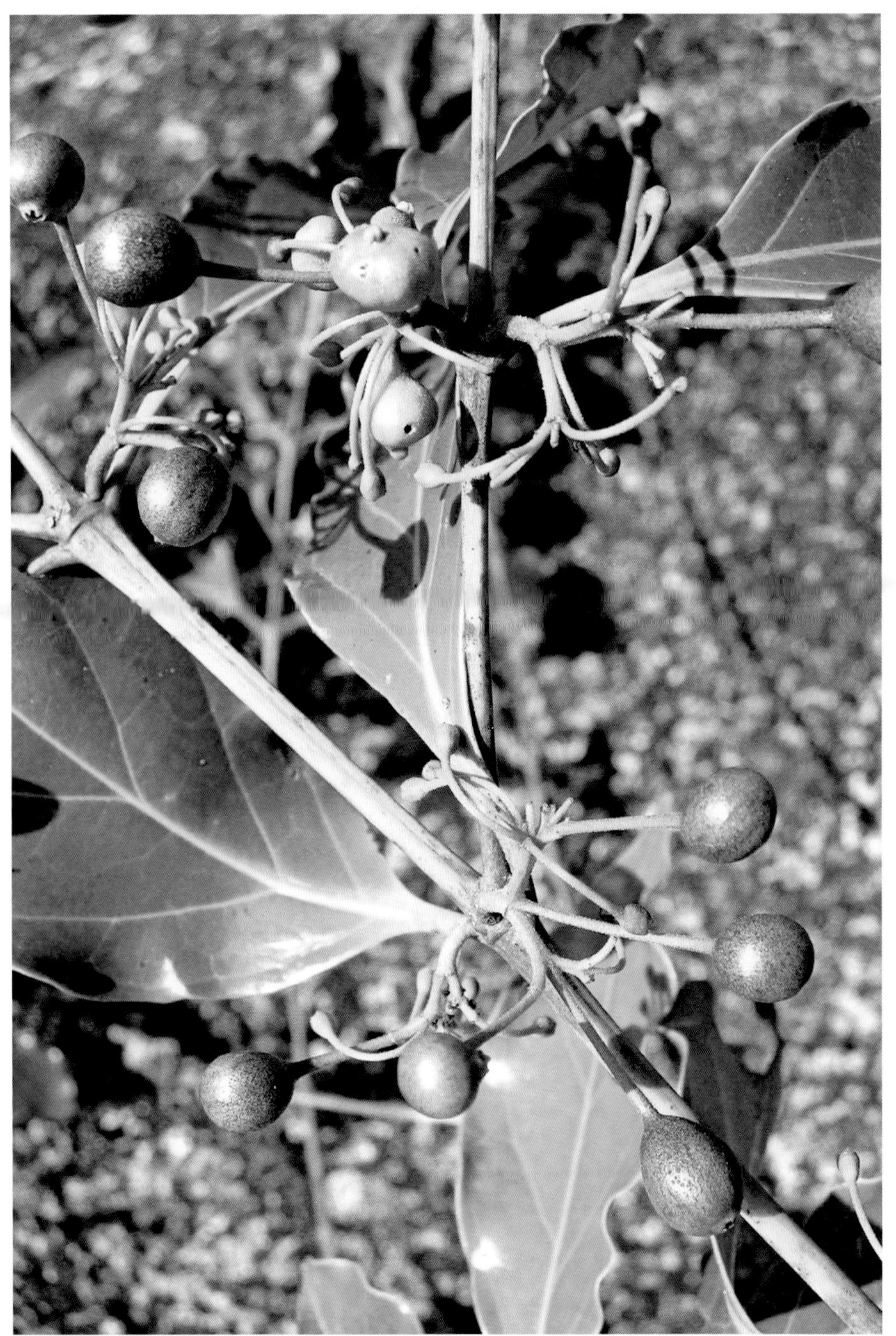

纤枝槌果藤

Capparis membranifolia Kurz.

【别　　名】老虎木

【基　　原】来源于白花菜科槌果藤属纤枝槌果藤**Capparis membranifolia** Kurz.［*C. viminea* Hook. f. et Thoms.］的根入药。

【形态特征】攀援灌木，高3～6(10)m，胸径3～15 cm。新生枝密被锈色茸毛，后期变无毛，无刺或有极小的刺；枝无刺或有外弯的小刺，茎上多刺。叶幼时膜质，密被锈色短茸毛，老时草质或亚革质，无毛，长椭圆状披针形，长4～13 cm，宽2～6 cm，长约为宽的2～2. 5倍，最宽在中部，有时略下，干后常呈黄绿色，基部楔形或阔楔形，向下渐狭延成叶柄，顶端常缢缩而渐尖，尖头长约1 cm；中脉稍宽阔，叶面中部以下常下凹，背面凸起，侧脉5～7对，两面均凸出，网状脉明显；叶柄长5～10 mm，被毛与新生枝同。花蕾球形，密被易脱落锈色短茸毛；花2～5朵排成一短纵列，腋上生，自下向上花梗长1～1. 8 cm；萼片近相等，阔卵形，顶端急尖，长5～6 mm，宽约3 mm，内外均被短茸毛，后变无毛，边缘有纤毛；花瓣白色，倒卵形，长7～10 mm，宽2. 5～3 mm；子房卵形，长约1 mm，1室。果球形，直径8～15 mm，成熟时黑色或紫黑色，表面粗糙；种子1～5粒，种皮平滑，褐色，长5～7 mm，宽4～5 mm，高3～4 mm。花期1～4月；果期5～8月。

【生　　境】生于低海拔林中。

【分　　布】广东、海南、广西、贵州、云南。印度、中南半岛也有分布。

【采集加工】夏秋季采收根晒干。

【性味功能】味微酸、涩，性温，有小毒。消肿止痛，强筋壮骨。

【主治用法】治风湿关节痛，胃痛，腹痛。用量：根3～9 g，水煎服。

【附　　方】治跌打扭伤疼痛：纤枝槌果藤根30～60 g，浸酒500 g，7天后每日内服15～30 g，并用药酒外搽。

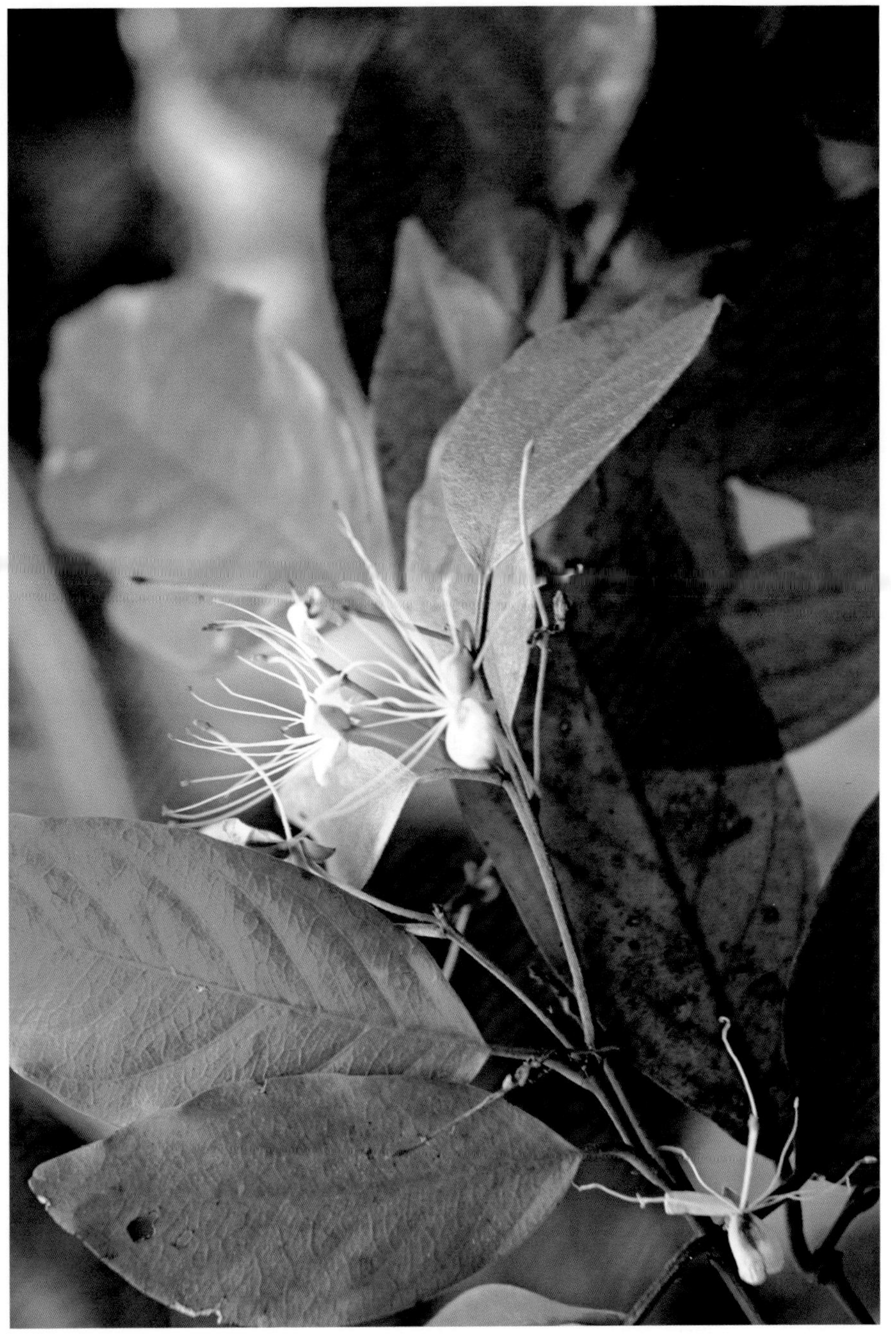

大叶乌蔹莓

Cayratia oligocarpa (Lerl. et Vant) Gagnep.

【别　　名】华中乌蔹莓

【基　　原】来源于葡萄科乌蔹莓属大叶乌蔹莓**Cayratia oligocarpa** (Lerl. et Vant) Gagnep. 的根和叶入药。

【形态特征】草质藤本。卷须2叉分枝，相隔2节间断与叶对生。叶为鸟足状5小叶，中央小叶长椭圆披针形或长椭圆形，长4. 5～10 cm，宽2. 5～5 cm，顶端尾状渐尖，基部楔形，边缘有锯齿，侧生小叶卵椭圆形或卵圆形，长3. 5～7 cm，宽1. 3～3. 5 cm，顶端急尖或渐尖，基部楔形或近圆形，边缘每侧有锯齿，叶面绿色，伏生疏柔毛或近无毛，背面浅绿褐色，密被节状毛，在中脉上毛平展；侧脉4～9对，网脉不明显；叶柄长2. 5～7 cm，中央小叶柄长1. 5～3 cm，侧生小叶有短柄，侧生小叶总柄长0. 5～1. 5 cm，密被褐色节状长柔毛；托叶膜质，褐色，狭披针形，长3～3. 5 mm，宽约1 mm，几无毛。花序腋生，复二歧聚伞花序；花序梗长1～4. 5 cm，密被褐色节状长柔毛，花梗长1. 5～2 mm，密被褐色节状长柔毛；花蕾卵圆形，高1. 5～2 mm，顶端截圆形；萼浅碟形，萼齿不明显，外面被褐色节状毛；花瓣4片，卵圆形，高1～1. 5 mm，外面被节状毛；雄蕊4枚，花药卵圆形，长宽近相等；花盘发达，4浅裂，子房下部与花盘合生，花柱细小，柱头略为扩大。果近球形，直径0. 8～1 cm，有种子2～4颗。花期5～7月；果期8～9月。

【生　　境】生于路旁、山谷、林缘。

【分　　布】山东、江苏、浙江、江西、湖南、福建。

【采集加工】夏秋季采收根、叶晒干。

【性味功能】味微苦，性平。祛风除湿，通络止痛。

【主治用法】治风湿痹痛，牙痛，无名肿毒。用量15～30 g。外用鲜品捣烂敷患处。

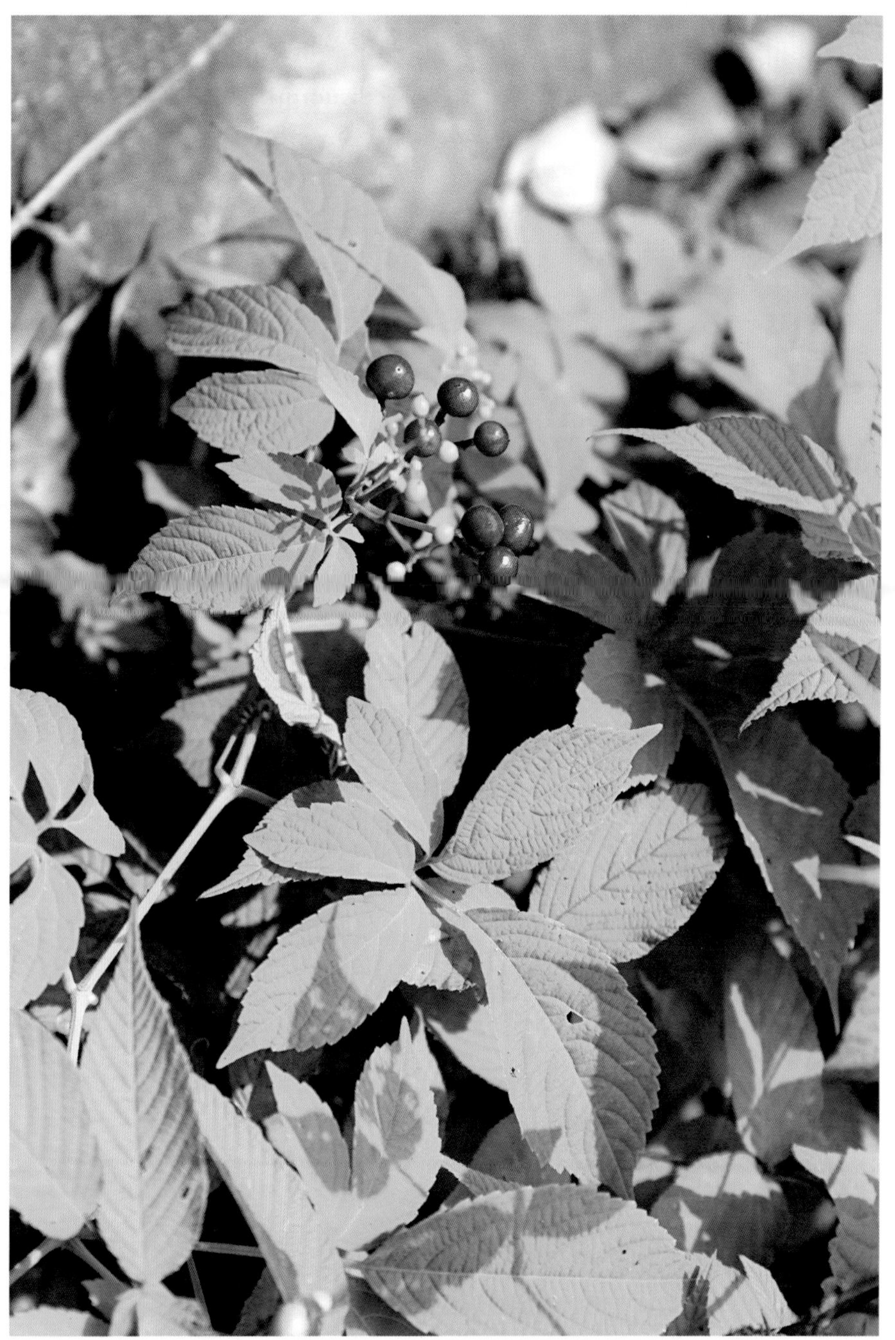

爪哇木棉

Ceiba pentandra (Linn.) Gaertn.

【别　　名】吉贝、美洲木棉

【基　　原】来源于木棉科爪哇木棉**Ceiba pentandra** (Linn.) Gaertn. 的根皮和花入药。

【形态特征】落叶大乔木，板状根小或不存在，高达30 m，有大而轮生的侧枝；幼枝平伸，有刺。掌状复叶，有小叶5～9片，长圆披针形，短渐尖，基部渐尖，长5～16 cm，宽1. 5～4. 5 cm，全缘或近顶端有极疏细齿，两面均无毛，背面带白霜；叶柄长7～14 cm，比小叶长；小叶柄极短，长仅3～4 mm。花先叶或与叶同时开放，多数簇生于上部叶腋间，花梗长2. 5～5 cm，无总梗，有时单生；萼高1. 25～2 cm，内面无毛；花瓣倒卵状长圆形，长2. 5～4 cm，外面密被白色长柔毛；雄蕊管上部花丝不等高分离，不等长，花药肾形；子房无毛，花柱长2. 5～3. 5 cm，柱头棒状，5浅裂。蒴果长圆形，向上渐狭，长7. 5～15 cm，直径3～5 cm，果梗长7～25 cm，5裂，果爿内面密生丝状绵毛，种子圆形，种皮革质，平滑。花期3～4月。

【生　　境】栽培。

【分　　布】广西、广东、云南、贵州有栽培。原产美洲热带地区，现广泛引种于亚洲、非洲热带地区。

【采集加工】根皮夏秋季采收，花春季采收晒干。

【性味功能】味淡，性微寒。除痰火，解疮毒，清热除湿，助消化。

【主治用法】治肠炎，痢疾，胃痛，慢性胃炎，胃及十二指肠溃疡，产后浮肿，风湿性关节炎。用量15～30 g。

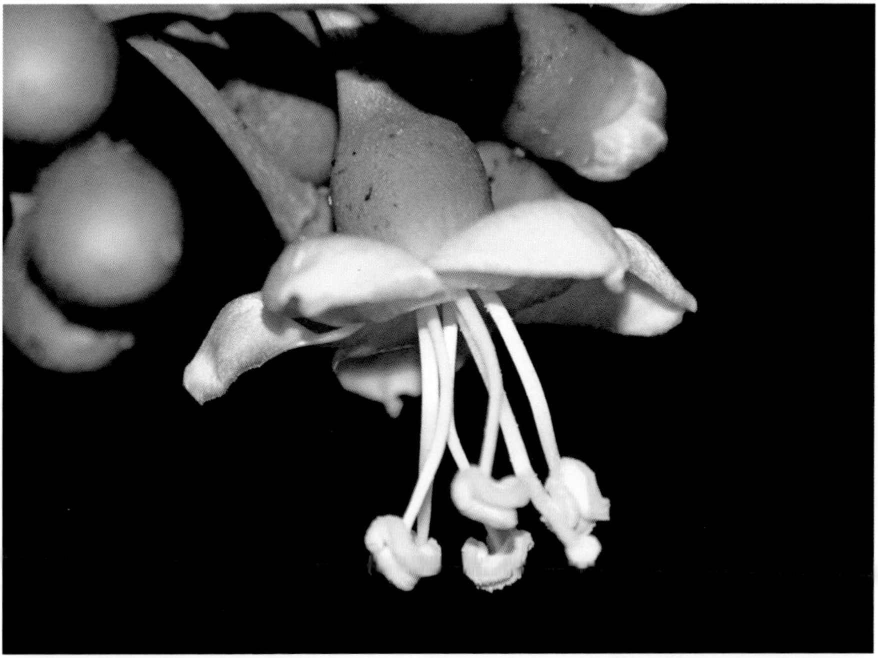

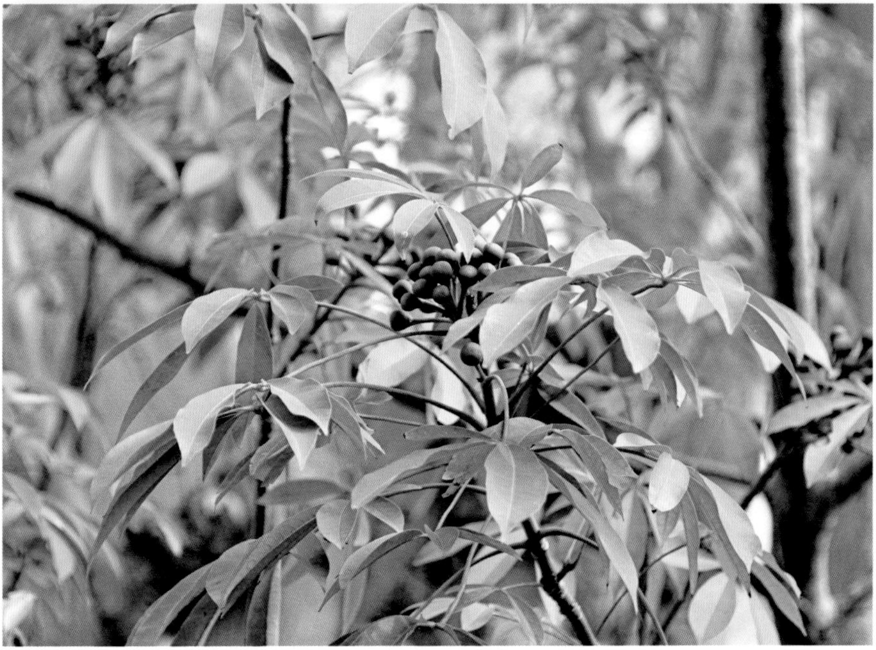

银　兰

Cephalanthera erecta (Thunb. ex A. Murray) Bl.

【别　　名】鱼头兰花

【基　　原】来源于兰科头蕊兰属银兰**Cephalanthera erecta** (Thunb. ex A. Murray) Bl.的全草入药。

【形态特征】多年生草本，高10～30 cm。茎纤细，直立，下部具2～4枚鞘，中部以上具2～4(5) 枚叶。叶片椭圆形至卵状披针形，长2～8 cm，宽0. 7～2. 3 cm，顶端急尖或渐尖，基部收狭并抱茎。总状花序长2～8 cm，具3～10朵花；花序轴有棱；花苞片通常较小，狭三角形至披针形，长1～3 mm，但最下面1枚常为叶状，有时长可达花序的一半或与花序等长；花白色；萼片长圆状椭圆形，长8～10 mm，宽2. 5～3. 5 mm，顶端急尖或钝，具5脉；花瓣与萼片相似，但稍短；唇瓣长5～6 mm，3裂，基部有距；侧裂片卵状三角形或披针形，多少围抱蕊柱；中裂片近心形或宽卵形，长约3 mm，宽4～5 mm，上面有3条纵褶片，纵褶片向前方逐渐为乳突所代替；距圆锥形，长约3 mm，末端稍锐尖，伸出侧萼片基部之外；蕊柱长3. 5～4 mm。蒴果狭椭圆形或宽圆筒形，长约1. 5 cm，宽3. 5～4. 5 mm。花期4～6月；果期8～9月。

【生　　境】生于林下、灌丛中或沟边土层厚且有一定阳光处。

【分　　布】台湾、广东、江西、浙江、安徽、湖北、陕西南部、甘肃南部、广西北部、贵州和四川。日本和朝鲜半岛也有分布。

【采集加工】夏秋季采收，将全草晒干。

【性味功能】味甘、淡，性凉。清热利尿。

【主治用法】治高热，口渴，咽痛，口舌生疮，小便不利。用量5～15 g。

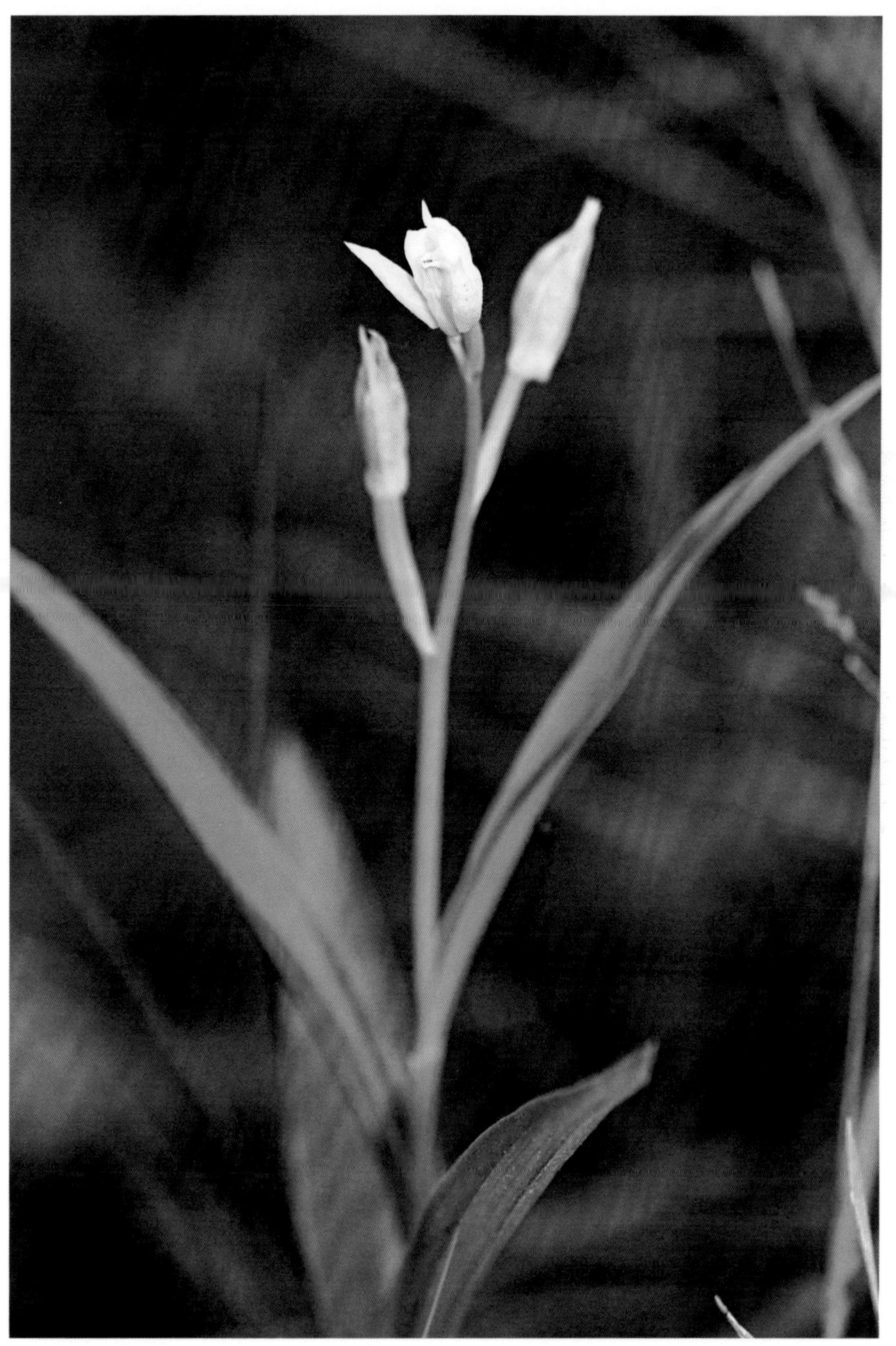

吊灯花

Ceropegia trichantha Hemsl.

【别　　名】狭瓣吊灯花

【基　　原】来源于萝藦科吊灯花属吊灯花**Ceropegia trichantha** Hemsl. 的全株入药。

【形态特征】草质藤本，无毛；茎纤弱缠绕。叶对生，膜质，长圆状披针形，长10～13 cm，宽2～3 cm，顶端渐尖，基部圆形。聚伞花序着花4～5朵；花紫色；萼片披针形；花冠如吊灯状；副花冠2轮，外轮具10个齿，内轮具5个舌状片，具长硬毛；花粉块每室1个，直立，内角有1个透明膜边。蓇葖长披针形，长达20 cm，直径5 mm；种子具种毛。花期8～10月；果期12月。

【生　　境】生于山谷密林下。

【分　　布】香港、广东、海南、广西、四川、湖南。

【采集加工】夏秋季采收，全株晒干。

【性味功能】味酸，涩，性平。清热解毒。

【主治用法】外用治无名肿毒、癞癣。煎水洗患处。

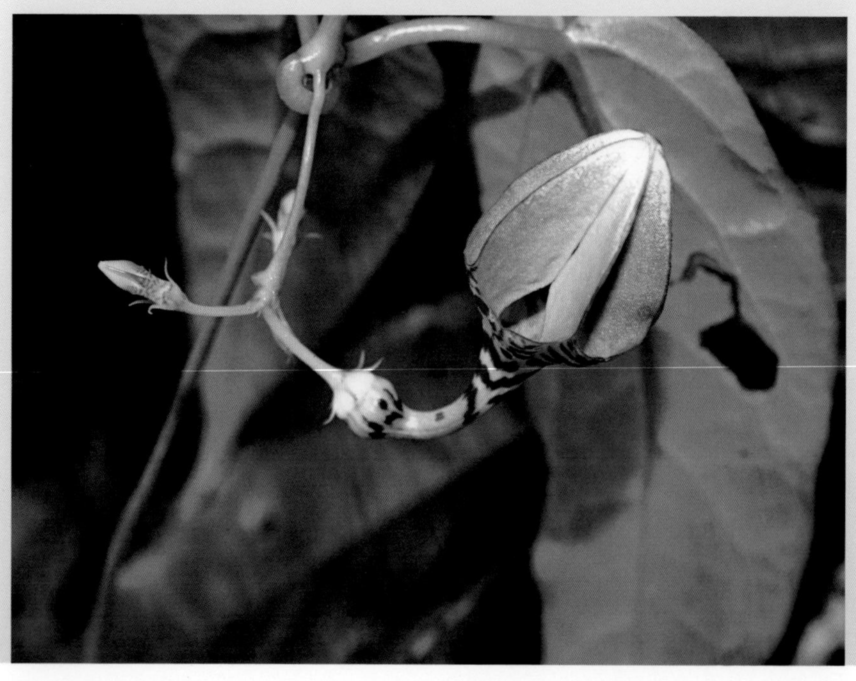

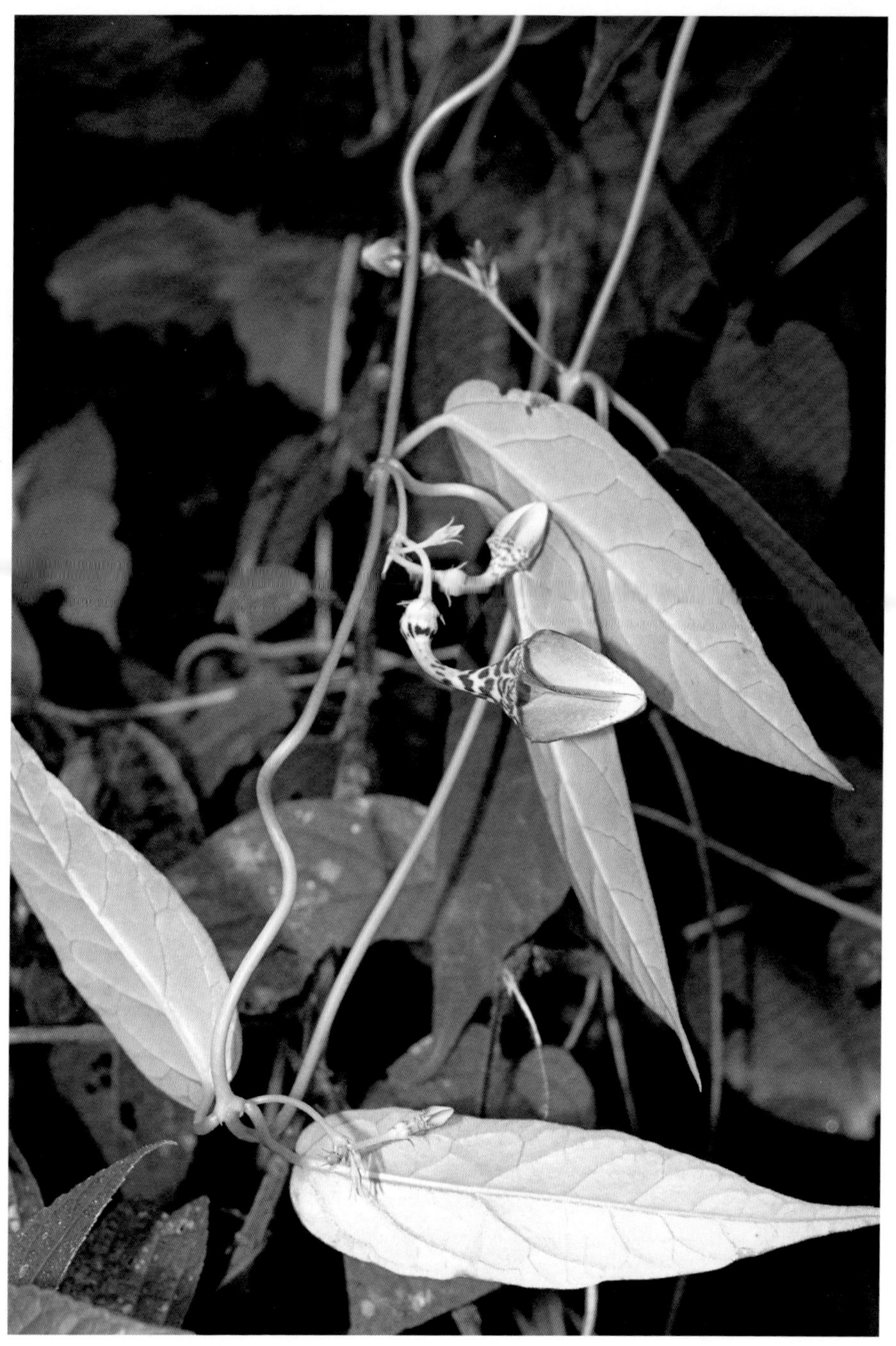

弯管花

Chassalia curviflora Thwaites

【别　　名】柴沙利、假九节木

【基　　原】来源于茜草科弯管花属弯管花**Chassalia curviflora** Thwaites的根入药。

【形态特征】直立小灌木，高1～2 m，通常全株被毛。叶膜质，长圆状椭圆形或倒披针形，长10～20 cm，宽2. 5～7 cm，顶端渐尖或长渐尖，基部楔形，边全缘，干时黄绿色；侧脉每边8～10条，纤细，上面清楚可见；叶柄长1～4 cm，无毛；托叶宿存，阔卵形或三角形，长4～4. 5 mm，短尖或钝，全缘或浅2裂，基部短合生。聚伞花序多花，顶生，长3～7 cm，总轴和分枝稍压扁，带紫红色；苞片小，披针形；花近无梗，3型：花药伸出而柱头内藏，柱头伸出而花药内藏，或柱头和花药均伸出；萼倒卵形，长1～1. 5 mm，檐部5浅裂，裂片长不及0. 5 mm，短尖；花冠管弯曲，长10～15 mm，内外均有毛，裂片4～5枚，卵状三角形，长约2 mm，顶部肿胀，具浅沟。核果扁球形，长6～7 mm，平滑或分核间有浅槽。花期春夏间。

【生　　境】生于低海拔森林中湿地上。

【分　　布】海南、广东、广西、云南、西藏。中南半岛、印度、不丹、斯里兰卡、孟加拉、马来西亚、加里曼丹也有分布。

【采集加工】夏秋季采收，将根晒干。

【性味功能】味辛、苦，性寒。清热解毒，祛风湿。

【主治用法】治风湿，肺炎咳嗽，耳疾，眼疾，咽喉肿痛。用量6～15 g。

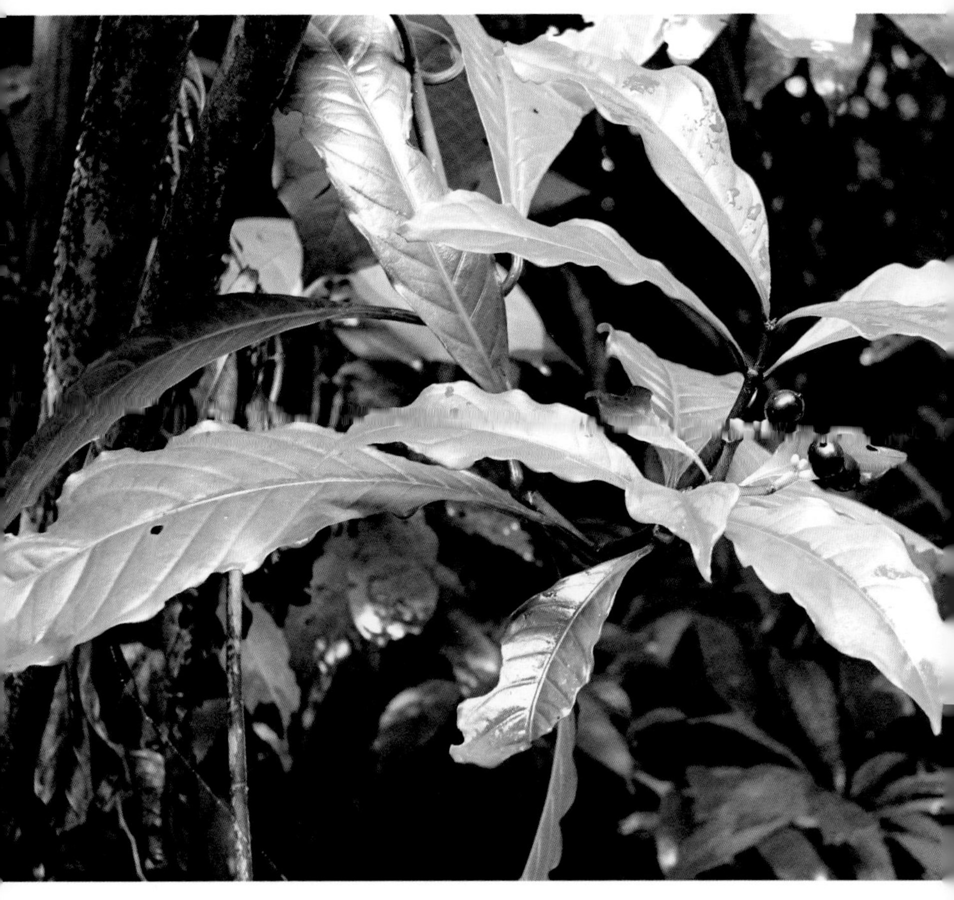

蝙蝠草

Christia vespertilionis (Linn. f.) Bakh. f.

【别　　名】蝴蝶草、飞锡草

【基　　原】来源于蝶形花科蝙蝠草属蝙蝠草 **Christia vespertilionis** (Linn. f.) Bakh. f. 的全草入药。

【形态特征】多年生直立草本，高60～120 cm。常由基部开始分枝，枝较纤细，上部略被灰色柔毛。叶通常为单小叶，稀有3小叶；托叶刺毛状，长5～6 mm，脱落；叶柄长2～2. 5 cm，被稀疏短柔毛；小叶近革质，灰绿色，顶生小叶菱形或长菱形或元宝形，长0. 8～1. 5 cm，宽5～9 cm，顶端宽而截平，近中央处稍凹，基部略呈心形，侧生小叶倒心形或倒三角形，两侧常不对称，长8～15 mm，宽15～20 mm，顶端截平，基部楔形或近圆形，叶面无毛，背面稍被短柔毛，侧脉每边3～4条，平展，网脉在背面不明显；小叶柄长1 mm。总状花序顶生或腋生，有时组成圆锥花序，长5～15 cm，被短柔毛；花梗长2～4 mm，被灰色短柔毛，较萼短；花萼半透明，被柔毛，花后增大，长8～12 mm，网脉明显，5裂，裂片三角形，约与萼筒等长，上部2裂片稍合生；花冠黄白色，不伸出萼外。荚果有4～5荚节，椭圆形，荚节长3 mm，宽2 mm，成熟后黑褐色，有网纹，无毛，完全藏于萼内。花期3～5月；果期10～12月。

【生　　境】生于山坡草地或灌丛中。

【分　　布】香港、广东、海南、广西。全世界热带地区均有分布。

【采集加工】夏秋季采收，将全草晒干。

【性味功能】味微苦，性凉。清热凉血，接骨。

【主治用法】治肺结核，支气管炎，扁桃体炎。用量12～15 g，水煎服。治跌打骨折，鲜全草捣烂或用全草研粉，调酒炒热外敷患处。

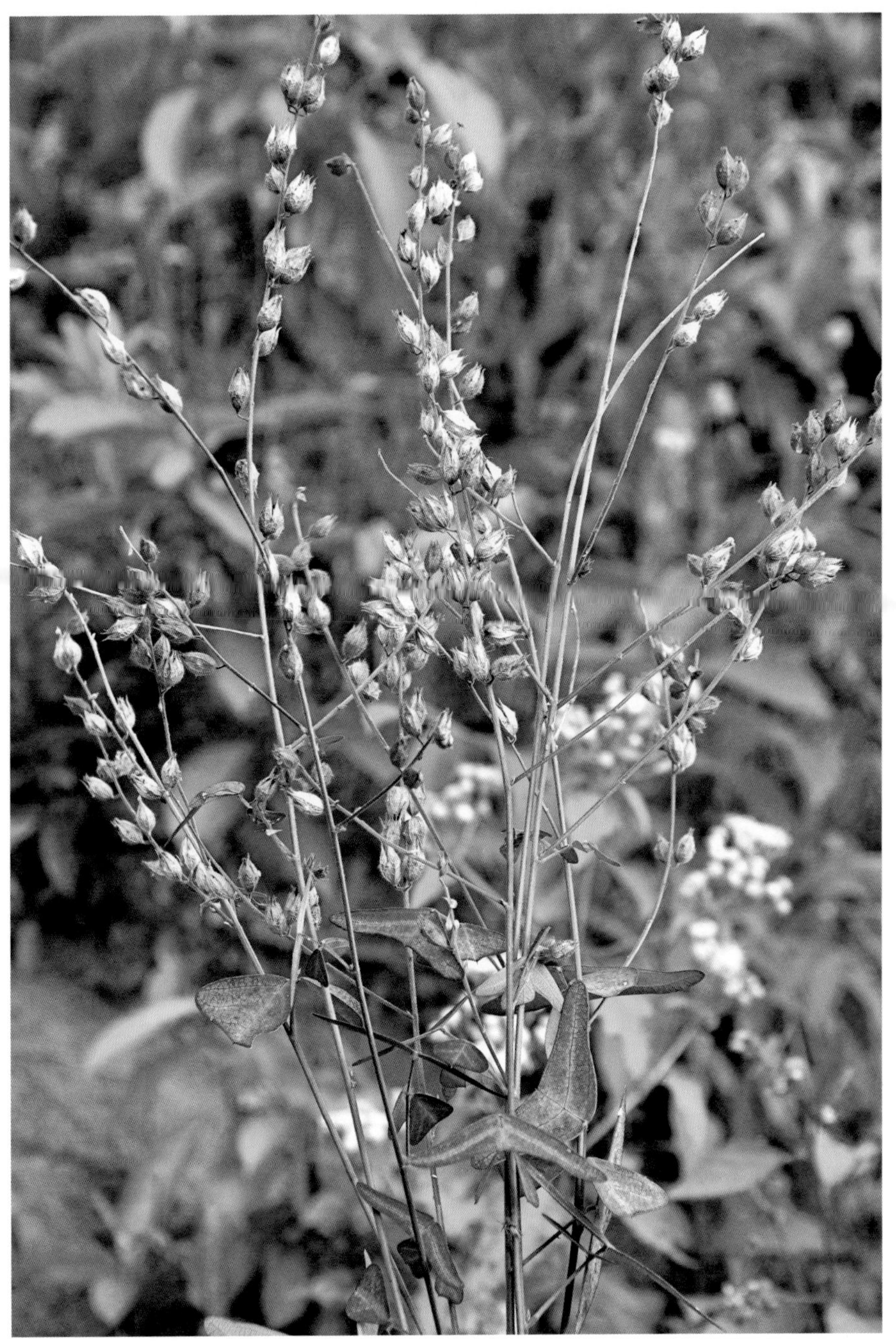

钝叶樟

Cinnamomum bejolghota (Buch.-Ham.) Sweet

【别　　名】假桂皮、土桂皮

【基　　原】来源于樟科樟属钝叶樟**Cinnamomum bejolghota** (Buch.-Ham.) Sweet 的树皮入药。

【形态特征】乔木，胸径达30 cm；树皮青绿色，有香气。叶近对生，椭圆状长圆形，长12～30 cm，宽4～9 cm，顶端钝、急尖或渐尖，基部近圆形或渐狭，硬革质，叶面绿色，光亮，背面淡绿或黄绿色，两面无毛，三出脉或离基三出脉，侧脉自叶基0. 5～1. 5 cm处生出，斜伸；叶柄粗壮，长1～1. 5 cm，腹平背凸。圆锥花序生于枝条上部叶腋内，长13～16 cm，多花密集，多分枝，分枝长约3 cm，总梗长7～11 cm，与各级序轴略被灰色短柔毛；花黄色，长达6 mm；花梗长4～6 mm，被灰色短柔毛；花被筒短，倒锥形，长约1 mm；花被裂片6片，卵状长圆形，长5 mm，宽2. 5 mm，顶端锐尖，两面被灰色短柔毛但顶端近无毛。能育雄蕊9枚，第一、二轮雄蕊长约3. 5 mm，花药卵圆状长圆形，与花丝近等长，药室内向，花丝无腺体，第三轮雄蕊长约3. 7 mm，花药较狭长，长圆形，长约1. 7 mm，花丝扁平，长达2 mm，近基部有一对具长柄的圆状肾形腺体；退化雄蕊3枚；子房长圆形，长1. 5 mm，花柱细长，长达3 mm，柱头盘状。果椭圆形，长1. 3 cm，宽8 mm，鲜时绿色；果托黄带紫红，稍增大，倒圆锥形，顶端宽达7 mm，具齿裂，齿顶端截平；果梗紫色，略增粗。花期3～4月；果期5～7月。

【生　　境】生于山地林中。

【分　　布】广东、广西、云南、海南。印度、孟加拉、缅甸、老挝、越南也有分布。

【采集加工】夏秋季采收树皮阴干备用。

【性味功能】味辛、甘，性温，气香。祛风散寒，健胃，行气止痛。

【主治用法】治心气痛，气虚阳痿，腹胀冷痛。用量1. 5～3 g。

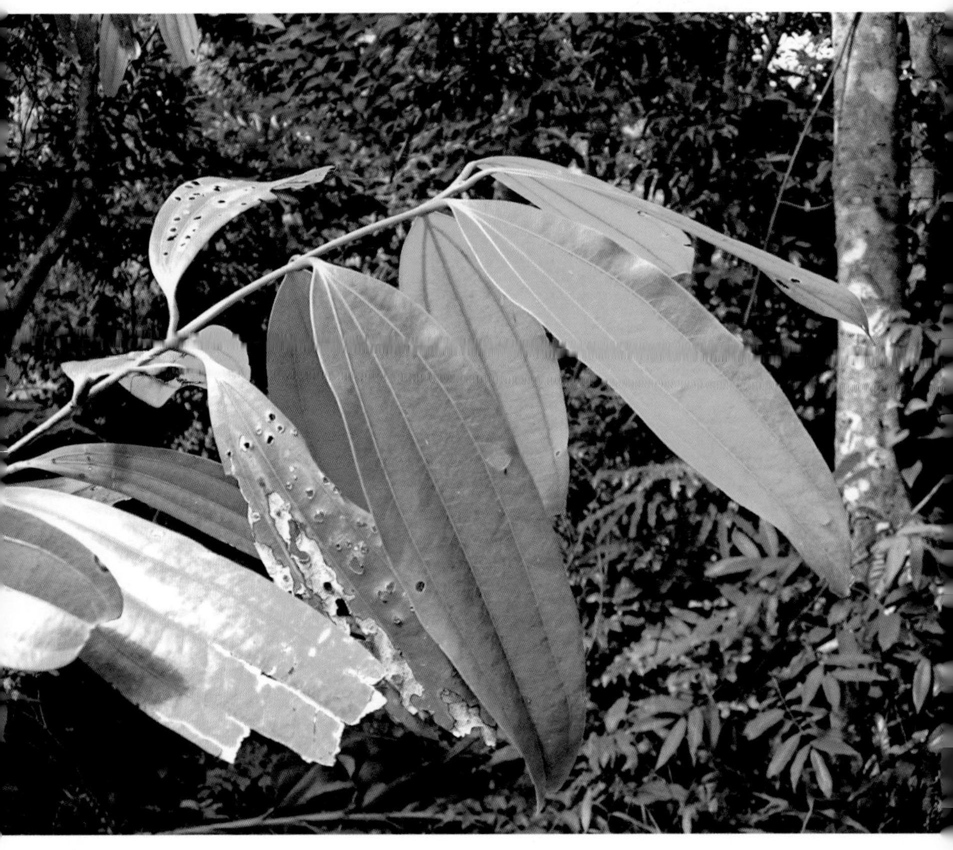

翅茎白粉藤

Cissus hexangularis Thorel ex Planch.

【别　　名】六方藤、六棱粉藤、方茎宽筋藤

【基　　原】来源于葡萄科白粉藤属翅茎白粉藤**Cissus hexangularis** Thorel ex Planch. 的藤茎入药。

【形态特征】木质藤本。小枝近圆柱形，具6翅棱，翅棱间有纵棱纹，常皱褶，节部干时收缩，易脆断，无毛。卷须不分枝，相隔2节间断与叶对生。叶卵状三角形，长6～10 cm，宽4～8 cm，顶端骤尾尖，基部截形或近截形，边缘有5～8个细牙齿，有时齿不明显，叶面绿色，背面浅绿色，两面均无毛；基出脉通常3条，中脉有侧脉3～4对，网脉两面不明显；叶柄长1. 5～5 cm，无毛；托叶早落。花序为复二歧聚伞花序，顶生或与叶对生；花序梗长2～4. 5 cm，无毛；花梗长0. 3～1 mm，被乳头状腺毛；花蕾锥形，高4～8 mm，顶端圆钝；萼碟形，边缘全缘，无毛；花瓣4片，三角状长圆形，高2. 5～6 mm，无毛；雄蕊4枚；花盘显著,4浅裂；子房下部与花盘合生，花柱钻形，柱头略微扩大。果实近球形，直径0. 8～1 cm，有种子1颗，稀2颗；种子近倒卵圆形，顶端圆形，基部有短喙，种脐在种子背面基部与种脊外形无异，棱脊突出，腹部中棱脊微突出，两侧洼穴极短。花期9～11月；果期12月至翌年2月。

【生　　境】生于海拔50～400 m的溪边林中。

【分　　布】福建、广东、广西、海南。越南也有分布。

【采集加工】夏秋季采收，藤茎晒干。

【性味功能】味微苦，性凉。祛风活络，散瘀活血。

【主治用法】治风湿性关节痛，腰肌劳损，跌打损伤。用量15～30 g。

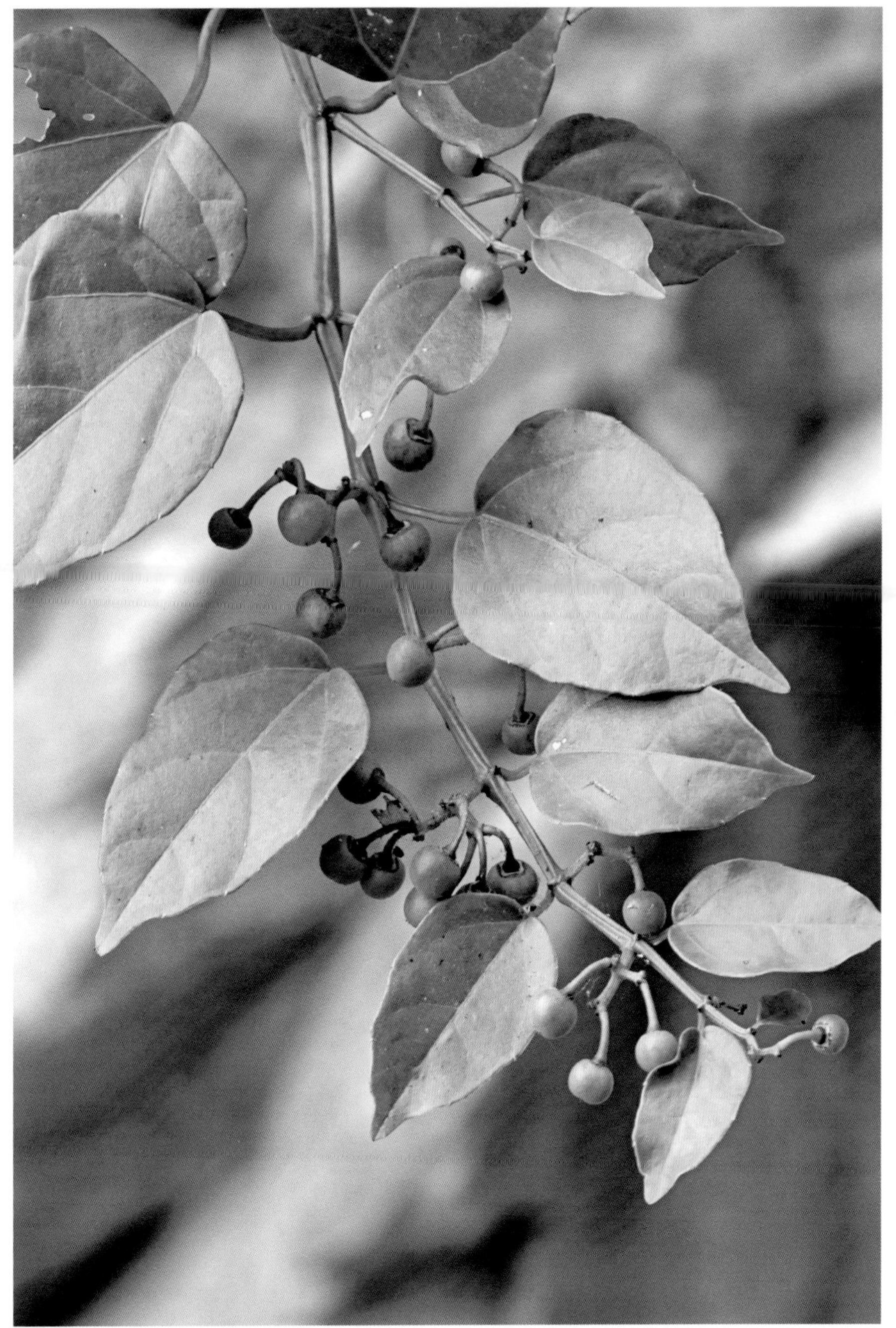

浆果苋

Cladostachys frutescens D. Don

【别　　名】地苓苋、地灵苋、野苋菜藤

【基　　原】来源于苋科浆果苋属浆果苋 **Cladostachys frutescens** D. Don［*Deeringia amaranthiodes* (Lam.) Merr.］的全草入药。

【形态特征】攀援灌木；茎长2～6 m，多下垂分枝，幼时有贴生柔毛，后变无毛。叶片卵形或卵状披针形，少数心状卵形，长4～15 cm，宽2～8 cm，顶端渐尖或尾尖，基部宽楔形、圆形或近截形，常不对称，两面疏生长柔毛，后变无毛；叶柄长1～4 cm，无毛。总状花序腋生及顶生，再形成多分枝的圆锥花序；花轴及分枝有贴生柔毛；苞片窄三角形，长约1. 5 mm；小苞片卵形，长约1 mm；花梗长约1 mm；花直径2～3 mm，有恶臭；花被片椭圆形，长1. 5～2. 5 mm，淡绿色或带黄色，果时带红色，在花期后开展或反折，顶端圆钝，无毛；雄蕊花丝上端离生，基部连合成极短的杯状；柱头3枚，长1～1. 5 mm，圆柱状，果时反折。浆果近球形，直径4～7 mm，红色，有3条纵沟，下面具宿存花被。种子1～6颗，扁压状肾形，黑色，光亮。花果期10月至翌年3月。

【生　　境】生于低海拔密林中。

【分　　布】海南。印度、中南半岛、印度尼西亚、马来西亚、大洋洲也有分布。

【采集加工】夏秋季采收，将全株晒干。

【性味功能】味淡，性平。祛风利湿。

【主治用法】治风湿性关节痛，肠炎腹泻，痢疾。用量15～30 g。

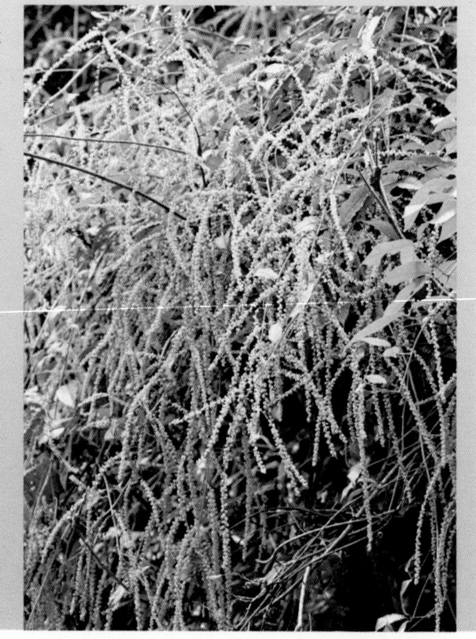

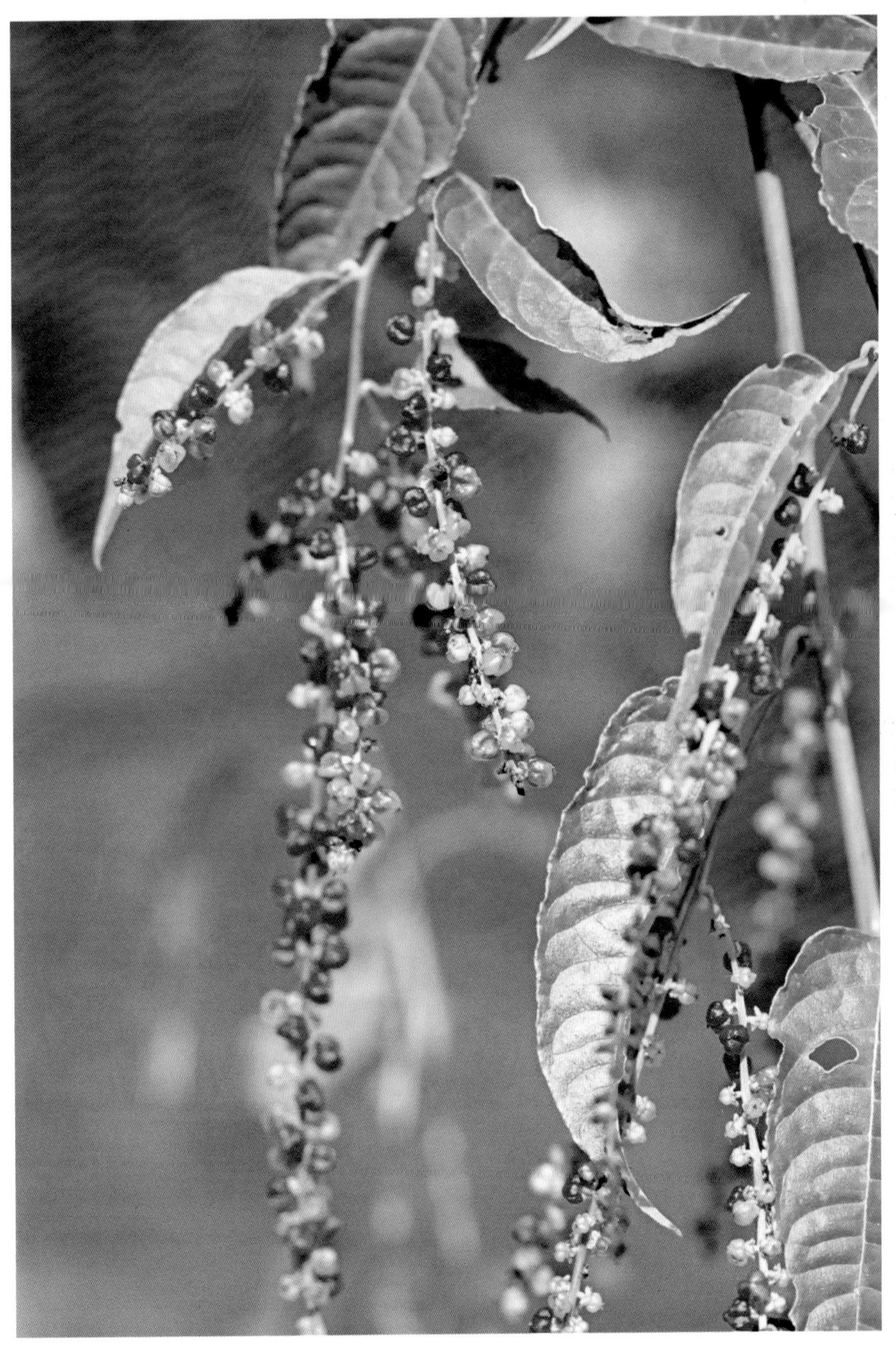

红花隔距兰

Cleisostoma williamsonii (Rchb. f.) Garay

【别　　名】香港隔距兰、长隔距兰

【基　　原】来源于兰科隔距兰属红花隔距兰**Cleisostoma williamsonii** (Rchb. f.) Garay［*C. hongkongense* (Rolfe) Garay］的全草入药。

【形态特征】多年生草本。植株通常悬垂。茎细圆柱形，长达70 cm。叶肉质，圆柱形，伸直或稍弧曲，通常长6～10 cm，粗2～3 mm，顶端稍钝，基部具关节和抱茎的叶鞘。花序侧生，斜出，比叶长，通常分枝，花序柄基部具2～3枚短鞘，花序轴纤细，总状花序或圆锥花序密生许多小花；花苞片小，卵状披针形，长约2 mm，顶端急尖呈钻状；花梗和子房纤细，长5 mm；花粉红色，开放；中萼片卵状椭圆形，舟状，长2. 2 mm，宽约1. 5 mm，顶端圆形，具3条脉；侧萼片斜卵状椭圆形，长2. 5 mm，宽1. 5 mm，基部贴生在蕊柱足上，顶端钝，具3条脉；花瓣长圆形，长2. 2 mm，宽1 mm，顶端钝，具1条脉；唇瓣深紫红色，3裂；侧裂片直立，舌状长圆形，向前伸，顶端钝，两侧边缘多少内折，中裂片肉质，狭卵状三角形，上面中央具1条纵向的脊突，脊突位于距口前方隆起呈三角形；距球形，两侧稍压扁，粗约2 mm，末端凹入，具不明显的隔膜，内侧背壁上方的胼胝体呈"T"字形3裂，其侧裂片近角状，短于或几乎等长于中裂片而稍向下弯曲；中裂片较粗壮，基部2浅裂并且密布乳突状毛。花期4～6月。

【生　　境】附生于树上。

【分　　布】香港、广东、海南、广西、贵州、云南。不丹、印度东北部、越南、泰国、马来西亚、印度尼西亚也有分布。

【采集加工】夏秋季采收，将全草晒干。

【性味功能】味微甘、酸，性平。舒筋活络，祛痰止咳。

【主治用法】治咳嗽痰多，内伤，腰骨痛，流行性乙型脑炎，小儿麻痹后遗症，脑卒中(中风)瘫痪，肺结核，小儿疳积。用量10～15 g。

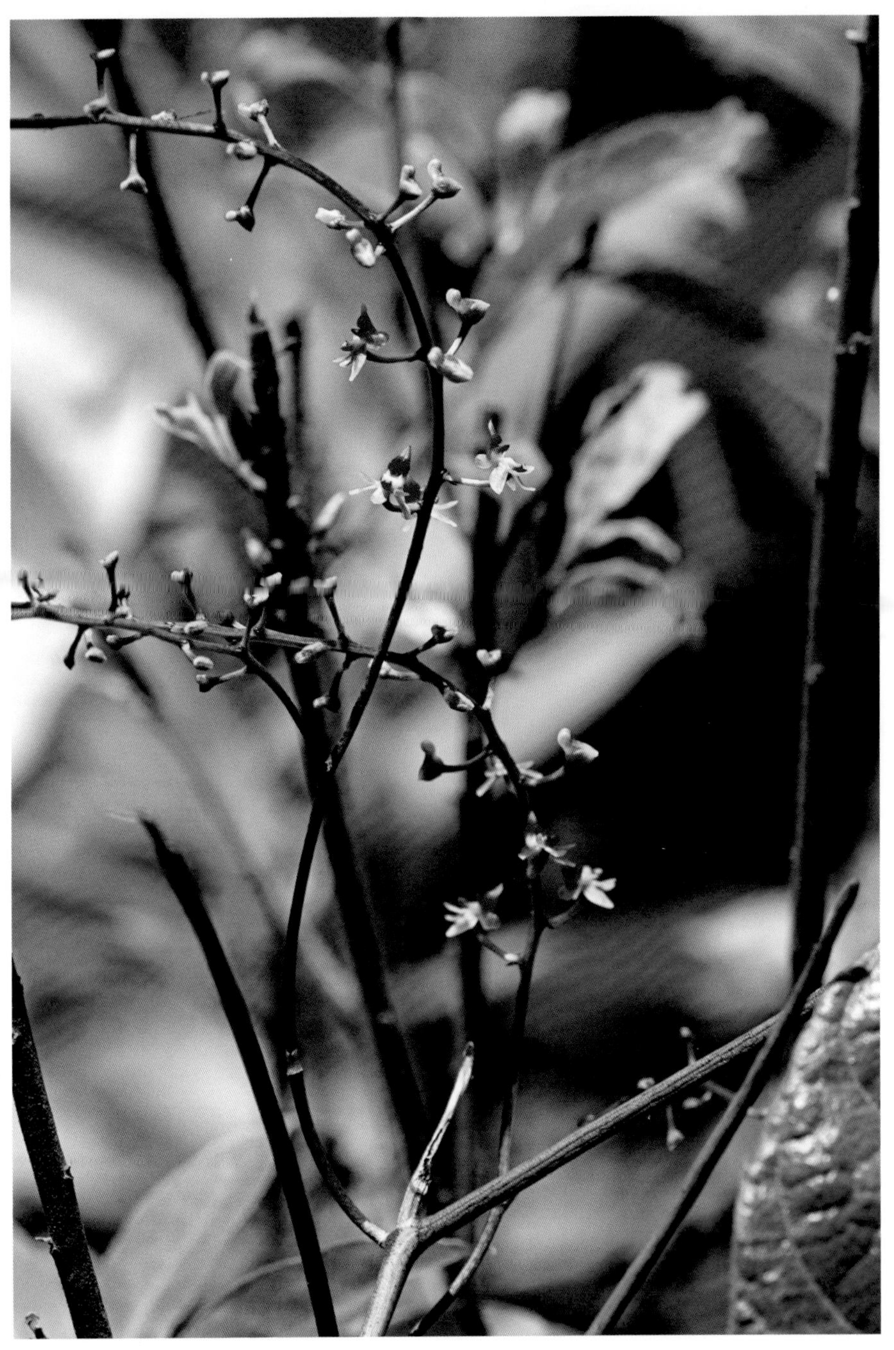

海南桢桐

Clerodendrum hainanense Hand. -Mazz.

【基　　原】来源于马鞭草科大青属海南桢桐**Clerodendrum hainanense** Hand. -Mazz. 的根或全株入药。

【形态特征】灌木，高1～4 m；幼枝略四棱形，绿色，疏被细毛或近于无毛，老枝圆柱形，淡黄褐色或灰白色，光滑无毛，皮孔显著。叶片膜质至薄纸质，倒卵状披针形、倒披针形或狭椭圆形，长7～26 cm，宽2～8 cm，干后鲜绿色仍较鲜艳，顶端短尾尖，基部狭楔形或楔形，全缘，两面无毛，背面密被淡黄色小腺点，侧脉6～11对；叶柄具沟，长0. 5～2. 5 cm。圆锥状聚伞花序顶生，偶有腋生，长8～14 cm，主轴上有3～6分枝，每聚伞花序有花3～7朵；小苞片线形或钻形，长2～8 mm；花萼长约5 mm，裂片三角状披针形，长约4 mm，紫红色或淡红色；花冠白色，花冠管细长，长0. 5～4 cm，裂片倒卵形，长6～8 mm，外被细毛和腺点；雄蕊4枚，花丝细长，与花柱均伸出花冠外；子房无毛，花柱长于花丝，柱头2浅裂。果实球形，直径约1 cm，成熟时紫色。花、果期9～12月。

【生　　境】生于山地林下或溪边阴湿处。

【分　　布】海南。

【采集加工】夏秋季采收，将根、全株切片晒干。

【性味功能】清热解毒，消炎。

【主治用法】根治小儿肺炎，全株治感冒发热、黄疸型肝炎。用量：根10～15 g；全株20～30 g。

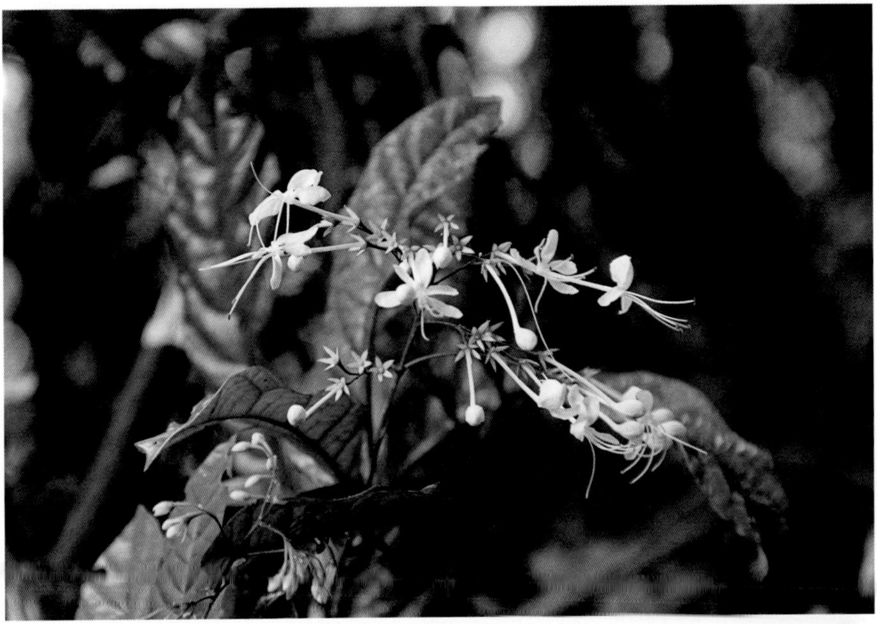

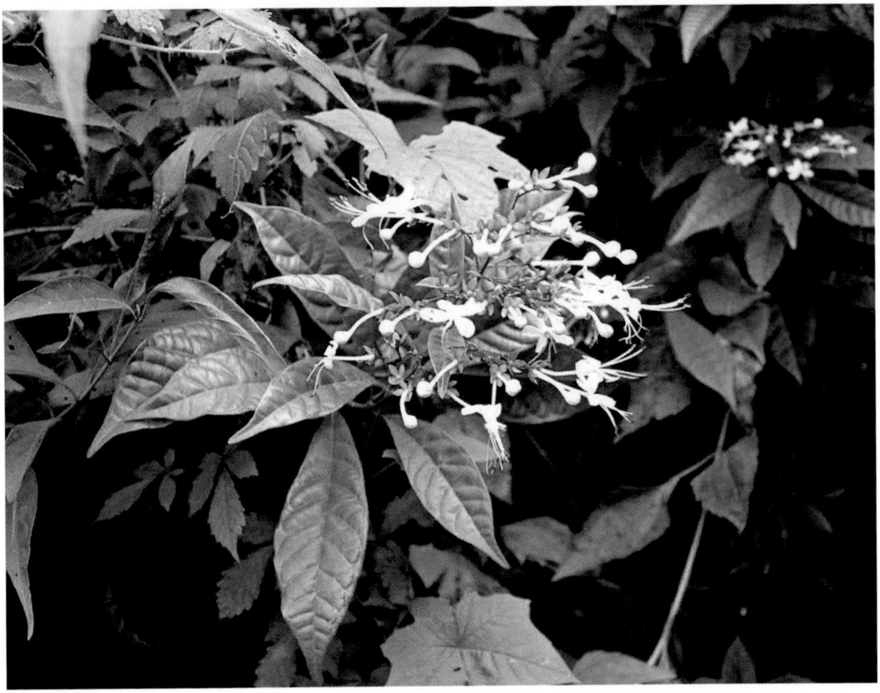

咖　啡

Coffea arabica Linn.

【别　　名】小粒咖啡

【基　　原】来源于茜草科咖啡属咖啡**Coffea arabica** Linn. 的种子入药。

【形态特征】小乔木或大灌木，高5～8 m。叶薄革质，卵状披针形或披针形，长6～14 cm，宽3. 5～5 cm，顶端长渐尖，渐尖部分长10～15 mm，基部楔形或微钝，罕有圆形，全缘或呈浅波形，两面无毛，背面脉腋内有或无小窝孔；中脉在叶片两面均凸起，侧脉每边7～13条；叶柄长8～15 mm；托叶阔三角形，生于幼枝上部的顶端锥状长尖或芒尖，生于老枝上的顶端常为突尖，长3～6 mm。聚伞花序数个簇生于叶腋内，每个花序有花2～5朵，无总花梗或具极短总花梗；花芳香，有长0. 5～1 mm的花梗；苞片基部多少合生，二型，其中2枚阔三角形，长和宽近相等，另2枚披针形，长为宽的2倍，叶形；萼管管形，长2. 5～3 mm，萼檐截平或具5小齿；花冠白色，长度因品种而异，一般长10～18 mm，顶部常5裂，罕有4或6裂，裂片常长于花冠管，顶端常钝；花药伸出冠管外，长6～8 mm；花柱长12～14 mm，柱头2裂，长3～4 mm。浆果成熟时阔椭圆形，红色，长12～16 mm，直径10～12 mm，外果皮硬膜质，中果皮肉质，有甜味；种子背面凸起，腹面平坦，有纵槽，长8～10 mm，直径5～7 mm。花期3～4月。

【生　　境】栽培。

【分　　布】我国广东、海南、台湾、福建、广西、贵州、云南和四川都有栽培。原产埃塞俄比亚。

【采集加工】秋冬季采收种子晒干。

【性味功能】味苦、涩，性平。助消化，兴奋利尿。

【主治用法】治消化不良，小便不利。

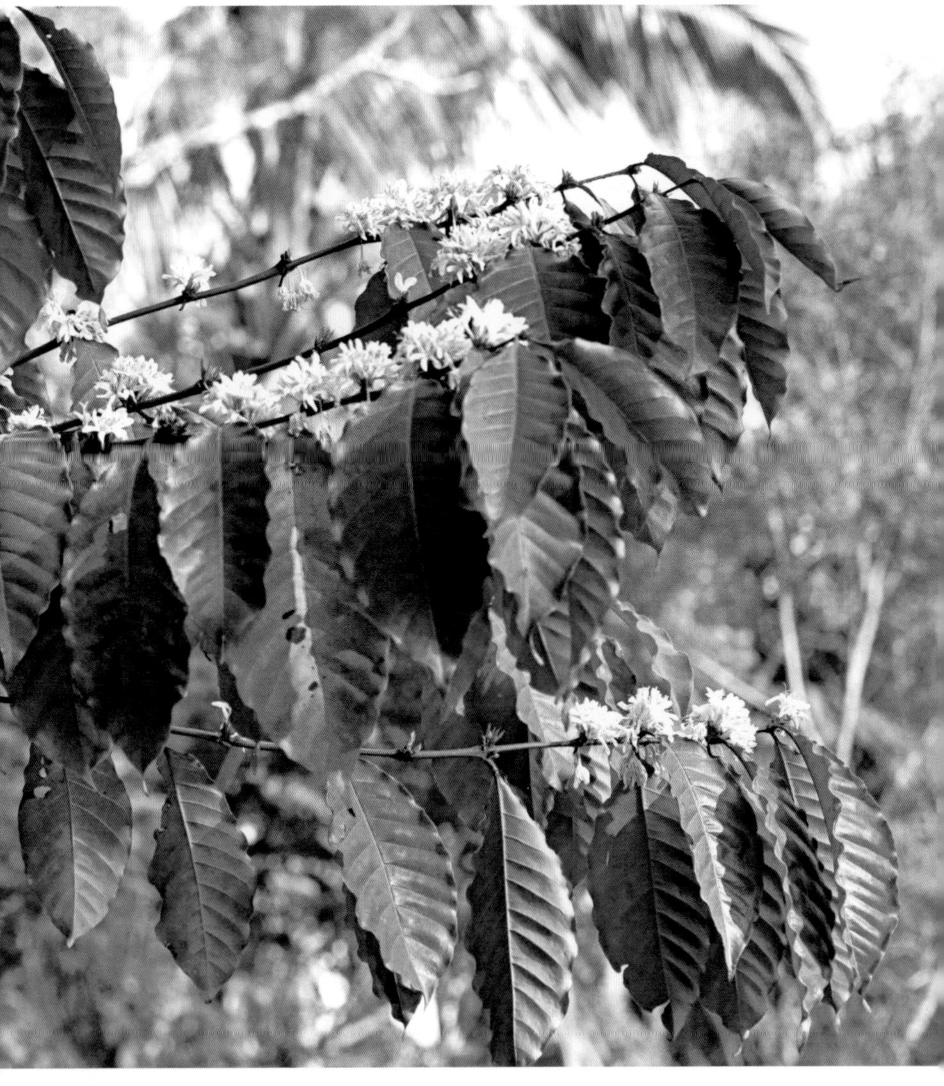

肉叶鞘蕊花

Coleus carnosifolius (Hemsl.) Dunn

【别　　名】假回菜

【基　　原】来源于唇形科鞘蕊花属肉叶鞘蕊花**Coleus carnosifolius** (Hemsl.) Dunn的全草入药。

【形态特征】多年生、肉质草本。茎较粗壮，直立，高约30 cm，多分枝。叶肉质，宽卵圆形或近圆形，直径1. 2～3. 5 cm，顶端钝或圆形，基部截形或近圆形，稀有急尖，边缘具疏圆齿或浅波状圆齿，两面绿带紫或紫色，略被毛，满布红褐色腺点，侧脉约3(4)对，弧形，与中脉在两面微凸起；叶柄与叶片等长或有时短于叶片，压扁状，多少具翅，略被毛。轮伞花序多花，果时直径3～4 cm，排列成长达18 cm的总状圆锥花序，花梗伸长，长3～6 mm，与短的总梗及序轴密被微柔毛；苞片倒卵形，长4 mm，宽3 mm，顶端具小尖头，近脱落，具5脉，外密被具腺微柔毛及红褐色腺点；花萼卵状钟形，花时长约2. 5 mm，外密被具腺微柔毛及红褐色腺点，内面无毛，果时增大，伸长，呈管状钟形，明显下倾，略弯曲，长达8 mm，萼齿5枚，近等长，后齿特别增大，三角状卵圆形，果时外反，其余4齿长圆状披针形，顶端渐尖；花冠浅紫或深紫色，外被微柔毛，长约1. 2 cm，冠筒基部宽不及1 mm，在萼外骤然下弯，向上渐宽，至喉部宽达2. 5 mm，冠檐二唇形，上唇浅4裂，下唇全缘，伸长；雄蕊4枚，内藏，花丝基部近合生。小坚果卵状圆形，光滑，黑棕色或黑色。花期9～10月；果期10～11月。

【生　　境】生于石灰岩地区的林中。

【分　　布】广西、广东、湖南。

【采集加工】夏秋季采收，将全草晒干。

【性味功能】味苦，性凉。散寒解表，祛痰止咳，解毒，消肿止痛。

【主治用法】治咽喉肿痛，小儿疳积；外用治疮疡肿毒，疔疖，蛇咬伤，疮疥。用量10～20 g。外用鲜品捣烂敷患处。

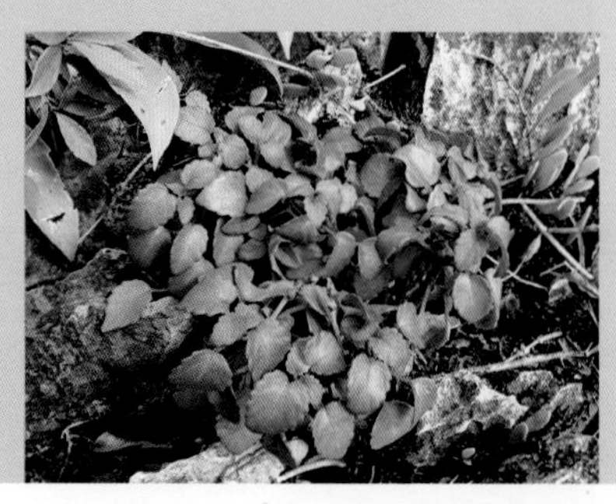

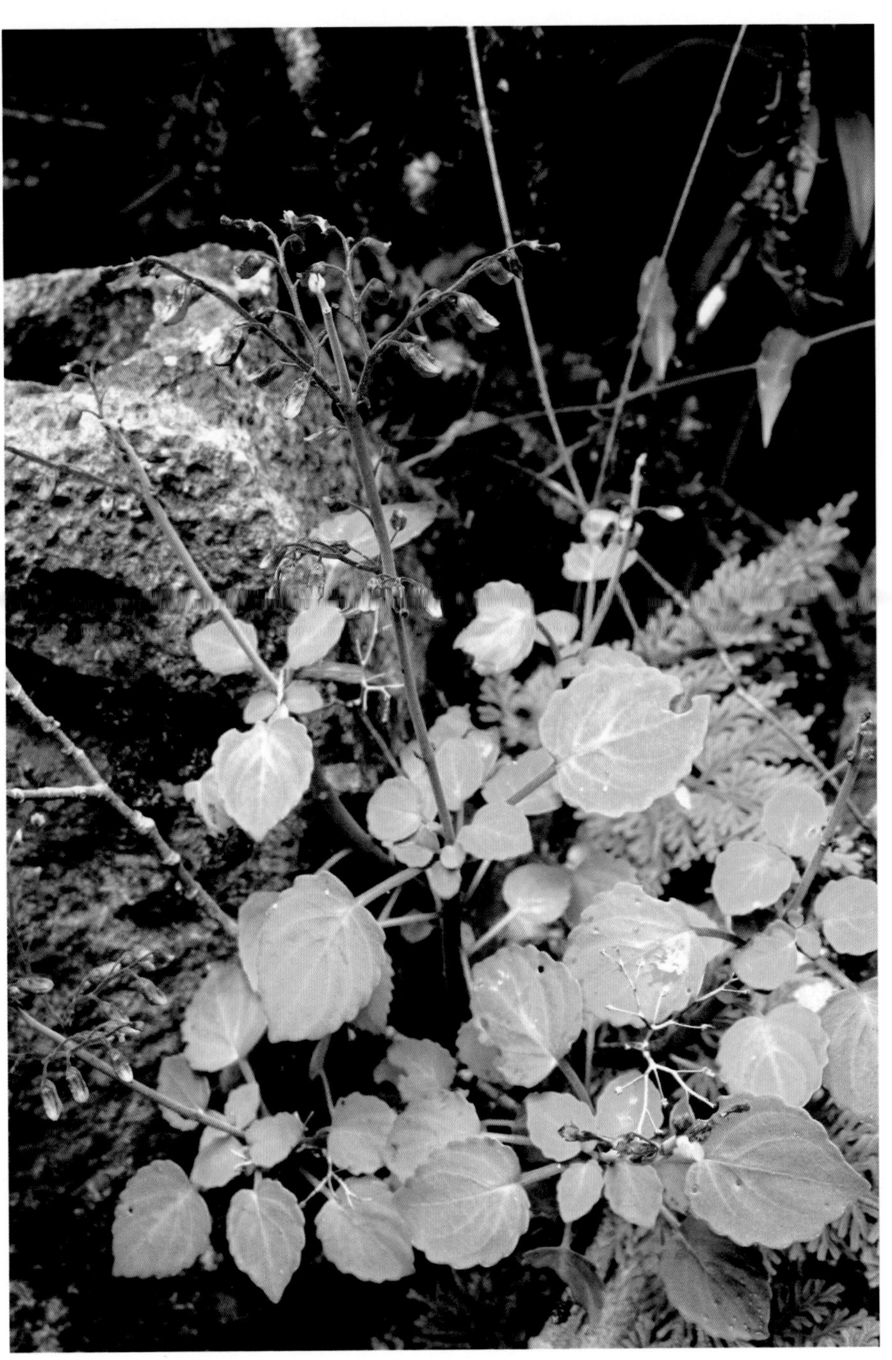

掌叶线蕨

Colysis digitata (Baker) Ching

【别　　名】野鸡脚

【基　　原】来源于水龙骨科线蕨属掌叶线蕨**Colysis digitata** (Baker) Ching的全草入药。

【形态特征】多年生草本，高30～50 cm。根状茎长而横走，粗3～5 mm，暗褐色，密生鳞片。叶远生，相距1～3 cm，近二型；叶柄长20～30 cm，圆柱形，粗1.5～2.5 mm，淡禾秆色，叶面有狭沟，基部有关节并被鳞片；叶片通常为掌状深裂，有时为2～3裂或单叶，长与宽10～18 cm，基部截形或很少短下延；裂片3～5片，披针形，长10～16 cm，宽1.5～3 cm，顶端渐尖，基部稍狭，边缘有软骨质的边，全缘而呈浅波状，缺刻一般呈弧形；侧脉纤细而略可见，相距3～5 mm，斜向上，曲折，在每对侧脉间有两行伸长的网眼，内藏小脉短促，通常单一而呈钩状，一般指向主脉；叶纸质，淡绿色，干后绿褐色；不育叶与能育叶同形，但叶柄较短而有翅，裂片略较阔，孢子囊群线形，斜向上，平行，相距约3 mm，在每对侧脉间各排列成一行，从近主脉处几达叶缘。孢子极面观为椭圆形，赤道面观为肾形；单裂缝，裂缝长度为孢子全长的1/5～1/3；周壁表面具球形颗粒和明显的缺刻状刺；刺表面有粗糙的颗粒状物质。

【生　　境】生于山谷溪边、林下、石上。

【分　　布】广东、海南、广西、云南、贵州、四川、重庆。越南也有分布。

【采集加工】夏秋季采收，将全草晒干。

【性味功能】味微苦、涩，性凉。活血散瘀，解毒，止痛。

【主治用法】治跌打损伤，关节痛，蛇咬伤。用量10～15 g。外用鲜品捣烂敷患处。

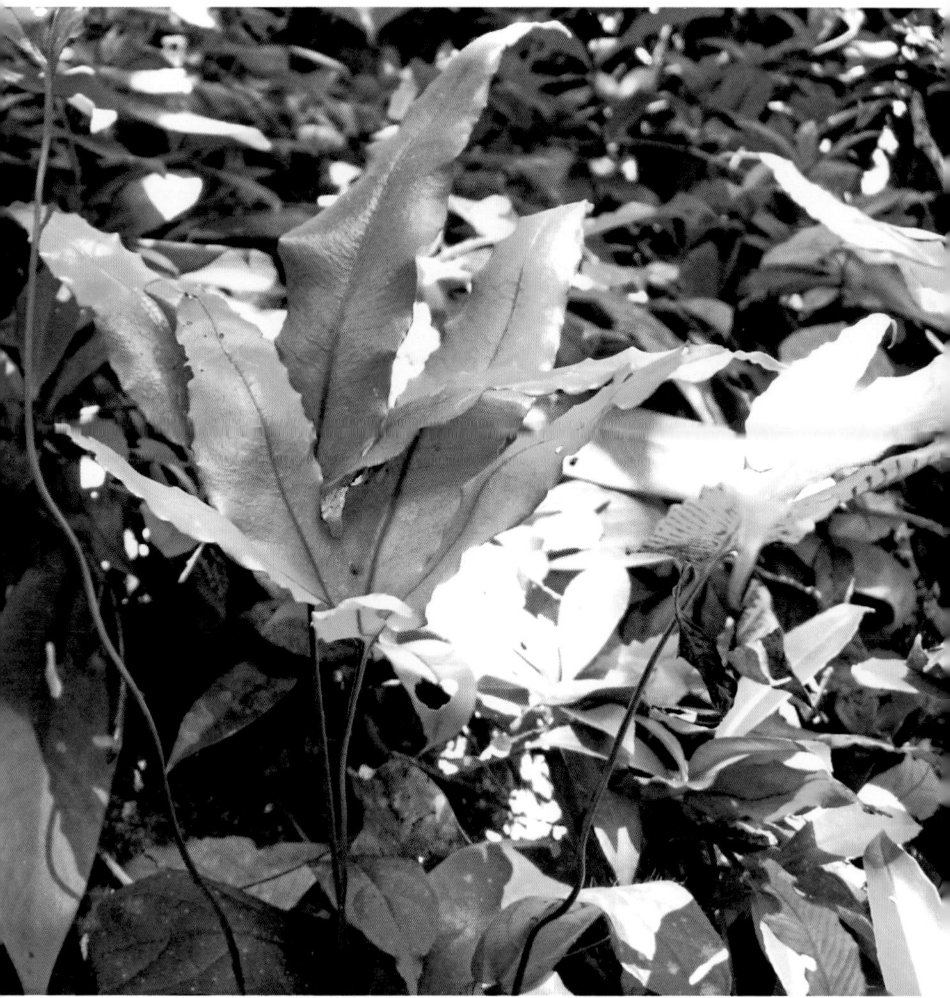

黄 麻

Corchorus capsularis Linn.

【别　　名】苦麻叶、络麻

【基　　原】来源于椴树科黄麻属黄麻**Corchorus capsularis** Linn. 的叶、种子、根入药。

【形态特征】直立木质草本，高1～2 m，无毛。叶纸质，卵状披针形至狭窄披针形，长5～12 cm，宽2～5 cm，顶端渐尖，基部圆形，两面均无毛，三出脉的两侧脉上行不过半，中脉有侧脉6～7对，边缘有粗锯齿；叶柄长约2 cm，有柔毛。花单生或数朵排成腋生聚伞花序，有短的花序柄及花柄；萼片4～5片，长3～4 mm；花瓣黄色，倒卵形，与萼片约等长；雄蕊18～22枚，离生；子房无毛，柱头浅裂。蒴果球形，直径1 cm或稍大，顶端无角，表面有直行钝棱及小瘤状凸起，5爿裂开。花期夏季；果秋后成熟。

【生　　境】多生于旷野、荒地中。

【分　　布】长江以南各地广泛栽培。原产亚洲热带，现在热带地区广为栽培。

【采集加工】夏秋季采收，将叶、种子、根晒干。

【性味功能】味苦，性寒。清热解毒，拔毒消肿。

【主治用法】预防中暑，治中暑发热、痢疾。外用治疮疖肿毒。用量15～30 g。外用适量，鲜叶捣烂敷患处。孕妇忌服。

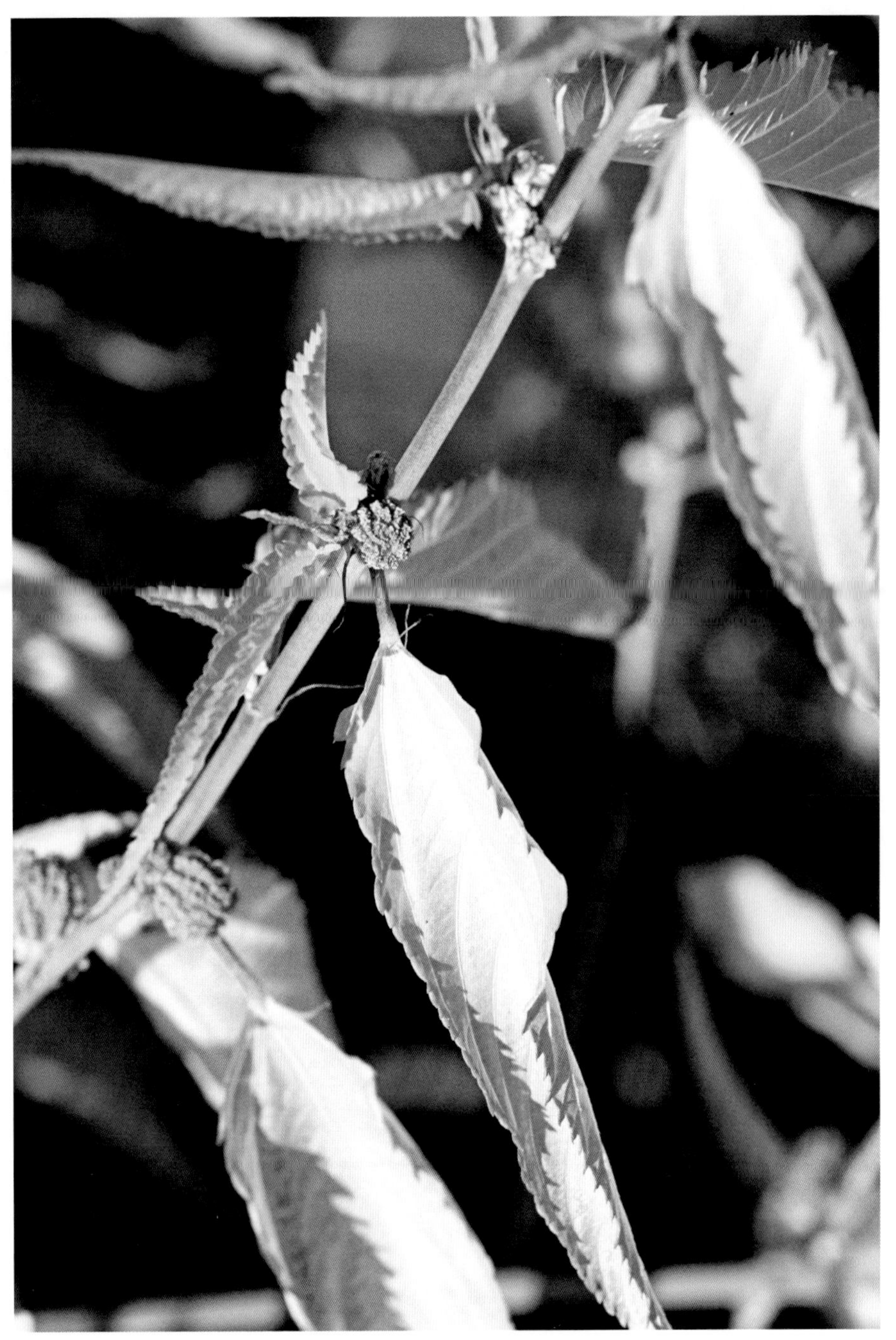

芙蓉菊

Crossostephium chinense (Linn.) Makino

【别　　名】千年艾、蜂草、白芙蓉、玉芙蓉、芙蓉花

【基　　原】来源于菊科芙蓉菊属芙蓉菊**Crossostephium chinense** (Linn.) Makino [*C. artemisioides* Less.] 的根和叶入药。

【形态特征】亚灌木，高10～40 cm，上部多分枝，密被灰色短柔毛。叶聚生枝顶，狭匙形或狭倒披针形，长2～4 cm，宽5～4 mm，全缘或有时3～5裂，顶端钝，基部渐狭，两面密被灰色短柔毛，质地厚。头状花序盘状，直径约7 mm，有长6～15 mm的细梗，生于枝端叶腋，排成有叶的总状花序；总苞半球形，总苞片3层，外、中层等长，椭圆形，钝或急尖，叶质，内层较短小，长圆形，几无毛，具宽膜质边缘。边花雌性,1列，花冠管状，长1. 5 mm，顶端2～3裂齿，具腺点；盘花两性，花冠管状，长1. 5 mm，顶端5裂齿，外面密生腺点。瘦果长圆形，长约1. 5 mm，基部收狭，具5(7) 棱，被腺点；冠状冠毛长约0. 5 mm，撕裂状。花、果期全年。

【生　　境】栽培。

【分　　布】我国南部常见栽培。中南半岛、菲律宾、日本、欧洲、美洲也有分布。

【采集加工】夏秋季采收，将根、叶晒干。

【性味功能】味辛、苦，性微温。祛风除湿，解毒消肿，止咳化痰。

【主治用法】治风寒感冒，麻疹，风湿性关节痛，胃痛，支气管炎，百日咳，疔疮肿毒，乳腺炎。用量15～30 g。外用适量捣烂外敷患处。

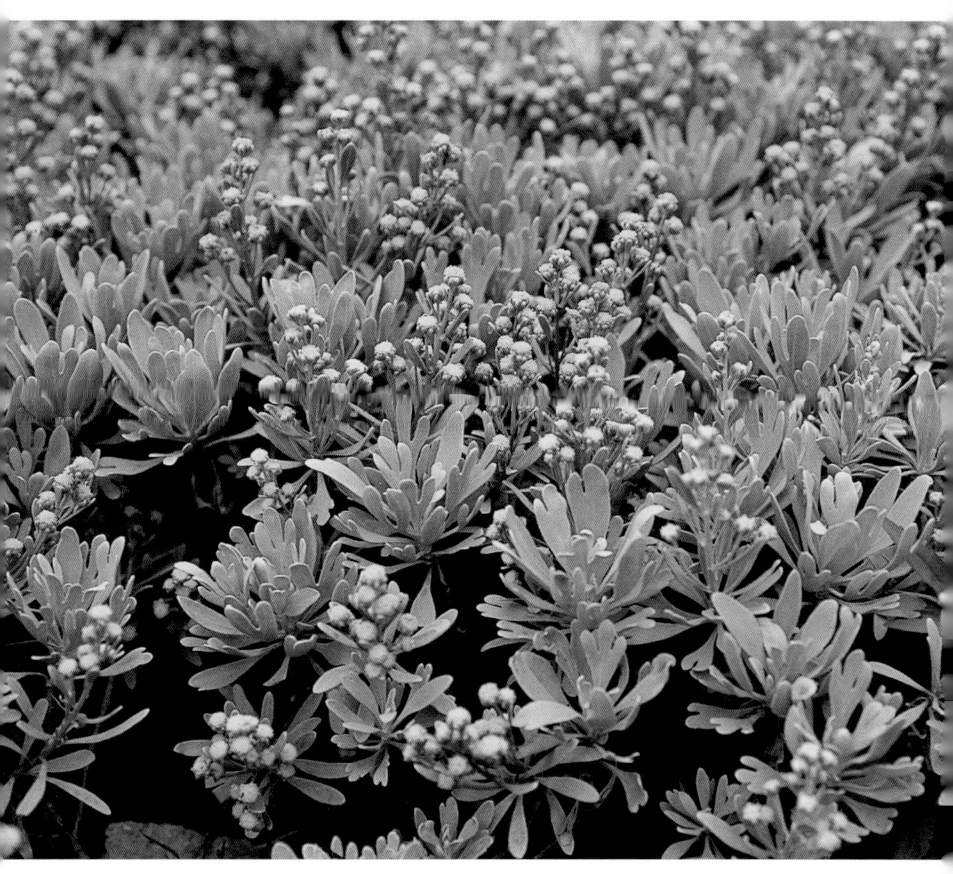

日本柳杉

Cryptomeria japonica (Linn. f.) D. Don

【别　　名】孔雀松

【基　　原】来源于杉科柳杉属日本柳杉**Cryptomeria japonica** (Linn. f.) D. Don的根皮入药。

【形态特征】乔木，高达40 m，胸径可达2 m以上；树皮红褐色，纤维状，裂成条片状脱落；大枝常轮状着生，水平开展或微下垂，树冠尖塔形；小枝下垂，当年生枝绿色。叶钻形，直伸，顶端通常不内曲，锐尖或尖，长0. 4～2 cm，基部背腹宽约2 mm，四面有气孔线。雄球花长椭圆形或圆柱形，长约7 mm，直径2. 5 mm，雄蕊有4～5花药，药隔三角状；雌球花圆球形。球果近球形，稀微扁，直径1. 5～2. 5 cm，稀达3. 5 cm；种鳞20～30枚，上部通常4～5(7) 深裂，裂齿较长，窄三角形，长6～7 mm，鳞背有一个三角状分离的苞鳞尖头，顶端通常向外反曲，能育种鳞有2～5粒种子；种子棕褐色，椭圆形或不规则多角形，长5～6 mm，直径2～3 mm，边缘有窄翅。花期4月；球果10月成熟。

【生　　境】栽培。

【分　　布】广东、广西、江西、福建、湖南、湖北、四川、浙江等地有栽培。原产日本。

【采集加工】全年可采收，根皮鲜用。

【性味功能】味苦、辛，性寒。解毒，杀虫，止痒。

【主治用法】治癣疮，鹅掌风，烫伤。外用鲜品捣烂敷患处。

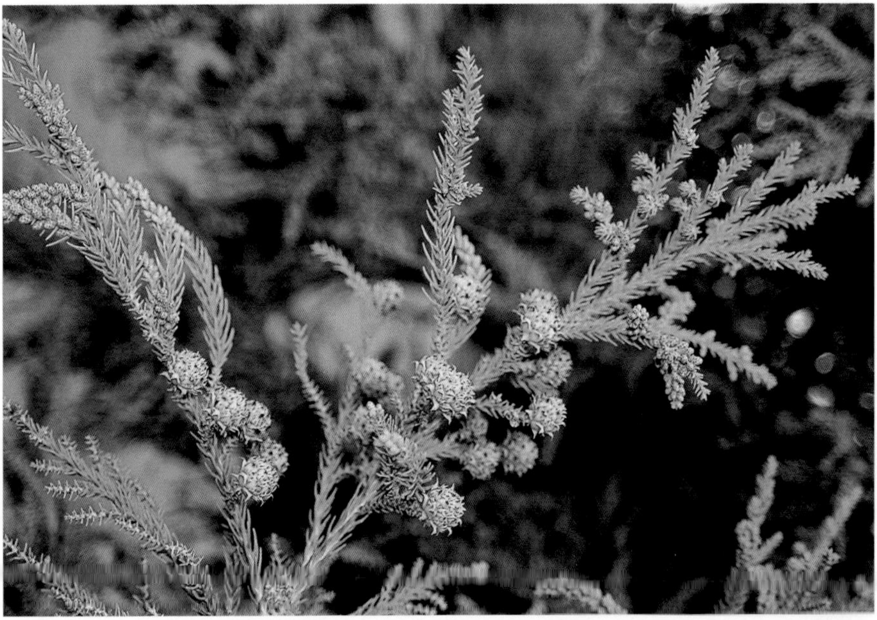

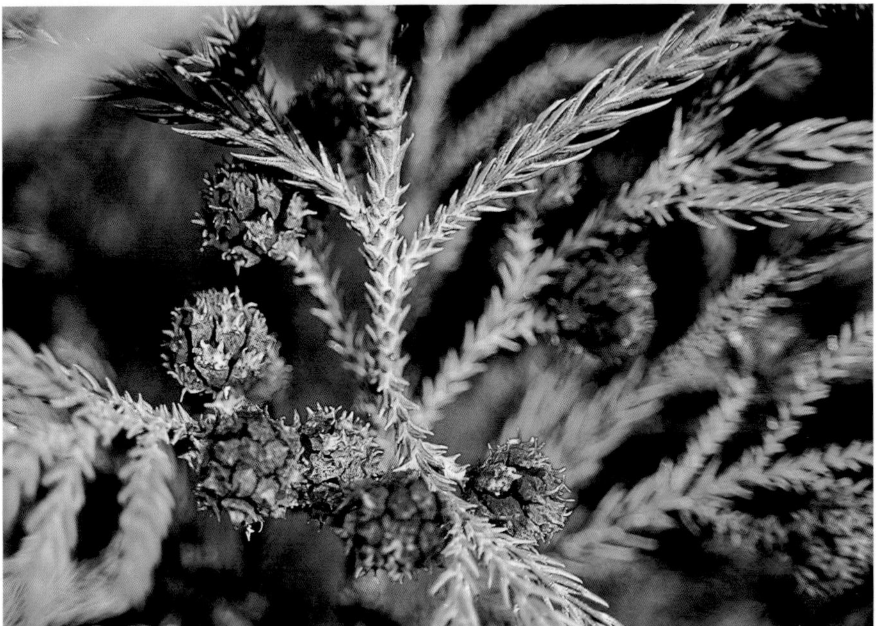

葨芝

Cudrania cochinchinensis (Lour.) Kudo & Masamune

【别　　名】穿破石、金蝉退壳、黄龙退壳、牵扯入石

【基　　原】来源于桑科葨芝属葨芝**Cudrania cochinchinensis** (Lour.) Kudo & Masamune 的根皮或根入药。

【形态特征】直立或攀援状灌木。枝有粗壮而锐利、或略弯的刺和明显的皮孔；刺长5～15 mm，有时达3 cm；根发达，表面橙黄色。叶革质，倒卵形、椭圆状卵形或倒披针状长圆形，长3～12 cm，宽1.5～5 cm，顶端钝或短渐尖，基部楔形，全缘，两面无毛，侧脉纤细；叶柄长0.3～1.6 cm。花序腋生，单生或成对，有短总花梗，有柔毛；雄花序直径约6 mm；雄花：萼片3～5片，不等，有毛；雌花：萼片4片，顶端厚，有毛。果肉质，直径达5 cm，粉绿色，成熟时黄红色，有毛。花期夏初；果期夏、秋季。

【生　　境】生于山谷林中或山坡灌丛中。

【分　　布】我国东南部至西南部的亚热带地区，非洲东部、亚洲南部和东南部至澳大利亚也有分布。

【采集加工】夏秋季采收，根皮或根切片晒干备用。

【性味功能】味微苦，性平。止咳化痰，祛风利湿，散瘀止痛。

【主治用法】治肺结核，黄疸型肝炎，肝脾肿大，胃、十二指肠溃疡，风湿性腰腿痛；外用治骨折、跌打损伤。用量15～30 g；外用适量，根皮捣烂敷患处。孕妇忌服。

【附　　方】1. 治急性黄疸型肝炎：穿破石30 g，簕党根、五指毛桃各15 g，葫芦茶9 g。水煎2次分服，每日1剂。

2. 治胃、十二指肠溃疡疼痛：鲜穿破石60 g，水煎，分3次服。

3. 治骨折：穿破石、三加皮、胡颓子各等量，均用根皮。焙干研末，以适量凡士林加热调成膏状，复位后，外敷药膏，夹板固定。隔日换药1次。

4. 治劳伤咳嗽：穿破石根皮9 g，泡酒或蒸米汤服。

5. 治咯血、吐血：穿破石根皮（炒焦）30～60 g，芦根30 g。水煎，冲白糖，每日分3次服。

6. 治肾虚耳鸣，遗精，腰膝冷痛：穿破石根皮30 g，补骨脂9 g，芡实、山药各12 g。水煎服。

7. 治血崩，月经过多：穿破石根皮、棕榈炭各30 g。水煎服。

8. 治体虚白带：穿破石根皮30 g，白花木槿根皮、山药各15 g。水煎服。

9. 治跌打损伤：穿破石根皮15 g，土三七15 g。水煎，服时对适量黄酒。

10. 治腰痛：鲜穿破石根皮120 g，土杜仲30 g。酒炒后水煎服。

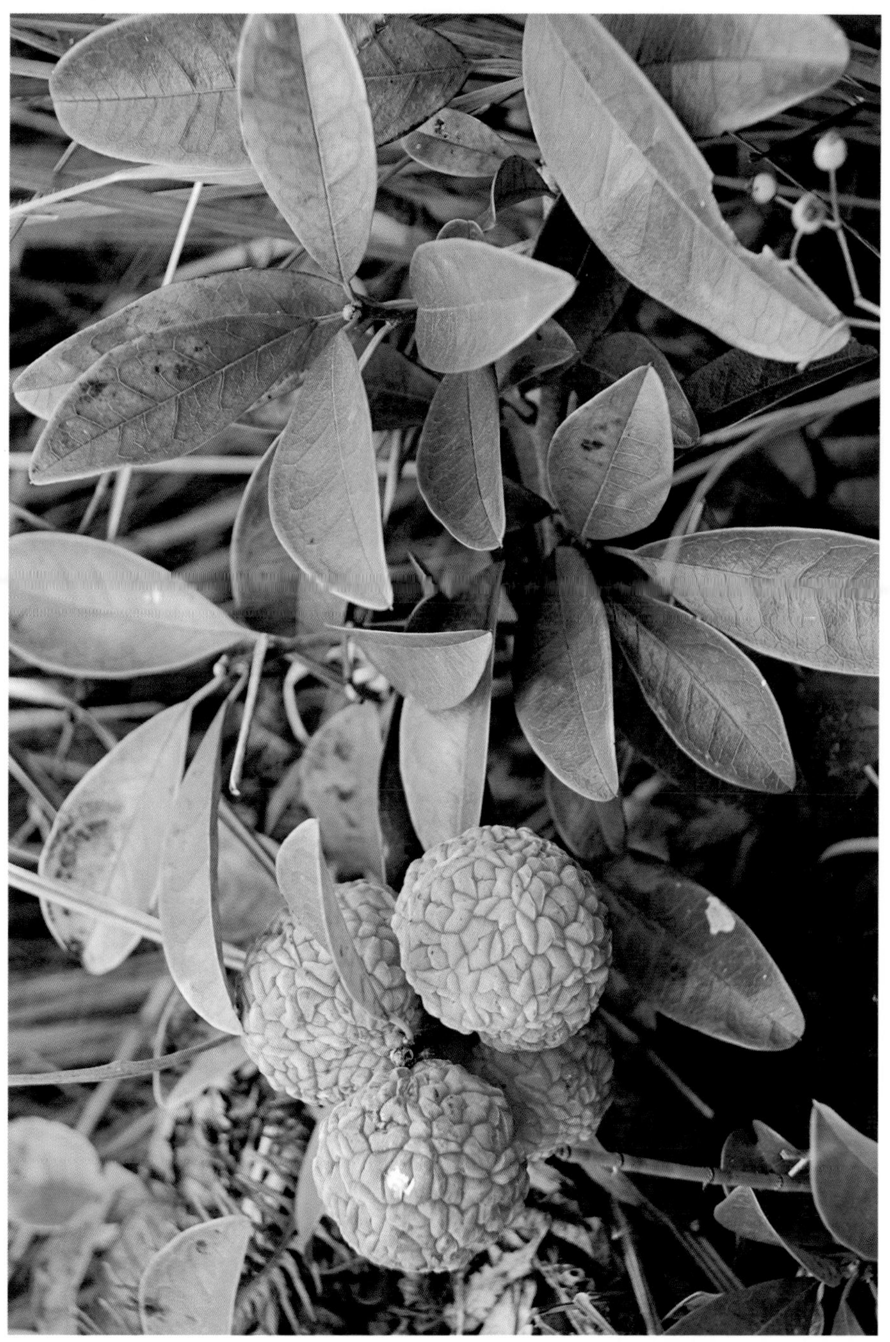

茳 芏

Cyperus malaccensis Lam.

【别　　名】咸水草

【基　　原】来源于莎草科莎草属茳芏**Cyperus malaccensis** Lam.的全草入药。

【形态特征】多年生草本，匍匐根状茎长，木质。秆高80～100 cm，锐三棱形，平滑，基部具1～2片叶。叶片较长，宽3～8 mm，平张；叶鞘很长，包裹着秆的下部，棕色。苞片3枚，叶状，常极展开，长于花序；长侧枝聚散花序复出或多次复出，具6～10第一次辐射枝，辐射枝最长达9 cm；穗状花序松散，具5～10个小穗；穗状花序轴上无毛；小穗极展开，线形，长5～25(50) mm，宽约1.5 mm，具10～42朵花；小穗轴具狭的透明的边；鳞片内卷，厚纸质，椭圆形或长圆形，顶端钝或圆，不具短尖，长2～2.5 mm，背面无龙骨状凸起，红棕色，稍带苍白色，边缘黄色或麦秆黄色，脉不明显；雄蕊3枚，花药线形，红色药隔突出于花药顶端；花柱短，柱头3枚，细长。小坚果狭长圆形，三棱形，几与鳞片等长，成熟时黑褐色。花、果期6～11月。

【生　　境】生于沟渠旁或河口污泥浅滩。

【分　　布】香港、广东、澳门、福建、海南、广西、贵州。地中海地区、印度、缅甸、越南、马来西亚、印度尼西亚、日本及澳大利亚也有分布。

【采集加工】夏秋季采收，将全草晒干。

【性味功能】味淡，性寒。清热凉血，止血。

【主治用法】治吐血，尿血，衄血，风火牙痛，白带。用量9～15 g。

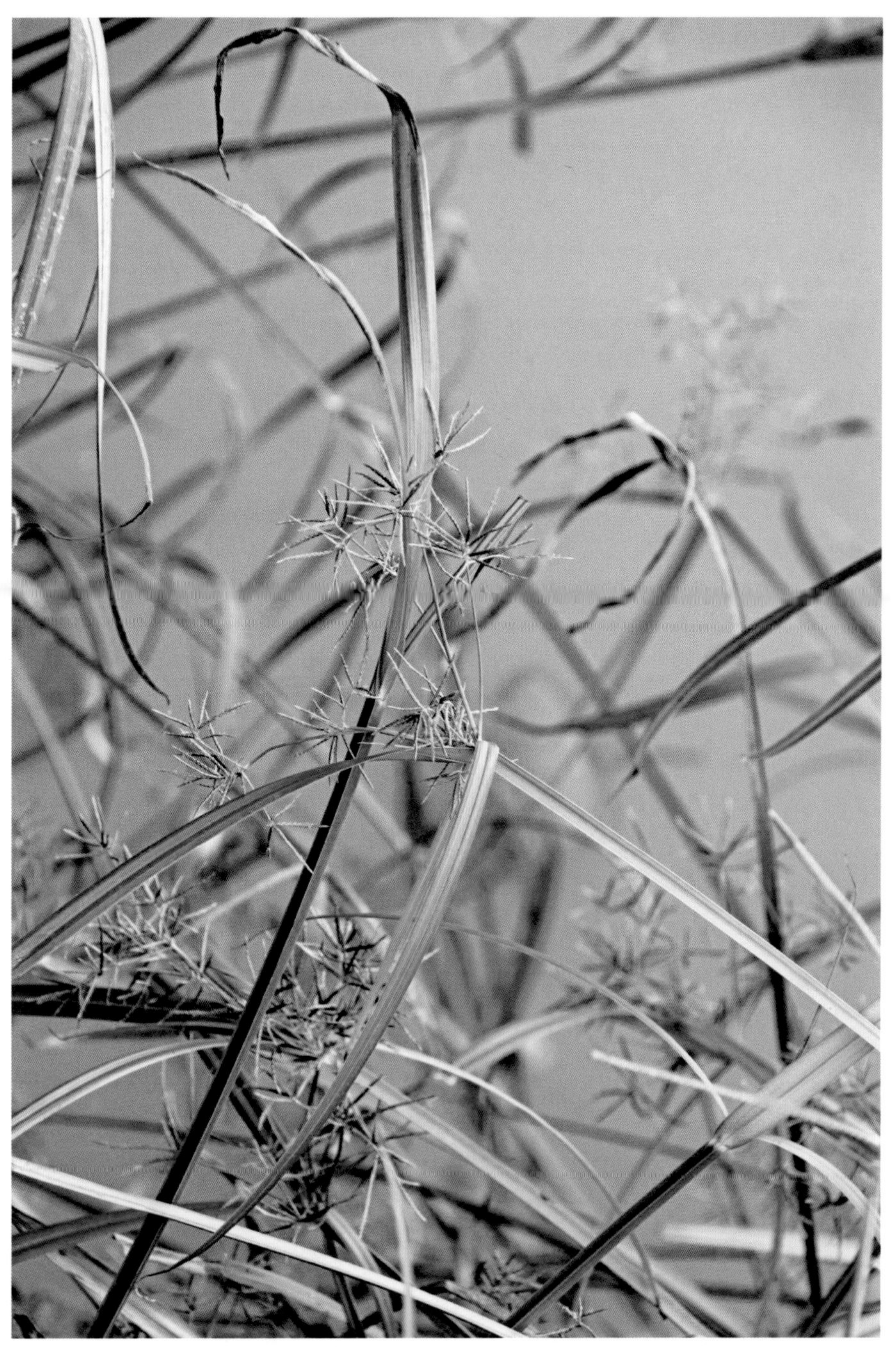

短叶茳芏

Cyperus malaccensis Lam. var. **brevifolius** Bŏcklr.

【别　　名】咸水草

【基　　原】来源于莎草科莎草属短叶茳芏**Cyperus malaccensis** Lam. var. **brevifolius** Bŏcklr.的全草入药。

【形态特征】多年生草本；匍匐根状茎长，木质。秆高80～100 cm，锐三棱形，平滑，基部具1～2片叶。叶片短或有时极短，宽3～8 mm，平张；叶鞘很长，包裹着秆的下部，棕色。苞片3枚，叶状，短于花序；长侧枝聚散花序复出或多次复出，具6～10第一次辐射枝，辐射枝最长达9 cm；穗状花序松散，具5～10个小穗；穗状花序轴上无毛；小穗极展开，线形，长5～25(50) mm，宽约1. 5 mm，具10～42朵花；小穗轴具狭的透明的边；鳞片排列疏松，厚纸质，椭圆形或长圆形，顶端钝或圆，不具短尖，长2～2. 5 mm，背面无龙骨状凸起，红棕色，稍带苍白色，边缘黄色或麦秆黄色，脉不明显；雄蕊3枚，花药线形，红色药隔突出于花药顶端；花柱短，柱头3枚，细长。小坚果狭长圆形，三棱形，几与鳞片等长，成熟时黑褐色。花、果期6～11月。

【生　　境】生于沟渠旁或河口污泥浅滩。

【分　　布】广东、澳门、香港、福建、广西、四川。日本也有分布。

【采集加工】夏秋季采收，将全草晒干。

【性味功能】味淡，性寒。清热凉血，止血。

【主治用法】治吐血，尿血，衄血，风火牙痛，白带。用量9～15 g。

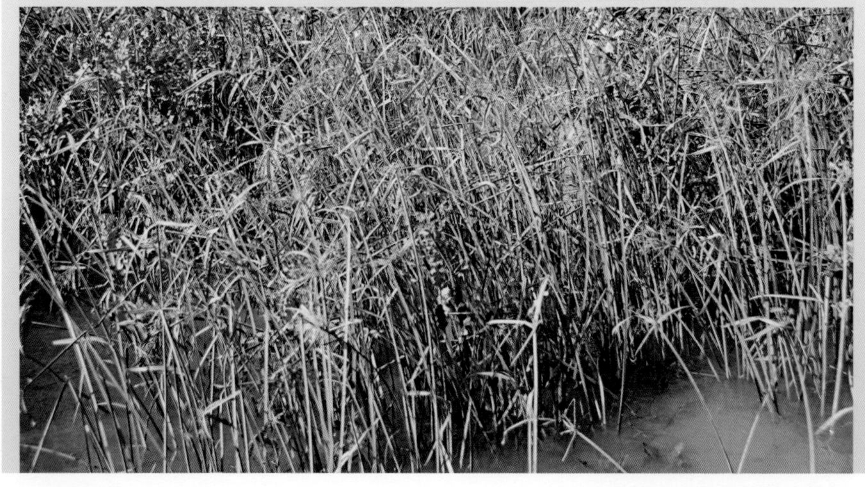

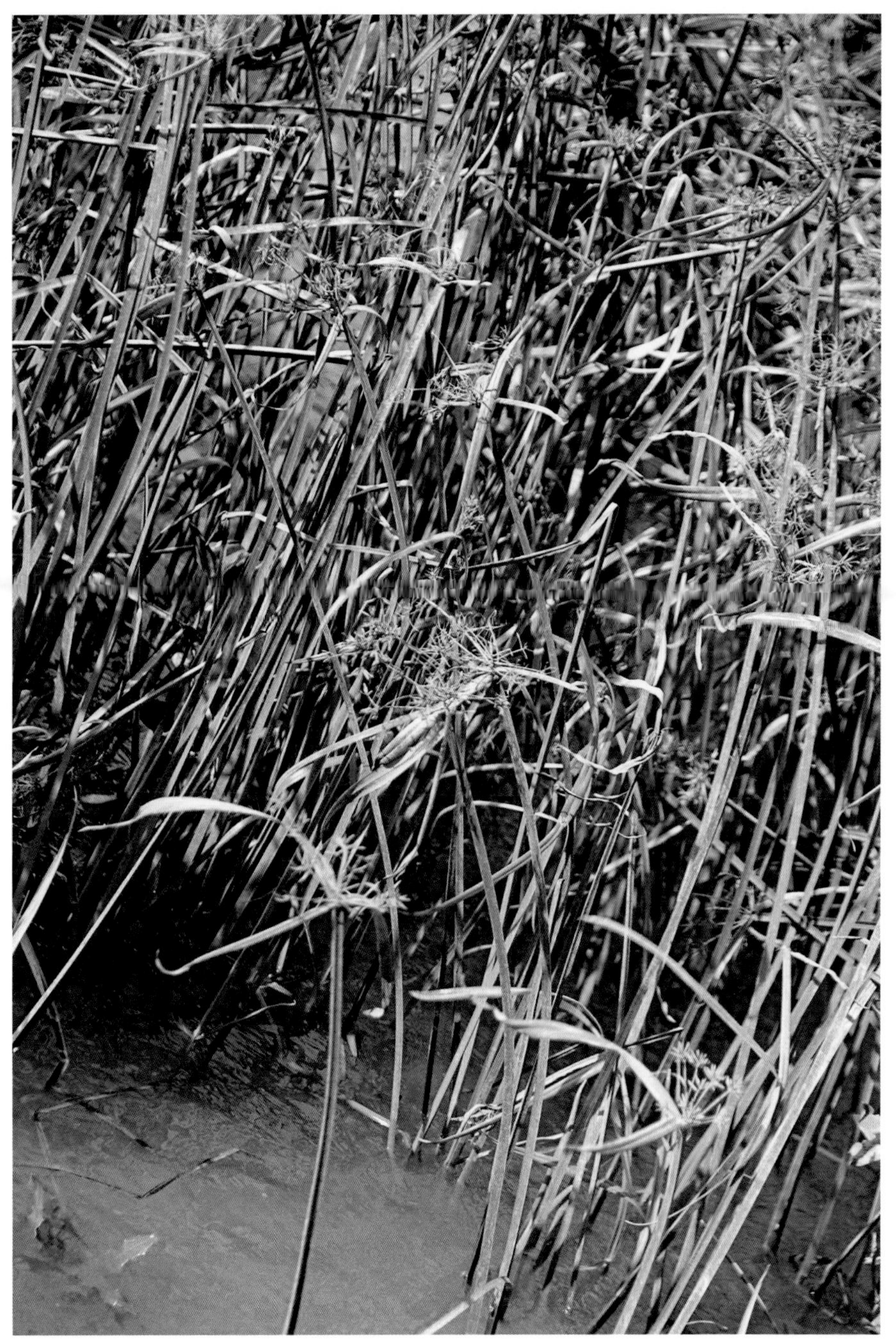

黄 藤

Daemonorops margaritae (Hance) Becc.

【别　　名】红藤

【基　　原】来源于棕榈科黄藤属黄藤 **Daemonorops margaritae** (Hance) Becc. 的藤茎入药。

【形态特征】攀援灌木。叶羽状全裂，羽片部分长1～2. 5 m，顶端延伸为具爪状刺的纤鞭；叶轴下部的上面密生直刺；叶轴背面沿中央具单生的刺，上部具2～5个合生的刺，顶端的纤鞭则具半轮生的刺，叶柄背面凸起，具稀疏的刺，上面密集的常常是合生的短直刺；叶鞘具囊状凸起，被许多细长、扁平、成轮状排列的长约2. 5 cm的刺，大刺之间着生许多较小的针状刺。羽片多，等距排列，稍密集，两面绿色，线状剑形，顶端极渐尖为钻状和具刚毛状的尖，长30～45 cm，宽1. 3～1. 8 cm，具3(5) 条肋脉，叶面具刚毛。雌雄异株；花序直立，开花前为佛焰苞包着，呈纺锤形，并具短喙，长25～30 cm，外面的佛焰苞舟状，两端几乎均匀地渐狭，上面具长短不一的平扁的，常为片状的三角形渐尖的直刺，内面的佛焰苞少刺或无刺；开花结果后佛焰苞脱落；花序分枝上的二级佛焰苞及小佛焰苞均为苞片状，阔卵形，渐尖；雄花序上的小穗轴密集，长约3 cm，花密集，雄花长圆状卵形，长5 mm，花萼杯状，浅3齿，花冠3裂，约2倍长于花萼，总苞浅杯状；雌花序的小穗轴长2～4 cm，明显“之”字形曲折，每侧有4～7朵花；总苞托苞片状，包着总苞的基部，总苞为稍深杯状；中性花的小窠稍凹陷，呈明显半圆形；果被平扁；花冠裂片2倍长于花萼，披针形，稍急尖。果球形，直径1. 7～2 cm，顶端具短粗的喙，鳞片18～20纵列，中央有宽的沟槽，具光泽，暗草黄色，具稍淡的边缘和较暗的内缘线。花期5月；果期6～10月。

【生　　境】生于山地林中。

【分　　布】香港、广东、海南、广西、云南。

【采集加工】全年可采，藤茎切片晒干。

【性味功能】味苦，性平。驱虫，利尿，驱风镇痛。

【主治用法】治蛔虫病，蛲虫病，绦虫病，小便热涩痛，齿痛。用量4. 5～9 g。

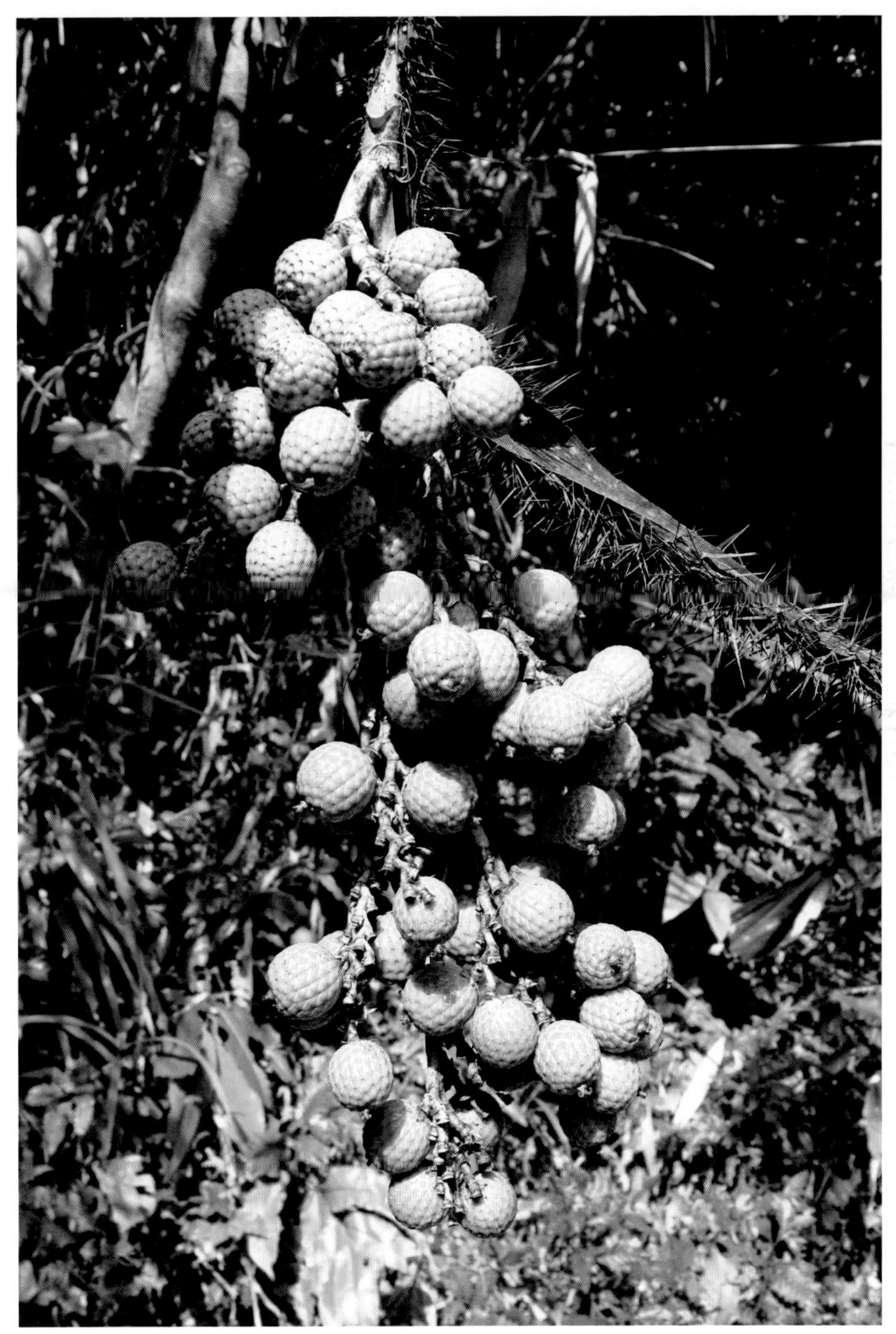

海南檀

Dalbergia hainanensis Merr. et Chun

【别　　名】海南黄檀、花梨公、花梨木

【基　　原】来源于蝶形花科黄檀属海南檀**Dalbergia hainanensis** Merr. et Chun 的心材入药。

【形态特征】乔木，高9～16 m；树皮暗灰色，有槽纹。嫩枝略被短柔毛。羽状复叶长15～18 cm；叶轴、叶柄被褐色短柔毛；小叶(3)4～5对，纸质，卵形或椭圆形，长3～5. 5 cm，宽2～2. 5 cm，顶端短渐尖，常钝头，基部圆形或阔楔形，嫩时两面被黄褐色状贴短柔毛。成长时近无毛；小叶柄长3～4 mm，被褐色短柔毛。圆锥花序腋生，连总花梗长4～9(13) cm，直径4～10 cm，略被褐色短柔毛；花初时近圆形，极小；副萼状小苞片阔卵形至近圆形；花萼长约5 mm，与花梗同被褐色短柔毛，萼齿5枚，不相等，花冠粉红色，旗瓣倒卵状长圆形，长约9 mm，宽约5 mm，翼瓣菱状长圆形，长9～10 mm，宽约3 mm，内侧有下向的耳，龙骨瓣较短，亦具耳；雄蕊10枚，成5+5的二体；子房线形，具短柄，除花柱外密被短柔毛，有胚珠1～3粒。荚果长圆形，倒披针形或带状，长5～9 cm，宽1. 5～1. 8 cm，直或稍弯，顶端急尖，基部楔形，渐狭下延为一短果颈，果瓣被褐色短柔毛，对种子部分不明显凸起，有网纹，有种子1(2)粒。

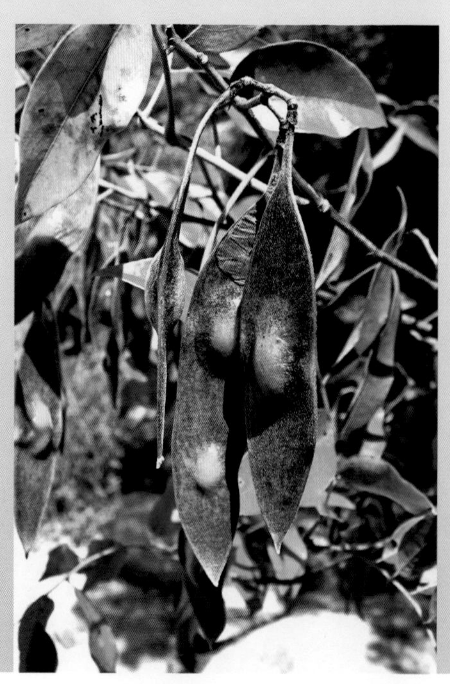

【生　　境】生于山地林中。

【分　　布】海南。

【采集加工】全年可采，心材切片晒干。

【性味功能】味辛，性温。理气止痛，止血。

【主治用法】治胃痛气痛，刀伤出血。用量9～15 g。

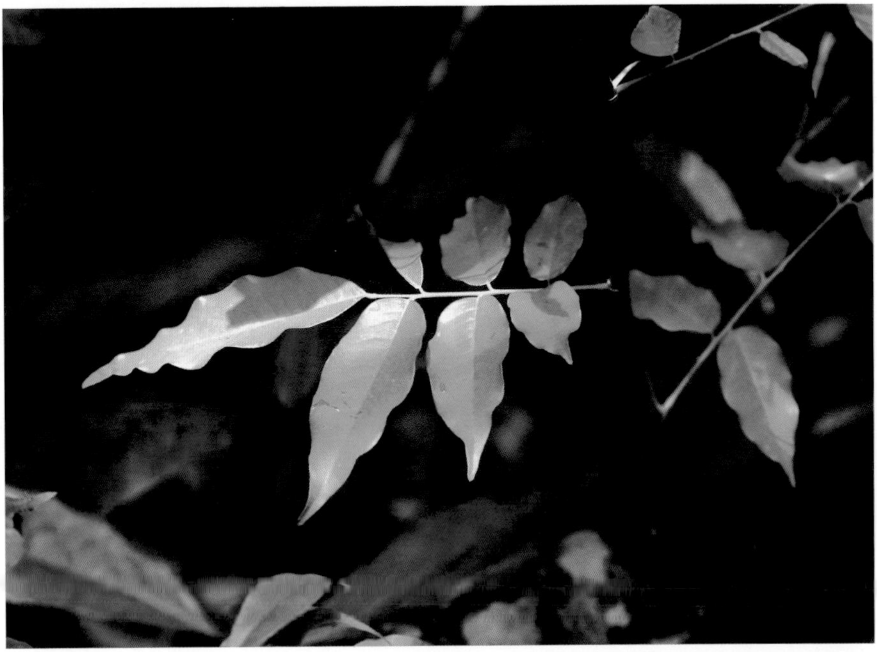

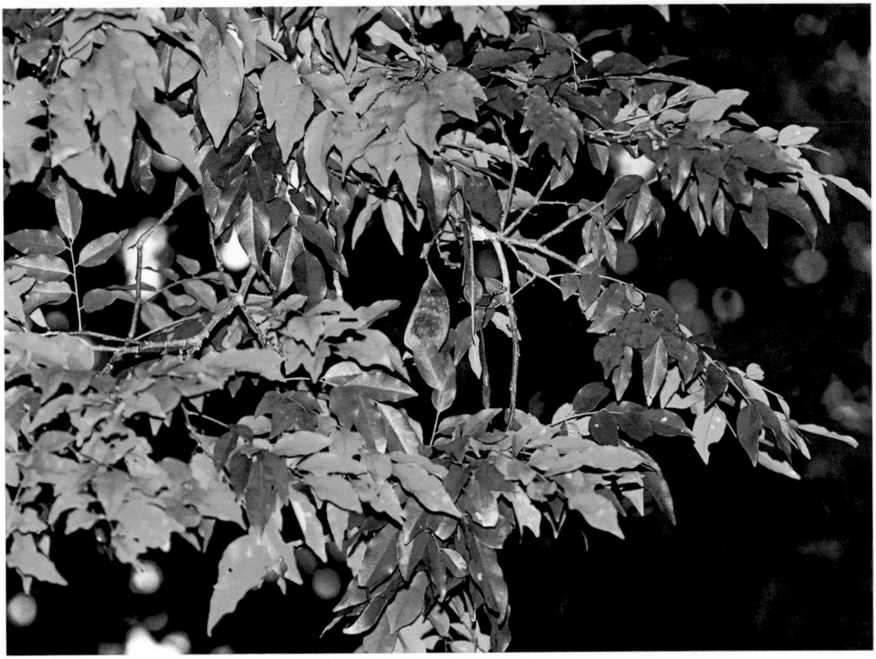

细叶石斛

Dendrobium hancockii Rolfe

【别　　名】万丈须

【基　　原】来源于兰科石斛属细叶石斛**Dendrobium hancockii** Rolfe的茎入药。

【形态特征】多年生草本。茎直立，质地较硬，圆柱形或有时基部上方有数个节间膨大而形成纺锤形，长达80 cm。叶通常3～6枚，互生，狭长圆形，长3～10 cm，宽3～6 mm，顶端钝并且不等侧2裂，基部具革质鞘。总状花序长1～2. 5 cm，具1～2朵花，花序柄长5～10 mm；花苞片膜质，卵形，长约2 mm，顶端急尖；花梗和子房淡黄绿色，长12～15 mm，子房稍扩大；花质地厚，稍具香气，开展，金黄色，仅唇瓣侧裂片内侧具少数红色条纹；中萼片卵状椭圆形，长1～2. 4 cm，宽5～8 mm，顶端急尖，具7条脉；侧萼片卵状披针形，与中萼片等长，但稍较狭，顶端急尖，具7条脉；萼囊短圆锥形，长约5 mm；花瓣斜倒卵形或近椭圆形，与中萼片等长而较宽，顶端锐尖，具7条脉，唇瓣长宽相等，1～2 cm，基部具1个胼胝体，中部3裂；侧裂片围抱蕊柱，近半圆形，顶端圆形；中裂片近扁圆形或肾状圆形，顶端锐尖；唇盘通常浅绿色，从两侧裂片之间到中裂片上密布短乳突状毛。花期5～6月。

【生　　境】生于山谷或林缘的岩石或树干上。

【分　　布】陕西、甘肃、河南、湖北、湖南、广西、四川、云南。

【采集加工】全年可采，茎用火烘软，搓去外表粗皮，晒干备用，或蒸熟晒干。

【性味功能】味甘，性微寒。生津养胃，滋阴清热，润肺益肾，明目强腰。

【主治用法】治热病伤津，口干烦渴，胃阴不足，胃痛干呕，肺燥干咳，虚热不退，阴伤目暗，腰膝软弱。用量6～15 g。温热病早期阴未伤者、湿温病未化燥者、脾胃虚寒者均禁服。

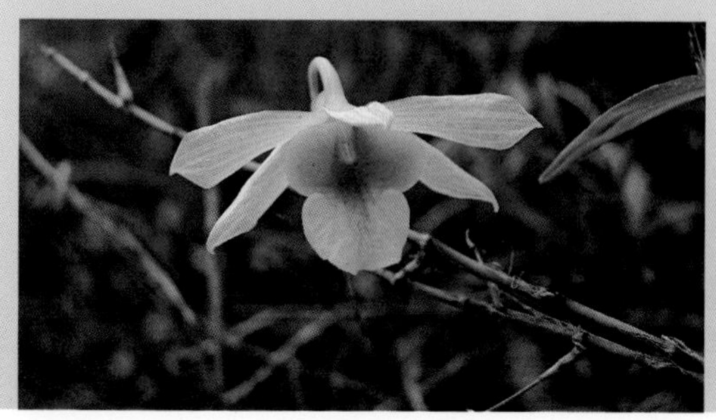

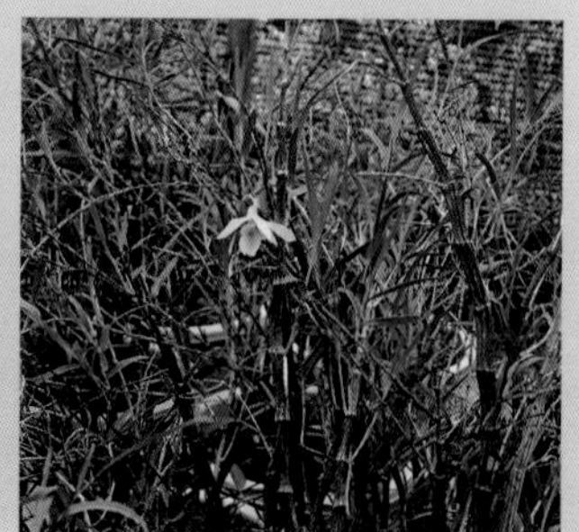

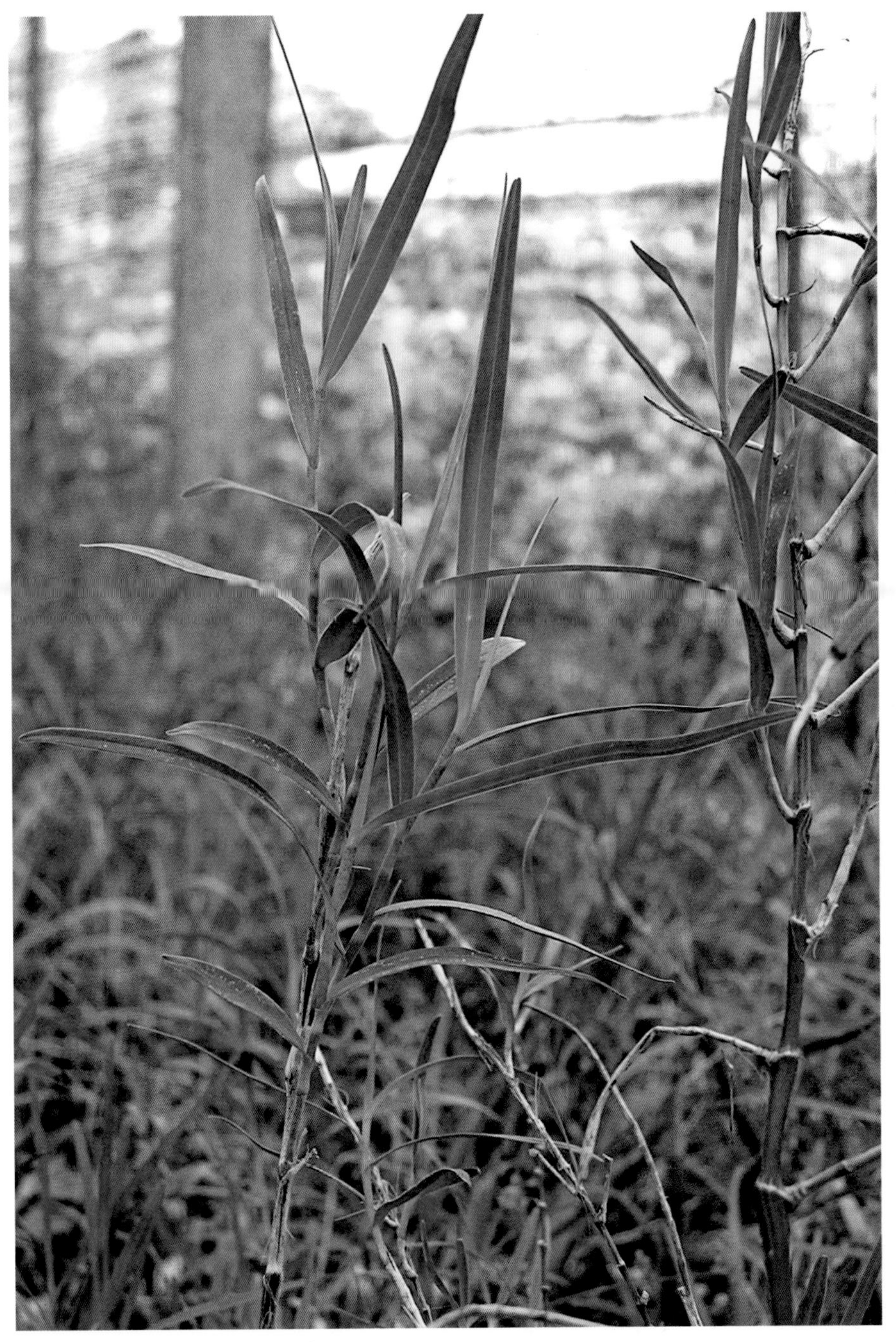

全缘火麻树

Dendrocnide sinuata (Bl.) Chew

【别　　名】圆齿艾麻

【基　　原】来源于荨麻科火麻树属全缘火麻树**Dendrocnide sinuata** (Bl.) Chew［*Laportea crenulata* (Roxb.) Gaud.］的全株入药。

【形态特征】小乔木，高3～7 m。叶革质或坚纸质，形状多变：椭圆形、椭圆状披针形、长圆状或倒卵状披针形，稀菱形，长10～45 cm，宽5～20 cm，顶端锐尖至长渐尖，基部楔形、圆形、截形或深心形，边缘全缘、波状、波状圆齿或不整齐的浅牙齿，两面近无毛或在下面脉上疏生刺毛，钟乳体细点状，尤在叶面较明显，具羽状脉，侧脉8～15对，最下部1～2对近直出，伸达边缘；叶柄长2～10 cm，疏生柔毛和刺毛；托叶近革质，卵状披针形，长1. 5～2. 5 cm，褐色，外面被微毛。雌雄异株，圆锥状，分枝较短，序轴与分枝上被刺毛，尤在小团伞花序上的较密；雄花序长5～10 cm；雌花序长10～20 cm，小团伞花序无膨大的肉质花序托；雄花近无梗，在芽时长1. 2 mm；花被4片，外面疏生微毛和小刺毛；雄蕊4枚；退化雌蕊倒卵形，长约0. 5 mm；雌花具梗；花被4片，合生至中部，不等大，侧生2枚三角状卵形，长近1 mm，背腹生2枚狭卵形，稍短，外面布细点状钟乳体和疏生小刺毛；柱头丝形，直立，长2～3 mm。瘦果具长梗，鲜时淡绿色，干时变紫黑色，梨形，压扁，长5～6 mm，顶端稍偏斜，骤缩成短喙状，宿存柱头弯曲，两面有疣状凸起。花期秋季至次年春季；果期秋、冬季。

【生　　境】生于山谷林下或湿润处。

【分　　布】海南。中南半岛、印度尼西亚、菲律宾、新西兰也有分布。

【采集加工】全株鲜用。

【性味功能】有毒。活血化瘀，止痛。

【主治用法】治跌打肿痛，骨折。外用鲜品捣烂敷患处。

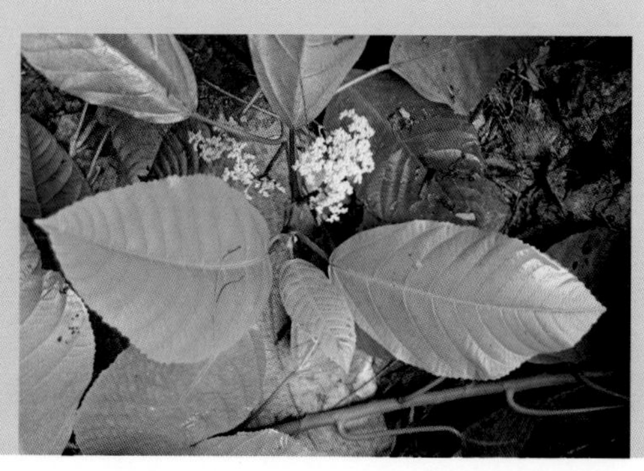

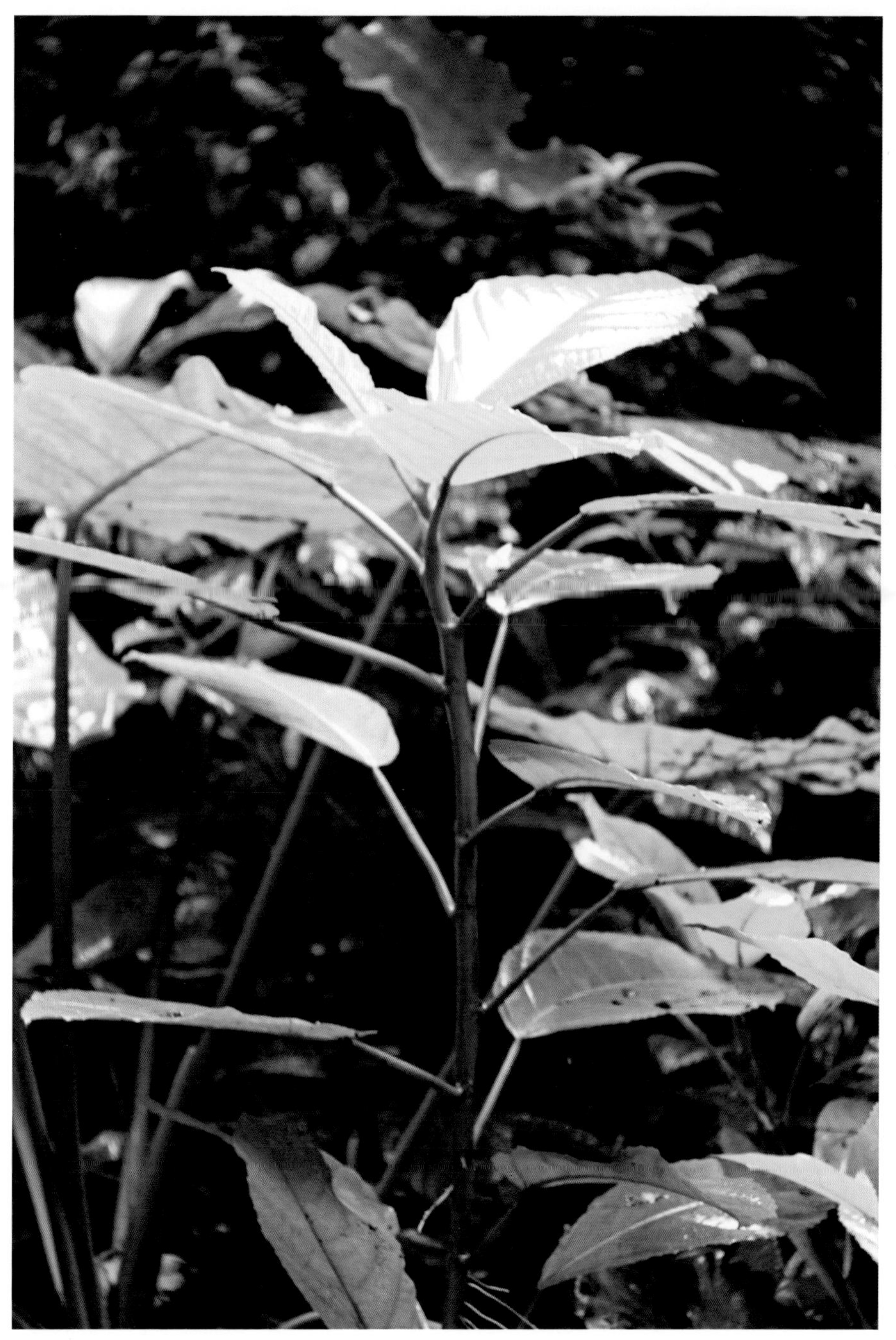

五蕊寄生

Dendrophthoe pentandra (Linn.) Miq.

【别　　名】乌榄寄生

【基　　原】来源于桑寄生科五蕊寄生属五蕊寄生**Dendrophthoe pentandra** (Linn.) Miq. 的全株入药。

【形态特征】灌木，高达2 m；芽密被灰色短星状毛，成长枝和叶均无毛；小枝灰色，具散生皮孔。叶革质，互生或在短枝上近对生，叶形多样，自披针形至近圆形，通常为椭圆形，长5～13 cm，宽2. 5～8. 5 cm，顶端急尖或圆钝，基部楔形或圆钝，稍下延；侧脉2～4对，两面均明显；叶柄长0. 5～2 cm。总状花序，1～3个腋生或簇生于小枝已落叶腋部，具花3～10朵，初密被灰色或白色星状毛，后渐稀疏，花序轴长0. 7～2 cm；花梗长约2 mm；苞片阔三角形，长1～1. 5 mm；花初呈青白色，后变红黄色，花托卵球形或坛状，长2～2. 5 mm；副萼环状或杯状，长0. 5～1. 5 mm，具不规则5钝齿；花冠长1. 5～2 cm，下半部稍膨胀，5深裂，裂片披针形，长约1. 2 cm，反折；花丝长3～4 mm，花药长3～5 mm；花盘环状；花柱线状，柱头头状。果卵球形，长8～10 mm，直径5～6 mm，顶部较狭，红色，果皮被疏毛或平滑。花、果期12月至翌年6月。

【生　　境】寄生于乌榄、油桐、芒果等植物上。

【分　　布】海南、广东、广西、云南。菲律宾、越南、马来西亚、印度尼西亚、印度、孟加拉国、泰国、老挝也有分布。

【采集加工】夏秋季采收，全株晒干。

【性味功能】味苦，性温。解毒，燥湿，壮腰健肾。

【主治用法】治虚寒腹痛，腹泻，赤白痢疾，肾虚腰痛，腰膝酸软无力。用量9～12 g。

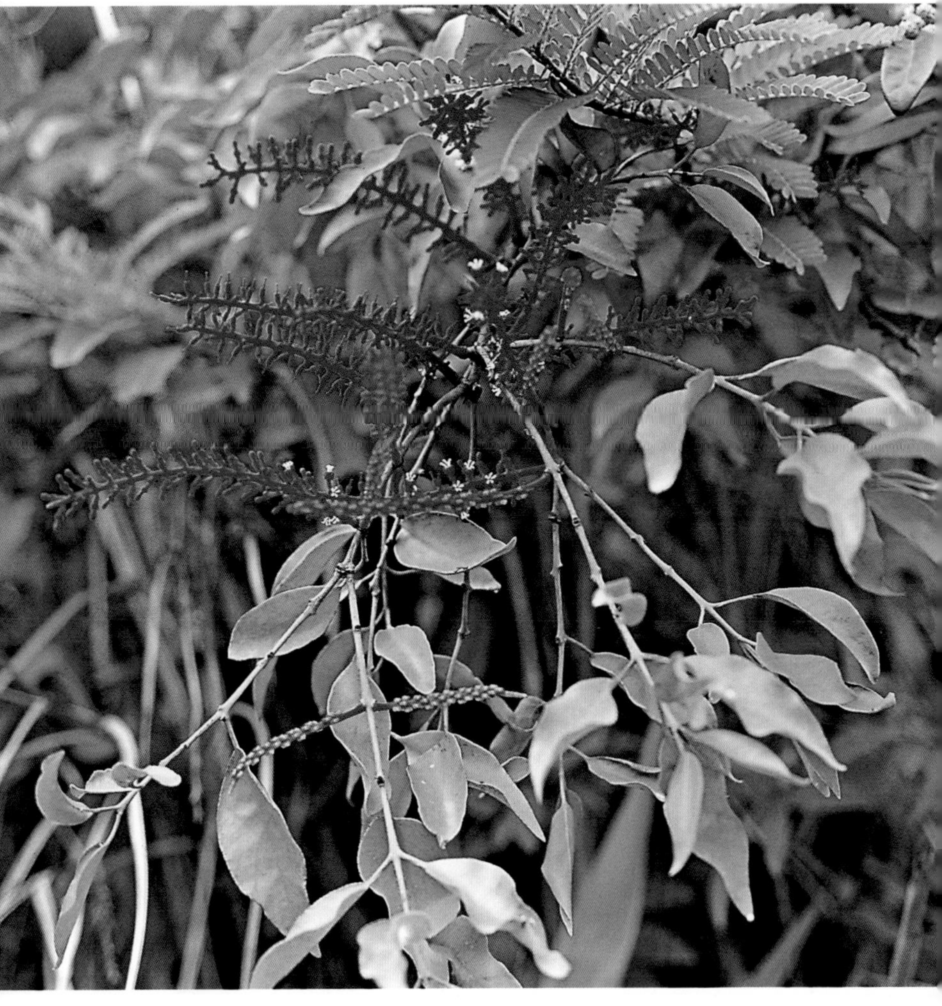

异叶山蚂蝗

Desmodium heterophyllum (Willd.) DC.

【别　　名】假地豆、异叶山绿豆

【基　　原】来源于蝶形花科山蚂蝗属异叶山蚂蝗**Desmodium heterophyllum** (Willd.) DC. 的全草入药。

【形态特征】多年生草本，高10～70 cm。叶为羽状三出复叶，小叶3枚，在茎下部有时为单小叶；托叶卵形，长3～6 mm，被缘毛；叶柄长5～15 mm，疏生长柔毛；小叶纸质，顶生小叶宽椭圆形或宽椭圆状倒卵形，长(0. 5) 1～3 cm，宽0. 8～1. 5 cm，侧生小叶长椭圆形、椭圆形或倒卵状长椭圆形，长1～2 cm，有时更小，顶端圆或近截平，常微凹入，基部钝，叶面无毛或两面均被疏毛，侧脉每边4～5条，不甚明显，不达叶缘，全缘；小托叶狭三角形，长约1 mm；小叶柄长2～5 mm，疏生长柔毛。花单生或成对生于腋内，或2～3朵散生于总梗上；苞片卵形；花梗长10～25 mm，无毛或仅于顶部有少数钩状毛；花萼宽钟形，长约3 mm，被长柔毛和小钩状毛，5深裂，裂片披针形，较萼筒长；花冠紫红色至白色，长约5 mm，旗瓣宽倒卵形，翼瓣倒卵形或长椭圆形，具短耳，龙骨瓣稍弯曲，具短瓣柄；雄蕊二体，长约4 mm；雌蕊长约5 mm，子房被贴伏柔毛。荚果长12～18 mm，宽约3 mm，窄长圆形，直或略弯曲，腹缝线劲直，背缝线深波状，有3～5荚节，扁平，荚节宽长圆形或正方形，长3. 5～4 mm，老时近无毛，有网脉。花、果期7～10月。

【生　　境】生于海拔250～480 m的河边、田边或草地。

【分　　布】安徽、福建、江西、广东、海南、香港、广西、云南、台湾。印度、尼泊尔、斯里兰卡、缅甸、泰国、越南、太平洋群岛和大洋洲也有分布。

【采集加工】夏秋季采收，将全草晒干。

【性味功能】味淡，性凉。利水通淋，散瘀消肿。

【主治用法】治泌尿系结石，跌打瘀肿，外伤出血。用量30～60 g。外用适量。

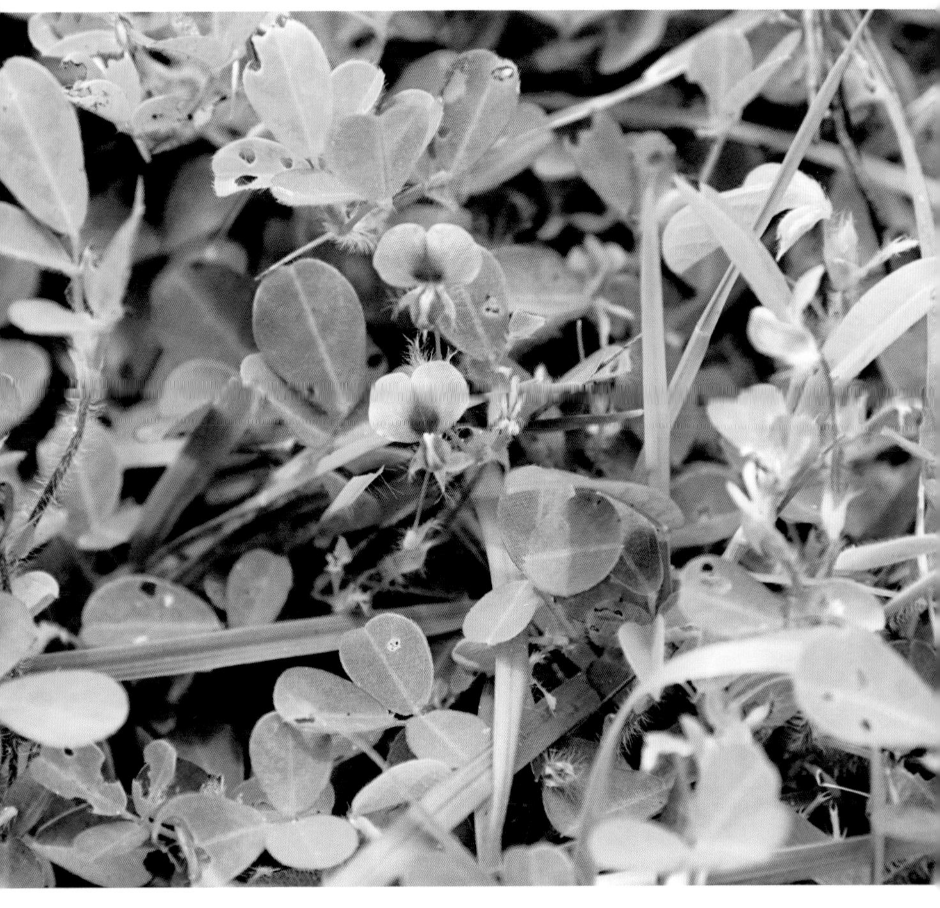

毒瓜

Diplocyclos palmatus (Linn.) C. Jeffrey

【别　　名】花瓜

【基　　原】来源于葫芦科毒瓜属毒瓜**Diplocyclos palmatus** (Linn.) C. Jeffrey的果和根入药。

【形态特征】草质藤本；根块状。卷须纤细，2歧，无毛。叶片膜质，轮廓宽卵圆形，长、宽均为8～12 cm，掌状5深裂，中间的裂片较长，长圆状披针形，长8～10 cm，宽2～3.5 cm，顶端渐尖或钝圆，边缘有疏齿或呈波状，侧面的裂片较短，披针形或长圆状披针形，边缘有齿，基部的2裂片有时具不规则2～3浅裂，叶片基部的弯缺圆形或方形，深0.5～1.5 cm，宽2～2.5 cm，两面粗糙，叶面深绿色，背面苍绿色，除脉上明显被柔毛外，近无毛；叶柄粗糙，有棱沟，长4～6 cm，被疏散的柔毛。雌雄同株，雌、雄花常各数朵簇生在同一叶脉；雄花：花梗细，长0.5～1.5 cm，无毛，花萼筒短，长约2 mm，宽5～6 mm，裂片开展，钻形，长0.5～1 mm；花冠绿黄色，直径约7 mm，裂片卵形，长2 mm，宽0.5～1 mm，顶端稍钝，具明显3条脉，两面具小疣点；雄蕊3枚，1枚1室，2枚2室，花丝离生，极短，长1～1.5 mm，花药卵形，长2 mm，药室折曲；雌花：花萼和花冠与雄花相同；子房卵球形，平滑，近无毛，花柱细，上部3裂，柱头膨大，2裂。果实近无柄，球形，不开裂，直径14～18 mm，果皮平滑，黄绿色至红色，并间以白色纵条纹。种子少数，卵形，褐色，两面凸起，凸起部分厚达1～2 mm，环以隆起的环带，长5 mm，宽3 mm，厚3.5～4 mm。花期3～8月；果期7～12月。

【生　　境】常生于低海拔地区的灌丛中。

【分　　布】海南、广东、广西、台湾。东半球的热带地区也有分布。

【采集加工】夏秋季采收，果、根鲜用。

【性味功能】有毒。清热解毒。

【主治用法】治无名肿毒。外用鲜品捣烂敷患处。

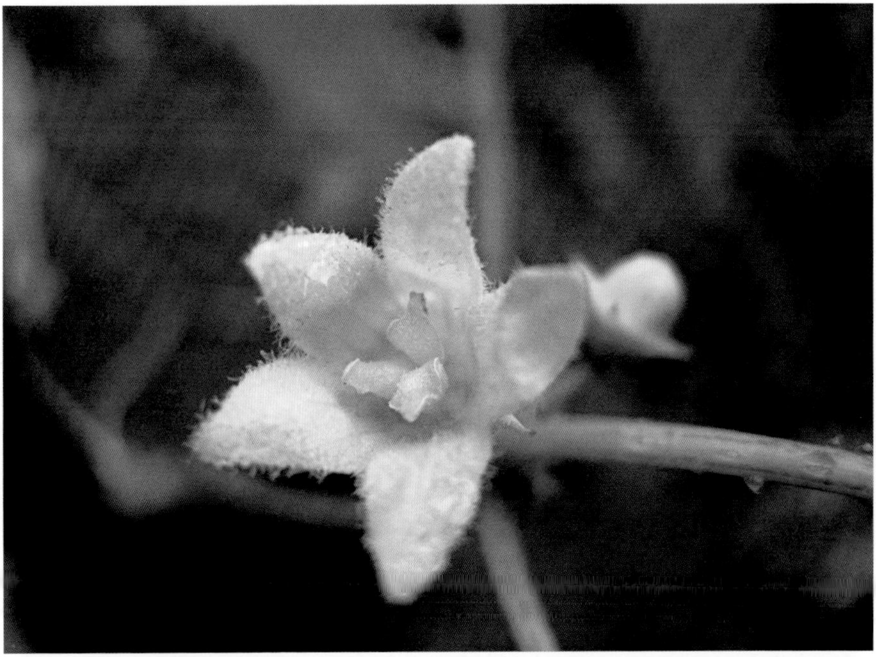

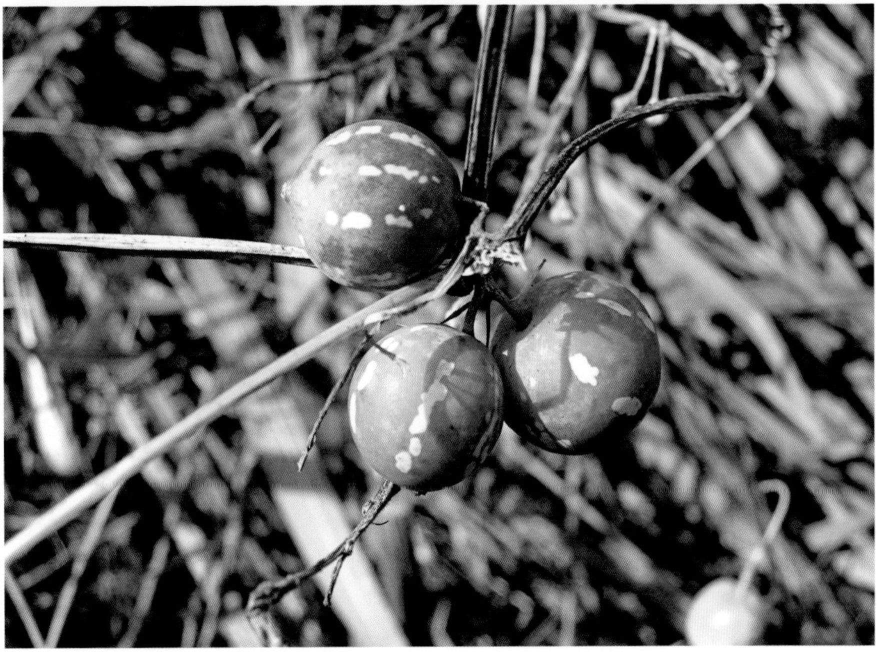

眼树莲

Dischidia chinensis Champ. ex Benth.

【别　　名】上树瓜子、瓜子金、石仙桃、小耳环、乳汁藤

【基　　原】来源于萝藦科眼树莲属眼树莲**Dischidia chinensis** Champ. ex Benth. 的全株入药。

【形态特征】藤本，常攀附于树上或石上，全株含有乳汁；茎肉质，节上生根，绿色，无毛。叶肉质，卵圆状椭圆形，长1.5～2.5 cm，宽1 cm，顶端圆形，无短尖头，基部楔形，叶柄长约2 mm。聚伞花序腋生，近无柄，有瘤状凸起；花极小，花萼裂片卵圆形，长和宽约1 mm，具缘毛；花冠黄白色，坛状，花冠喉部紧缩，加厚，被疏长柔毛，裂片三角状卵形，钝头，长和宽约1 mm；副花冠裂片锚状，具柄，顶端2裂，裂片线形，展开而下折，其中间有细小圆形的乳头状凸起；花粉块长圆状，直立，花粉块柄顶端增厚。蓇葖披针状圆柱形，长5～8 cm，直径4 mm；种子顶端具白色绢质种毛。花期4～5月；果期5～6月。

【生　　境】生于山地杂木林或山谷、溪边。

【分　　布】广东、海南、广西。

【采集加工】夏秋季采收，将全株晒干。

【性味功能】味甘、微酸，性寒。清肺化痰，凉血解毒。

【主治用法】治肺结核，支气管炎，百日咳，咯血，痢疾，小儿疳积。外用治跌打肿痛，疖疮肿毒，毒蛇咬伤。用量9～15 g，水煎冲蜜糖服。外用适量，捣烂敷患处。水煎外洗，可治小儿脓疱疮。

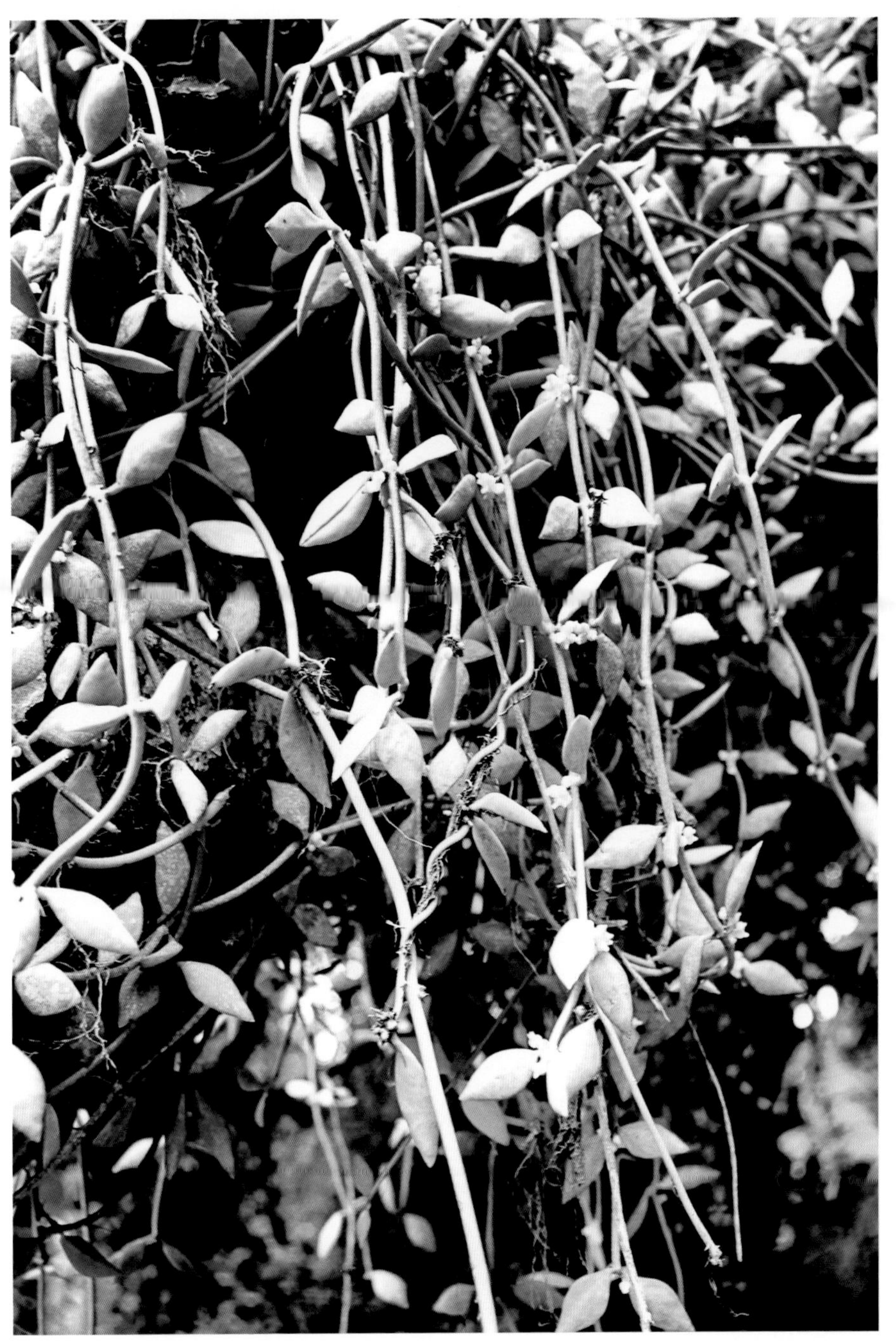

龙血树

Dracaena angustifolia Roxb.

【别　　名】长花龙血树

【基　　原】来源于龙舌兰科龙血树属龙血树**Dracaena angustifolia** Roxb. 的根、叶入药。

【形态特征】灌木状，高1～3 m。茎不分枝或稍分枝，有疏的环状叶痕，皮灰色。叶生于茎上部或近顶端，彼此有一定距离，条状倒披针形，长20～30(45) cm，宽1. 5～3(5. 5) cm，中脉在中部以下明显，基部渐窄成柄状，有时有明显的柄，柄长2～6 cm。圆锥花序长30～50 cm；花序轴无毛；花每2～3朵簇生或单生，绿白色；花梗长7～8 mm，关节位于上部或近顶端；花被圆筒状，长19～23 mm；花被片下部合生成筒，筒长7～8 mm，裂片长11～16 mm；花丝丝状，花药长2～3 mm；花柱长为子房的5～8倍。浆果直径8～12 mm，橘黄色，具1～2颗种子。花期3～5月；果期6～8月。

【生　　境】栽培。

【分　　布】广东、海南、台湾、云南等地有栽培。亚洲东南部也有分布。

【采集加工】秋季采收根、叶晒干备用。

【性味功能】味甘，性凉。清热润肺，生津止渴，凉血。

【主治用法】治肝炎，百日咳，肺结核，支气管炎，咯血，慢性扁桃体炎，咽喉炎，热病后余热未清。用量15～25 g。

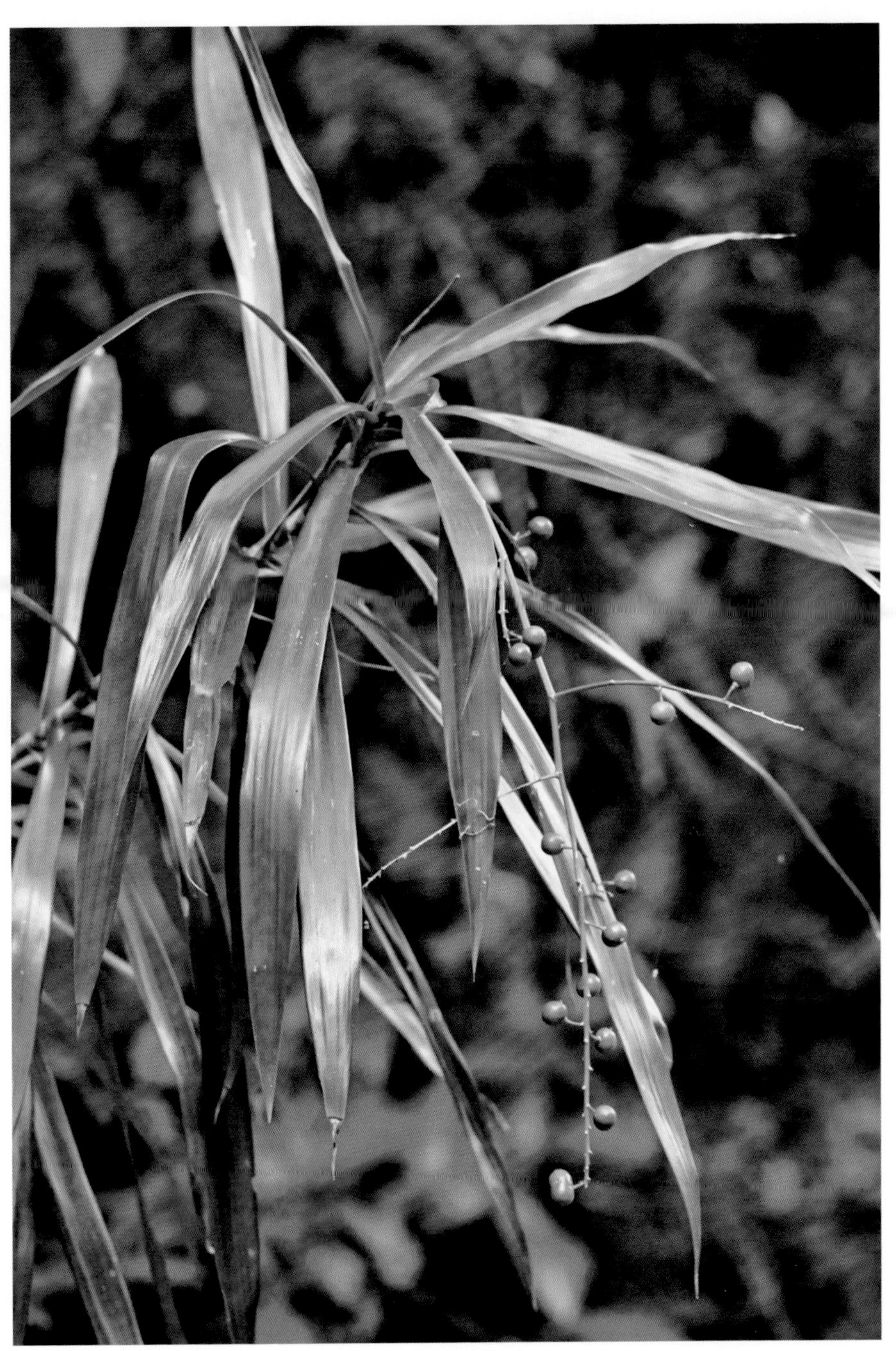

南山藤

Dregea volubilis (Linn. f.) Benth. ex Hook. f.

【别　　名】假夜来香、各山消、苦凉菜

【基　　原】来源于萝藦科南山藤属南山藤**Dregea volubilis** (Linn. f.) Benth. ex Hook. f. 的茎藤入药。

【形态特征】木质大藤本；茎具皮孔，枝条灰褐色，具小瘤状凸起。叶宽卵形或近圆形，长7～15 cm，宽5～12 cm，顶端急尖或短渐尖，基部截形或浅心形，无毛或略被柔毛；侧脉每边约4条；叶柄长2. 5～6 cm。花多朵，组成伞形状聚伞花序，腋生，倒垂；花序梗长2～4 cm，被微毛；花梗长2～2. 5 cm；花萼裂片外面被柔毛，内面有腺体多个；花冠黄绿色，夜吐清香，裂片阔卵形，长约8 mm，宽6 mm；副花冠裂片生于雄蕊的背面，肉质膨胀，内角呈延伸的尖角；花粉块长圆形，直立；子房被疏柔毛，花柱短，柱头厚而顶端具圆锥状凸起。蓇葖披针状圆柱形，长12 cm，直径约3 cm，外果皮被白粉，具多皱棱条或纵肋；种子阔卵形，长1. 2 cm，宽6 mm，扁平，有薄边，棕黄色，顶端具白色绢质种毛；种毛长4. 5 cm。花期4～9月；果期7～12月。

【生　　境】生于山地林中，常攀援于大树上。

【分　　布】云南、贵州、广西、广东、海南、台湾等地。印度、越南、泰国、马来西亚、印度尼西亚、菲律宾也有分布。

【采集加工】夏秋季采收，茎藤晒干。

【性味功能】味苦、辛，性凉。清热，消炎，止吐。

【主治用法】治感冒，气管炎，妊娠呕吐，食管癌，胃癌。用量6～30 g，或研粉每次3 g，日服2～3次。治疟疾：用根状茎6 g，水煎服，每日1剂。孕妇忌服。

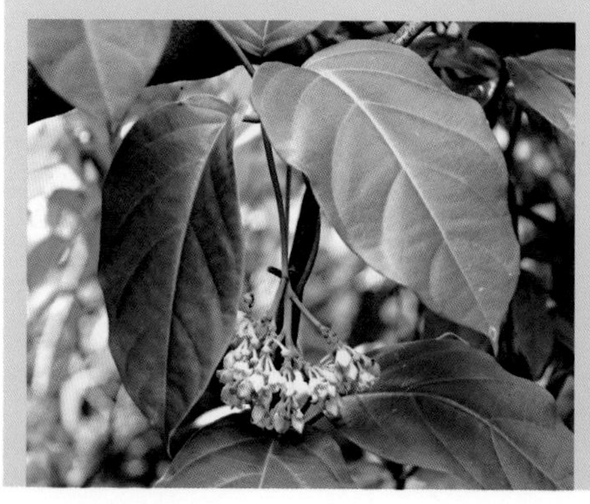

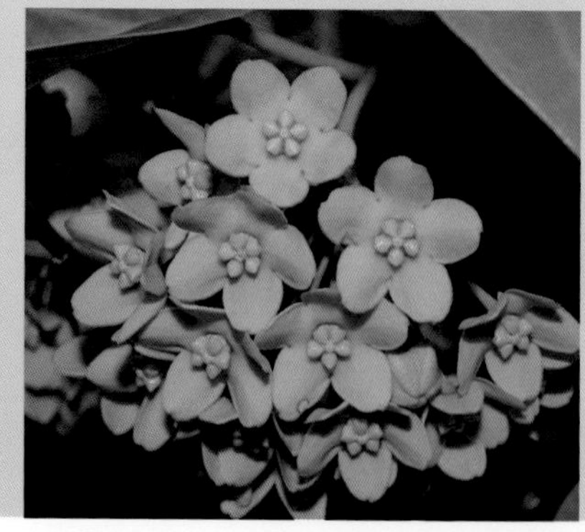

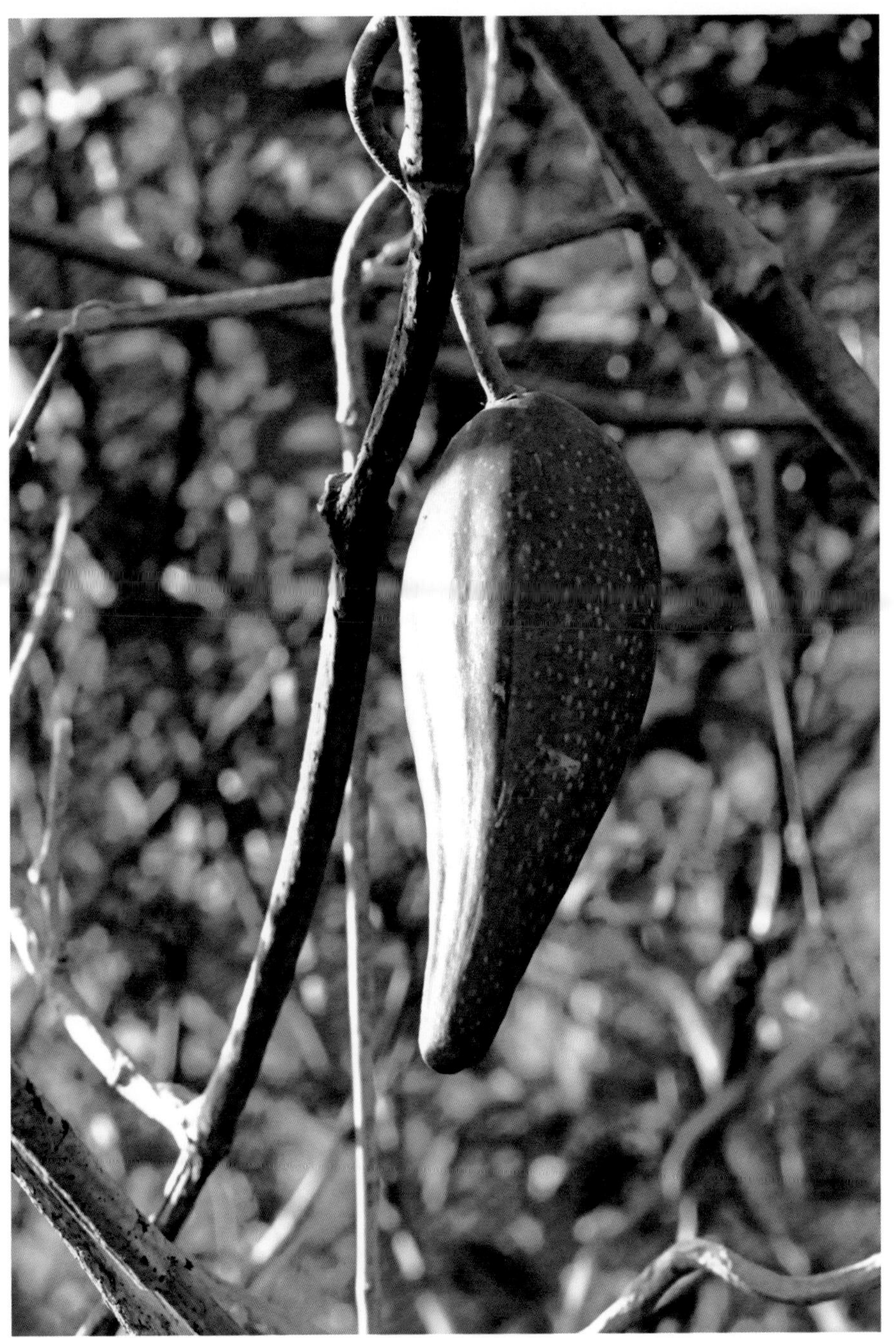

长叶茅膏菜

Drosera indica Linn.

【别　　名】捕蝇草、猴猕草

【基　　原】来源于茅膏菜科茅膏菜属长叶茅膏菜**Drosera indica** Linn. 的全草入药。

【形态特征】一年生草本，高10～35 cm，直立或匍匐状，茎被短腺毛。叶互生，淡绿色或红色，线形，扁平，长2～12 cm，宽1～3 mm，上部叶伸直，下部叶下弯成支柱状；托叶通常不存在，稀退化成毛状；叶柄与叶片常不易区别，有时比叶片狭，被短腺毛或无毛，无毛部位长0. 8～2 cm；叶片部位被白色或红色长腺毛。花序与叶近对生或腋生，长6～30 cm，具花5～20朵，被短腺毛；苞片长1. 5～7 mm，线形，被短腺毛；花柄长6～10 mm，被短腺毛；萼5裂至近基部，裂片披针形或长圆形，长约4 mm，被短腺毛，全缘或具腺齿；花瓣5片，具脉纹，倒卵形或倒披针形，长约6 mm，白色、淡红色至紫红色；雄蕊5枚，长约5 mm，花丝扁平，花药纵裂；子房圆柱形、倒卵形或近球形，3胎座，花柱3枚，每个二深裂至近基部，顶部常向内弯卷。蒴果倒卵球形，长4～6 mm，果爿3枚；种子多数，细小，黑色，种皮脉纹加厚成蜂房格状。花、果期全年。

【生　　境】生于潮湿的旷地上或水田边。

【分　　布】香港、海南、福建、广东、广西和台湾等地。

【采集加工】夏秋季采收，将全草晒干。

【性味功能】味微辛，性温，有毒。祛风除积，有强刺激性。

【主治用法】治肩胛久积风、久积伤。孕妇忌服。

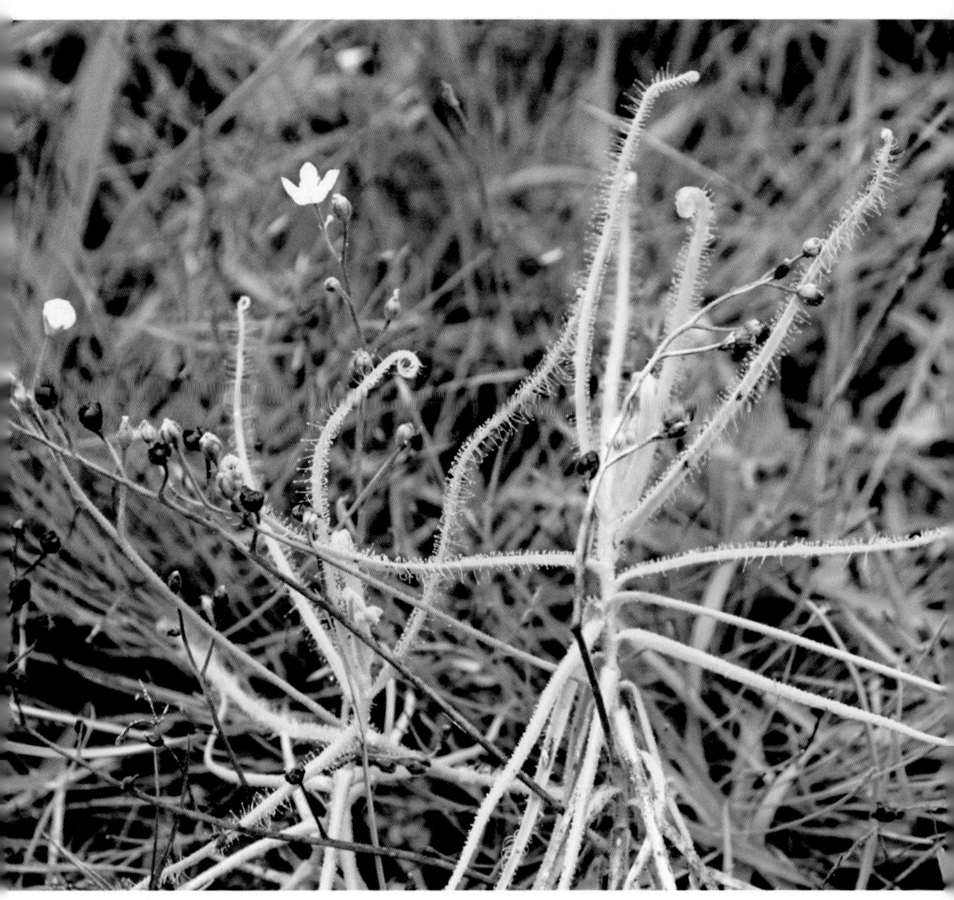

抱树莲

Drymoglossum piloselloides (Linn.) C. Presl

【别　　名】瓜子菜、飞莲草、抱石莲

【基　　原】来源于水龙骨科抱树莲属抱树莲**Drymoglossum piloselloides** (Linn.) C. Presl 的全草入药。

【形态特征】多年生小草本，根状茎细长横走，粗约1 mm，密被鳞片；鳞片卵圆形，中部深棕色，边缘淡棕色并具有长睫毛，盾状着生。叶远生或略近生，二型，相距1～2 cm；无柄或能育叶具短柄。不育叶近圆形，直径1～2 cm，或为椭圆形，长5～6 cm，宽1. 3～2 cm，顶端阔圆形，基部渐狭，下延，厚，肉质，平滑，棕色，多皱纹，疏被纹，疏被伏贴的星状毛；能育叶线形或长舌状，长3～12 cm，宽5～8 mm，顶端阔圆形，有时分叉，基部渐狭，长下延，质地和毛被同不育叶。主脉仅下部可见，小脉不显。孢子囊群线形，贴近叶缘成带状分布，连续，偶有断开，上至叶的顶端均有分布，近基部不育。

【生　　境】附生于疏阴的树干上。

【分　　布】广东、海南、云南。印度、中南半岛、马来西亚也有分布。

【采集加工】夏秋季采收，将全草晒干。

【性味功能】味甘、淡，性微凉。消炎解毒，止血消肿。

【主治用法】治黄疸，肺结核咳嗽咯血，血崩，乳腺癌，腮腺炎，淋巴结结核，跌打损伤。用量15～30 g。外用鲜草适量捣烂敷伤处。

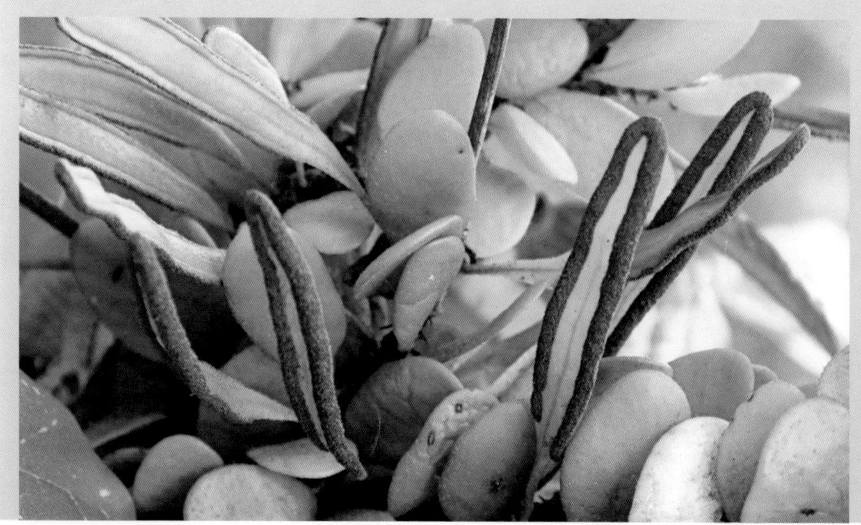

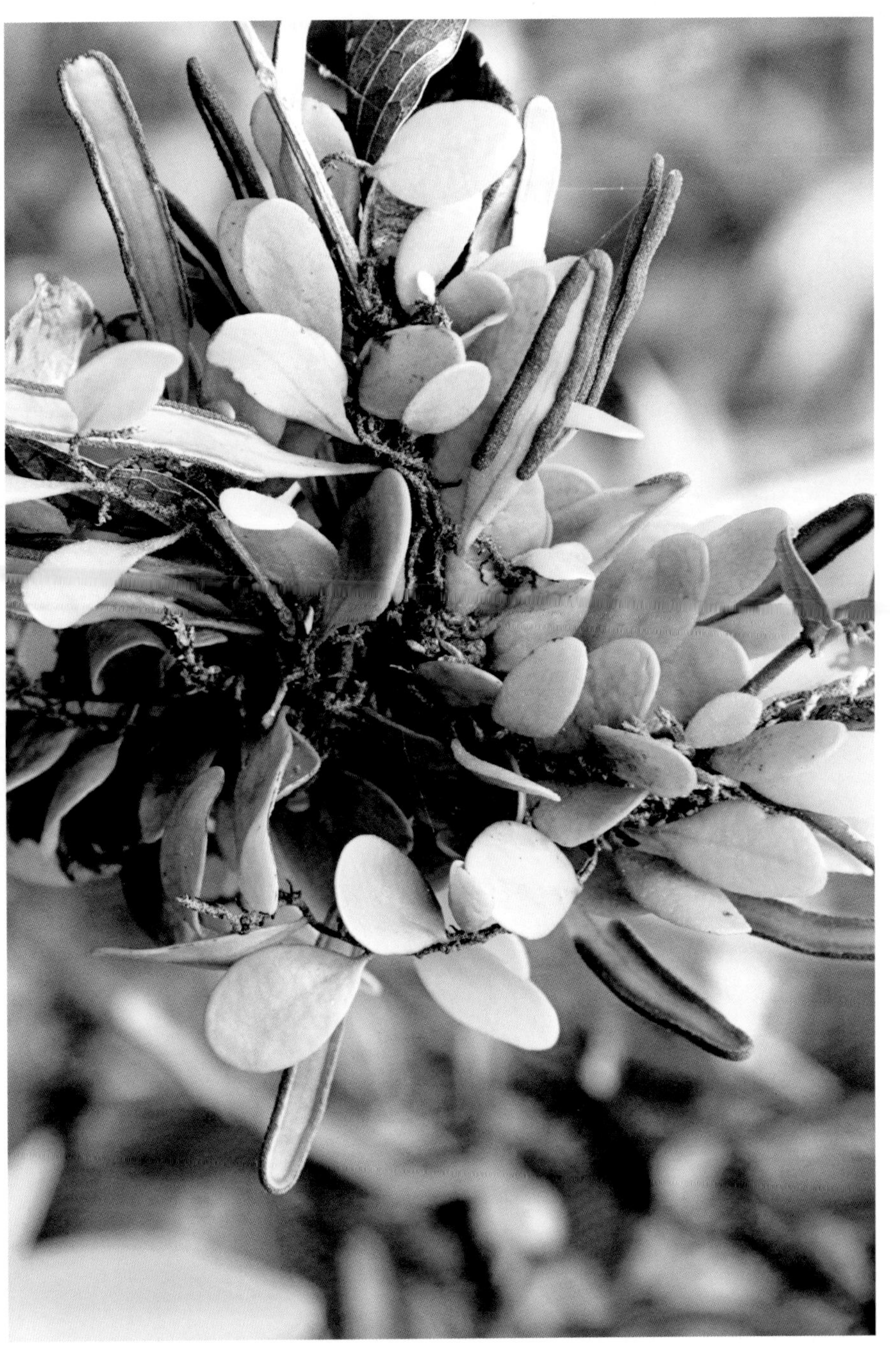

皱果蛇莓

Duchesnea chrysantha (Zoll. & Mor.) Miq.

【别　　名】地棉

【基　　原】来源于蔷薇科蛇莓属皱果蛇莓**Duchesnea chrysantha** (Zoll. & Mor.) Miq. 的全草入药。

【形态特征】多年生草本，匍匐茎长30～50 cm，被柔毛。小叶片菱形、倒卵形或卵形，长1. 5～2. 5 cm，宽1～2 cm，顶端圆钝，有时具凸尖，基部楔形，边缘有钝或锐锯齿，近基部全缘，叶面近无毛，背面疏生长柔毛，中间小叶有时具2～3深裂，有短柄；叶柄长1. 5～3 cm，被柔毛；托叶披针形，长2～3 mm，被柔毛。花直径5～15 mm；花梗长2～3 cm，疏被长柔毛；萼片卵形或卵状披针形，长3～5 mm，顶端渐尖，外面被长柔毛，具缘毛；副萼片三角状倒卵形，长3～7 mm，外面疏被长柔毛，顶端有3～5锯齿；花瓣倒卵形，长2. 5～5 mm，黄色，顶端微凹或圆钝，无毛；花托在果期粉红色，无光泽，直径8～12 mm。瘦果卵形，长4～6 mm，红色，具多数明显皱纹，无光泽。花期5～7月，果期6～9月。

【生　　境】生于村边路旁较湿润、肥沃的草地上。

【分　　布】陕西、湖南、福建、台湾、海南、香港、广东、广西、云南、四川。日本、朝鲜、印度、印度尼西亚也有分布。

【采集加工】春、夏、秋季采收，全草鲜用。

【性味功能】消肿镇痛，清热解毒。

【主治用法】茎叶捣烂敷疔疮，有特效，亦可敷蛇咬伤、烫伤处。

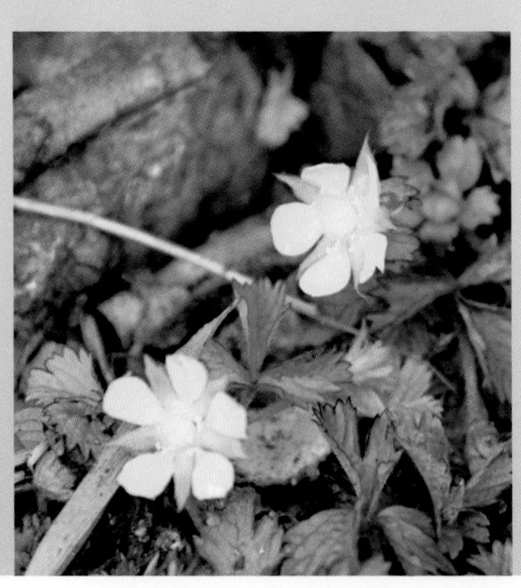

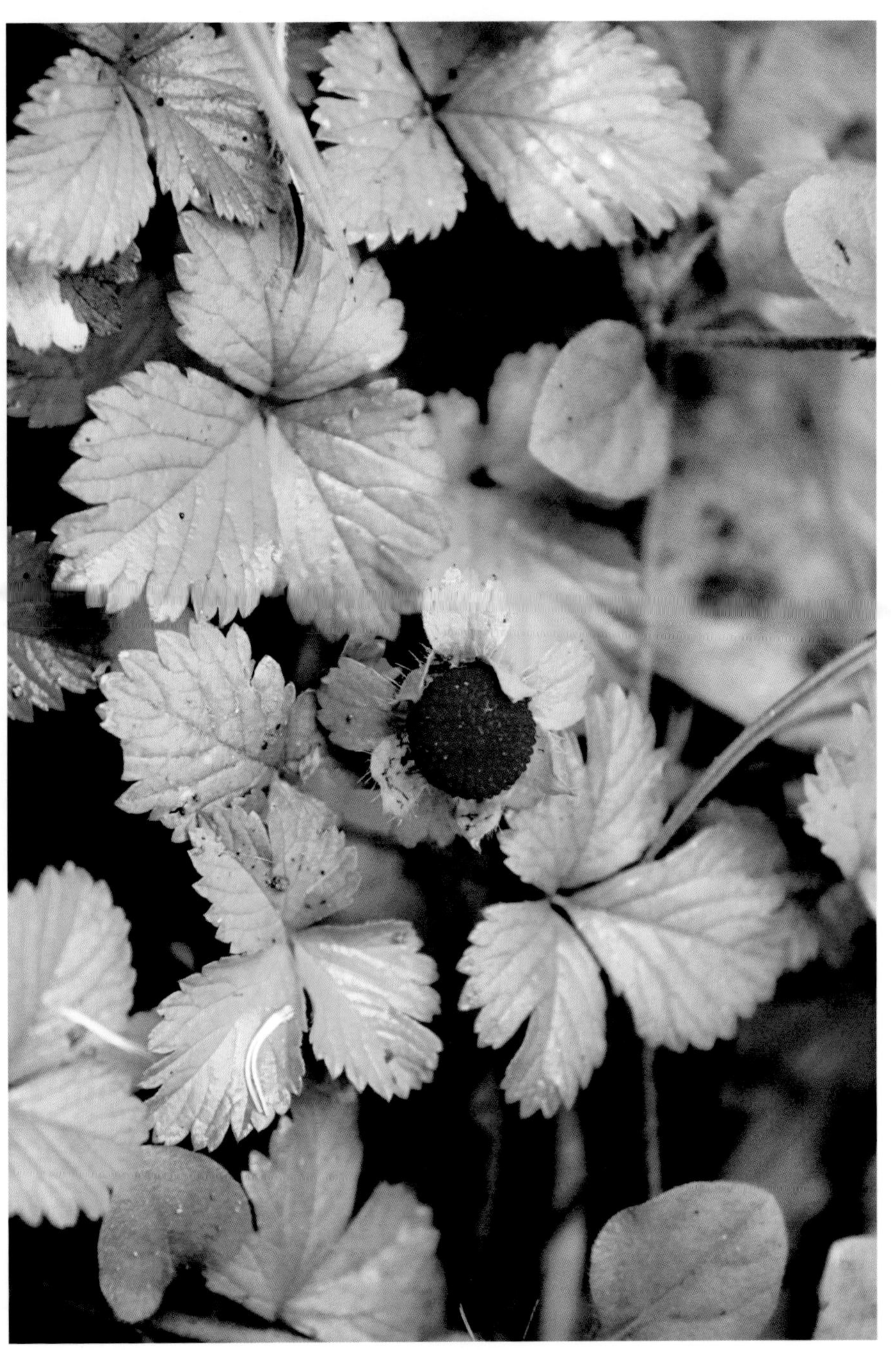

长柄野扁豆

Dunbaria podocarpa Kurz.

【别　　名】山绿豆

【基　　原】来源于蝶形花科野扁豆属长柄野扁豆**Dunbaria podocarpa** Kurz. 的全株入药。

【形态特征】多年生缠绕藤本，长1～4 m。茎密被灰色短柔毛，具纵棱，棱上被毛较密。叶具羽状3小叶；托叶小，早落；叶柄长1.5～4 cm，密被短柔毛；顶生小叶菱形，长和宽3～4 cm，顶端急尖，基部钝、圆形或有时近截平，侧生小叶较小，斜卵形，两面均密被灰色短柔毛，背面有红色腺点；3基出脉，侧脉每边1～3条；小托叶常缺；小叶柄长1～2 mm，与叶柄同被灰色短柔毛。短总状花序腋生；有花1～2朵，稀3～4朵；花长1.5～2 cm；总花梗长0.5～1 cm；花梗长2～6 mm，均密被灰色短柔毛；花萼钟状，萼齿卵状披针形，被短柔毛及有橙黄色腺点；花冠黄色，旗瓣横椭圆形，宽大于长，基部有2耳，翼瓣窄椭圆形，基部一侧具下弯的耳，龙骨瓣极弯曲，具长喙，无耳；雄蕊二体；子房密被丝质柔毛及橙黄色腺点，具柄，有胚珠9～11颗。荚果线状长圆形，长5～8 cm，宽0.9～1.1 cm，密被灰色短柔毛和橙黄色细小腺点，顶端具长喙；果颈长1.5～1.7 cm；种子7～11颗，近圆形，扁平，黑色，长、宽约4 mm。花、果期6～11月。

【生　　境】生于河边、灌丛或攀援于树上。

【分　　布】香港、广东、广西、海南、福建、云南、湖南。印度、老挝、越南、柬埔寨也有分布。

【采集加工】夏秋季采收，全株晒干。

【性味功能】味甘，性平。清热解毒，消肿痛。

【主治用法】治咽喉肿痛，乳痈，牙痛，毒蛇咬伤，白带过多。用量10～30 g。外用鲜叶捣烂敷患处。

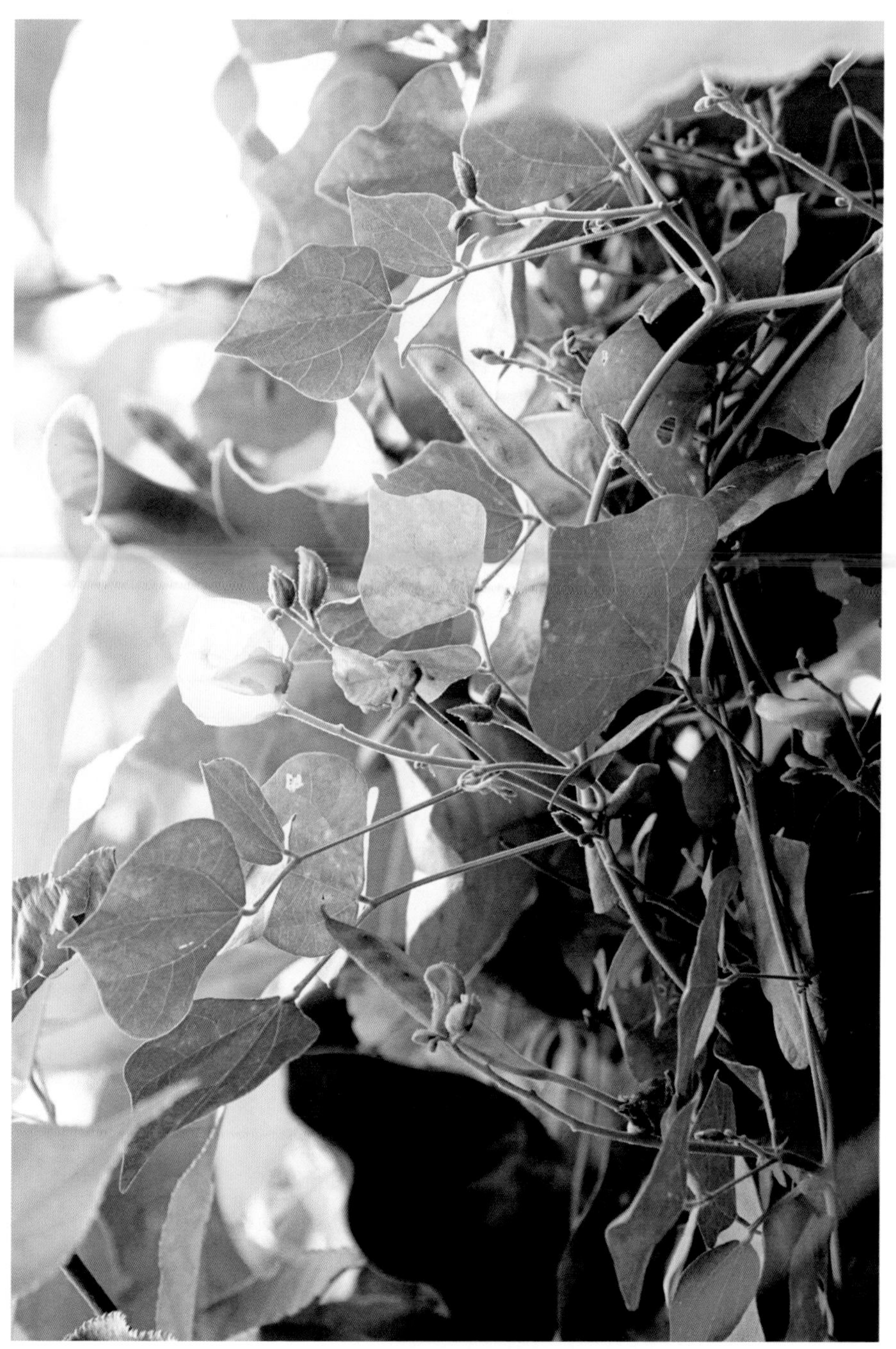

仙人球

Echinopsis multiplex Pfeiff. & Otto

【别　　名】天鹅蛋、仙人拳

【基　　原】来源于仙人掌科仙人球属仙人球**Echinopsis multiplex** Pfeiff. & Otto 的全草入药。

【形态特征】多年生常绿肉质草本，高约15 cm。茎球形，椭圆形或倒卵形，绿色，肉质，有纵棱12～14条，棱上有丛生的针刺，通常每丛6～10枚，少数达15枚，长2～4 cm，硬直，黄色或黄褐色，长短不一，辐射状，刺丛内着生密集的白茸毛。花大型，侧生，着生于刺丛中，粉红色，夜间开放，长喇叭状，长15～20 cm，花筒外被鳞片，鳞片腋部具长绵毛。浆果球形或卵形，无刺。种子细小，多数。花期5～6月。

【生　　境】栽培。

【分　　布】全国各地普遍栽培。原产巴西。

【采集加工】夏秋季采收，将全草晒干。

【性味功能】味甘，性平。清热解毒，消肿止痛。

【主治用法】治肺热咳嗽、痔疾，外用治蛇虫咬伤、烫伤。用量15～30 g。外用适量鲜品捣烂取汁涂敷患处。

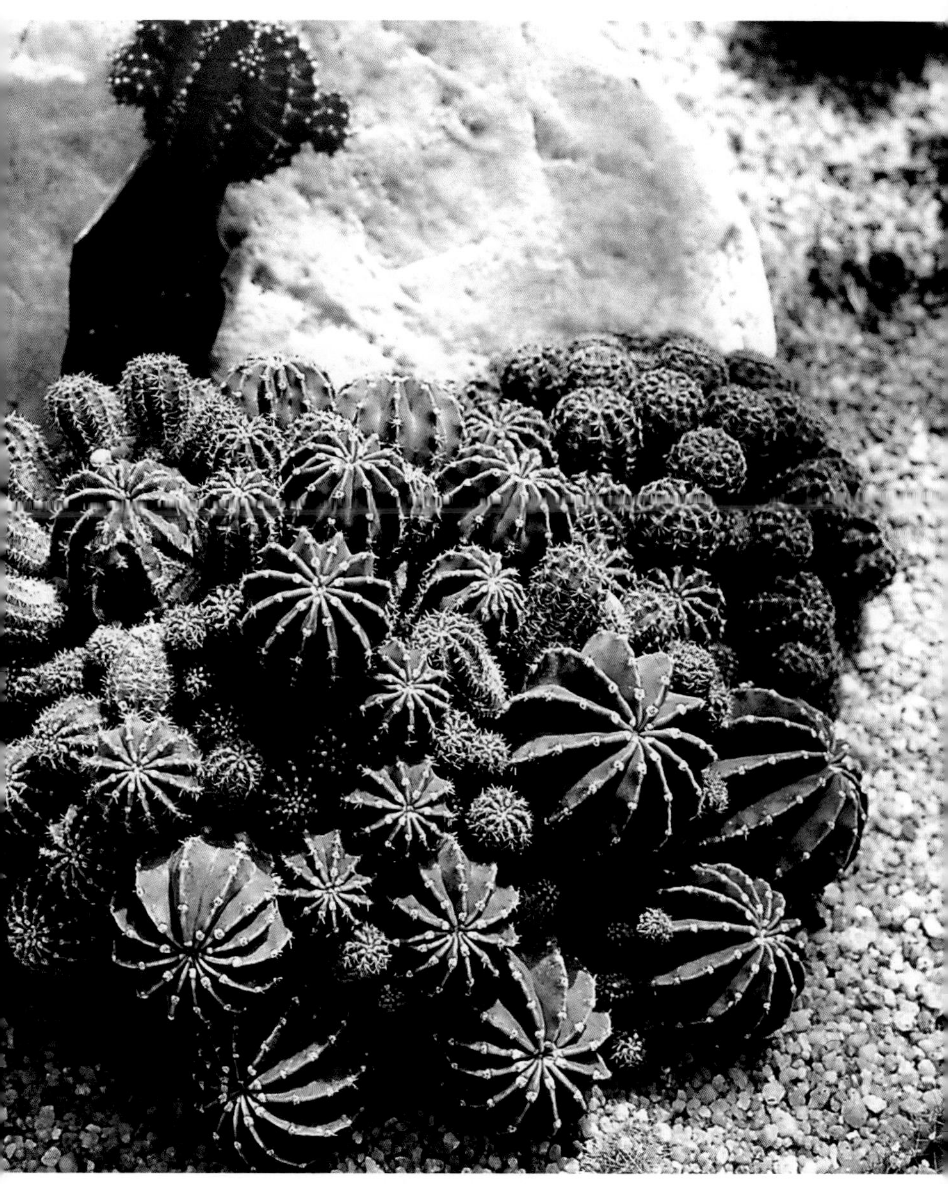

宽叶楼梯草

Elatostema platyphyllum Wedd.

【别　　名】峦大冷清草

【基　　原】来源于荨麻科楼梯草属宽叶楼梯草**Elatostema platyphyllum** Wedd. 的全草入药。

【形态特征】亚灌木，高达1.5 m。叶具短柄，无毛；叶片草质，斜椭圆形或斜狭椭圆形，长14～21 cm，宽6～10 cm，顶端渐尖或尾状渐尖，基部在狭侧钝或浅心形，在宽侧耳形（耳垂部分稍镰状弯曲，长1～1.4 cm），边缘在狭侧自中部或中部以上、在宽侧自下部起至顶端有小牙齿，钟乳体明显或不明显，密，长0.2～0.4 mm，三出脉、半离基或离基三出脉，侧脉每侧约3条；叶柄长2～6 mm；托叶大，披针形，长2～4 cm，顶端锐长渐尖。雌雄异株；雄花序具极短梗，有多数密集的花；花序托2裂，近蝴蝶形，宽约2.5 cm，边缘有少数不明显的扁卵形苞片，无毛；小苞片多数，匙状长圆形，长约2 mm，有疏睫毛；雄花有短梗，四基数；雌花序具短梗，近长方形，长约7 mm，有极多密集的花，花序梗长约5 mm；花序托二浅裂，边缘有少数扁卵形苞片，无毛；小苞片多数，匙形，长约0.7 mm，上部有柔毛；雌花：花被片极小，近条形，长约0.5 mm；子房椭圆形，与花被片近等长。花期3～4月。

【生　　境】生于山谷、密林中或石缝上。

【分　　布】广西、云南、湖南等地。

【采集加工】夏秋季采收，全株晒干。

【性味功能】味苦，性寒。清热解毒。

【主治用法】治咽喉肿痛，痈肿疮疡，肺痈，痢疾。用量9～12 g。外用鲜品捣烂敷患处。

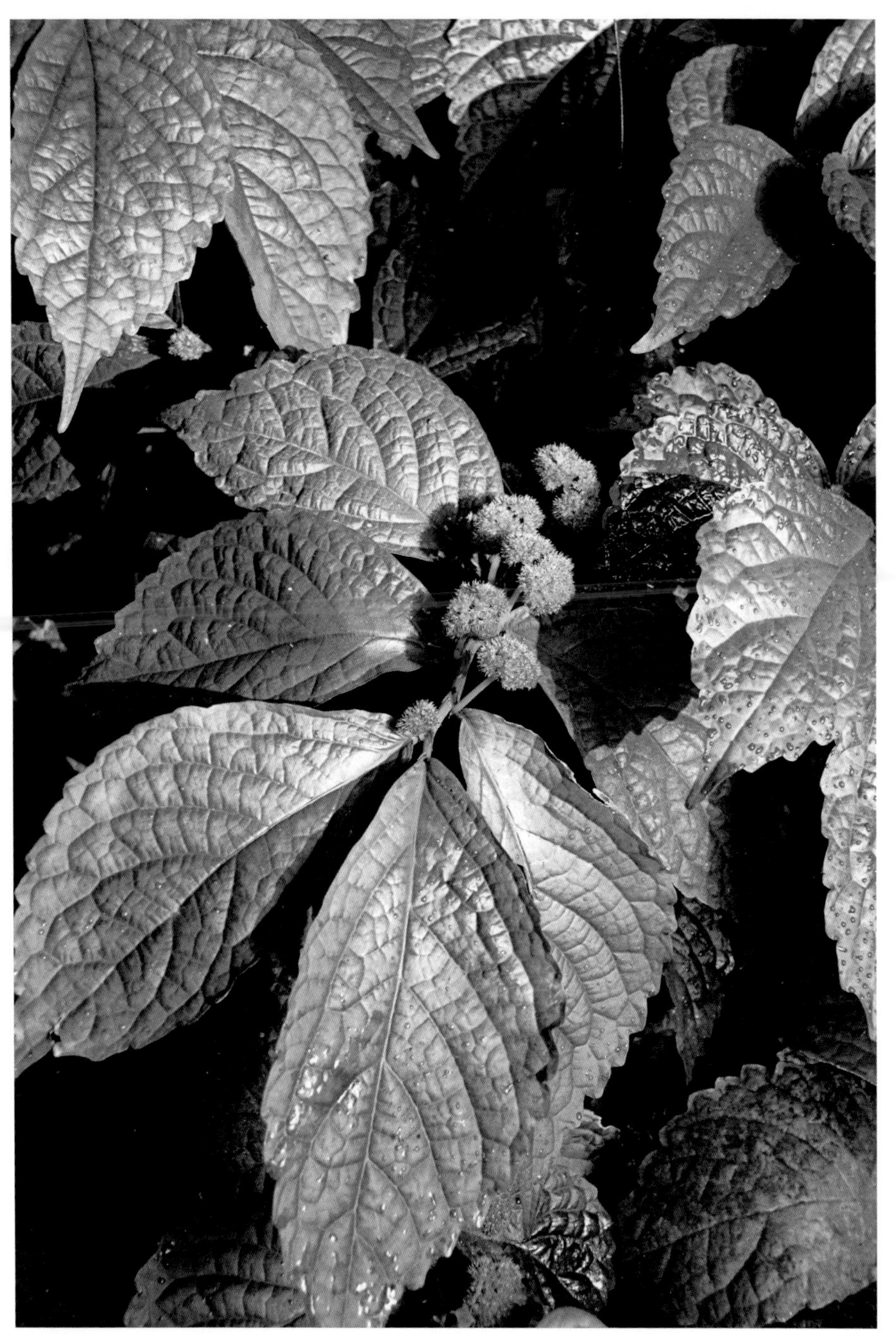

地胆草

Elephantopus scaber Linn.

【别　　名】草鞋根、草鞋底、地胆头、磨地胆、苦地胆、理肺散

【基　　原】来源于菊科地胆草属地胆草**Elephantopus scaber** Linn. 的全草入药。

【形态特征】多年生略粗壮、直立草本。高30～60 cm，被白色紧贴粗毛；茎二歧分枝，枝少而硬。叶大部基生，莲座状，匙形或倒披针形，长5～13 cm或更长，宽2～4 cm，顶端钝或急尖，基部渐狭，边缘稍具钝锯齿，茎叶少而小，倒披针形或长圆状披针形，向上渐小，全部叶上面被疏长糙毛，下面密被长硬毛和腺点；头状花序多数，在茎或枝端束生团球状的复头状花序，基部被3个叶状苞片所包围；苞片绿色，草质，宽卵形或长圆状卵形，长1～1. 5 cm，宽0. 8～1 cm，顶端渐尖，具明显凸起的脉，被长糙毛和腺点；总苞狭，长8～10 mm，宽约2 mm；总苞片绿色或上端紫红色，长圆状披针形，顶端渐尖而具刺尖，具1或3脉，被短糙毛和腺点，外层长4～5 mm，内层长约10 mm；花4个，淡紫色或粉红色，花冠长7～9 mm，管部长4～5 mm；瘦果长圆状线形，长约4 mm，顶端截形，基部缩小，具棱，被短柔毛；冠毛污白色，具5稀6条硬刚毛，长4～5 mm，基部宽扁。花期7～11月。

【生　　境】生于旷野、山坡、路旁、山谷、林缘。

【分　　布】海南、广东、浙江、江西、福建、台湾、湖南、广西、贵州、云南。美洲、亚洲、非洲也有分布。

【采集加工】夏秋季采收，将全草晒干备用。

【性味功能】味苦，性凉。清热解毒，利尿消肿。

【主治用法】治感冒，急性扁桃体炎，咽喉炎，眼结膜炎，流行性乙型脑炎，百日咳，急性黄疸型肝炎，肝硬化，急、慢性肾炎，疖肿，湿疹。用量15～30 g；外用鲜草适量捣烂敷患处。孕妇慎服。

【附　　方】1. 防治流行性感冒、上呼吸道感染：地胆草、紫珠草、黑面神叶各30 g，大青叶、黄皮叶各15 g。每日1剂，水煎，分2次服。

2. 治流行性乙型脑炎：地胆草、三椏苦、积雪草各500 g，钩藤、车前子各150 g，地龙90 g。加水煎1. 5 h，过滤，浓缩成3000 ml。每次服30 ml，每日3次；小儿酌减。

3. 治眼结膜炎：地胆草、小叶榕树叶各30 g。水煎服，每日1剂。

4. 治糖尿病：地胆草10株，生姜15 g。水煎服。

5.治痢疾：地胆草60 g，水煎服。

6.治百日咳：地胆草、天胡荽、马蹄金各9 g，三叶青3 g。水煎服。

7.治疟疾：地胆草15 g，火烧花树皮30 g。水煎服。

8.治肝硬化腹水：地胆草鲜草60 g，与瘦猪肉或墨鱼1只炖服。或地胆草30 g研末，鸡蛋1只，调匀煎熟，分2次服用；或党参、茯苓各15 g，当归9 g，水煎服。

9.治湿热黄疸：鲜地胆草150 g，水煎服，连服4天。

10.治疔肿、乳痈：鲜地胆草捣烂，加米醋调匀敷患处。

11.治月经不调、经闭：地胆草60 g，红糖60 g。水煎服。

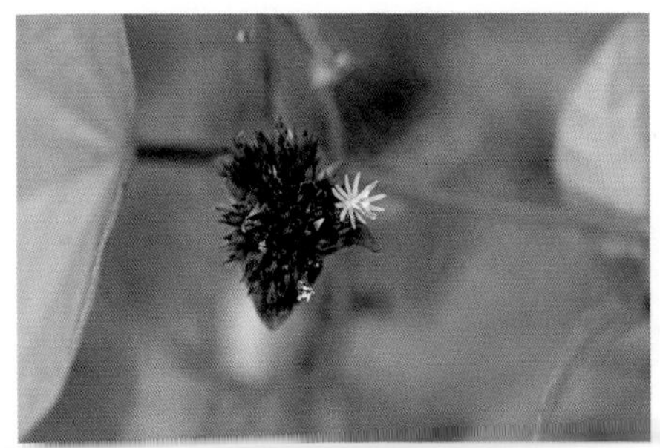

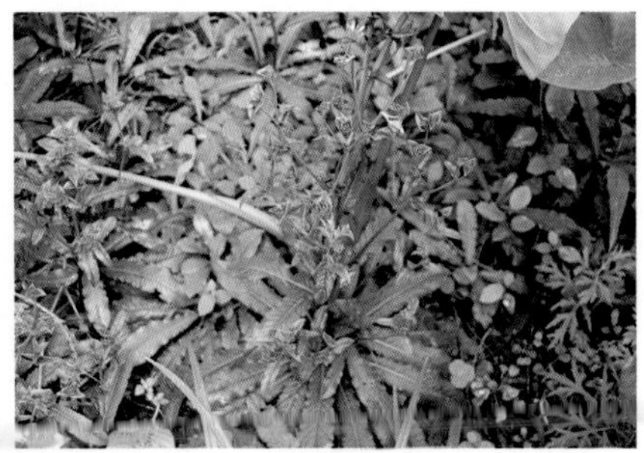

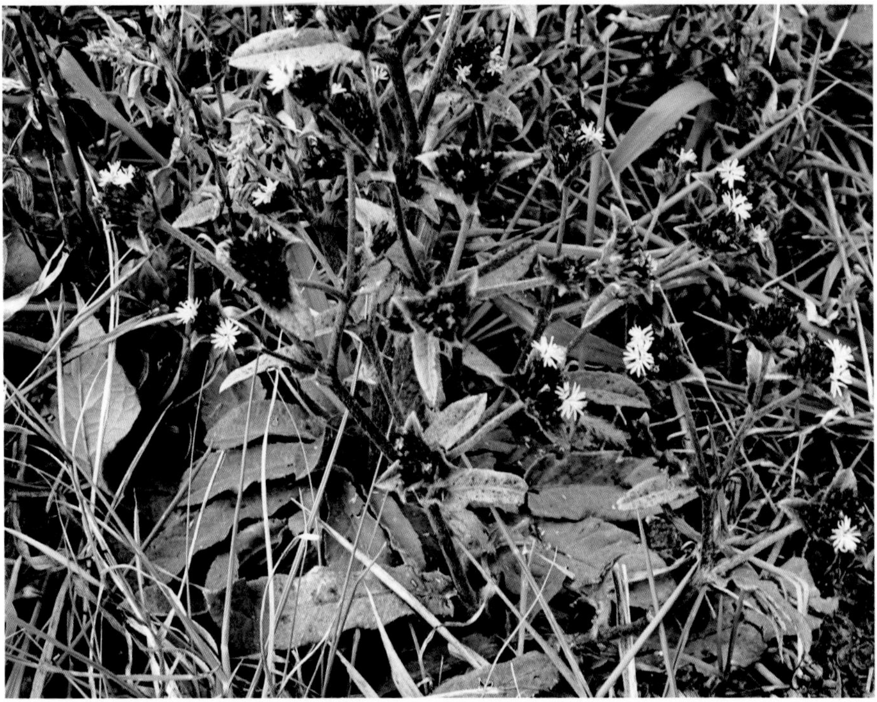

大叶火烧兰

Epipactis mairei Schltr.

【基　　原】来源于兰科火烧兰属大叶火烧兰**Epipactis mairei** Schltr. 的根状茎入药。

【形态特征】多年生草本，高30～70 cm；根多少呈“之”字形曲折，幼时密被黄褐色柔毛，后期毛脱落。茎直立，上部和花序轴被锈色柔毛，下部无毛，基部具2～3枚鳞片状鞘。叶5～8枚，互生，中部叶较大；叶片卵圆形、卵形至椭圆形，长7～16 cm，宽3～8 cm，顶端短渐尖至渐尖，基部延伸成鞘状，抱茎，茎上部的叶多为卵状披针形，向上逐渐过渡为花苞片。总状花序长10～20 cm，具10～20朵花；花苞片椭圆状披针形，下部的等于或稍长于花，向上逐渐变为短于花；子房和花梗长1. 2～1. 5 cm，被黄褐色或绣色柔毛；花黄绿带紫色、紫褐色或黄褐色，下垂；中萼片椭圆形或倒卵状椭圆形，舟形，长13～17 mm，宽4～7. 5 mm，顶端渐尖，背面疏被短柔毛或无毛；侧萼片斜卵状披针形或斜卵形，长14～20 mm，宽5～9 mm，顶端渐尖并具小尖头；花瓣长椭圆形或椭圆形，长11～17 mm，宽5～9 mm，顶端渐尖；唇瓣中部稍缢缩而成上下唇；下唇长6～9 mm，两侧裂片近斜三角形，近直立，高5～6 mm，顶端钝圆，中央具2～3条鸡冠状褶片。蒴果椭圆状，长约2. 5 cm，无毛。花期6～7月；果期9月。

【生　　境】生于林下或草坡上。

【分　　布】甘肃、陕西、湖南、云南、四川、西藏。

【采集加工】全年可采，根状茎晒干。

【性味功能】味甘、微苦，性平。行气活血，清热解毒。

【主治用法】治肺热咳嗽，气滞胸痛，吐泻，睾丸肿痛，风湿腰痛，跌打损伤，疮痈肿毒。用量6～9 g。

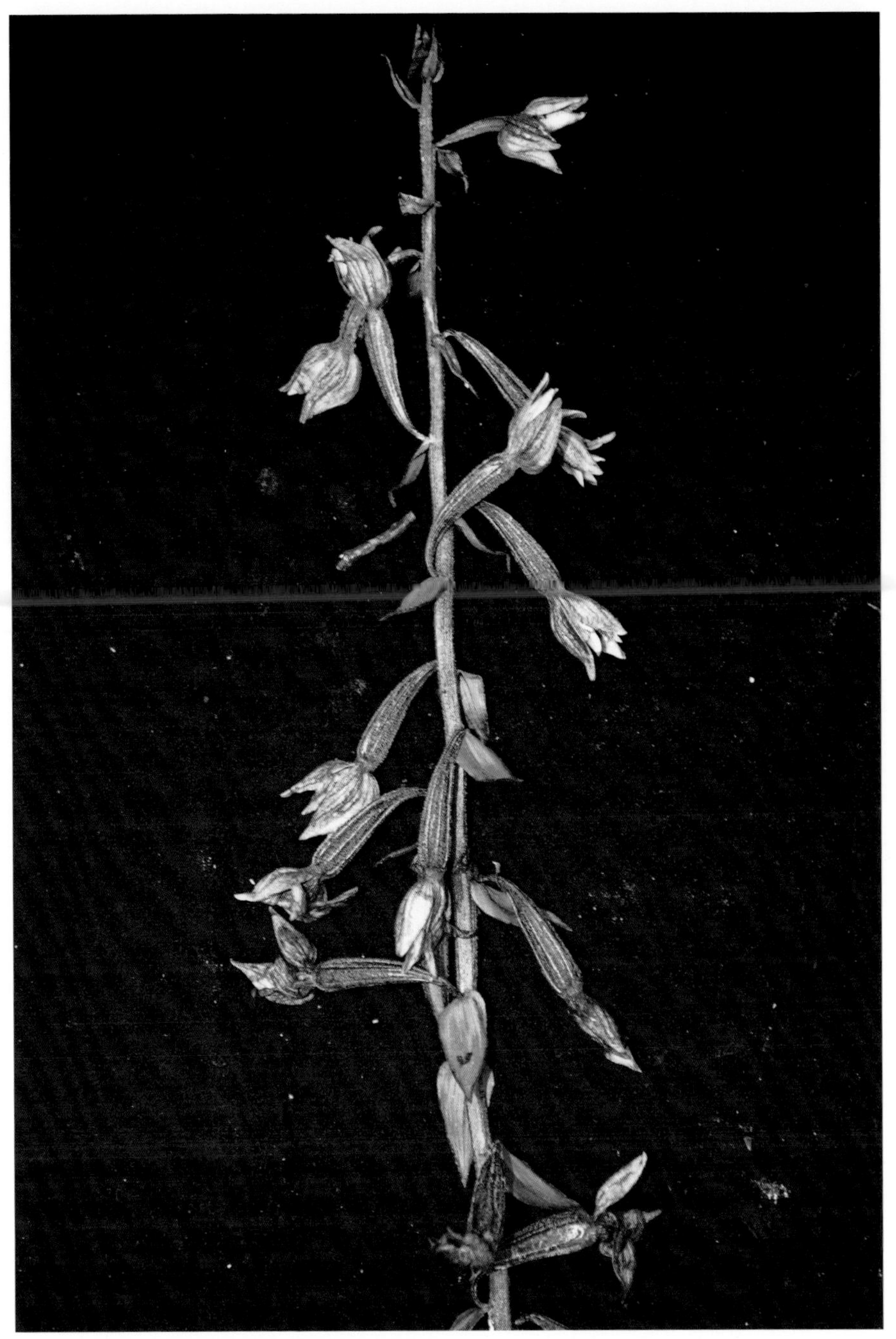

鼠妇草

Eragrostis atrovirens (Desf.) Trin. ex Steud.

【别　　名】鱼串草、卡氏画眉草

【基　　原】来源于禾本科画眉草属鼠妇草**Eragrostis atrovirens** (Desf.) Trin. ex Steud. [*E. chariis* (Schult.) Hitchc.] 的全草入药。

【形态特征】多年生草本，根系粗壮。秆直立，疏丛生，基部稍膝曲，高50～100 cm，直径约4 mm，具5～6节，第二、三节处常有分枝。叶鞘除基部外，均较节间短，光滑，鞘口有毛；叶片扁平或内卷，长4～17 cm，宽2～3 mm，叶面粗糙，近基部疏生长毛，背面光滑。圆锥花序开展，长5～20 cm，宽2～4 cm，每节有一个分枝，穗轴下部往往有1/3左右裸露，腋间无毛；小穗柄长0. 5～1 cm，小穗窄矩形，深灰色或灰绿色，长5～10 mm，宽约2. 5 mm，含8～20小花，小穗轴宿存；颖具1脉，第一颖长约1. 2 mm，卵圆形，顶端尖；第二颖长约2 mm，长卵圆形，顶端渐尖；第一外稃长约22 mm，阔卵形，顶端尖，具3脉，侧脉明显；内稃长约1. 8 mm，脊上有疏纤毛，与外稃同时脱落；花药长约0. 8 mm。颖果长约1 mm。花、果期夏秋季。

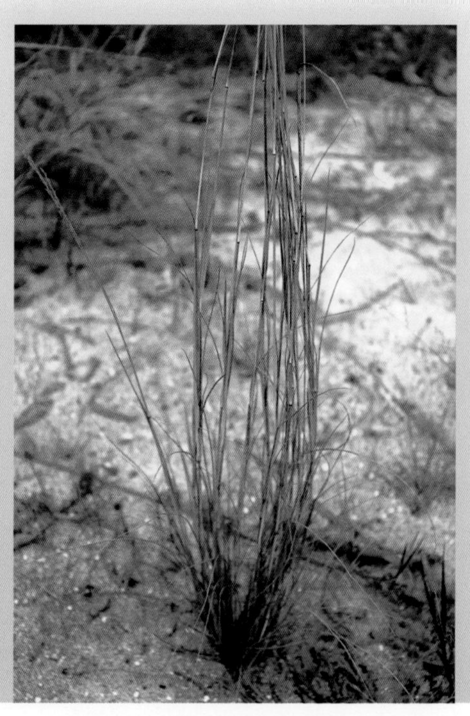

【生　　境】多生于荒芜田野、草地与路边。

【分　　布】福建、广东、海南、香港、广西、云南、贵州、四川等地。亚洲热带和亚热带地区也有分布。

【采集加工】夏秋季采收，将全草晒干。

【性味功能】味甘、淡、微辛，性凉。清热利湿。

【主治用法】治暑热病，小便短赤。用量全草90～120 g，水煎服。

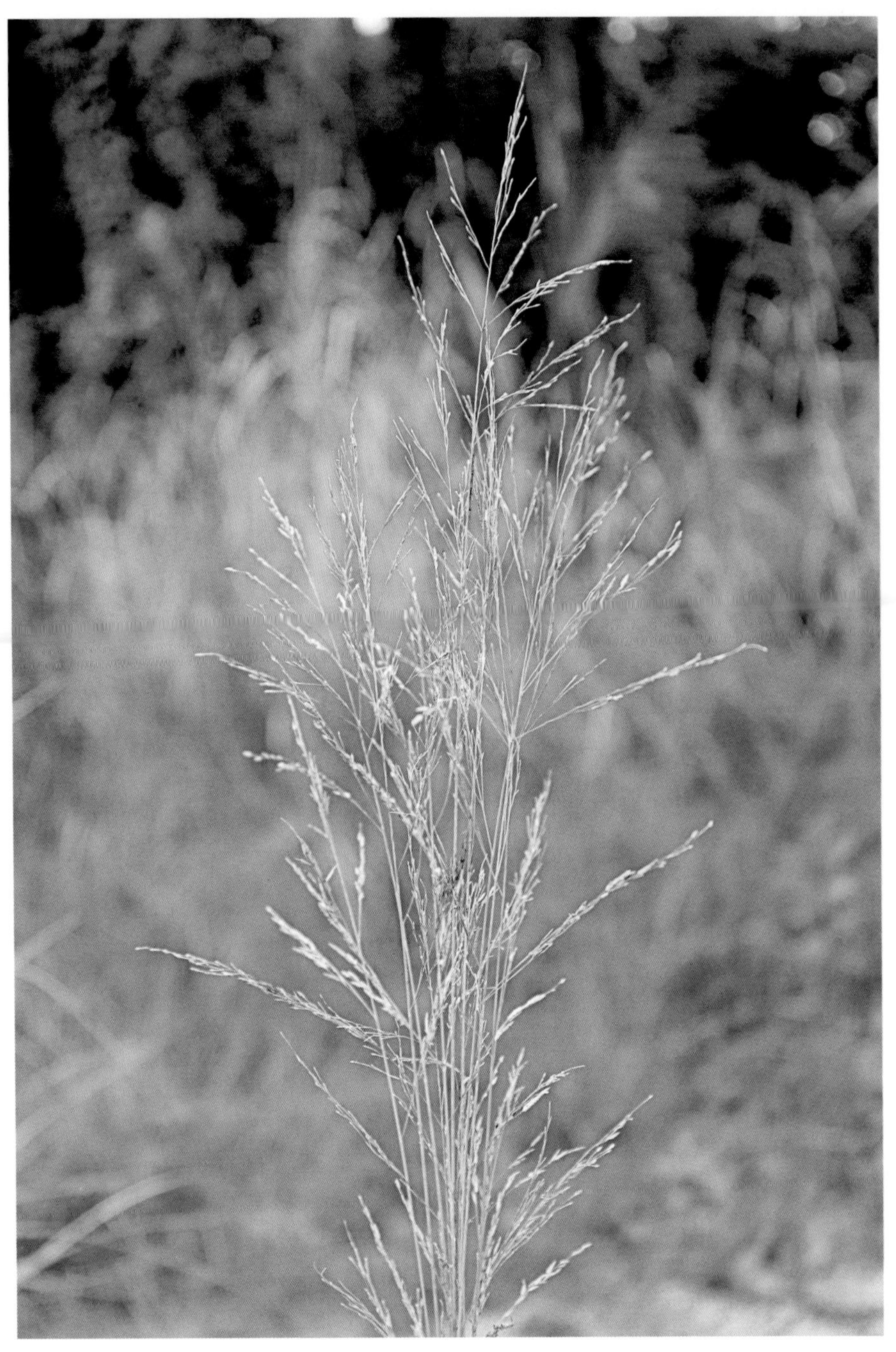

大画眉草

Eragrostis cilianensis (All.) Link. ex Vignolo-Lutati

【基　　原】来源于禾本科画眉草属大画眉草**Eragrostis cilianensis** (All.) Link. ex Vignolo-Lutati 的全草入药。

【形态特征】一年生草本。秆粗壮，高30～90 cm，直径3～5 mm，直立丛生，基部常膝曲，具3～5个节，节下有一圈明显的腺体。叶鞘疏松裹茎，脉上有腺体，鞘口具长柔毛；叶舌为一圈成束的短毛，长约0. 5 mm；叶片线形扁平，伸展，长6～20 cm，宽2～6 mm，无毛，叶脉上与叶缘均有腺体。圆锥花序长圆形或尖塔形，长5～20 cm，分枝粗壮，单生，上举，腋间具柔毛，小枝和小穗柄上均有腺体；小穗长圆形或卵状长圆形，墨绿色带淡绿色或黄褐色，扁压并弯曲，长5～20 mm，宽2～3 mm，有10～40小花，小穗除单生外，常密集簇生；颖近等长，长约2 mm，颖具1脉或第二颖具3脉，脊上均有腺体；外稃呈阔卵形，顶端钝，第一外稃长约2. 5 mm，宽约1 mm，侧脉明显，主脉有腺体，暗绿色而有光泽；内稃宿存，稍短于外稃，脊上具短纤毛。雄蕊3枚，花药长0. 5 mm。颖果近圆形，直径约0. 7 mm。花、果期7～10月。

【生　　境】生于荒芜草地上。

【分　　布】全国各地。遍及世界热带和温带地区。

【采集加工】夏秋季采收，将全草晒干。

【性味功能】味甘、淡，性凉。利尿通淋，疏风清热。

【主治用法】治热淋，石淋，目赤痒痛。用量15～30 g。外用鲜品煎水洗患处。

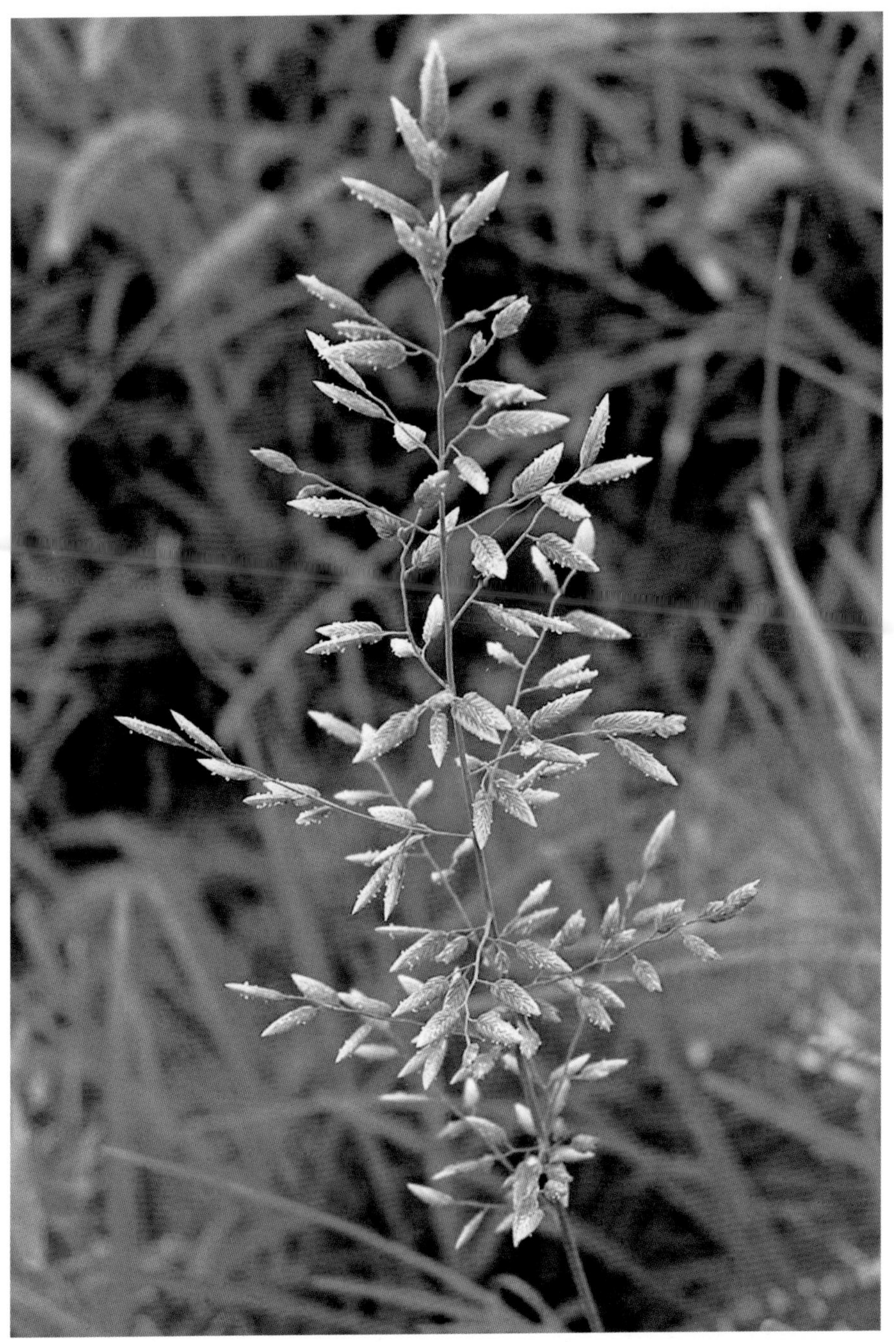

可爱花

Eranthemum pulchellum Andrews.

【别　　名】喜花草、爱春花、蓝花仔

【基　　原】来源于爵床科可爱花属可爱花**Eranthemum pulchellum** Andrews.［*E. nervsum* R. Br.］的叶入药。

【形态特征】灌木，高可达2 m，枝4棱形，无毛或近无毛。叶对生，具叶柄，长1～3 cm；叶片通常卵形，有时椭圆形，长9～20 cm，宽4～8 cm，顶端渐尖或长渐尖，基部圆形或宽楔形并下延，两面无毛或近无毛，全缘或有不明显的钝齿，侧脉每边8～10条，连同中肋在叶两面凸起，背面明显。穗状花序顶生和腋生，长3～10 cm，具覆瓦状排列的苞片；苞片大，叶状，白绿色，倒卵形或椭圆形，长1～25 cm，顶端渐尖或短尾尖，具绿色羽状脉，无缘毛；小苞片线状披针形，短于花萼；花萼白色，长6～8 mm；花冠蓝色或白色，高脚碟状，花冠管长约3 cm，外被微柔毛，冠檐裂片5片，通常倒卵形，近相等，长约7 mm；雄蕊2枚，稍外露。蒴果长1～1.6 cm，有种子4粒。

【生　　境】栽培。

【分　　布】华南有栽培。原产印度、喜马拉雅山地区。

【采集加工】全年可采，叶鲜用。

【性味功能】散瘀消肿。

【主治用法】治跌打肿痛。外用鲜品捣烂敷患处。

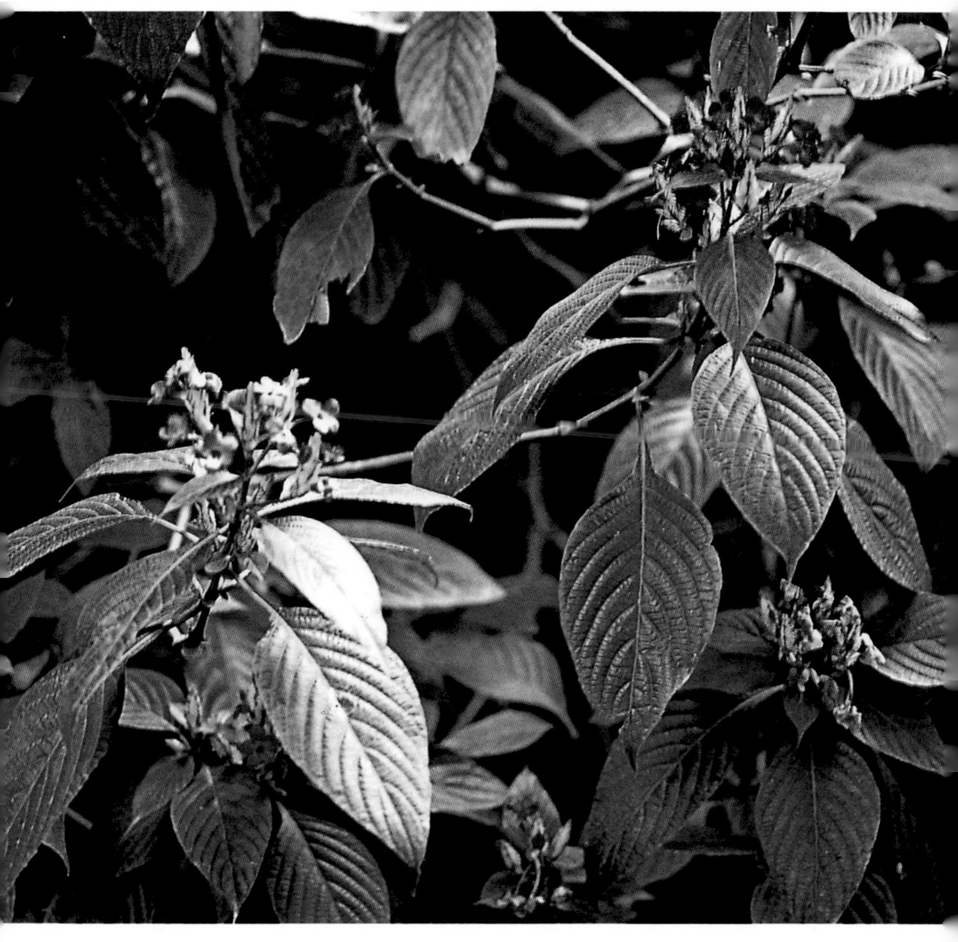

指叶毛兰

Eria pannea Lindl.

【别　　名】毛兰

【基　　原】来源于兰科毛兰属指叶毛兰**Eria pannea** Lindl. 的全草入药。

【形态特征】多年生小草本，幼时全体被白色茸毛，但除花序及花外，毛易脱落；根状茎明显，具鞘，相距2～5 cm着生假鳞茎；假鳞茎长1～2 cm，不膨大，圆柱形，粗3～4 mm，上部近顶端处着生3～4枚叶，基部被2～3枚筒状鞘。叶肉质，圆柱形，稍两侧压扁，长4～20 cm，宽约3 mm，近轴面具槽，槽边缘常残留有稀疏的白色茸毛，顶端钝，基部套叠，叶脉不明显。花序1个，着生于假鳞茎顶部，从叶内侧发出，长3～5 cm，具1～4朵花，基部具1～2枚膜质不育苞片；花苞片卵状三角形，长约6 mm，宽4 mm，顶端钝；花梗和子房长7～10 mm；花黄色，萼片外面密被白色茸毛，内面黄褐色，疏被茸毛；中萼片长圆状椭圆形，长近6 mm，宽3 mm，顶端圆钝；侧萼片斜卵状三角形，长约6 mm，宽近5 mm，顶端圆钝，基部与蕊柱足合生成萼囊；花瓣长圆形，长近5 mm，宽约2 mm，顶端钝，两面疏被白色茸毛；唇瓣近倒卵状椭圆形，长约7 mm，宽约4 mm，不裂，上部稍肉质，上面被白色短茸毛，背面基部被稍长的白色茸毛，其余部分被稍短的毛，顶端圆钝，基部收窄并具1枚线形胼胝体，近端部具1枚显著的长椭圆形胼胝体。花期4～5月。

【生　　境】生于树上或林下岩石上。

【分　　布】海南、广西、贵州和云南。不丹、印度、缅甸、泰国、老挝、越南、柬埔寨、新加坡、马来西亚、印度尼西亚也有分布。

【采集加工】夏秋季采收，将全草晒干。

【性味功能】味苦，性凉。清热解毒，消肿止痛。

【主治用法】治水马桑毒，蕈类中毒，荨麻疹，腰腿痛，跌打肿痛，骨折，痈疖疮疡，烫伤。用量15～20 g。

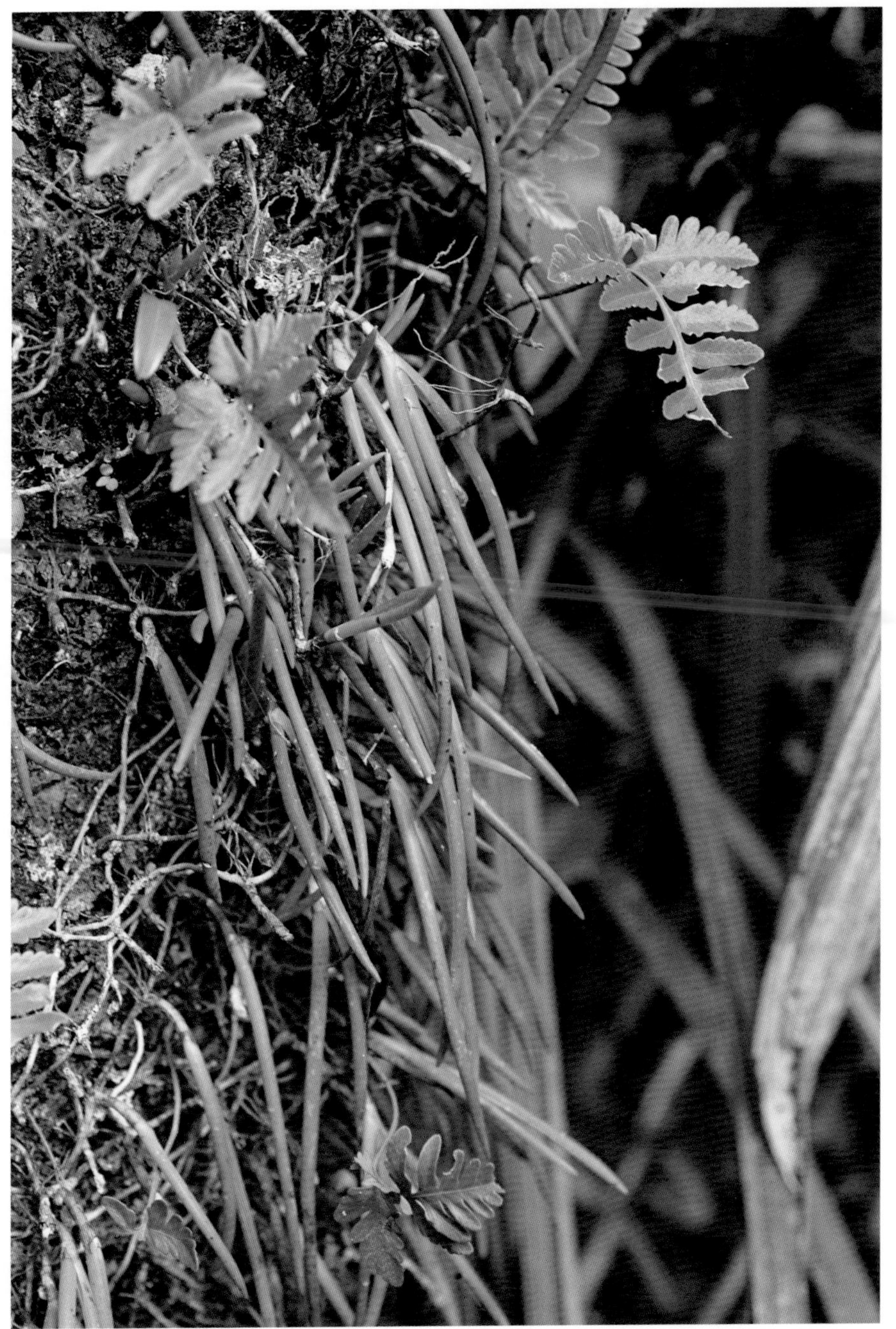

台湾枇杷

Eriobotrya deflexa (Hemsl.) Nakai

【基　　原】来源于蔷薇科枇杷属台湾枇杷**Eriobotrya deflexa** (Hemsl.) Nakai 的果实入药。

【形态特征】常绿乔木，高5～12 m；小枝粗壮，棕灰色，幼时密被棕色茸毛，以后脱落近无毛。叶片集生小枝顶端，长圆形或长圆披针形，长10～19 cm，宽3～7 cm，顶端短尾尖或渐尖，基部楔形，边缘微向外卷，具疏生不规则内弯粗钝锯齿，叶面光亮，初两面有短茸毛，不久脱落无毛，侧脉10～12对，弯达齿端，在叶片下面隆起；叶柄长2～4 cm，无毛。圆锥花序顶生，长6～8 cm，直径10～12 cm，总花梗和花梗均密被棕色茸毛；花梗长6～12 mm；苞片和小苞片披针形，长4～6 mm，外面被茸毛；花直径15～18 mm；萼筒杯状，直径6～7 mm，外面密被棕色茸毛；萼片三角卵形，长约2 mm，外面被棕色茸毛，内面无毛；花瓣白色，圆形或倒卵形，直径7～9 mm，顶端微缺至深裂，无毛；雄蕊20枚，长约为花瓣的一半；花柱3～5枚，在中部合生，并有柔毛，子房无毛。果实近球形，直径1.2～2 cm，黄红色，无毛；种子1～2，卵形或长椭圆形，长8～15 mm。花期5～6月；果期6～8月。

【生　　境】生于山坡及山谷阔叶林中。

【分　　布】广东、海南、福建、广西、台湾。越南也有分布。

【采集加工】夏秋季采收，将果实晒干。

【性味功能】味甘、微酸，性凉。清热解毒。

【主治用法】治热病。用量10～15 g。

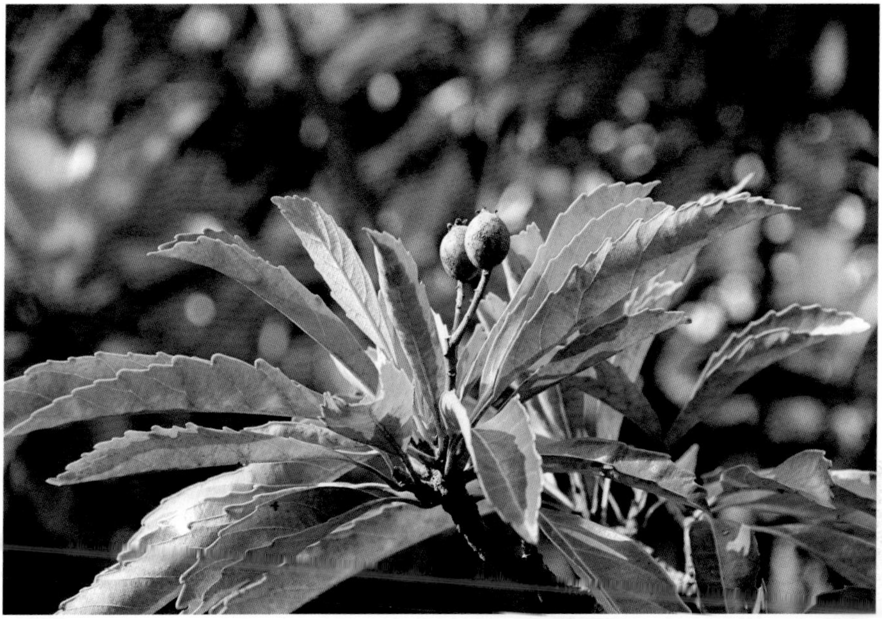

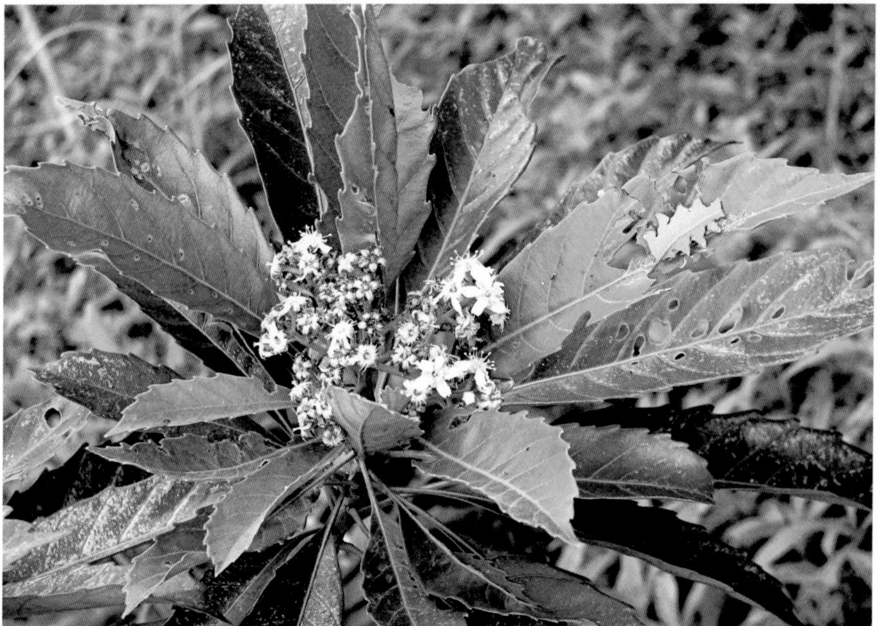

窿缘桉

Eucalyptus exserta F. Muell.

【别　　名】风吹柳

【基　　原】来源于桃金娘科桉属窿缘桉**Eucalyptus exserta** F. Muell. 的叶入药。

【形态特征】乔木，高15～20 m；树皮宿存，稍坚硬，粗糙，有纵沟，灰褐色；嫩枝有钝棱，纤细，常下垂。幼态叶对生，叶片狭窄披针形，宽不及1 cm，有短柄；成熟叶片狭披针形，长8～15 cm，宽1～1.5 cm，稍弯曲，两面多微小黑腺点，侧脉以35°～40°开角急斜向上，边脉很靠近叶缘；叶柄长1.5 cm，纤细。伞形花序腋生，有花3～8朵，总梗圆形，长6～12 cm；花梗长3～4 mm；花蕾长卵形，长8～10 mm；萼管半球形，长2.5～3 mm，宽4 mm；帽状体长5～7 mm，长锥形，顶端渐尖；雄蕊长6～7 mm，药室平行，纵裂。蒴果近球形，直径6～7 mm，果缘突出萼管2～2.5 mm，果瓣4枚，长1～1.5 mm。花期5～9月。

【生　　境】栽培。

【分　　布】华南地区有栽培。原产澳大利亚。

【采集加工】夏秋季采收，将叶晒干。

【性味功能】味辛、苦，性温。防腐，杀虫。

【主治用法】治风湿和皮肤病，煎水洗。又作农药及灭蛆、孑孓用药。

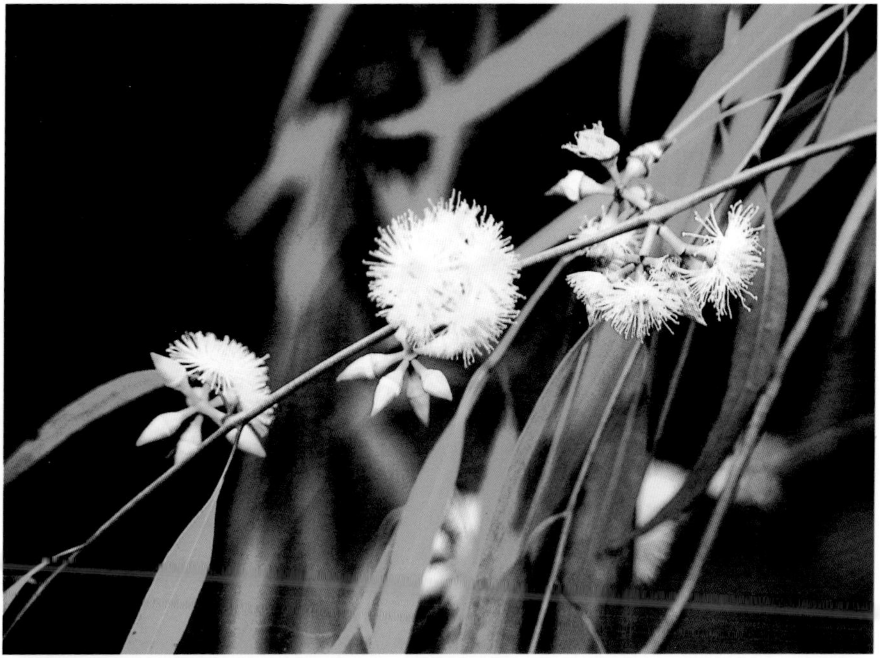

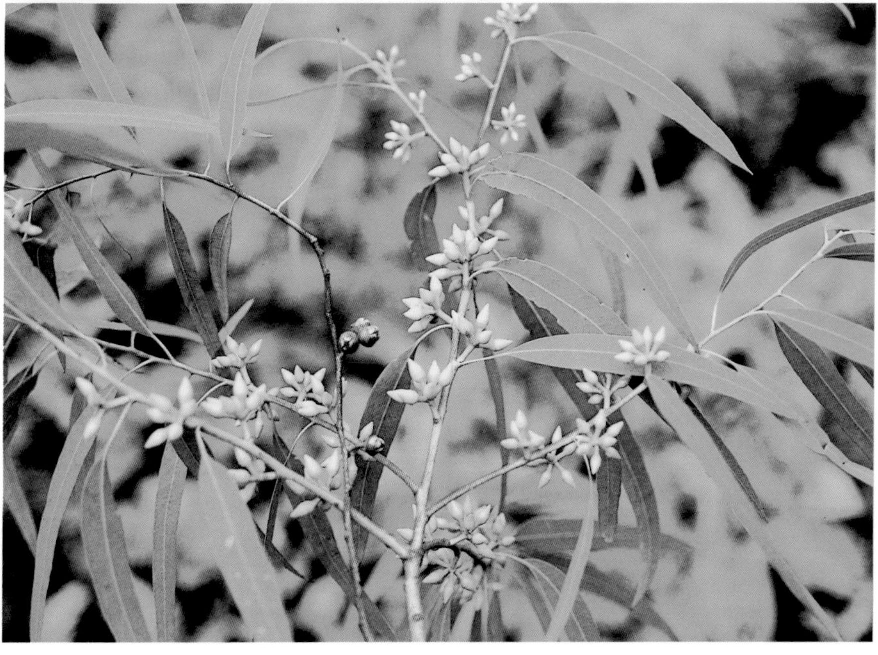

拟金茅

Eulaliopsis binata (Retz.) D. E. Hubb.

【别　　名】蓑草、龙须草

【基　　原】来源于禾本科拟金茅属拟金茅**Eulaliopsis binata** (Retz.) D. E. Hubb. 的全草入药。

【形态特征】多年生草本；秆高30～80 cm，平滑无毛，在上部常分枝，一侧具纵沟，具3～5节。叶鞘除下部者外均短于节间，无毛但鞘口具细纤毛，基生的叶鞘密被白色茸毛以形成粗厚的基部；叶舌呈一圈短纤毛状，叶片狭线形，长10～30 cm，宽1～4 mm，卷折呈细针状，稀扁平，顶生叶片甚退化，锥形，无毛，上面及边缘稍粗糙。总状花序密被淡黄褐色茸毛，2～4枚呈指状排列，长2～4. 5 cm，小穗长3. 8～6 mm，基盘具乳黄色丝状柔毛，其毛长达小穗的3/4；第一颖具7～9脉，中部以下密生乳黄色丝状柔毛；第二颖稍长于第一颖，具5～9脉，顶端具长0. 3～2 mm的小尖头，中部以下簇生长柔毛；第一外稃长圆形，与第一颖等长；第二外稃狭长圆形，等长或稍短于第一外稃，有时有不明显的3脉，通常全缘，顶端有长2～9 mm的芒，芒具不明显一回膝曲，芒针常有柔毛；第二内稃宽卵形，顶端微凹，凹处有纤毛；花药长约2. 5 mm，柱头帚刷状，黄褐色或紫黑色。

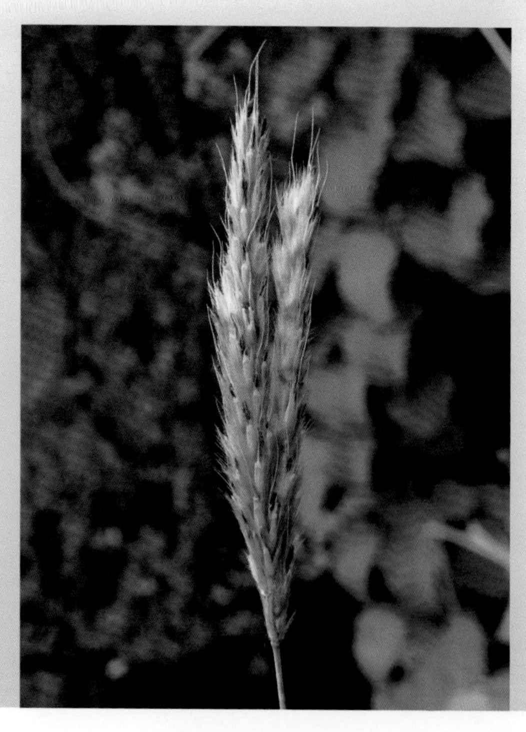

【生　　境】生于山坡。

【分　　布】河南、陕西、广东、广西、云南、贵州、四川。日本、中南半岛、印度、阿富汗、菲律宾也有分布。

【采集加工】夏秋季采收，将全草晒干。

【性味功能】味甘、淡，性平。清热消炎，平肝明目，止血。

【主治用法】治感冒，肝炎，小儿肺炎，乳腺炎，荨麻疹，产褥热，胃痛，外伤出血。用量15～30 g。

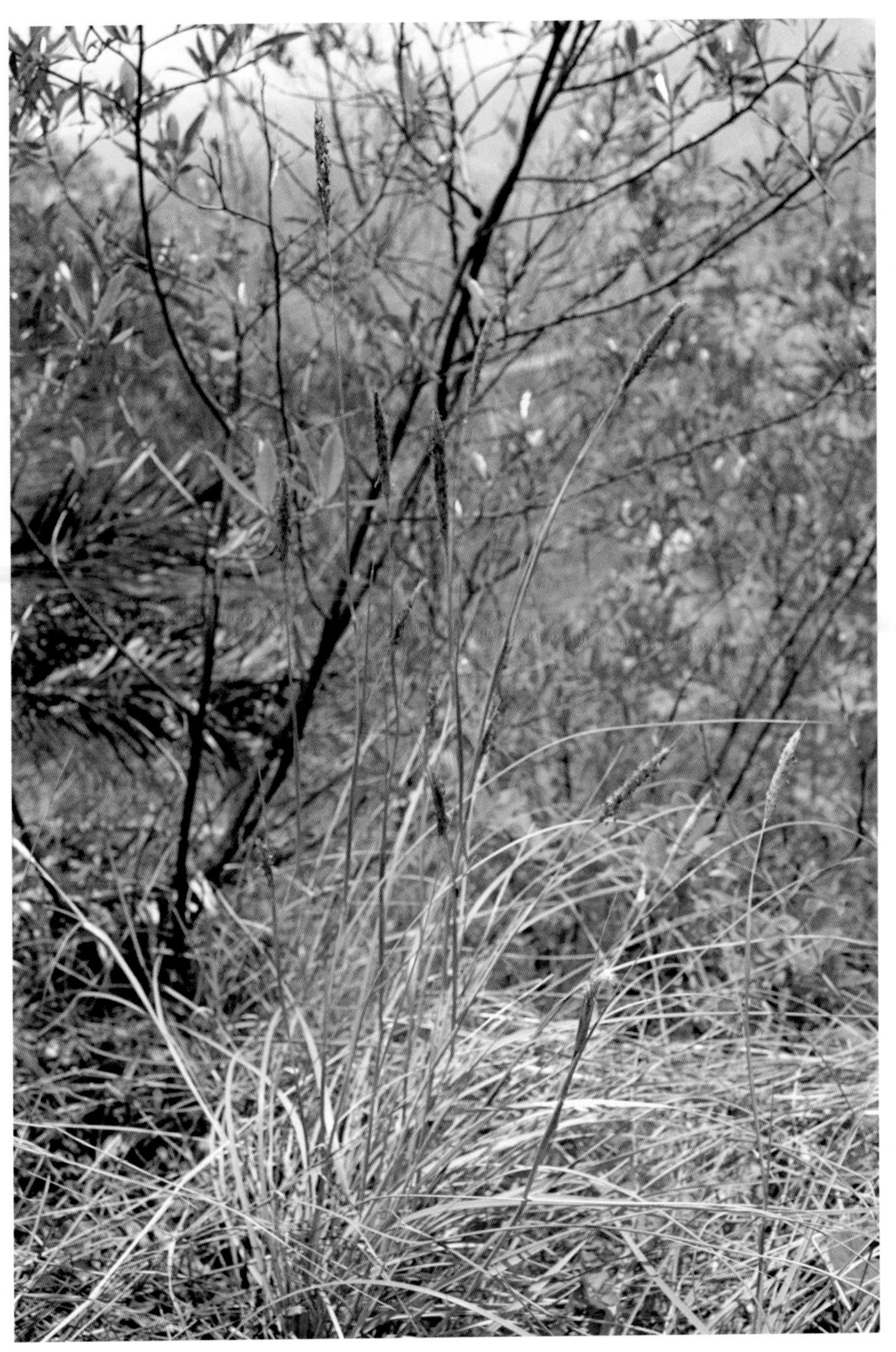

岗 柃

Eurya groffii Merr.

【别　　名】米碎木、蚂蚁木

【基　　原】来源于山茶科柃木属岗柃**Eurya groffii** Merr. 的叶入药。

【形态特征】灌木或小乔木，高2～7 m，有时可达10 m；树皮灰褐色或褐黑色，平滑；嫩枝圆柱形，密被黄褐色披散柔毛，小枝红褐色或灰褐色，被短柔毛或几无毛；顶芽披针形，密被黄褐色柔毛。叶革质或薄革质，披针形或披针状长圆形，长4.5～10 cm，宽1.5～2.2 cm，顶端渐尖或长渐尖，基部钝或近楔形，边缘密生细锯齿，叶面暗绿色，稍有光泽，无毛，背面黄绿色，密被贴伏短柔毛，中脉在叶面凹下，背面凸起，侧脉10～14对，在叶面不明显，偶有稍凹下，在背面通常纤细而隆起；叶柄极短，长约1 mm，密被柔毛。花1～9朵簇生于叶腋，花梗长1～1.5 mm，密被短柔毛。雄花：小苞片2枚，卵圆形；萼片5枚，革质，干后褐色，卵形，长1.5～2 mm，顶端钝，并有小突尖，外面密被黄褐色短柔毛；花瓣5片，白色，长圆形或倒卵状长圆形，长约3.5 mm；雄蕊约20枚，花药不具分格，退化子房无毛。雌花的小苞片和萼片与雄花同，但较小；花瓣5片，长圆状披针形，长约2.5 mm；子房卵圆形，3室，无毛，花柱长2～2.5 mm，3裂或3深裂几达基部。果实圆球形，直径约4 mm，成熟时黑色；种子稍扁，圆肾形，深褐色，有光泽，表面具密网纹。花期9～11月；果期翌年4～6月。

【生　　境】常见于阳光充足的丘陵及山地灌丛中。

【分　　布】福建、广东、广西、贵州、四川、云南等地。

【采集加工】夏秋季采收，将叶晒干。

【性味功能】味微苦，性平。消肿止痛。

【主治用法】治肺结核，咳嗽。用量：叶9～15 g，水煎服。治跌打肿痛：鲜叶捣烂酒炒外敷。

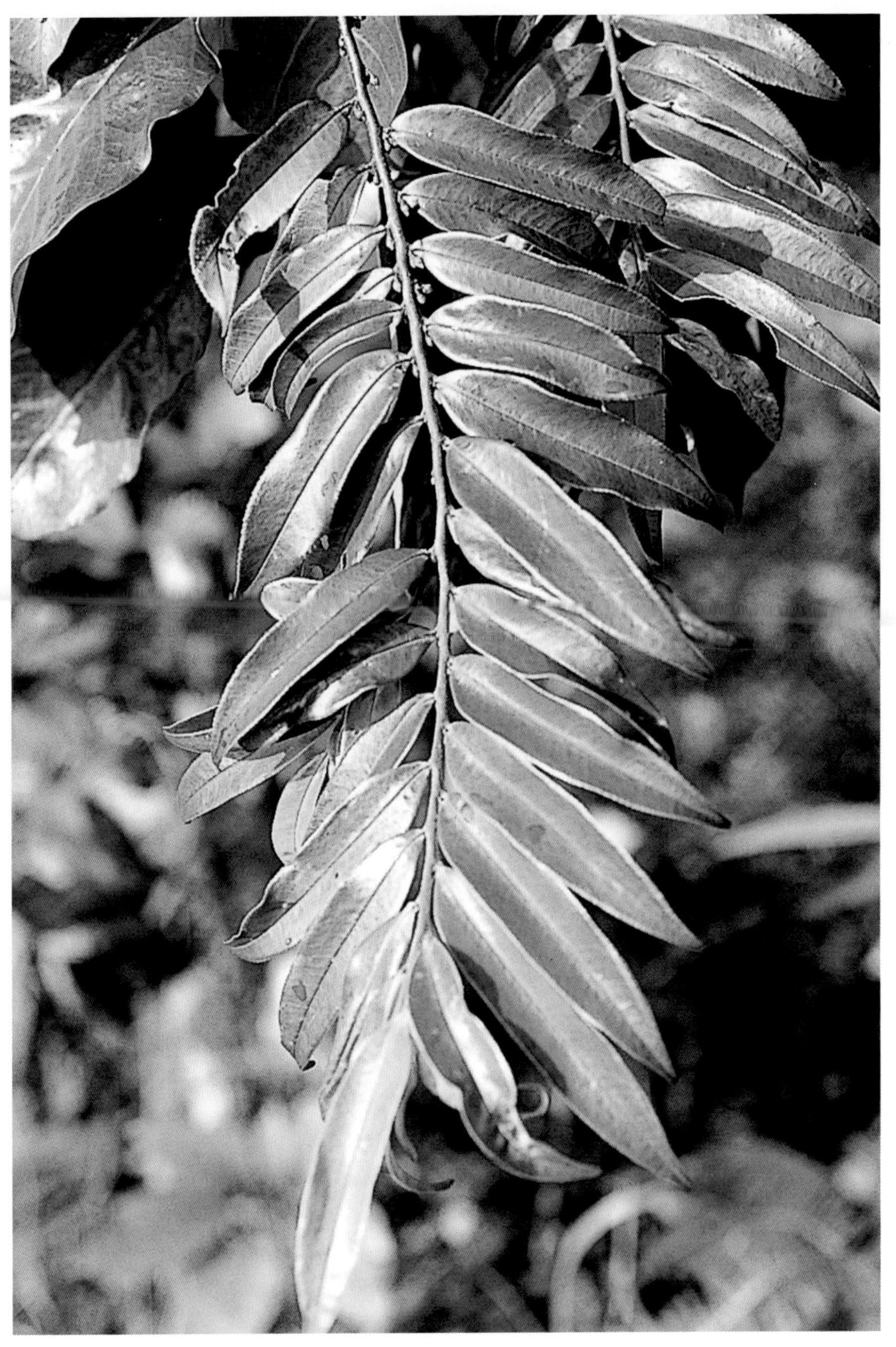

球穗千斤拔

Flemingia strobilifera (Linn.) et Ait. f.

【别　　名】咳嗽草、大苞千斤拔、半灌木千斤拔

【基　　原】来源于蝶形花科千斤拔属球穗千斤拔**Flemingia strobilifera** (Linn.) et Ait. f. 的根或全草入药。

【形态特征】直立或近蔓延状灌木，高达2 m。小枝具棱，密被灰色至灰褐色柔毛。单叶互生，近革质，卵形、卵状椭圆形、宽椭圆状卵形或长圆形，长6～15 cm，宽3～7 cm，顶端渐尖、钝或急尖，基部圆形或微心形，两面除中脉或侧脉外无毛或几无毛，侧脉每边5～9条；叶柄长0. 3～1. 5 cm，密被毛；托叶线状披针形，长0. 8～1. 8 cm，宿存或脱落。小聚伞花序包藏于贝状苞片内，复再排成总状或复总状花序，花序长5～11 cm，序轴密被灰褐色柔毛；贝状苞片纸质至近膜质，长1. 2～3 cm，宽2～4. 4 cm，顶端截形或圆形，微凹或有细尖，两面多少被长硬毛，边缘具缘毛。花小；花梗长1. 5～3 mm；花萼微被短柔毛。萼齿卵形，略长于萼管，花冠伸出萼外。荚果椭圆形，膨胀，长6～10 mm，宽4～5 mm，略被短柔毛，种子2颗，近球形，常黑褐色。花期春夏季；果期秋冬季。

【生　　境】常生于海拔200～1280 m的山坡草丛或灌丛中。

【分　　布】云南、贵州、广西、广东、海南、福建、台湾。印度、孟加拉国、缅甸、斯里兰卡、印度尼西亚、菲律宾、马来西亚也有分布。

【采集加工】夏秋季采收，根或全草切段晒干。

【性味功能】味苦、甘，性凉。止咳祛痰，清热除湿，补虚劳，壮筋骨。

【主治用法】治咳嗽，黄疸，劳伤，风湿痹痛，疳积，百日咳肺炎。用量9～15 g。

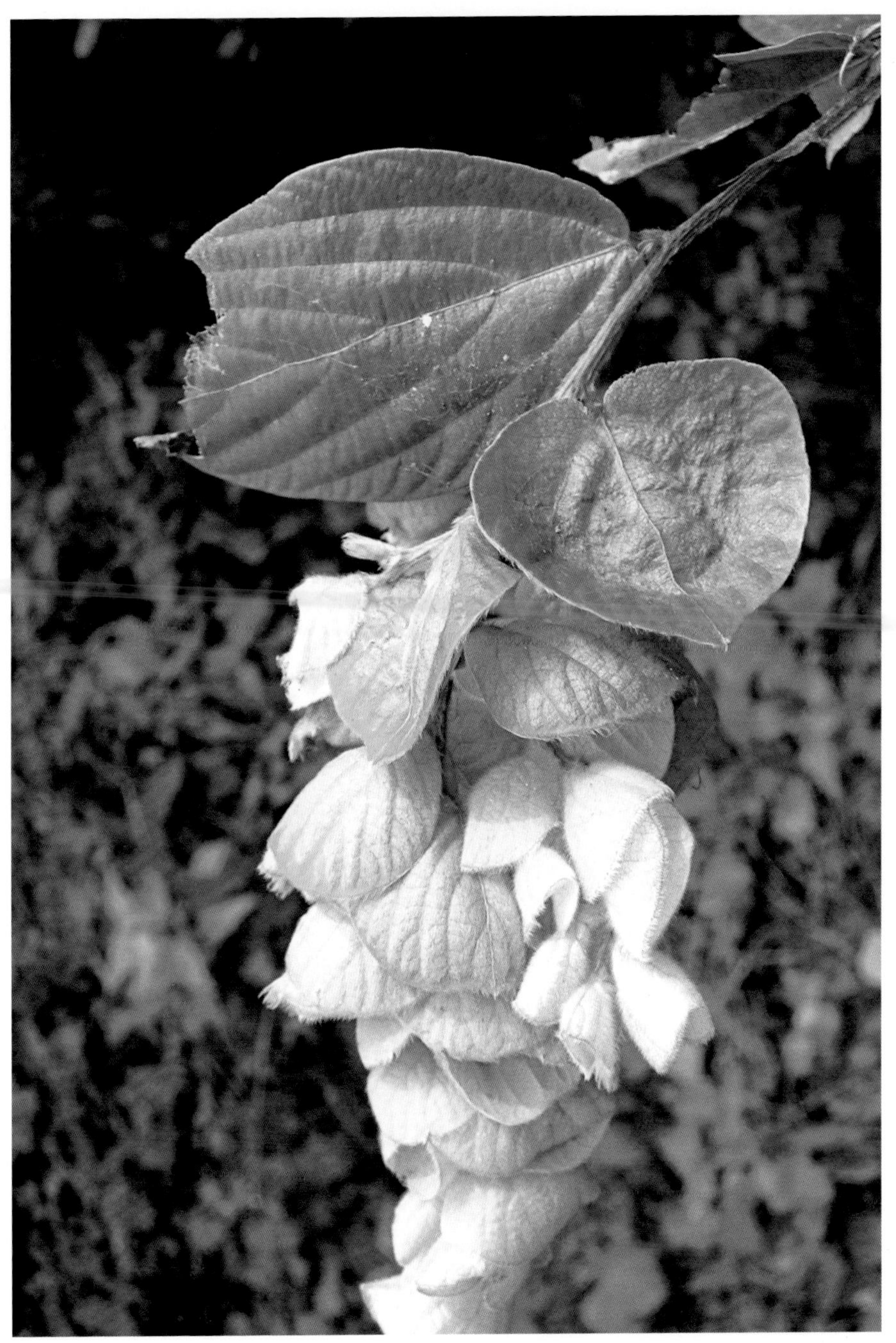

白蜡树

Fraxinus chinensis Roxb.

【别　　名】秦皮、椁木、鸡糠树、青榔木、白荆树

【基　　原】来源于木犀科梣属白蜡树**Fraxinus chinensis** Roxb. 的根皮、树皮入药。

【形态特征】落叶乔木，高10～12 m。羽状复叶长15～25 cm；叶柄长4～6 cm，基部不增厚；叶轴挺直，上面具浅沟，初时疏被柔毛，旋即秃净；小叶5～7枚，硬纸质，卵形、倒卵状长圆形至披针形，长3～10 cm，宽2～4 cm，顶生小叶与侧生小叶近等大或稍大，顶端锐尖至渐尖，基部钝圆或楔形，叶缘具整齐锯齿，叶面无毛，背面无毛或有时沿中脉两侧被白色长柔毛，中脉在上面平坦，侧脉8～10对，下面凸起，细脉在两面凸起，明显网结；小叶柄长3～5 mm。圆锥花序顶生或腋生枝梢，长8～10 cm；花序梗长2～4 cm，无毛或被细柔毛，光滑，无皮孔；花雌雄异株；雄花密集，花萼小，钟状，长约1 mm，无花冠，花药与花丝近等长；雌花疏离，花萼大，桶状，长2～3 mm，4浅裂，花柱细长，柱头2裂。翅果匙形，长3～4 cm，宽4～6 mm，上、中部最宽，顶端锐尖，常呈犁头状，基部渐狭，翅平展，下延至坚果中部，坚果圆柱形，长约1. 5 cm；宿存萼紧贴于坚果基部，常在一侧开口深裂。花期4～5月；果期7～9月。

【生　　境】生于山谷林中潮湿的地方。

【分　　布】我国华北、黄河流域、长江流域及福建、广西。越南、朝鲜也有分布。

【采集加工】夏秋季采收，根皮、树皮晒干。

【性味功能】味苦，性微寒。清热燥湿，止痢，明目。

【主治用法】治肠炎，痢疾，白带，慢性气管炎，急性结膜炎。外用治牛皮癣。用量6～9 g。外用30～60 g，煎水洗患处。

【附　　方】治痢疾：秦皮、黄柏、委陵菜各9 g，水煎服。

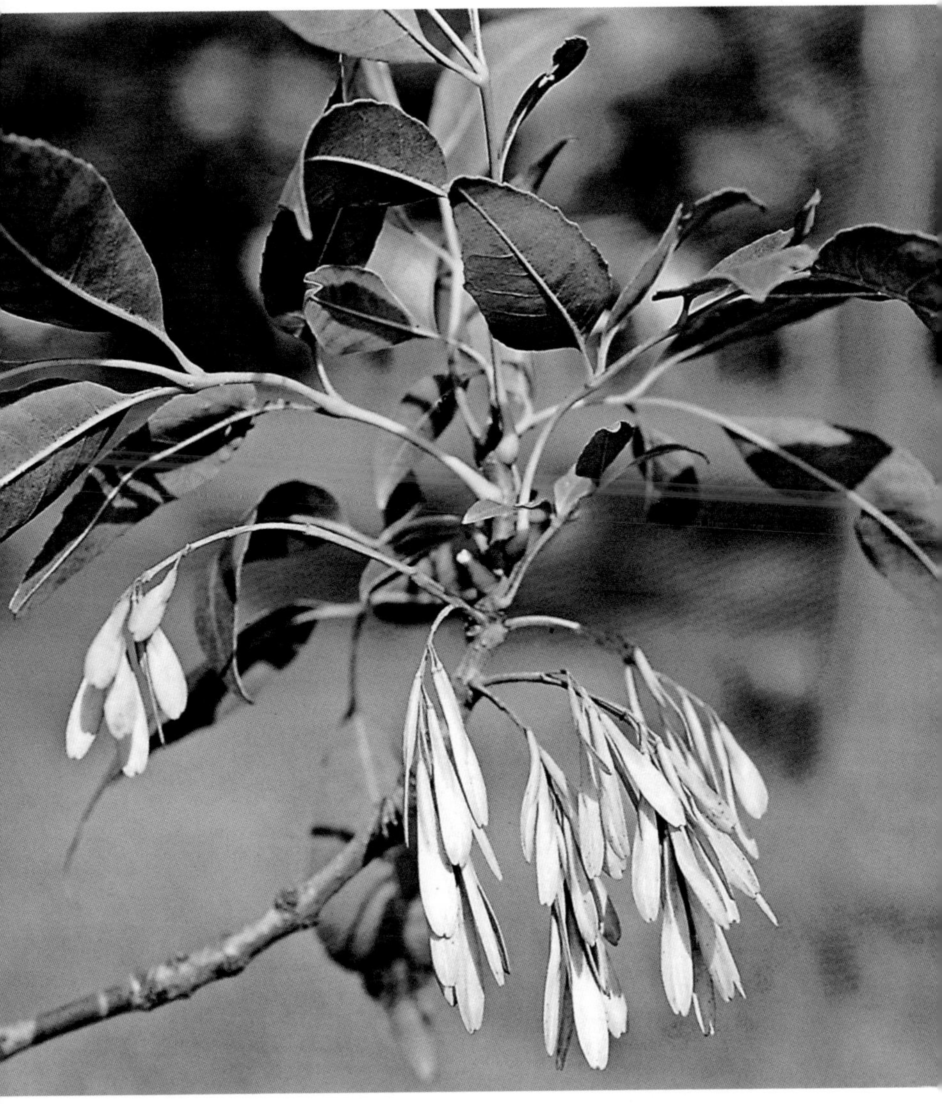

天　麻

Gastrodia elata Bl.

【别　　名】赤箭

【基　　原】来源于兰科天麻属天麻**Gastrodia elata** Bl.的根状茎入药。

【形态特征】草本，植株高30～100 cm，有时可达2 m；根状茎肥厚，块茎状，椭圆形至近哑铃形，肉质，长8～12 cm，直径3～5(7) cm，具较密的节，节上被许多三角状宽卵形的鞘。茎直立，橙黄色、黄色、灰棕色或蓝绿色，无绿叶，下部被数枚膜质鞘。总状花序长5～30(50) cm，通常具30～50朵花；花苞片长圆状披针形，长1～1.5 cm，膜质；花梗和子房长7～12 mm，略短于花苞片；花扭转，橙黄、淡黄、蓝绿或黄白色，近直立；萼片和花瓣合生成的花被筒长约1 cm，直径5～7 mm，近斜卵状圆筒形，顶端具5枚裂片，但前方亦即2枚侧萼片合生处的裂口深达5 mm，筒的基部向前方凸出；外轮裂片卵状三角形，顶端钝；内轮裂片近长圆形，较小；唇瓣长圆状卵圆形，长6～7 mm，宽3～4 mm，3裂，基部贴生于蕊柱足末端与花被筒内壁上并

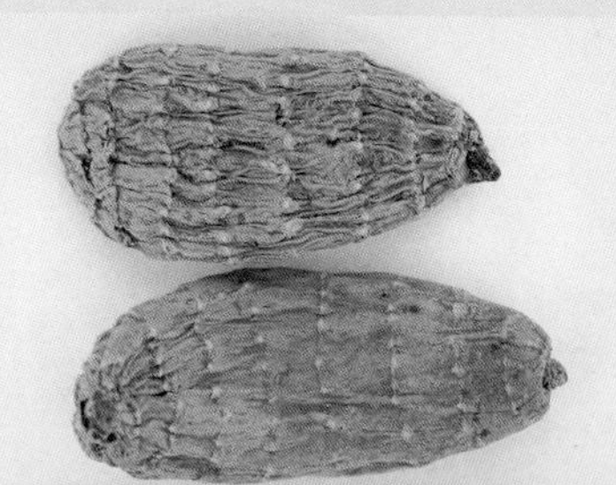

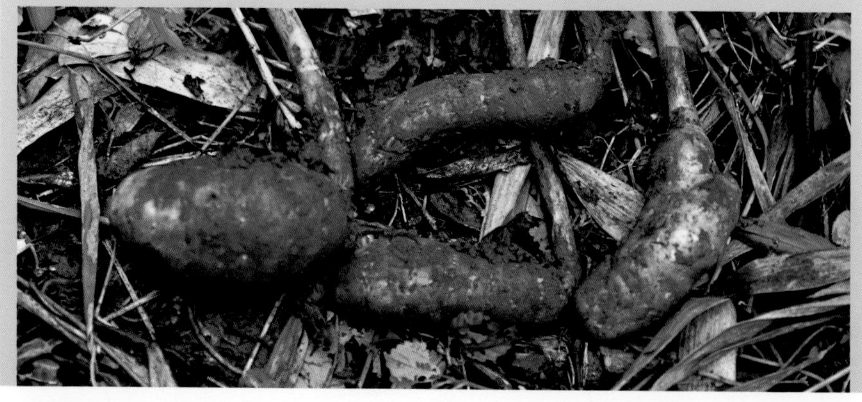

有一对肉质胼胝体，上部离生，上面具乳突，边缘有不规则短流苏；蕊柱长5～7 mm，有短的蕊柱足。蒴果倒卵状椭圆形，长1. 4～1. 8 cm，宽8～9 mm。花、果期5～7月。

【生　　境】栽培。

【分　　布】台湾、江西、浙江、江苏、安徽、广东、湖南、湖北、河南、河北、山西、陕西、甘肃、内蒙古、吉林、辽宁、四川、贵州、云南、西藏。尼泊尔、不丹、印度、日本、朝鲜至西伯利亚也有分布。

【采集加工】4～5月采挖春麻，9～10月采挖冬麻，用清水或白矾水略泡，刮去外皮，水蒸熟，晒干。

【性味功能】味甘，性微温。祛风，镇痉。

【主治用法】治高血压病，眩晕，头痛，口眼歪斜，肢体麻木，小儿惊厥。用量3～9 g。

【附　　方】1. 治高血压病，眩晕，失眠：（天麻钩藤饮）天麻、黄芩、川牛膝各9 g，钩藤、朱茯神、桑寄生、杜仲、益母草、夜交藤各12 g，石决明15 g，栀子6 g。水煎服。

2. 治小儿高热惊厥：天麻、全蝎各3 g，桑叶9 g，菊花6 g，钩藤12 g。水煎服。

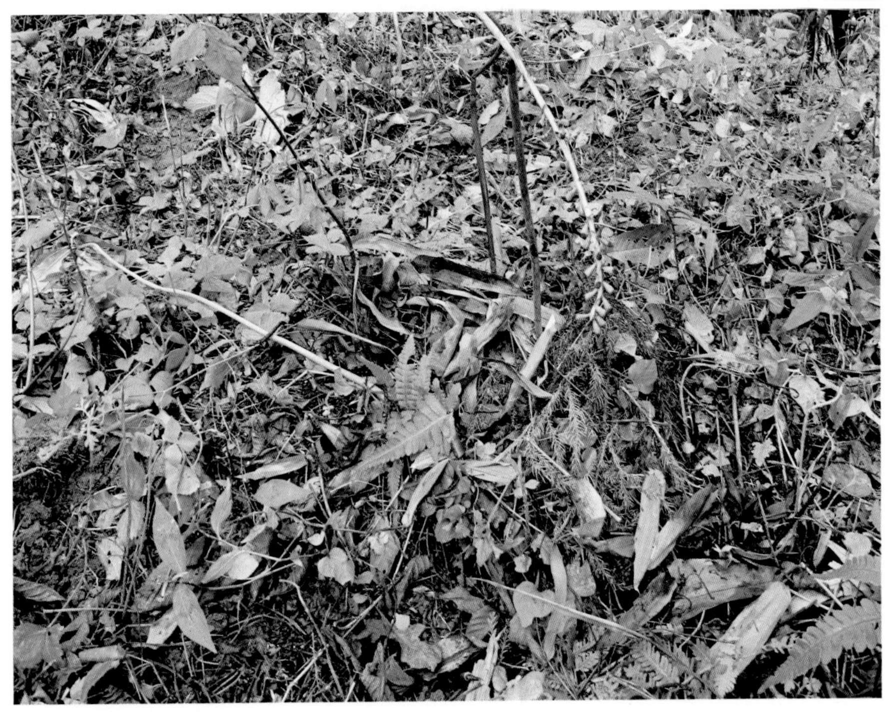

簇花粟米草

Glinus oppositifolius (Linn.) DC.

【别　　名】圆根草

【基　　原】来源于粟米草科星粟草属簇花粟米草**Glinus oppositifolius** (Linn.) DC. 的全草入药。

【形态特征】铺散一年生草本，高10～40 cm，分枝多，被微柔毛或近无毛。叶3～6片假轮生或对生，叶片匙状倒披针形或椭圆形，长1～2. 5 cm，宽3～6 mm，顶端钝或急尖，基部狭长，边缘中部以上有疏离小齿。花通常2～7朵簇生，绿白色、淡黄色或乳白色；花梗纤细，长5～14 mm；花被片5片，长圆形，长3～4 mm,3脉，边缘膜质；雄蕊3～5枚，花丝线形；花柱3枚。蒴果椭圆形，稍短于宿存花被，种子栗褐色，近肾形，具多数颗粒状凸起，假种皮较小，长约为种子的1/5，围绕种柄稍膨大呈棒状；种阜线形，白色。花、果期几乎全年。

【生　　境】多生于旷地或海岸沙地上。

【分　　布】广东、海南、台湾。热带非洲、亚洲和大洋洲也有分布。

【采集加工】夏秋季采收，将全草晒干。

【性味功能】味淡，性平。清热解毒。

【主治用法】治急性阑尾炎。用量15～20 g。

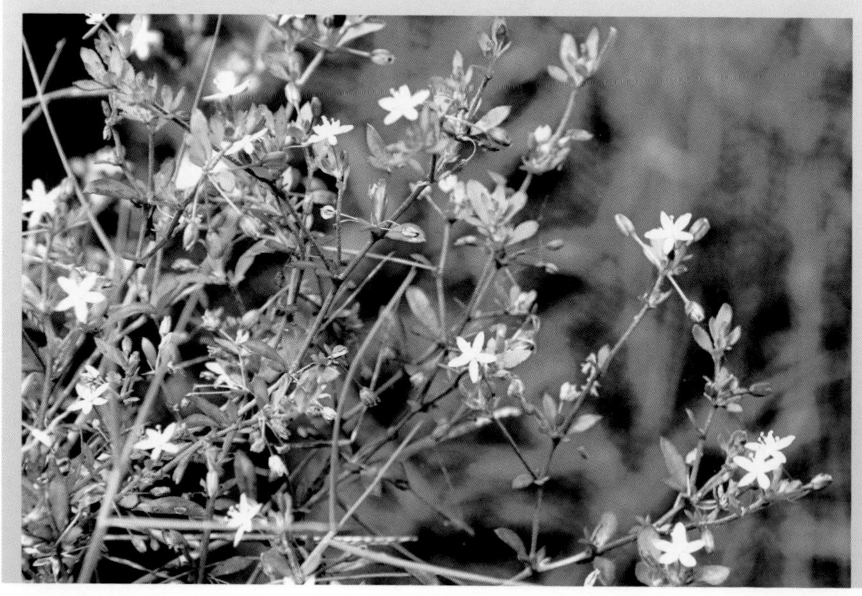

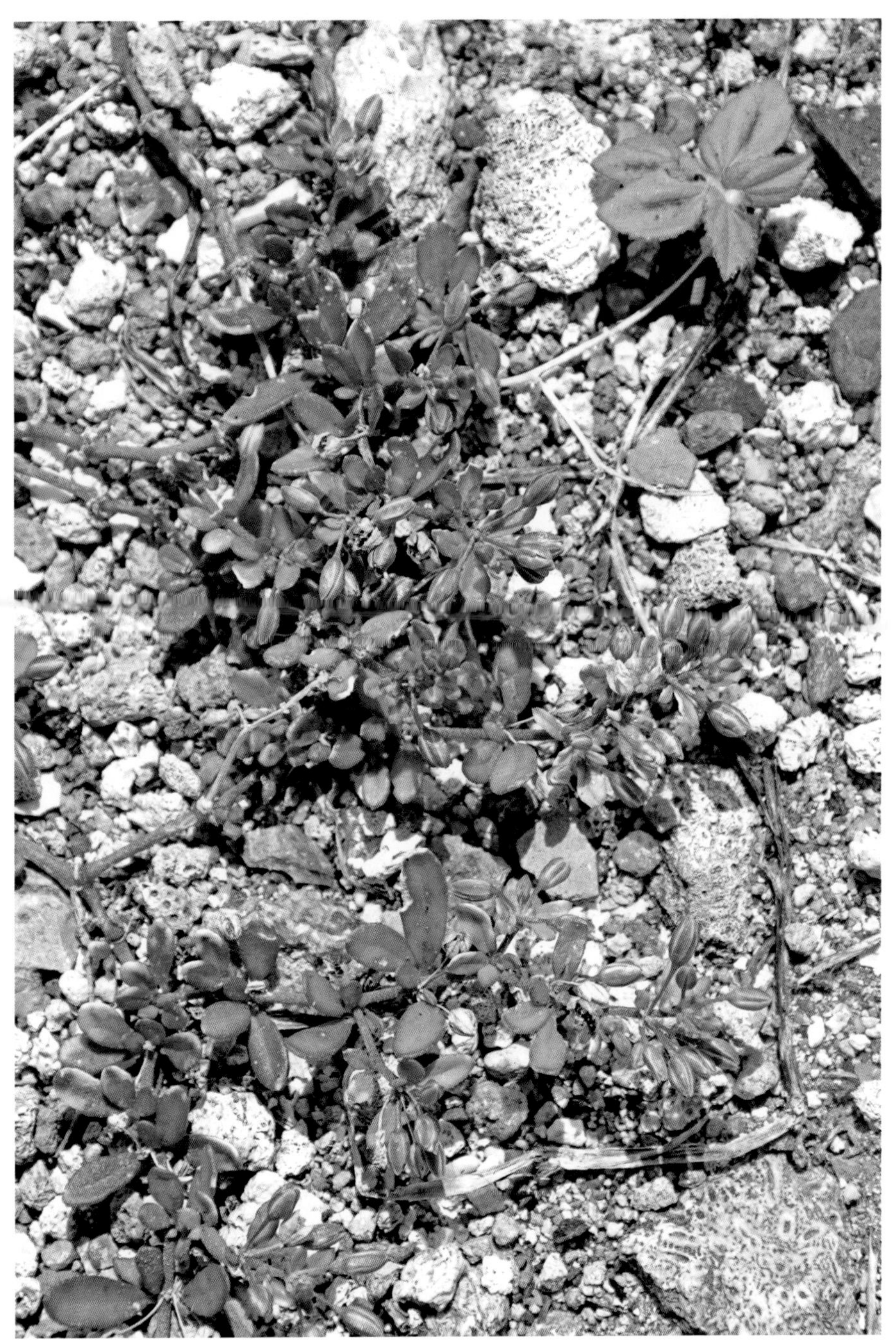

圆果算盘子

Glochidion sphaerogynum (Muell. -Arg.) Kurz

【别　　名】山柑算盘子

【基　　原】来源于大戟科算盘子属圆果算盘子**Glochidion sphaerogynum** (Muell. -Arg.) Kurz［*G. fagifolium* Miq.］的枝和叶入药。

【形态特征】乔木或灌木，高4～10 m；树皮灰白色；小枝具棱，无毛。叶片纸质或近革质，卵状披针形、披针形或长圆状披针形，长7～10 cm，宽1. 5～3. 5 cm，顶端渐尖，基部急尖，两侧通常略不相等，两面无毛，叶面绿色，背面浅绿色，干后灰褐色；侧脉每边6～8条；叶柄长5～8 mm；托叶近三角形，长2～3 mm。花簇生于叶腋内，雌花生于小枝上部，雄花则在下部，或雌花和雄花同生于小枝中部的叶腋内；雄花：花梗长6～8 mm；萼片5～6枚，倒卵形或椭圆形，长约2 mm，淡黄色；雄蕊3枚，合生，药隔尖；雌花：花梗长2～3 mm；萼片6片，卵形或卵状三角形，外轮3片较大而厚，长约1 mm；子房4～6室，无毛，上部为花柱所包，花柱合生呈扁珠状，宽约2 mm，约为子房宽的2倍。蒴果扁球状，直径8～10 mm，高约4 mm，顶端凹陷，边缘有8～12条纵沟，顶端具有扁球状的花柱宿存。花期12月至翌年4月；果期4～10月。

【生　　境】生于旷野、山坡或灌丛中。

【分　　布】海南、香港、广东、湖南、福建、广西、云南。印度、缅甸、泰国、越南也有分布。

【采集加工】夏秋季采收，将枝、叶晒干。

【性味功能】味苦、甘、涩，性凉。活血化瘀，清热解毒。

【主治用法】治骨折，刀伤出血，感冒发热，暑热口渴，口腔炎。外用治湿疹、疮疡溃烂。用量10～15 g。

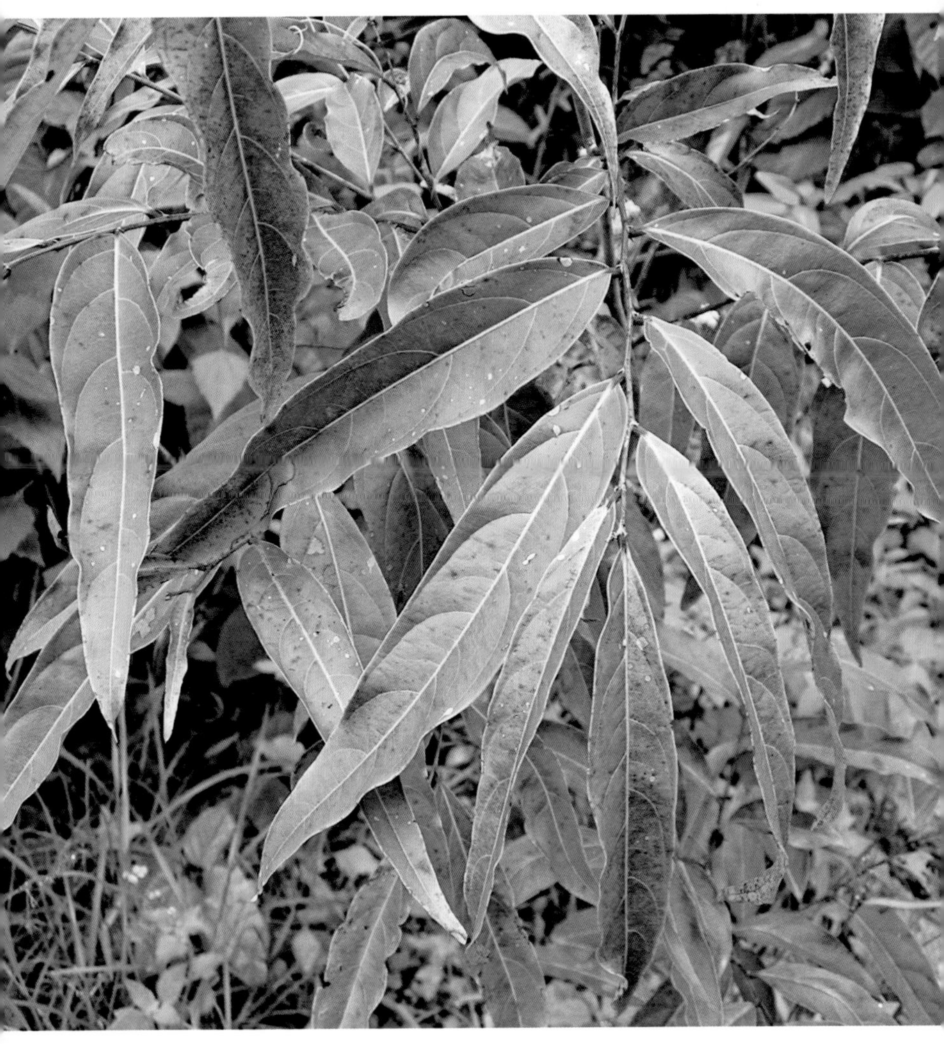

鹿角草

Glossogyne bidens (Ratz.) Veldkamp

【别　　名】金锁匙、鹞鹰爪、香茹

【基　　原】来源于菊科鹿角草属鹿角草**Glossogyne bidens** (Ratz.) Veldkamp［*G. tenutfolia* Cass.］的全草入药。

【形态特征】多年生草本，高15～30 cm，有纺锤状根。茎自基部分枝，小枝平展或斜升，无毛。基生叶密集，长4～8 cm，羽状深裂，两面无毛，裂片2～3对，线形，长7～15 mm，顶端稍钝，有突出的尖头；叶柄长2～4. 5 mm，与叶轴相接，茎中部叶稀少，羽状深裂，有短柄；上部叶细小，线形。头状花序单生于枝端，直径6～8 mm，有1线状长圆形苞叶。总苞片外层约7个，长圆状披针形，花后长3 mm，有条纹，上端钝，边缘膜质，稍有缘毛；内层狭长圆形，较外层稍长，长3. 5 mm，顶端钝，边缘膜质。舌状花花冠黄色，长4 mm，舌片开展，宽椭圆形，长3 mm，宽2. 5 mm，顶端有3个宽齿；管状花长3 mm，花冠上端4齿裂；花药基部钝；花柱分枝具被微硬毛的长附器。瘦果黑色，无毛，扁平，线形；长7～8 mm，具多数条纹，上端有2个长1. 5～2 mm的被倒刺毛的芒刺。花期6～7月；果期8～9月。

【生　　境】生于丘陵坡地或海边坚硬的沙土及空旷沙地上。

【分　　布】香港、广东、海南、广西、福建、台湾。菲律宾、中南半岛、澳大利亚、马来西亚、大洋洲也有分布。

【采集加工】夏秋季采收，将全草晒干。

【性味功能】味甘、微苦，性凉。清热解毒，利湿消肿，祛瘀活血。

【主治用法】治急性扁桃体炎，齿龈炎，支气管炎，肠炎，尿道炎，浮肿。外用治带状疱疹、跌打损伤。用量9～15 g。外用适量，捣烂外敷或绞汁涂患处。

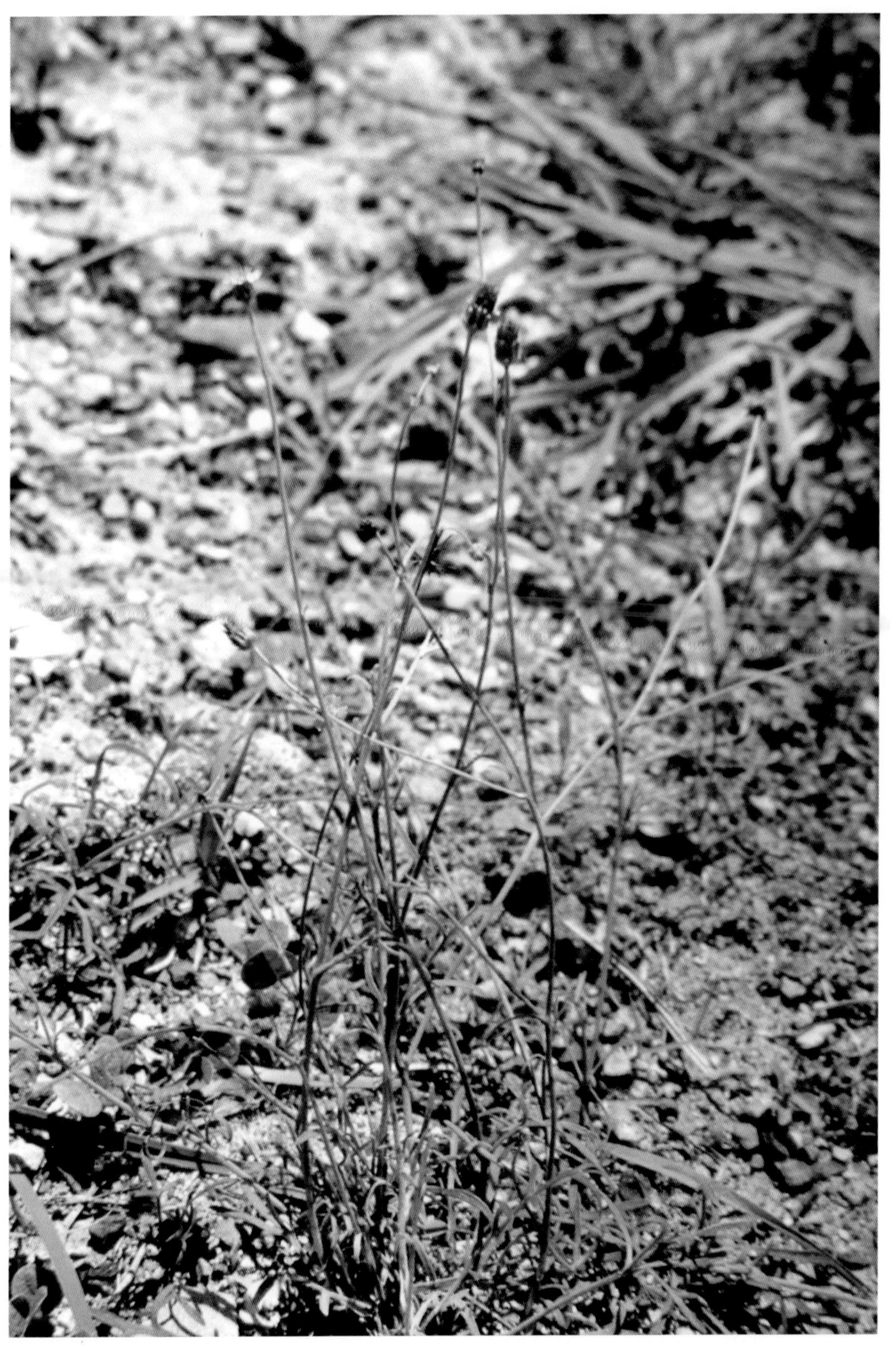

大 豆

Glycine max (Linn.) Merr.

【别　　名】黄豆、白豆

【基　　原】来源于蝶形花科大豆属大豆**Glycine max** (Linn.) Merr. 的种子入药。

【形态特征】一年生草本。茎通常直立或半蔓性，粗壮；全体密被长硬毛；高50～150 cm。羽状3小叶；小叶卵形、椭圆形，或侧生小叶斜卵形，长5～13 cm，宽2. 5～8 cm，全缘，顶端圆或急尖，稀渐尖，两面通常被毛；托叶和小托叶宽卵形至披针形，渐尖，背面被毛。总状花序短，腋生，有花2～12朵；苞片及小苞片披针形，有毛；花小，淡红紫色或白色，长6～8 mm，花萼钟状，萼齿5，披针形，最下面的较长；旗瓣近圆形，顶端微凹，基部有短爪，翼瓣梳篦状，具明显的爪和耳，龙骨瓣斜倒卵形，具短爪；子房有毛。荚果密被黄褐色硬毛，稍弯，下垂，长约5 cm，宽约1 cm；种子间缢缩；种子2～5颗，宽肾形、卵形或球形，颜色因品种不同而不同。

【生　　境】山坡、田野栽培。

【分　　布】全国各地有栽培。原产我国。

【采集加工】夏秋季采收，种子发芽后晒干。

【性味功能】味甘，性平。清热，除湿，解表。

【主治用法】治暑湿发热，麻疹不透，胸闷不舒，骨节疼痛，水肿胀满。用量9～30 g。凡无湿热者忌用。

【附　　方】1. 治急性肾炎：大豆100 g，鲫鱼500 g。炖服，每日2次，连服7天。

2. 治妊娠水肿：大豆100 g，猪脚500 g。炖服，每日2次，连服7天。

3. 治脾虚泄泻：大豆100 g，猪大肠1副。炖服。

4. 治头发早白：大豆100 g，黑芝麻50 g，大枣50 g。炖熟服。

5. 治肾虚腰痛、夜尿次数多：大豆100 g，置于猪小肚内炖服。

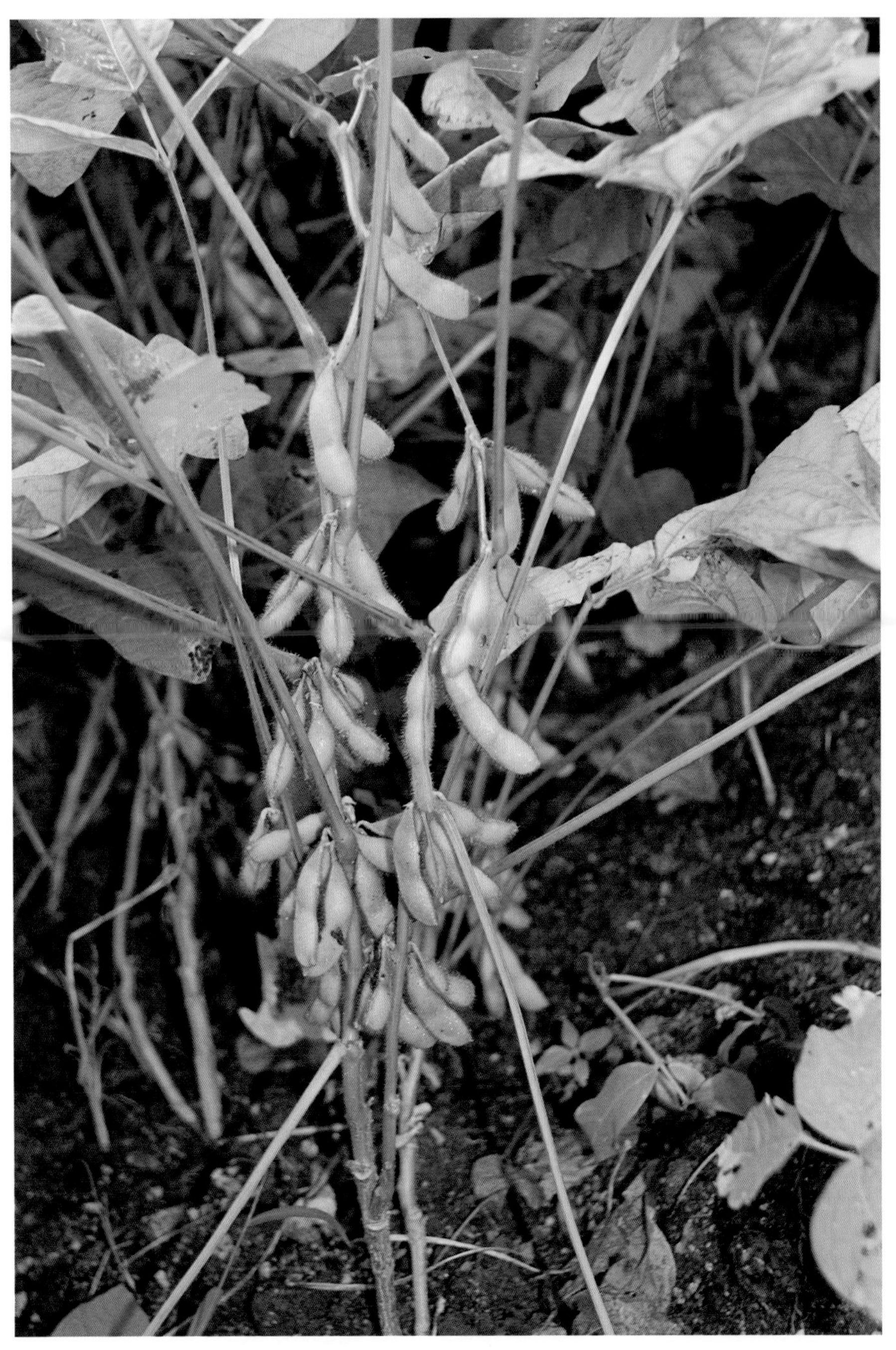

琼 榄

Gonocaryum lobbianum (Miers) Kurz

【别　　名】黄蒂、金蒂、黄柄木

【基　　原】来源于茶茱萸科琼榄属琼榄**Gonocaryum lobbianum** (Miers) Kurz 的根入药。

【形态特征】灌木或小乔木，高1.5～10 m。叶革质，长椭圆形至阔椭圆形，长9～20(25) cm，宽4～10(14) cm，顶端骤然渐尖，基部阔楔形或近圆形而一侧偏斜，叶面深绿色具光泽，背面绿色，干后榄绿色而背面稍淡，两面无毛，中脉在表面明显而略凹，在背面显著隆起，侧脉5～6(9) 对；叶柄粗壮，长12 cm。花杂性异株，雄花排列成腋生密集、间断的短穗状花序，雌花和两性花少数，于短花序柄上排列成总状花序；雄花具短梗，长7～8 mm，萼片5，长约2 mm，阔椭圆形，仅近基部连合，裂片镊合状排列，具缘毛；花冠管状，长约6 mm，白色，无毛，稍肉质，5裂片呈三角形，边缘内弯，雄蕊5枚，着生于花冠管上，花丝长3～4 mm，花药卵形，长约1.5 mm；退化子房长约2.5 mm，被短柔毛；花盘环状；雌花较小：萼片5枚，卵形，长约2.5 mm，镊合状排列，花冠管状，长约6 mm，5裂，裂片三角形；花丝长约4 mm，退化花药长约0.5 mm，子房阔卵形，无毛，花柱被毛，柱头小，3裂；花盘环状。核果椭圆形至长椭圆形，长3～4.5(6) cm，直径1.8～2.5 cm，由绿色转紫黑色，干时有纵肋，顶端具短喙。花期1～4月；果期3～10月。

【生　　境】生于山地林中。

【分　　布】海南、云南。柬埔寨、老挝、印度、马来西亚也有分布。

【采集加工】夏秋季采收，根切片晒干。

【性味功能】味甘、苦，性平。清热解毒。

【主治用法】治黄疸型肝炎、胸胁闷痛。用量10～15 g。

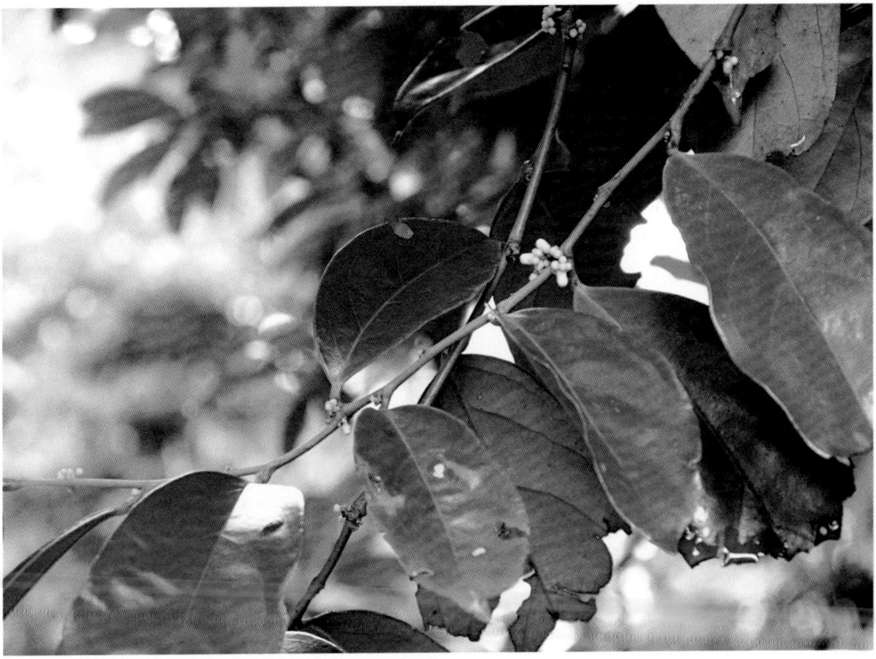

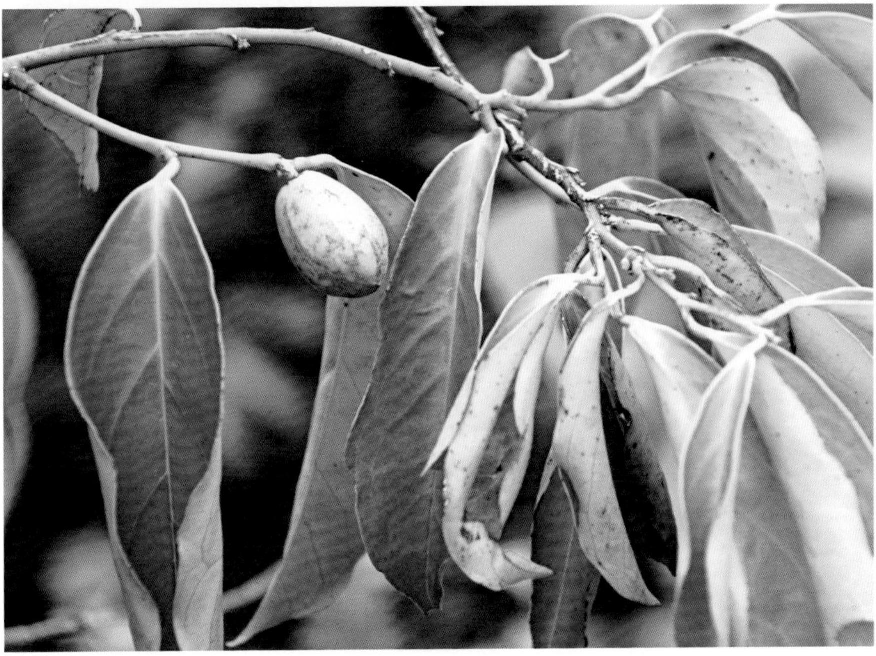

大花斑叶兰

Goodyera biflora (Lindl.) Hook. f.

【别　　名】长花斑叶兰、双花斑叶兰、大斑叶兰

【基　　原】来源于兰科斑叶兰属大花斑叶兰**Goodyera biflora** (Lindl.) Hook. f. 的全草入药。

【形态特征】多年生草本，植株高5～15 cm。根状茎伸长，茎状，匍匐，具节。茎直立，绿色，具4～5枚叶。叶片卵形或椭圆形，长2～4 cm，宽1～2. 5 cm，叶面绿色，具白色均匀细脉连接成的网状脉纹，背面淡绿色，有时带紫红色，具柄；叶柄长1～2. 5 cm，基部扩大成抱茎的鞘。花茎很短，被短柔毛；总状花序通常具2朵花，罕3～6朵花，常偏向一侧；花苞片披针形，长1. 5～2. 5 cm，宽6～7 mm，顶端渐尖，背面被短柔毛；子房圆柱状纺锤形，连花梗长5～8 mm，被短柔毛；花大，长管状，白色或带粉红色，萼片线状披针形，近等长，背面被短柔毛，长2～2. 5 cm，宽3～4 mm，顶端稍钝，中萼片与花瓣黏合呈兜状；花瓣白色，无毛，稍斜菱状线形，长2～2. 5 cm，宽3～4 mm，顶端急尖；唇瓣白色，线状披针形，长1. 8～2 cm，基部凹陷呈囊状，内面具多数腺毛，前部伸长，舌状，长为囊长的2倍，顶端近急尖且向下卷曲；蕊柱短；花药三角状披针形，长1～1. 2 cm；花粉团倒披针形，长1. 2～1. 6 cm。花期2～7月。

【生　　境】生于林下阴湿处。

【分　　布】台湾、浙江、江苏、安徽、广东、湖南、湖北、河南、陕西、甘肃、贵州、云南、四川、西藏。尼泊尔、印度、朝鲜半岛南部、日本也有分布。

【采集加工】夏秋季采收，将全草晒干。

【性味功能】味甘、辛，性平。润肺止咳，补肾益气，行气活血，消肿解毒。

【主治用法】治肺痨咳嗽，气管炎，头晕乏力，神经衰弱，阳痿，跌打损伤，骨节疼痛，咽喉肿痛，乳痈，疮疖，瘰疬，毒蛇咬伤。用量9～15 g。外用鲜品捣烂敷患处。

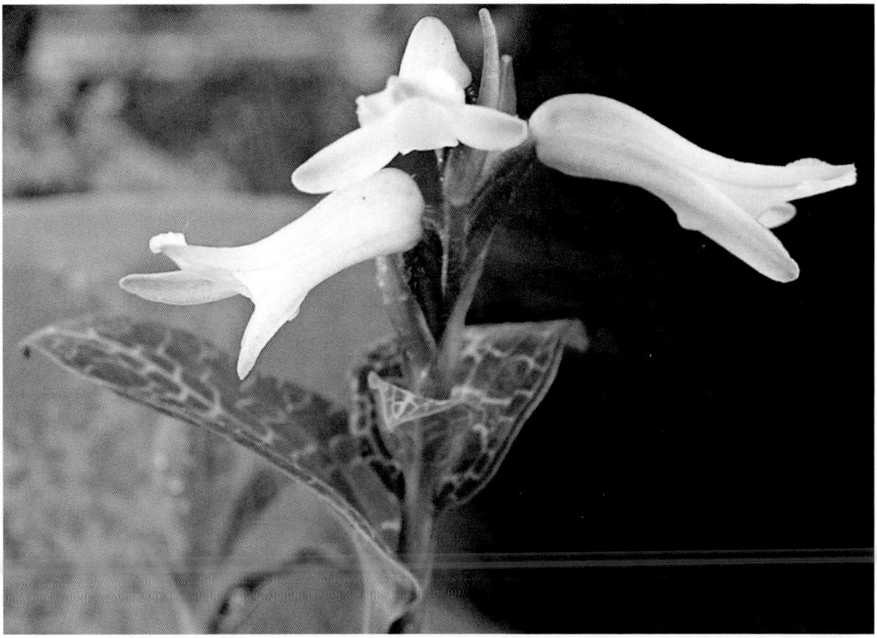

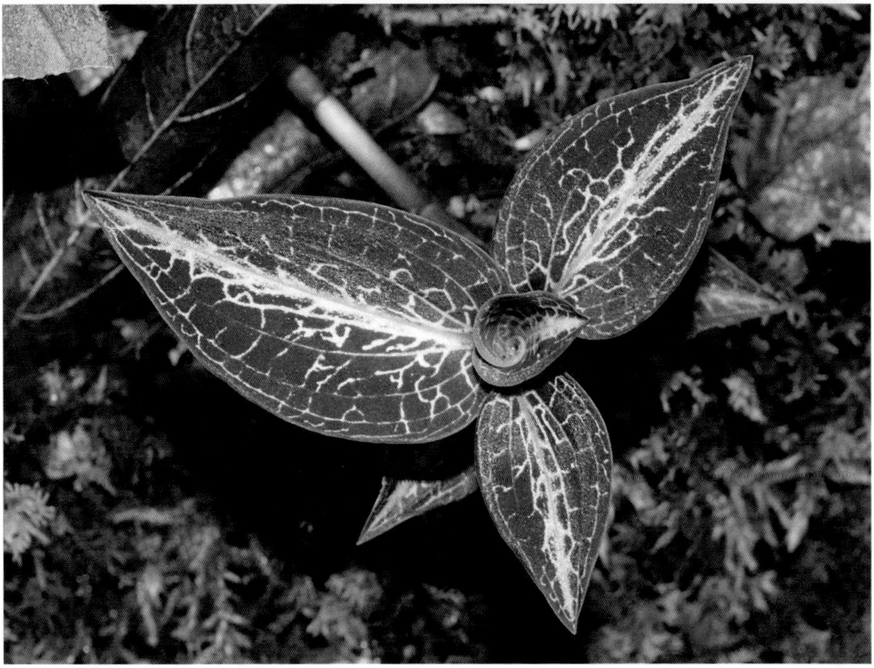

斑叶兰

Goodyera schlechtendaliana Reichb. f.

【别　　名】小叶青、小花斑叶兰

【基　　原】来源于兰科斑叶兰属斑叶兰**Goodyera schlechtendaliana** Reichb. f. 的全草入药。

【形态特征】多年生草本，高15～35 cm。根状茎伸长，茎状，匍匐，具节。茎直立，绿色，具4～6枚叶。叶片卵形或卵状披针形，长3～8 cm，宽0. 8～2. 5 cm，叶面绿色，具白色不规则的点状斑纹，背面淡绿色，顶端急尖，基部近圆形或宽楔形，具柄，叶柄长4～10 mm，基部扩大成抱茎的鞘。花茎直立，长10～28 cm，被长柔毛，具3～5枚鞘状苞片；总状花序具几朵至20余朵疏生近偏向一侧的花；长8～20 cm；花苞片披针形，长约12 mm，宽4 mm，背面被短柔毛；子房圆柱形，连花梗长8～10 mm，被长柔毛；花较小，白色或带粉红色，半张开；萼片背面被柔毛，具1脉，中萼片狭椭圆状披针形，长7～10 mm，宽3～3. 5 mm，舟状，顶端急尖，与花瓣黏合呈兜状；侧萼片卵状披针形，长7～9 mm，宽3. 5～4 mm，顶端急尖；花瓣菱状倒披针形，无毛，长7～10 mm，宽2. 5～3 mm，顶端钝或稍尖，具1脉；唇瓣卵形，长6～8. 5 mm，基部凹陷呈囊状，宽3～4 mm，内面具多数腺毛，前部舌状，略向下弯。花期8～10月。

【生　　境】生于林下阴湿外。

【分　　布】海南、广东、台湾、福建、江西、浙江、江苏、安徽、湖南、湖北、河南南部、山西、陕西南部、甘肃南部、广西、四川、贵州、云南、西藏。尼泊尔、不丹、印度、越南、泰国、朝鲜半岛南部、日本、印度尼西亚也有分布。

【采集加工】夏秋季采收，将全草晒干。

【性味功能】味淡，性寒。清肺止咳，解毒消肿，止痛。

【主治用法】治肺结核咳嗽、支气管炎。外用治毒蛇咬伤、痈疖疮疡。用量3～9 g。外用适量，鲜品捣烂敷患处。

【附　　方】1. 治肺结核咳嗽：斑叶兰15 g，炖肉吃。

2. 治支气管炎：鲜斑叶兰3～6 g，水煎服。

3. 治毒蛇咬伤：斑叶兰3～6 g，牡蒿叶6 g，土细辛3 g，金银花9～12 g。水煎服，每日3次，饭前服。

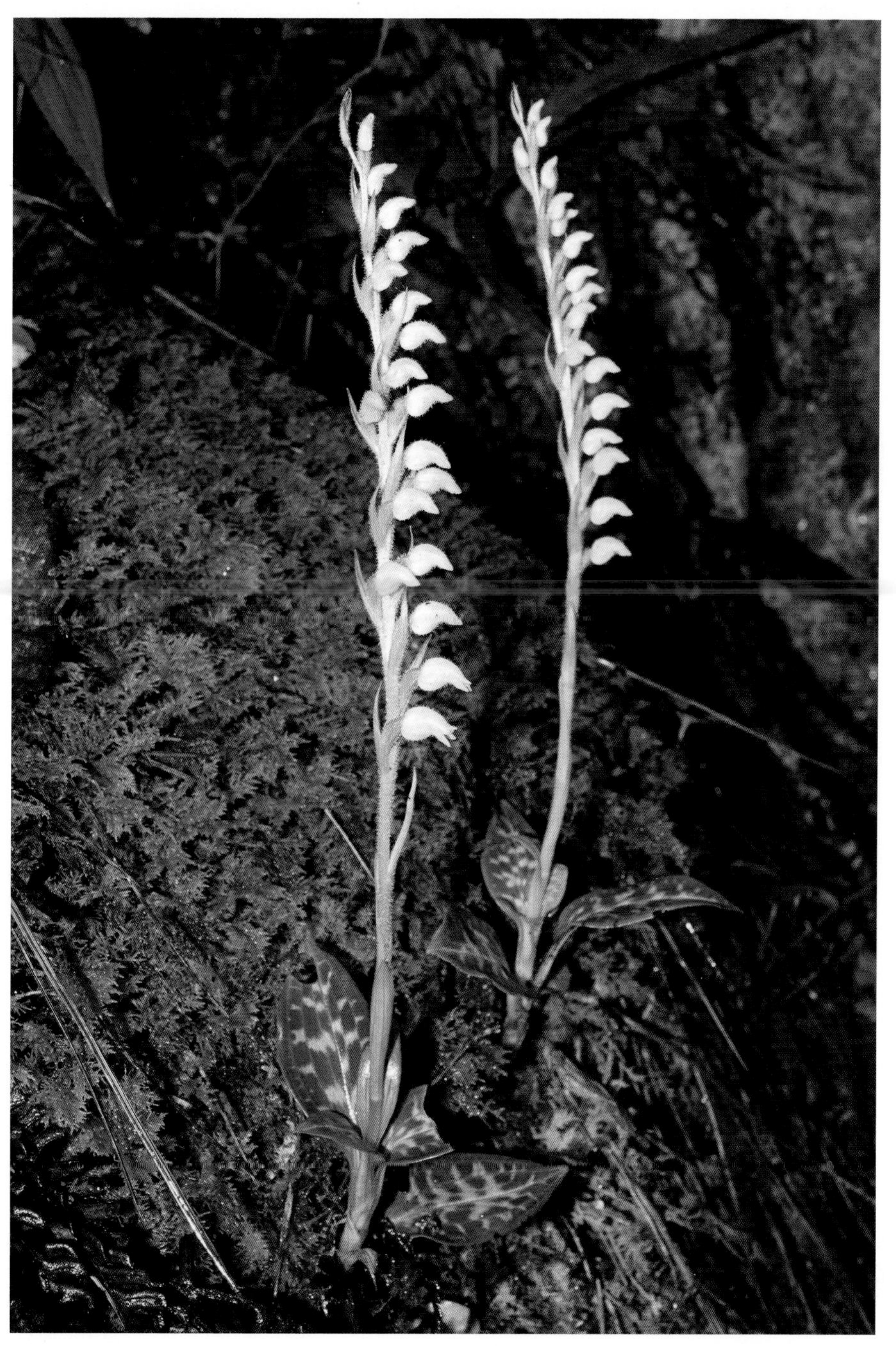

毛果扁担杆

Grewia eriocarpa Juss.

【别　　名】杠木、山麻树

【基　　原】来源于椴树科扁担杆属毛果扁担杆**Grewia eriocarpa** Juss.的花和叶入药。

【形态特征】灌木或小乔木，高达8 m；嫩枝被灰褐色星状软茸毛。叶纸质，斜卵形至卵状长圆形，长6～13 cm，宽3～6 cm，顶端渐尖或急尖，基部偏斜，斜圆形或斜截形，叶面散生星状毛，干后变黑褐色，背面被灰色星状软茸毛，三出脉的两侧脉上升达叶长的3/4，中脉上半部有侧脉3～4对，边缘有细锯齿；叶柄长5～10 mm；托叶线状披针形，长5～10 mm。聚伞花序1～3枝腋生，长1. 5～3 cm，花序柄长3～8 mm；花柄长3～5 mm；苞片披针形；花两性；萼片狭长圆形，长6～8 mm，内外两面均被毛；花瓣长3 mm；腺体短小；雌雄蕊柄被毛；雄蕊离生，长短不一，比萼片短；子房被毛，花柱有短柔毛，柱头盾形,4浅裂或不分裂。核果近球形，直径6～8 mm，被星状毛，有浅沟。

【生　　境】生于丘陵地带、山谷及旷地的灌丛中。

【分　　布】海南、广东、云南、贵州、广西、台湾、江苏。中南半岛、印度、菲律宾、印度尼西亚也有分布。

【采集加工】花、叶晒干。

【性味功能】味微苦、涩，性凉。消炎止痛。

【主治用法】治胃痛。用量10～15 g。

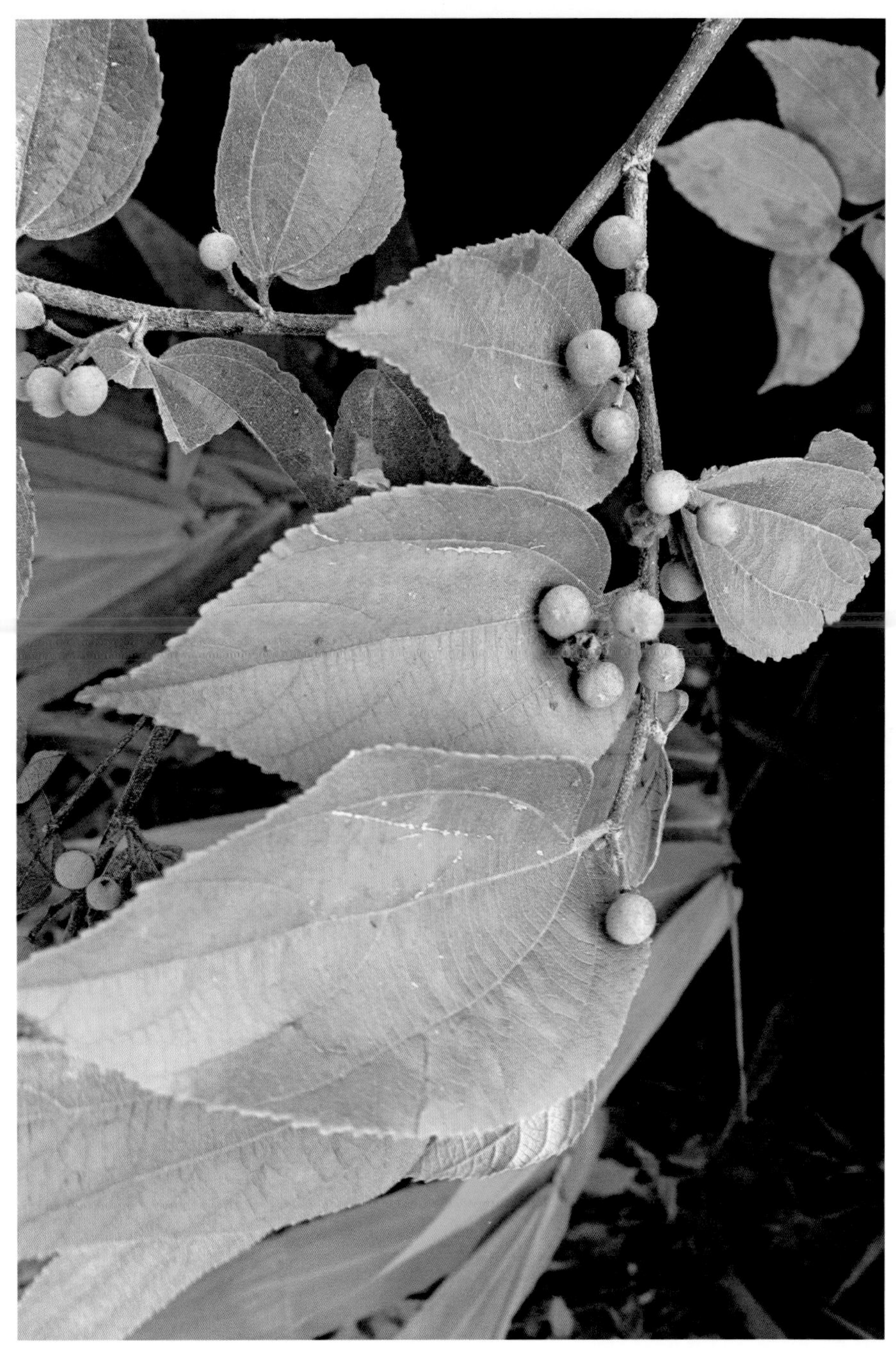

毛葶玉凤花

Habenaria ciliolaris Kraenzl.

【别　　名】丝裂玉凤花、玉蜂兰、玉凤兰

【基　　原】来源于兰科玉凤花属毛葶玉凤花**Habenaria ciliolaris** Kraenzl.的块茎入药。

【形态特征】多年生草本，高25～60 cm。块茎肉质，长椭圆形或长圆形，长3～5 cm，直径1. 5～2. 5 cm。叶片椭圆状披针形、倒卵状匙形或长椭圆形，长5～16 cm，宽2～5 cm，顶端渐尖或急尖，基部收狭抱茎。总状花序具6～15朵花，长9～23 cm，花葶具棱，棱上具长柔毛；花苞片卵形，长13～15 mm，顶端渐尖，边缘具缘毛，较子房短；子房圆柱状纺锤形，扭转，具棱，棱上有细齿，连花梗长23～25 mm，顶端弯曲，具喙；花白色或绿白色，罕带粉色，中等大；中萼片宽卵形，凹陷，兜状，长6～9 mm，宽5. 5～8 mm，顶端急尖或稍钝，近顶部边缘具睫毛，具5脉，背面具3条片状具细齿或近全缘的龙骨状凸起，与花瓣靠合呈兜状；侧萼片反折，强烈偏斜，卵形，长6. 5～10 mm，宽4～7 mm，具3～4条弯曲的脉，前部边缘究山，宽圆形，顶端急尖，花瓣直立，斜披针形，不裂，长6～7 mm，基部宽2～3 mm，顶端渐尖或长渐尖，具1脉，外侧增厚；唇瓣较萼片长，基部3深裂，裂片极狭窄，丝状，并行，向上弯曲，中裂片长16～18 mm，下垂，基部无胼胝体；侧裂片长20～22 mm；距圆筒状棒形，长21～27 mm，向末端逐渐或突然膨大，下垂，中部明显向前弯曲或前部稍弯曲，稍长于或短于子房，末端钝。花期7～9月。

【生　　境】生于山坡或沟边林下阴处。

【分　　布】香港、广东、海南、台湾、福建、江西、浙江、湖南、湖北、甘肃、广西、贵州、四川。

【采集加工】夏秋季采收块茎晒干。

【性味功能】味甘、微苦，性平。壮腰补肾，清热利水，解毒。

【主治用法】治肾虚腰痛，遗精，阳痿，白带，热淋，毒蛇咬伤，疮疖肿毒。用量9～15 g。外用鲜品捣烂敷患处。

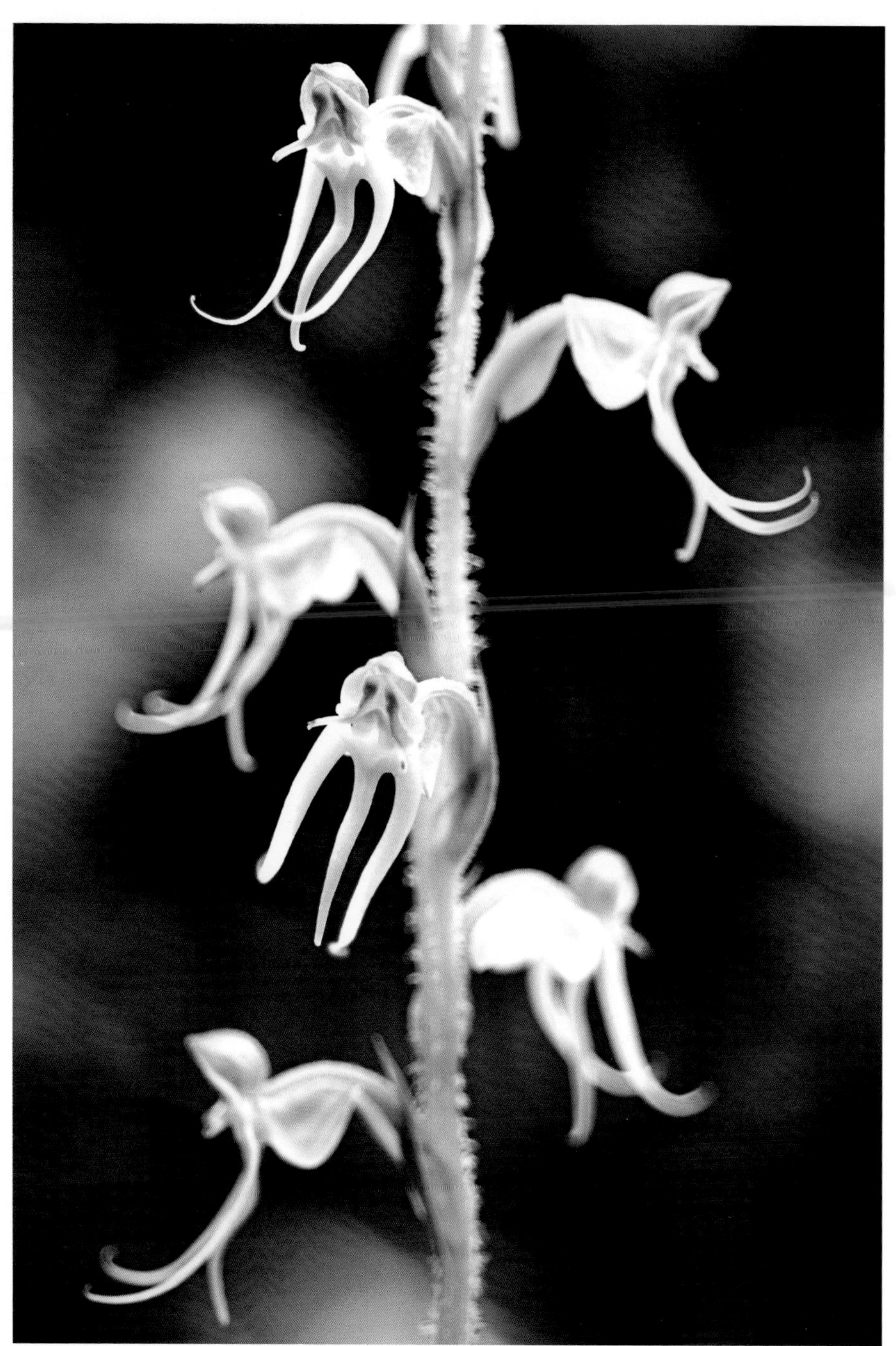

长距玉凤花

Habenaria davidii Franch.

【基　　原】来源于兰科玉凤花属长距玉凤花**Habenaria davidii** Franch.的根状茎入药。

【形态特征】多年生草本，高65～75 cm，干后变成黑色。块茎肉质，长圆形，长2～5 cm，直径0. 8～1. 5 cm。茎粗壮，直立，圆柱形，直径4～6 mm，具5～7枚叶。叶片卵形、卵状长圆形至长圆状披针形，长5～12 cm，宽1. 5～4. 5 cm，顶端渐尖，基部抱茎，向上逐渐变小。总状花序具4～15朵花，长4～21 cm；花苞片披针形，长达4. 5 cm，宽约1 cm，顶端渐尖；子房圆柱形，扭转，无毛，连花梗长2. 5～3. 5 cm；花大，绿白色或白色；萼片淡绿色或白色，边缘具缘毛，中萼片长圆形，直立，凹陷呈舟状，长1. 5～1. 8 mm，宽6～7 mm，顶端钝，具5脉；侧萼片反折，斜卵状披针形，长1. 7～2 cm，宽6～8 mm，顶端渐尖，具5～7脉；花瓣白色，直立，斜披针形，近镰状，不裂，长1. 4～1. 7 cm，宽3～4 mm，顶端近急尖，具3～5脉，边缘具缘毛，与中萼片靠合呈兜状；唇瓣白色或淡黄色，长2. 5～3 cm，基部不裂，在基部以上3深裂，裂片具缘毛；中裂片线形，长20～25 mm，顶端急尖，与侧裂片近等长；侧裂片线形，外侧边缘为篦齿状深裂，细裂片7～10条，丝状；距细圆筒状，下垂，长4. 5～6. 5 cm，稍弯曲，末端稍膨大而钝，较子房长；花药直立；药隔顶部截平，宽4 mm，药室叉开，伸长。花期6～8月。

【生　　境】生于山坡或沟谷密林下阴湿地。

【分　　布】湖南、湖北、四川、贵州、云南、西藏。

【采集加工】夏秋季采收块茎晒干。

【性味功能】味甘、淡，性平。补肾，止带，活血。

【主治用法】治肾虚腰痛，白带过多，跌打损伤。用量9～15 g。

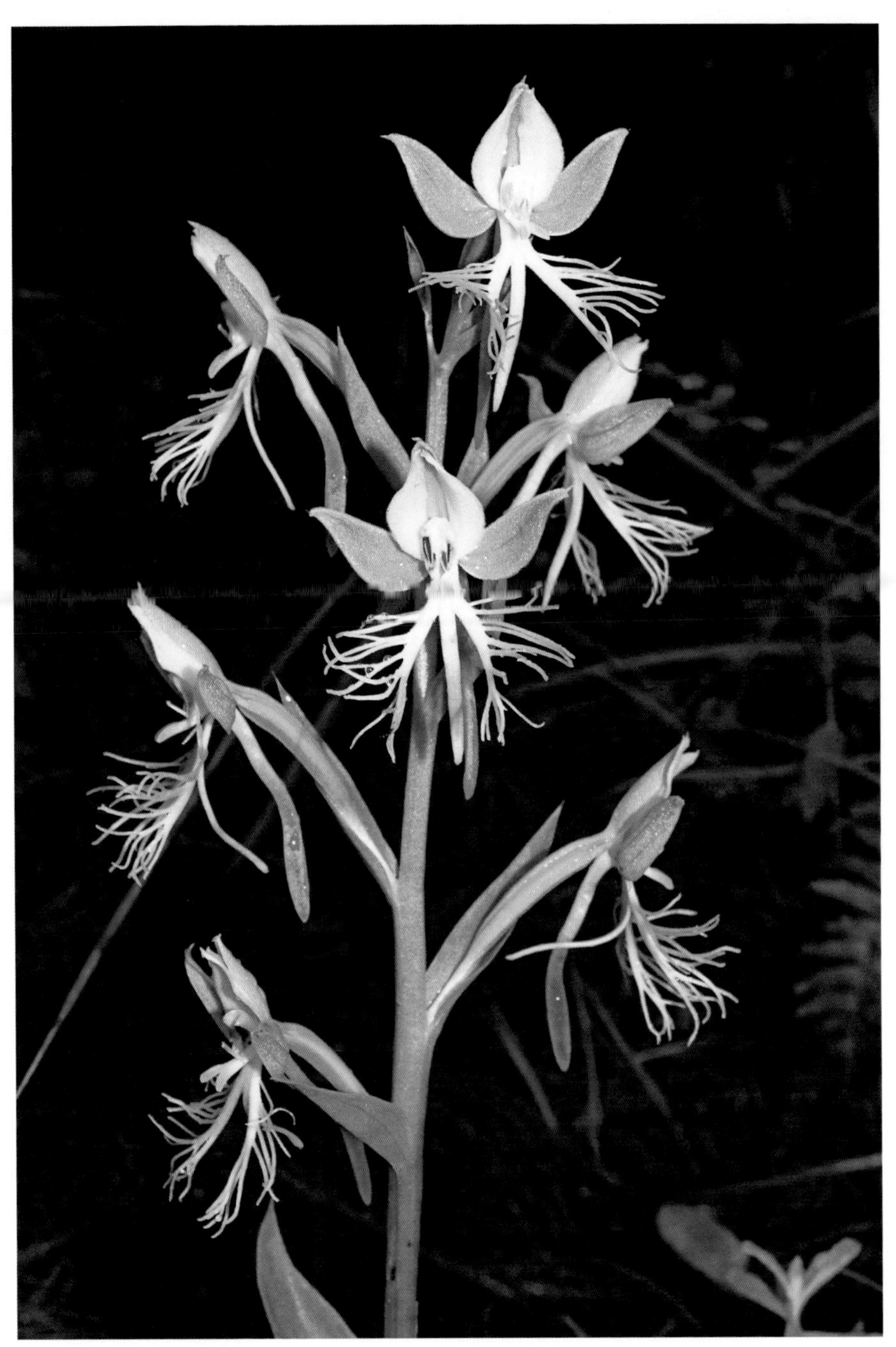

坡 参

Habenaria linguella Lindl.

【别　　名】小舌玉凤兰、小舌鹭兰

【基　　原】来源于兰科玉凤花属坡参**Habenaria linguella** Lindl.的块茎入药。

【形态特征】多年生小草本，高20～50 cm。块茎肉质，长3～5 cm，直径1～2 cm。茎直立，圆柱形，无毛，具3～4枚较疏生的叶，叶之下具2～3枚筒状鞘，向上具3～9枚苞片状小叶，苞片状小叶披针形，顶端长渐尖。叶片狭长圆形至狭长圆状披针形，长5～12(27) cm，宽1. 2～2 cm，顶端渐尖，基部抱茎。总状花序具9～20朵密生的花，长2. 5～6 cm；花苞片线状披针形，长1. 2～2. 5 cm，顶端长渐尖，边缘具缘毛，下部短于或长于子房；子房细圆柱状纺锤形，上部收狭，弧状，扭转，无毛，连花梗长1. 8～2. 3 cm；花小，细长，黄色或褐黄色；中萼片宽椭圆形，直立，凹陷，长4～5 mm，宽3～3. 5 mm，顶端钝，基部收狭，具3脉，与花瓣靠合呈兜状；侧萼片反折，斜宽倒卵形，长6～7 mm，宽4～4. 5 mm，顶端钝或近急尖，具3～4脉；花瓣直立，斜狭卵形或斜狭椭圆形，长4～5 mm，宽2～2. 5 mm，顶端钝，具1脉，边缘无毛或前部边缘具极稀疏细缘毛；唇瓣长9～10 mm，基部3裂；中裂片线形，长8～9 mm，顶端钝；侧裂片钻状，叉开，长1. 5～2. 75 mm，顶端渐尖；距极细的圆筒形，下垂，长2～2. 8 cm，下部稍增粗，直径1～1. 5 mm，末端钝，多少向前弯曲，长于子房。花期6～8月。

【生　　境】生于山坡草地。

【分　　布】香港、广东、海南、广西、贵州、云南。越南也有分布。

【采集加工】夏秋季采收块根晒干。

【性味功能】味甘，性寒。清肺热，止咳。

【主治用法】治肺炎，肺结核，肺热咳嗽。用量6～9 g。

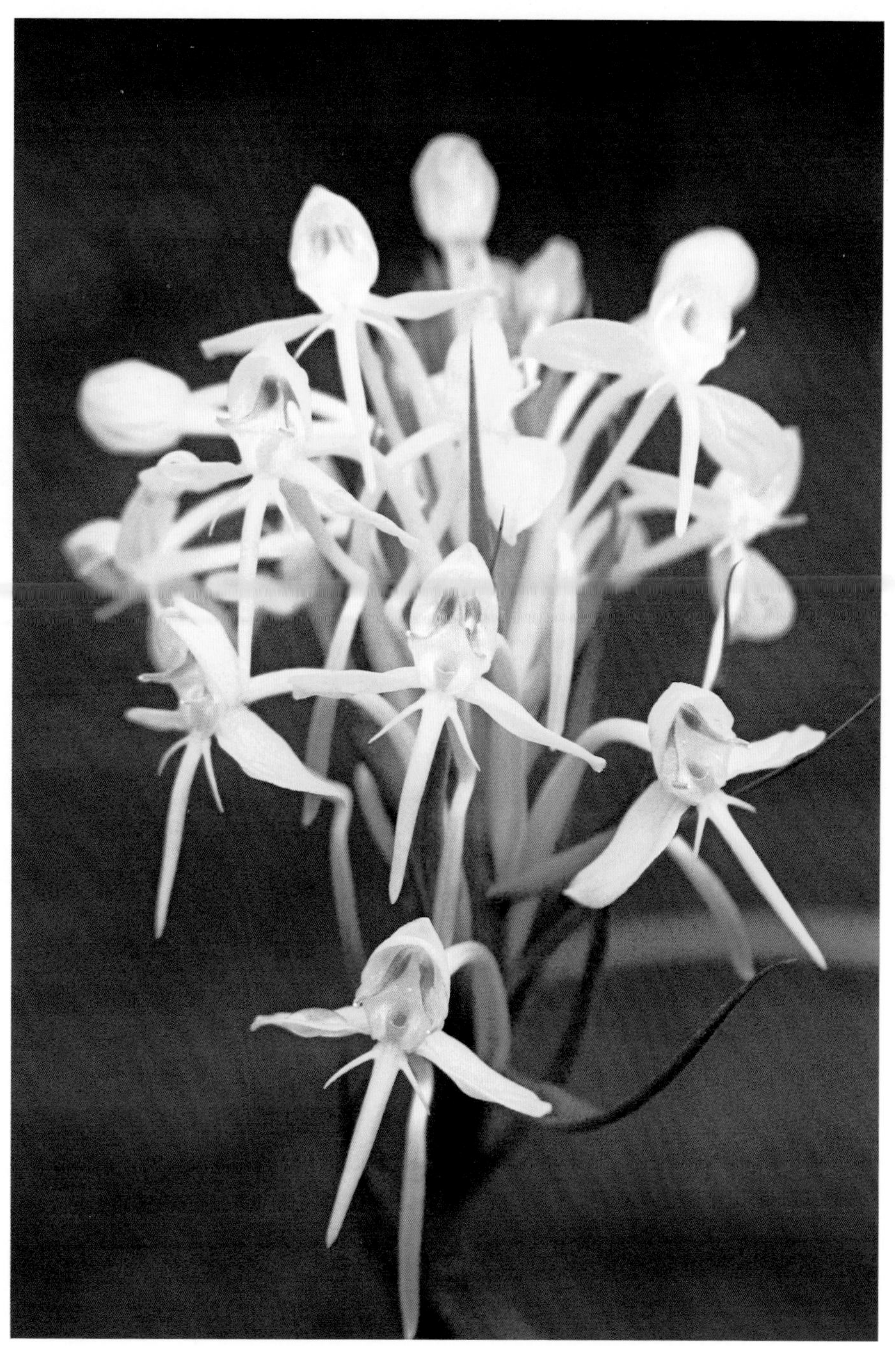

延龄耳草

Hedyotis paridifolia Dunn

【基　　原】来源于茜草科耳草属延龄耳草**Hedyotis paridifolia** Dunn的全草入药。

【形态特征】多年生草本，高20～30 cm，除花冠内面被毛外，全部无毛；茎绿色或带紫色，上部具棱。叶纸质，卵形、椭圆形至椭圆状卵形，长7～12 cm，宽2.3～4 cm，顶端短尖或短渐尖，基部阔楔形，有时下延至叶柄；侧脉每边5～7条，与中脉成锐角斜向上伸；叶柄长0.5 mm或无柄；托叶阔三角形，长3.2 mm，基部合生，顶端芒尖，边缘具疏长齿。聚伞花序密集成头状，无总花梗，有小而卵形的苞片，顶生的直径2～2.5 cm，常为4片叶所承托，腋生的较小，仅有花数朵；花具短梗或无梗；萼管陀螺形，紫色，长约1 mm，萼檐通常4裂，间有2或3裂，裂片长圆状椭圆形，长2～3 mm，直立，散生不透明的条纹，顶端钝；花冠漏斗状，长6～7 mm，内面被短茸毛，顶部通常4裂，裂片线形，广展，远比管短，雄蕊着生于花冠喉部稍下，花丝极短，花药微突出，长圆形，长0.5 mm，两端截平；花柱与花冠等长，柱头2裂，裂片线形，被毛，广展而下弯。果倒卵形或近椭圆形，长3～3.5 mm，直径2～2.5 mm，光滑，成熟时草黄色，不开裂，宿存萼檐裂片长达3.5～4 mm；种子微小，每室约12粒，具棱，干后种皮黑色，有窝孔。花期5～11月。

【生　　境】生于山地灌丛中。

【分　　布】海南。

【采集加工】夏秋季采收，全草鲜用。

【性味功能】清热解毒。

【主治用法】治疮疖。外用鲜品捣烂敷患处。

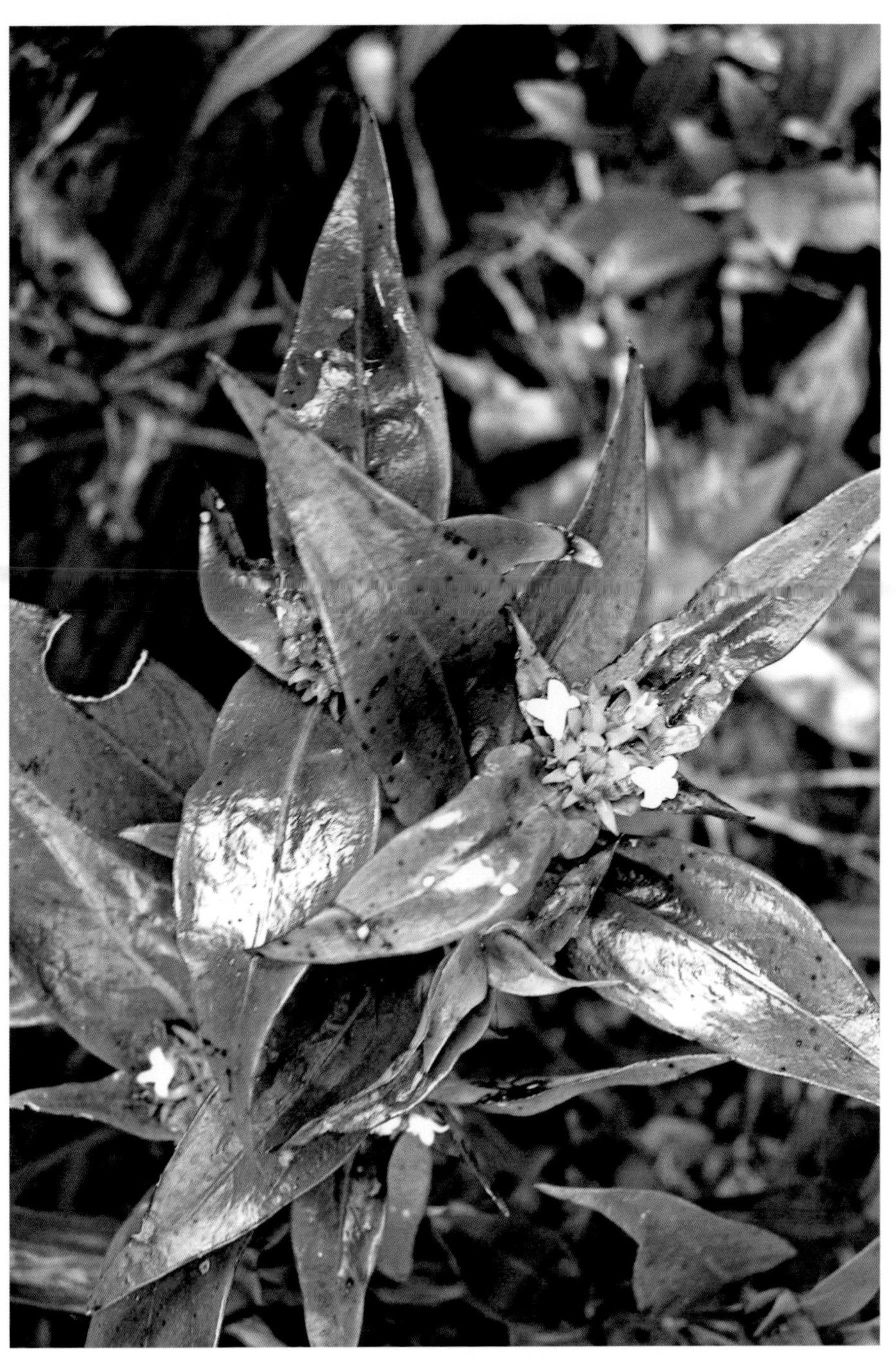

长节耳草

Hedyotis uncinella Hook. et Arn.

【别　　名】小钩耳草

【基　　原】来源于茜草科耳草属长节耳草**Hedyotis uncinella** Hook. et Arn. 的全草入药。

【形态特征】多年生草本，除花冠喉部和萼檐裂片外，其余无毛；茎通常单生，粗壮，四棱柱形；节间距离长。叶对生，纸质，具柄或近无柄，卵状长圆形或长圆状披针形，长3.5～7.5 cm，宽1～3 cm，顶端渐尖，基部渐狭或下延；侧脉每边4～5条，纤细，与中脉成锐角向上斜伸，小脉不明显；托叶三角形，长12 mm，基部合生，边缘有疏离长齿或深裂。花序顶生和腋生，密集成头状，直径12～15 mm，无总花梗；花4数，无花梗或具极短的梗；萼管近球形，长约3 mm，萼檐裂片长圆状披针形，长约3 mm，顶端钝，无毛或具小缘毛；花冠白色或紫色，长约5 mm，冠管长约3 mm，喉部被茸毛，花冠裂片长圆状披针形，比管短，顶端近短尖；雄蕊生于冠管喉部，花丝极短，花药内藏，线形，长约3 mm，两端截平；花柱长2 mm，柱头2裂；裂片近椭圆形，粗糙。蒴果阔卵形，长2 mm，直径1.8～2 mm，顶部平，宿存萼檐裂片长3 mm，成熟时开裂为2个果爿，果爿腹部直裂；种子数粒，具棱，浅褐色。花期4～6月。

【生　　境】生于路旁、旷野。

【分　　布】香港、广东、海南、广西、湖南、贵州、云南、福建、台湾。印度、越南也有分布。

【采集加工】夏秋季采收，将全草晒干。

【性味功能】味辛、甘、微苦，性平。祛风除湿，健脾消积。

【主治用法】治风湿性关节炎，小儿疳积，泄泻，痢疾，牙痛，皮肤瘙痒。用量9～15 g。外用鲜品捣烂敷患处。

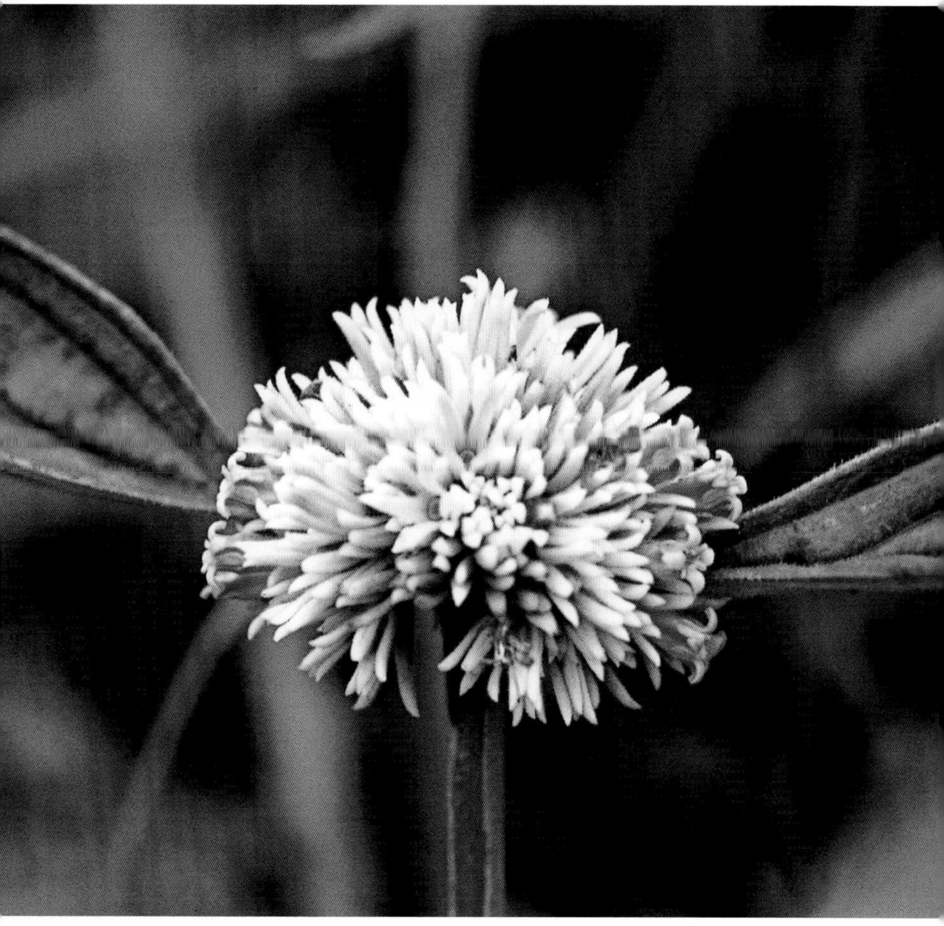

叉唇角盘兰

Herminium lanceum (Thunb. ex Sw.) Vuijk

【别　　名】角盘兰余粮子草、脚根兰、细叶零余子草

【基　　原】来源于兰科角盘兰属叉唇角盘兰**Herminium lanceum** (Thunb. ex Sw.) Vuijk 的全草入药。

【形态特征】多年生草本，高10～80 cm。块茎圆球形或椭圆形，肉质，长1～1.5 cm，直径8～12 mm。茎直立，常细长，无毛，基部具2枚筒状鞘，中部具3～4枚疏生的叶。叶互生，叶片线状披针形，直立伸展，长达15 cm，宽达1 cm，顶端急尖或渐尖，基部渐狭并抱茎。总状花序具多数密生的花，长达43 cm；花苞片小，披针形，直立伸展，顶端急尖；子房圆柱形，扭转，无毛，连花梗长5～7 mm；花小，黄绿色或绿色；中萼片卵状长圆形或长圆形，直立，凹陷呈舟状，长2～4 mm，宽1～1.5 mm，顶端钝，具1脉；侧萼片张开，长圆形或卵状长圆形，长2.2～4 mm，宽1～2 mm，顶端稍钝或急尖，具1脉；花瓣直立，线形，长2～4 mm，宽0.2～1 mm，较萼片狭很多，与中萼片相靠，顶端钝或近急尖，具1脉；唇瓣轮廓为长圆形，长3～7 mm，宽1～2 mm，常下垂，基部扩大，凹陷，无距，常在近基部上面有1枚短的纵的脊状隆起，有时不明显，中部通常缢缩，在中部或中部以上呈叉状3裂。花期6～8月。

【生　　境】生于山坡草地。

【分　　布】台湾、福建、浙江、安徽、江西、湖南、湖北、河南、陕西、甘肃、广东、广西、贵州、云南、四川。朝鲜半岛南部、日本、中南半岛至喜马拉雅山地区也有分布。

【采集加工】夏秋季采收，将全草切段晒干。

【性味功能】味甘，性平。补肾壮阳，润肺抗痨，止血。

【主治用法】治虚劳昏花，阳痿，遗精，睾丸肿痛，白浊，白带。用量6～15 g。外用于刀伤出血。

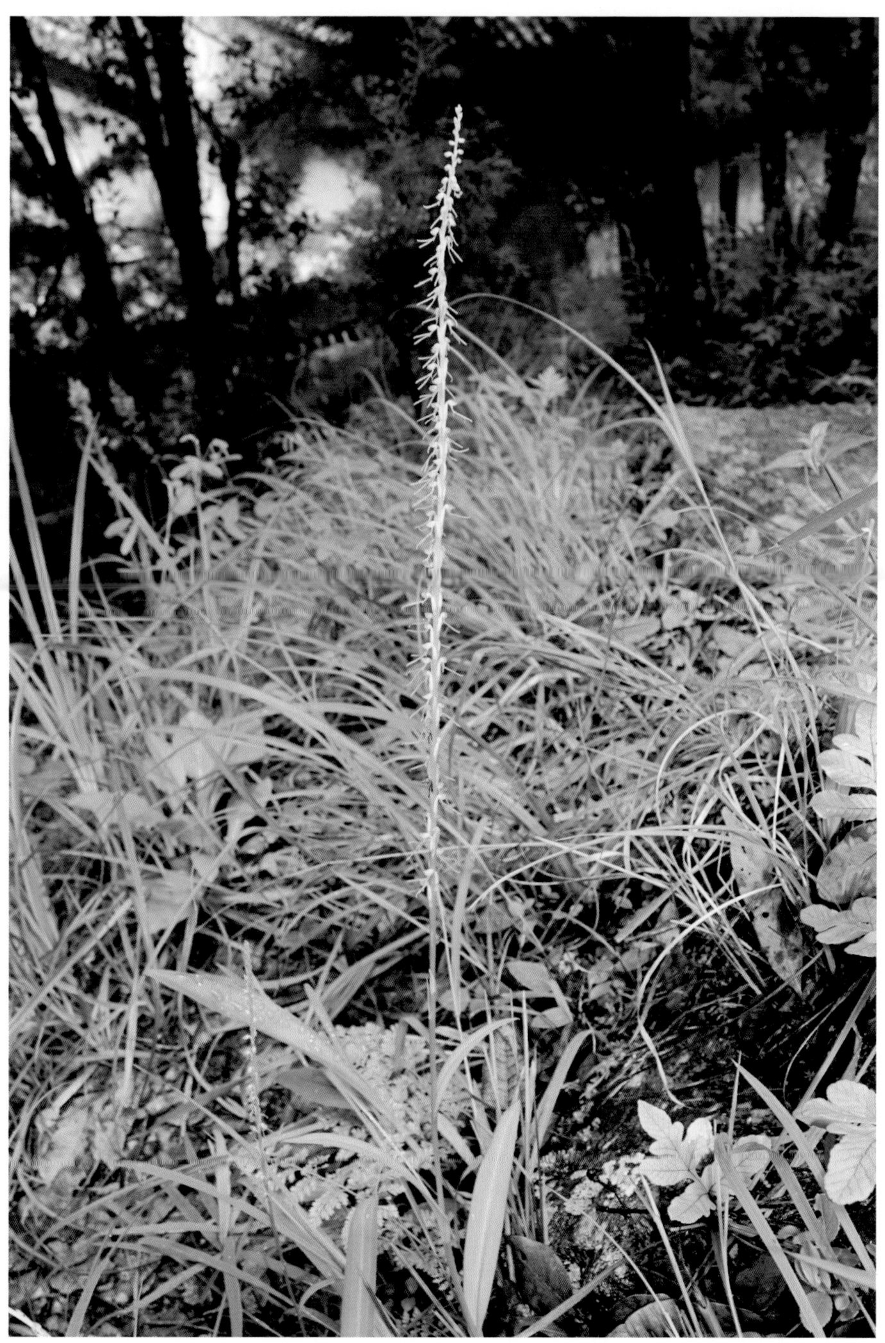

洋　麻

Hibiscus cannabinus Linn.

【别　　名】槿麻、芙蓉麻

【基　　原】来源于锦葵科木槿属洋麻**Hibiscus cannabinus** Linn. 的叶入药。

【形态特征】一年生或多年生草本，高达3 m，茎直立，无毛，疏被锐利小刺。叶异型，下部的叶心形，不分裂，上部的叶掌状3～7深裂，裂片披针形，长2～11 cm，宽6～20 mm，顶端渐尖，基部心形至近圆形，具锯齿，两面均无毛，主脉5～7条，在背面中肋近基部具腺；叶柄长6～20 cm，疏被小刺；托叶丝状，长6～8 mm。花单生于枝端叶腋间，近无柄；小苞片7～10，线形，长6～8 mm，分离，疏被小刺；花萼近钟状，长约3 cm，被刺和白色茸毛，中部以下合生，裂片5枚，长尾状披针形，长1～2 cm，下面基部具1大脉；花大，黄色，内面基部红色，花瓣长圆状倒卵形，长约6 cm；雄蕊柱长1. 5～2 cm，无毛；花柱枝5枚，无毛。蒴果球形，直径约1. 5 cm，密被刺毛，顶端具短喙；种子肾形，近无毛。花期秋季。

【生　　境】栽培。

【分　　布】我国南北各省区均有栽培。原产印度，现各热带地区广泛栽培。

【采集加工】夏秋季采收，叶鲜用。

【性味功能】味苦、辛，性凉。清热消肿。

【主治用法】治疮疖肿毒。外用鲜叶捣烂敷患处。

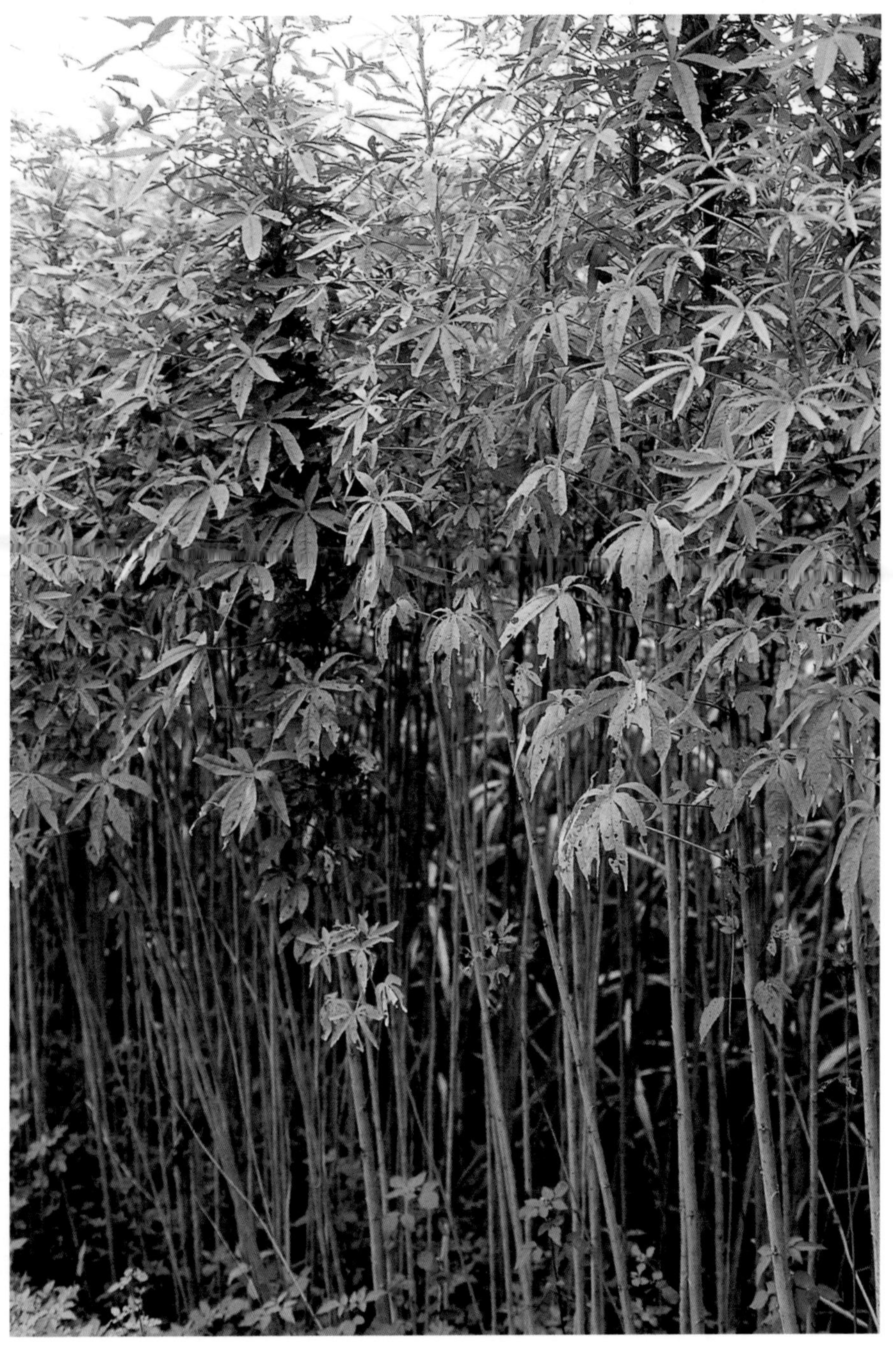

护耳草

Hoya fungii Merr.

【别　　名】大奶汁藤、打不死

【基　　原】来源于萝藦科球兰属护耳草**Hoya fungii** Merr. 的全株入药。

【形态特征】藤本，具乳汁，除花萼外，全株无毛。叶对生，革质，卵圆形至椭圆状长圆形，长8～9 cm，宽4. 5～8. 5 cm，顶端急尖至短渐尖，基部圆形；侧脉约7对。聚伞花序伞形状，腋生；总花梗长3. 5 cm；花梗长2～4 cm；花直径约1. 5 cm；花萼裂片长圆形，外被伏毛，边有缘毛；花冠白色，内面具褐色软鳞片；副花冠星状，亮黄色，外角急尖，内角直立；花粉块每室1个，直立。蓇葖线状长圆形，长约12 cm，直径8 mm；种子顶端具白色绢质种毛。花期4～5月；果期秋季。

【生　　境】栽培或生于丘陵山地的疏林中。

【分　　布】广东、海南、贵州、云南、广西。

【采集加工】夏秋季采收，全株晒干。

【性味功能】祛风，消肿镇痛。

【主治用法】治风湿疼痛、跌打损伤，脾肿大，吐血，骨折。用量9～15 g。

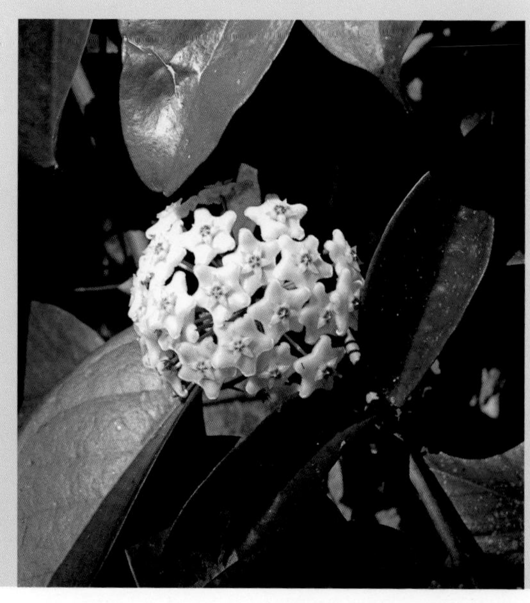

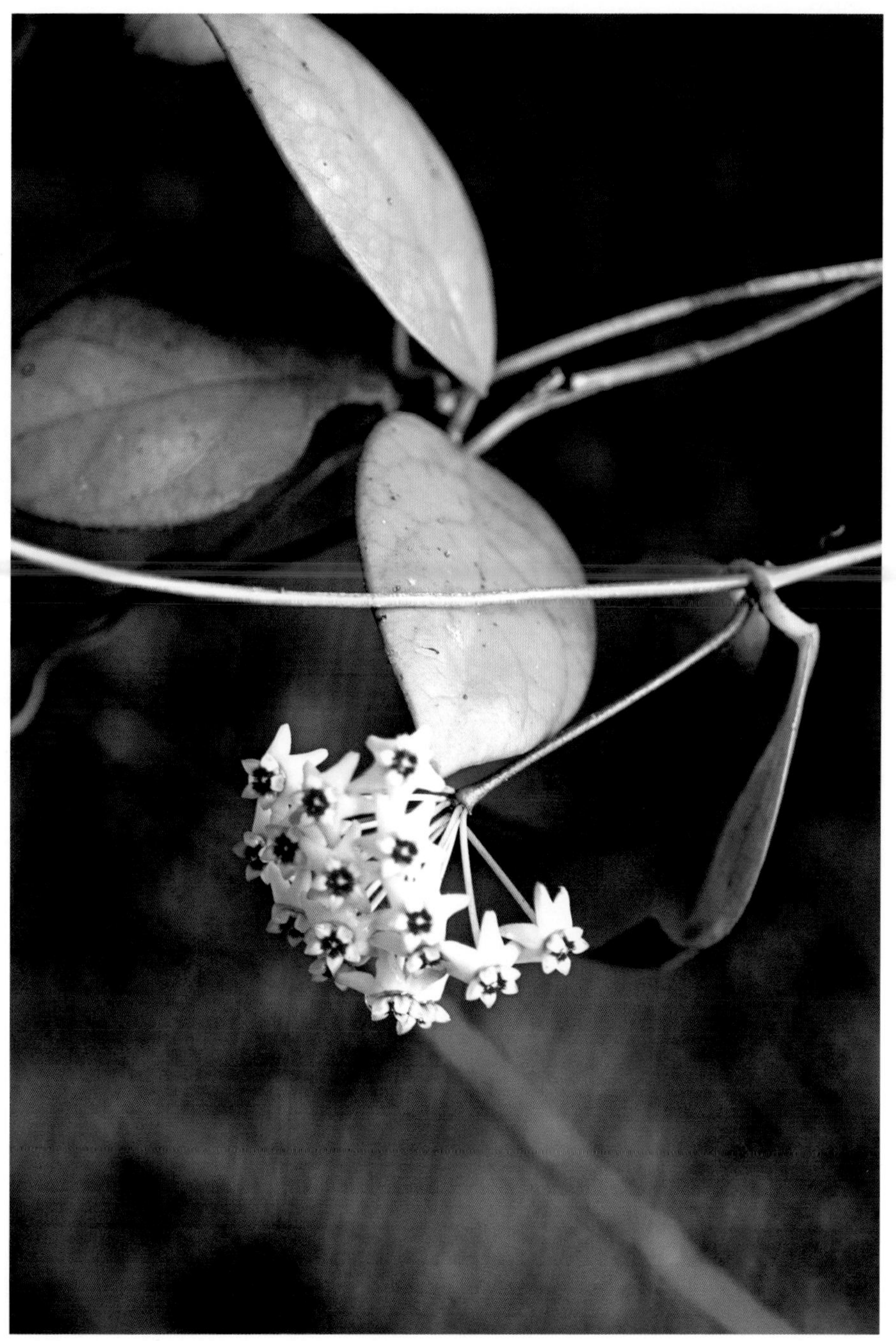

荷秋藤

Hoya griffithii J. D. Hooker

【别　　名】石龙藤、五中土

【基　　原】来源于萝藦科球兰属荷秋藤**Hoya griffithii** J. D. Hooker［*H. lancilimba* Merr.］的茎、叶入药。

【形态特征】藤本，无毛；节间长5～25 cm，生气根。叶披针形至长圆状披针形，长11～14 cm，宽2.5～4.5 cm，两端急尖，干后灰白色而皱缩；侧脉少数，张开，不明显，弧曲上升；叶柄粗壮，长1～3 cm。伞形状聚伞花序腋生；总花梗长5～7 cm；花白色，直径约3 cm，花冠裂片宽卵形或略作镰刀形；副花冠裂片肉质，中陷，外角圆形；花粉块每室1个，直立；蓇葖狭披针形，长约15 cm，直径1 cm；种子顶端具白色绢质种毛。花期8月。

【生　　境】生于低海拔至中海拔的山地林谷中。

【分　　布】广西、云南、广东、海南。

【采集加工】夏秋季采收，茎、叶晒干。

【性味功能】味苦、辛，性凉。活血祛瘀，消肿止痛。

【主治用法】治跌打刀伤、骨折。用量9～15 g。

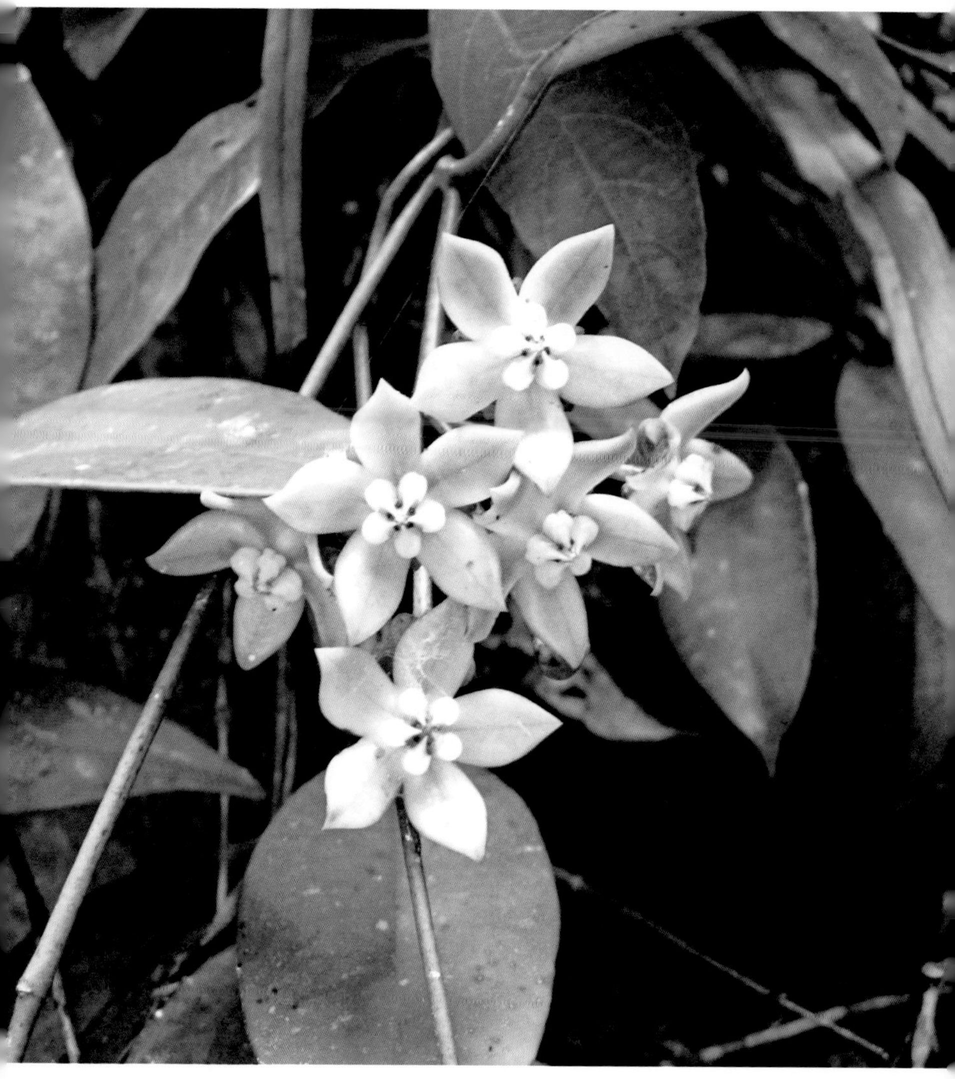

铁草鞋

Hoya pottsii Traill

【别　　名】三脉球兰、味卖龙

【基　　原】来源于萝藦科球兰属铁草鞋**Hoya pottsii** Traill 的叶入药。

【形态特征】藤本，除花冠内面外，全株无毛。叶肉质，干后呈厚革质，卵圆形至卵圆状长圆形，顶端急尖，基部圆形至近心形，长6. 5～12 cm，宽3. 5～5. 5 cm；基脉3条，小脉微纤细，不明显；叶柄肉质，顶端具有丛生小腺体。聚伞花序伞形状，腋生；花冠白色，心红色，直径1 cm，裂片宽卵形，外面无毛，内面具长柔毛。蓇葖线状长圆形，向顶端渐尖，长约11 cm，直径8 mm，外果皮有黑色斑点；种子线状长圆形，长约4 mm；种毛白色绢质，长3. 5 cm。花期4～5月；果期8～10月。

【生　　境】生于海拔500 m以下的山地密林中，附生于大树上或石上。

【分　　布】广东、台湾、广西、云南。

【采集加工】夏秋季采收，叶鲜用。

【性味功能】散瘀消肿，拔脓生肌，接筋骨。

【主治用法】治跌打扭伤，骨折，疮疡肿毒。外用鲜品捣烂敷患处。

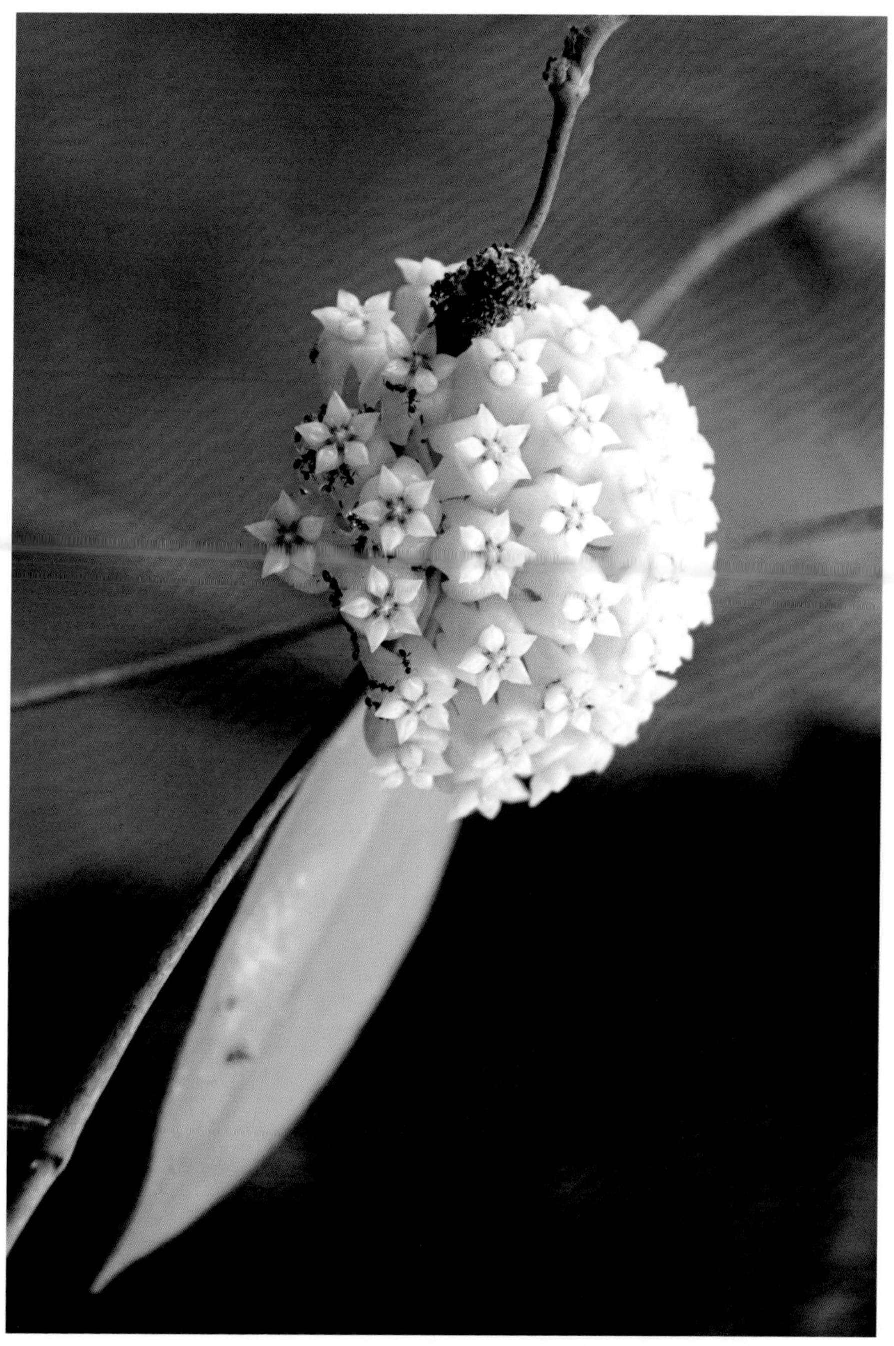

大风子

Hydnocarpus anthelminthica Pierre et Gagnep.

【别　　名】泰国大风子、驱虫大风子

【基　　原】来源于大风子科大风子属大风子**Hydnocarpus anthelminthica** Pierre et Gagnep. 的种子入药。

【形态特征】常绿大乔木，高7～20 m；树干通直，树皮灰褐色；小枝粗壮，节部稍膨大。叶薄革质，卵状披针形或卵状长圆形，长10～30 cm，宽3～8 cm，顶端长渐尖，基部通常圆形，稀宽楔形，偏斜，边全缘，无毛，叶面绿色，背面淡绿色，干后赤褐色，侧脉8～10对，网脉细密，明显；叶柄长1. 2～1. 5 cm，无毛。萼片5枚，基部合生，卵形，顶端钝，两面被毛；花瓣5片，基部近离生，卵状长圆形，长1. 2～1. 5 cm；鳞片离生，线形，几与花瓣等长，外面近无毛，边缘具睫毛；雄花：2～3朵，呈假聚伞花序或总状花序，长3～4 cm；雄蕊5枚，花丝基部加粗，顶端渐尖，花药长圆形；雌花单生或2朵簇生，黄绿色或红色，有芳香；花梗无毛；退化雄蕊5枚，无花药；子房卵形或倒卵形，被赭色刚毛，5侧膜胎座，胚珠10～15颗，花柱顶端有毛，柱头5枚，帽状。浆果球形，直径8～12 cm，果梗初期密被黑色毛，逐渐脱落近无毛，外果皮木质，性脆；种子多数。花期9月；果期11月至翌年6月。

【生　　境】栽培。

【分　　布】华南有栽培。原产泰国。

【采集加工】夏季采收，将种子晒干。

【性味功能】味辛，性热，有毒。祛风，燥湿，杀虫止痒。

【主治用法】治麻风，癞疾，梅毒恶疮，疥癣。阴虚者禁用。用量1. 5～3 g。

【附　　注】本品有毒，内服、外用常致恶心、呕吐、胸腹疼痛，严重者可出现溶血、肾炎、肝脂肪变性等病变。解救方法：洗胃，导泻，服活性炭。胸腹疼痛可用镇痛剂，溶血可口服硫酸亚铁，必要时输血。

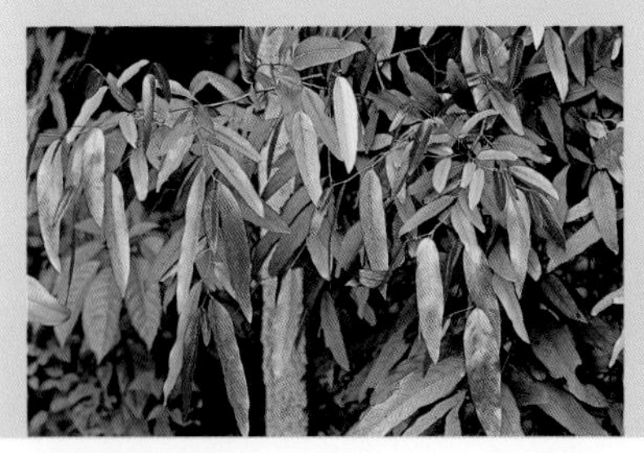

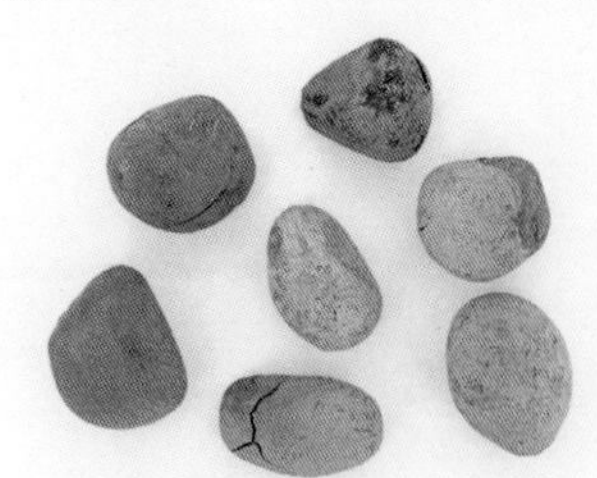

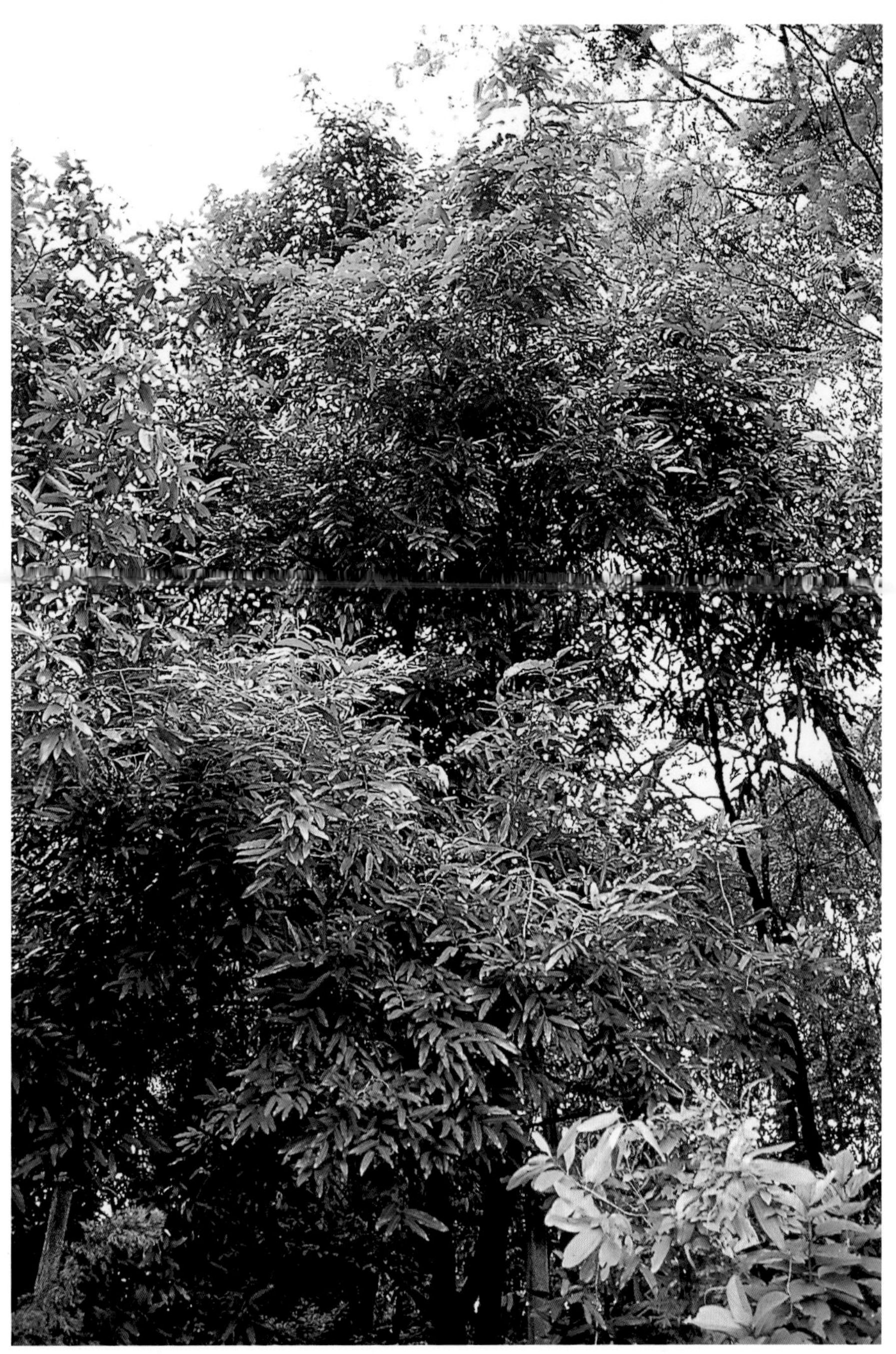

水鳖

Hydrocharis dubia (Bl.) Backer

【别　　名】马尿花、苸菜

【基　　原】来源于水鳖科水鳖属水鳖**Hydrocharis dubia** (Bl.) Backer 的全草入药。

【形态特征】浮水草本。匍匐茎发达，节间长3～15 cm。叶簇生，多漂浮，有时伸出水面；叶片心形或圆形，长4.5～5 cm，宽5～5.5 cm，顶端圆，基部心形，全缘，远轴面有蜂窝状贮气组织，并具气孔；叶脉5条，稀7条，中脉明显。雄花序腋生；花序梗长0.5～3.5 cm；佛焰苞2枚，膜质，透明，具红紫色条纹，苞内雄花5～6朵，每次仅1朵开放；花梗长5～6.5 cm；萼片3枚，离生，长椭圆形，长约6 mm，宽约3 mm，常具红色斑点，顶端急尖；花瓣3片，黄色，与萼片互生，广倒卵形或圆形，长约1.3 cm，宽约1.7 cm，顶端微凹，基部渐狭，近轴面有乳头状凸起；雄蕊12枚，成4轮排列，最内轮3枚退化，花药较小，花丝近轴面具乳突，退化雄蕊顶端具乳突，基部有毛；花粉圆球形，表面具凸起纹饰；雌佛焰苞小，苞内雌花1朵；花梗长4～8.5 cm；花大，直径约3 cm；萼片3枚，顶端圆，长约11 mm，宽约4 mm，常具红色斑点；花瓣3片，白色，基部黄色，广倒卵形至圆形，较雄花花瓣大，长约1.5 cm，宽约1.8 cm，近轴面具乳头状凸起；退化雄蕊6枚，成对并列，与萼片对生；腺体3枚，黄色，肾形，与萼片互生；花柱6枚，每枚2深裂，长约4 mm，密被腺毛；子房下位，不完全6室。果实浆果状，球形至倒卵形，长0.8～1 cm，直径约7 mm，具数条沟纹。

【生　　境】生于静水池沼中。

【分　　布】海南、广东、台湾、福建、江西、江苏、安徽、浙江、湖南、湖北、河南、河北、陕西、山东、东北、广西、云南、四川。大洋洲和亚洲其他地区也有分布。

【采集加工】夏秋季采收，将全草晒干。

【性味功能】味咸、苦，性微寒。清热解毒，祛湿止带。

【主治用法】治下带病。用量2～4 g，研粉冲服。

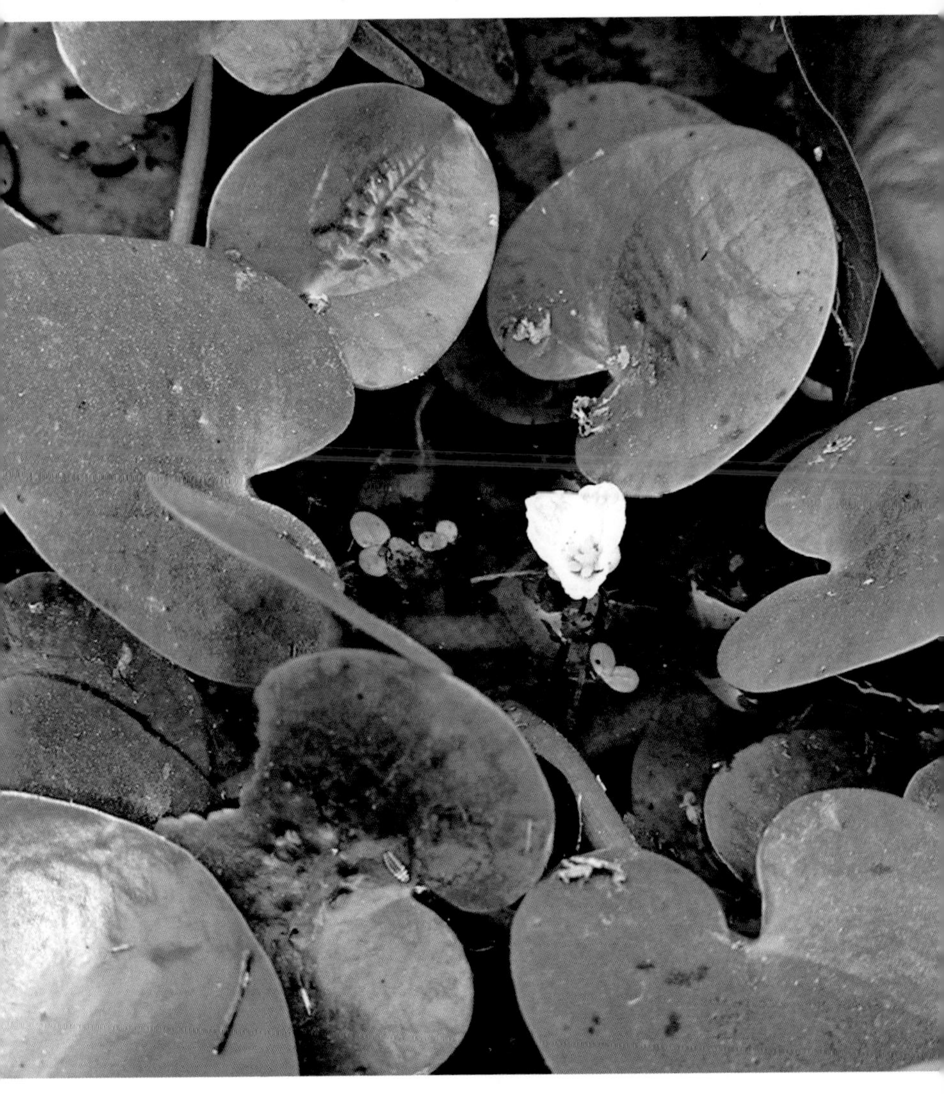

八　宝

Hylotelephium erythrostictum (Miq.) H. Ohba

【别　　名】景天、活血三七、对叶景天

【基　　原】来源于景天科八宝属八宝 **Hylotelephium erythrostictum** (Miq.) H. Ohba 的全草入药。

【形态特征】多年生草本。块根胡萝卜状。茎直立，高30～70 cm，不分枝。叶对生，少有互生或3叶轮生，长圆形至卵状长圆形，长4. 5～7 cm，宽2～3. 5 cm，顶端急尖，钝，基部渐狭，边缘有疏锯齿，无柄。伞房状花序顶生；花密生，直径约1 cm，花梗稍短或同长；萼片5枚，卵形，长1. 5 mm；花瓣5片，白色或粉红色，宽披针形，长5～6 mm，渐尖；雄蕊10枚，与花瓣同长或稍短，花药紫色；鳞片5片，长圆状楔形，长1 mm，顶端有微缺；心皮5枚，直立，基部几分离。花期8～10月。

【生　　境】栽培。

【分　　布】全国各地普遍栽培。朝鲜、日本、俄罗斯也有分布。

【采集加工】夏秋季采收，将全草晒干。

【性味功能】味苦、酸，性寒。解毒消肿，止血。

【主治用法】治赤游骨毒，疔疮痈疖，火眼目翳，烦热惊狂，风疹，漆疮，烧、烫伤，蛇虫咬伤，吐血，咯血，月经过多，外伤出血。用量15～30 g。外用鲜品捣烂敷患处。

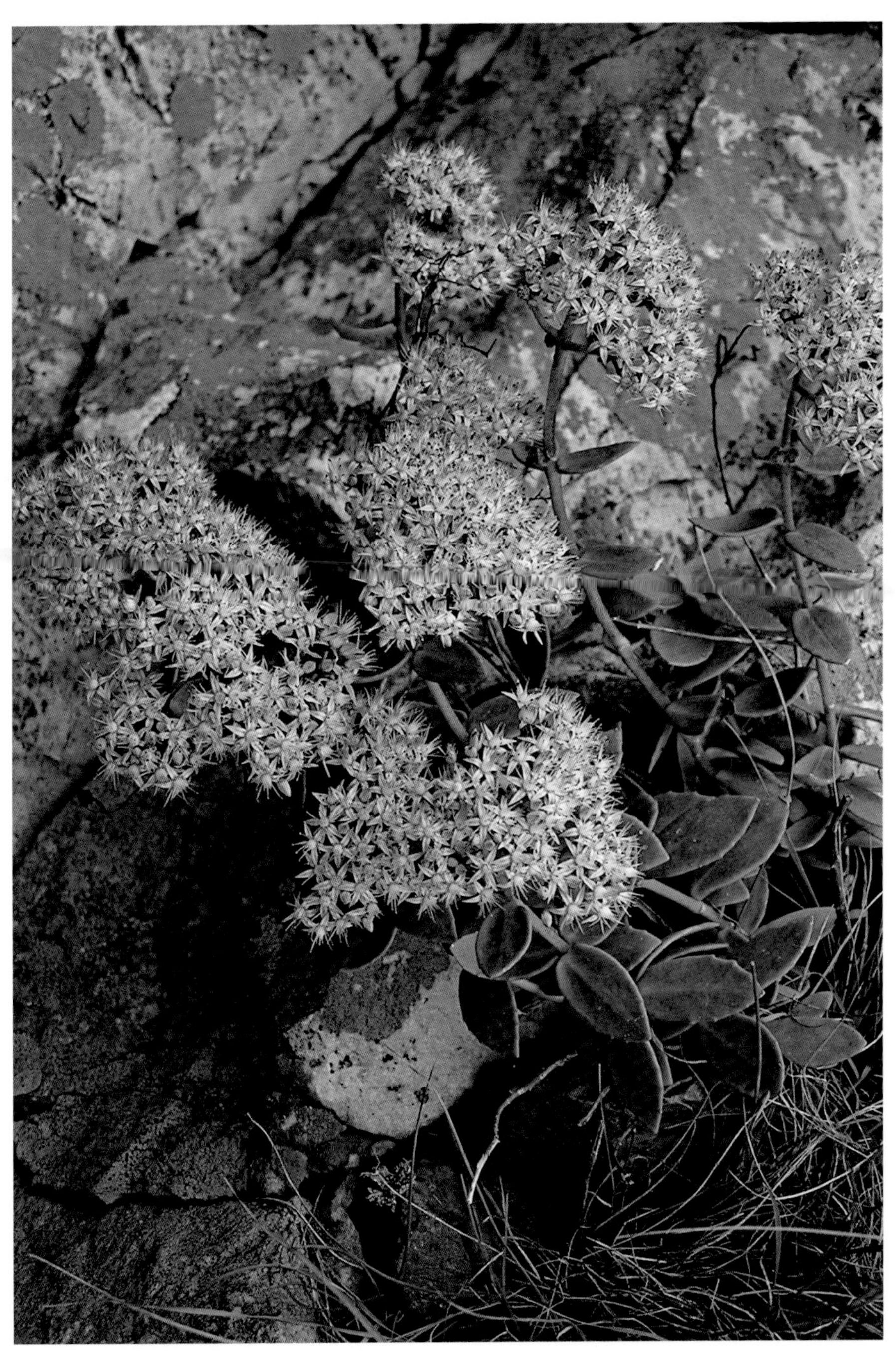

山　香

Hyptis suaveolens (Linn.) Poit.

【别　　名】假藿香、山薄荷

【基　　原】来源于唇形科山香属山香**Hyptis suaveolens** (Linn.) Poit.的全草入药。

【形态特征】一年生直立、粗壮、多分枝草本，揉之有香气。茎高60～160 cm，钝四棱形，具四槽，被平展刚毛。叶卵形至宽卵形，长1.4～11 cm，宽1.2～9 cm，生于花枝上的较小，顶端近锐尖至钝形，基部圆形或浅心形，常稍偏斜，边缘为不规则的波状，具小锯齿，薄纸质，叶面榄绿色，背面较淡，两面均被疏柔毛；叶柄柔弱，长0.5～6 cm。聚伞花序2～5花，有些为单花，着生于渐变小叶腋内，成总状花序或圆锥花序排列于枝上；花萼花时长约5 mm，宽约3 mm，但很快长大而长达12 mm，宽至6.5 mm，10条脉极凸出，外被长柔毛及淡黄色腺点，内部有柔毛簇，5萼齿，短三角形，顶端长锥尖，长1.5～2 mm，直伸；花冠蓝色，长6～8 mm，外面除冠筒下部外被微柔毛，冠筒基部宽约1 mm，至喉部略宽，宽约2 mm，冠檐二唇形，上唇顶端2圆裂，裂片外反，下唇3裂，侧裂片与上唇裂片相似，中裂片囊状，略短。雄蕊4枚，下倾，插生于花冠喉部，花丝扁平，被疏柔毛，花药汇合成1室；花柱顶端2浅裂；花盘阔环状，边缘微有起伏；子房裂片长圆形，无毛。小坚果常2枚成熟，扁平，长约4 mm，宽约3 mm，暗褐色，具细点，基部具二着生点。花、果期一年四季。

【生　　境】生于丘陵草地、村边、路旁及河岸沙滩上。

【分　　布】香港、广东、海南、台湾、福建、广西。原产热带美洲，现广布于热带。

【采集加工】夏秋季采收，将全草晒干。

【性味功能】味苦、辛，性平。疏风利湿，行气散瘀。

【主治用法】治感冒头痛，胃肠炎，痢疾，腹胀。外用治跌打肿痛，创伤出血，痈肿疮毒，虫蛇咬伤，湿疹，皮炎。用量9～15 g。外用适量，鲜草捣敷或煎水洗。

【附　　方】治感冒：山香15 g，木蝴蝶1.5 g，葫芦茶、积雪草、地胆头各9 g，大风艾6 g。加水煎煮浓缩成200 ml，每次100 ml，每日2次。

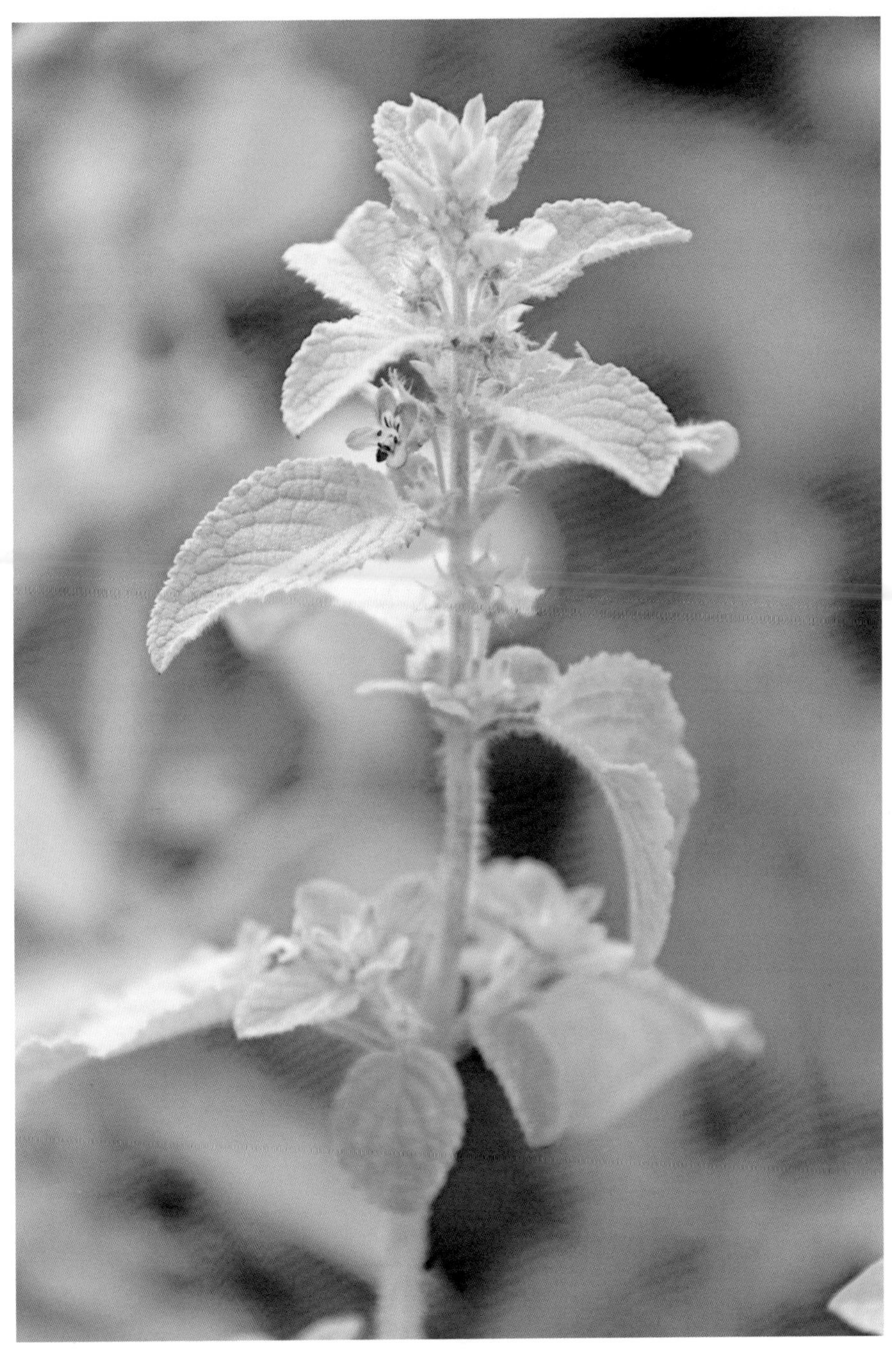

腰骨藤

Ichnocarpus frutescens (Linn.) W. T. Aiton

【别　　名】羊角藤、勾临链、犁田公藤

【基　　原】来源于夹竹桃科腰骨藤属腰骨藤**Ichnocarpus frutescens** (Linn.) W. T. Aiton 的种子入药。

【形态特征】木质藤本，长达8 m，小枝、叶背、叶柄及总花梗无毛，仅幼枝上有短柔毛，具乳汁。叶卵圆形或椭圆形，长5～10 cm，宽3～4 cm；侧脉每边5～7条。花白色，花序长3～8 cm；花萼内面腺体有或无；花冠筒喉部被柔毛；花药箭头状；花盘5深裂，裂片线形，比子房长；子房被毛。蓇葖双生，叉开，一长一短，细圆筒状，长8～15 cm，直径4～5 mm，被短柔毛；种子线形，顶端具种毛。花期5～8月；果期8～12月。

【生　　境】生于海拔150～950 m的山地疏林中或灌木丛中。

【分　　布】香港、广东、海南、广西、云南、福建。印度、马来西亚和大洋洲也有分布。

【采集加工】秋季采收，种子晒干。

【性味功能】味苦，性平。祛风除湿，止痛。

【主治用法】治风湿痹痛、跌打损伤。用量6～10 g。

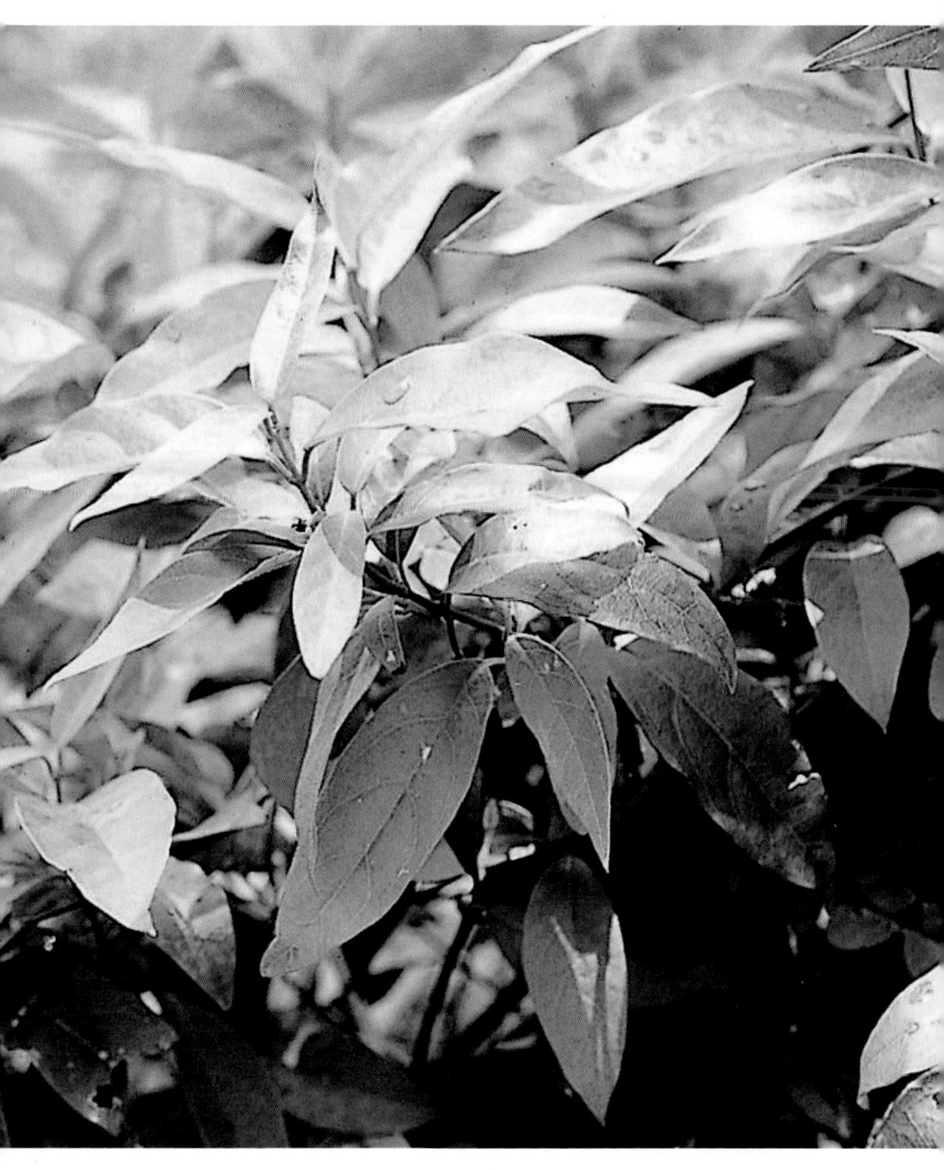

宜昌木蓝

Indigofera decora Lindl. var. **ichangensis** (Craib.) Y. Y. Fang et C. Z. Zheng

【基　　原】来源于蝶形花科木蓝属宜昌木蓝**Indigofera decora** Lindl. var. **ichangensis** (Craib.) Y. Y. Fang et C. Z. Zheng 的全株入药。

【形态特征】灌木，高0.4～2 m。羽状复叶长8～25 cm；叶柄长1～1.5 cm，稀达3 cm，叶轴扁平或圆柱形，上面有槽或无槽，无毛或疏被丁字毛；托叶早落；小叶3～6对，对生或近对生，稀互生或下部互生；叶形变异甚大，通常卵状披针形、卵状长圆形或长圆状披针形，少有卵形至椭圆形或狭披针形，长2～6.5(7.5) cm，宽1～3.5 cm，顶端渐尖或急尖，稀圆钝，具小尖头，基部楔形或阔楔形，两面被毛；小叶柄长约2 mm；小托叶钻形，长约1.5 mm。总状花序长13～21(32) cm，直立；总花梗长2～4 cm，花序轴具棱，无毛；苞片线状披针形，长约3 mm，早落；花梗长3～6 mm，无毛；花萼杯状，长2.5～3.5 mm，顶端被短毛或近无毛，萼筒长1.5～2 mm，萼齿三角形，长约1 mm，或下萼齿与萼筒等长，花冠淡紫色或粉红色，稀白色，旗瓣椭圆形，长1.2～1.8 cm，宽约7 mm，外面被棕褐色短柔毛，翼瓣长1.2～1.4 cm，具缘毛，龙骨瓣与翼瓣近等长，距长约1 mm；花药卵球形，顶端有小突尖，两端有毛；子房无毛，有胚珠10余粒。荚果棕褐色，圆柱形，长2.5～6.5(8) cm，近无毛，内果皮有紫色斑点，有种子7～8粒；种子椭圆形，长4～4.5 mm。花期4～6月；果期6～10月。

【生　　境】生于灌丛或杂木林中。

【分　　布】安徽、浙江、江西、福建、湖北、湖南、广东、广西、贵州。

【采集加工】夏秋季采收，将全株晒干。

【性味功能】味苦，性寒。清热利咽，解毒，通便。

【主治用法】治暑温，热结便秘，咽喉肿痛，肺热咳嗽，黄疸，痔疾，秃疮，蛇、虫咬伤。用量15～30 g。

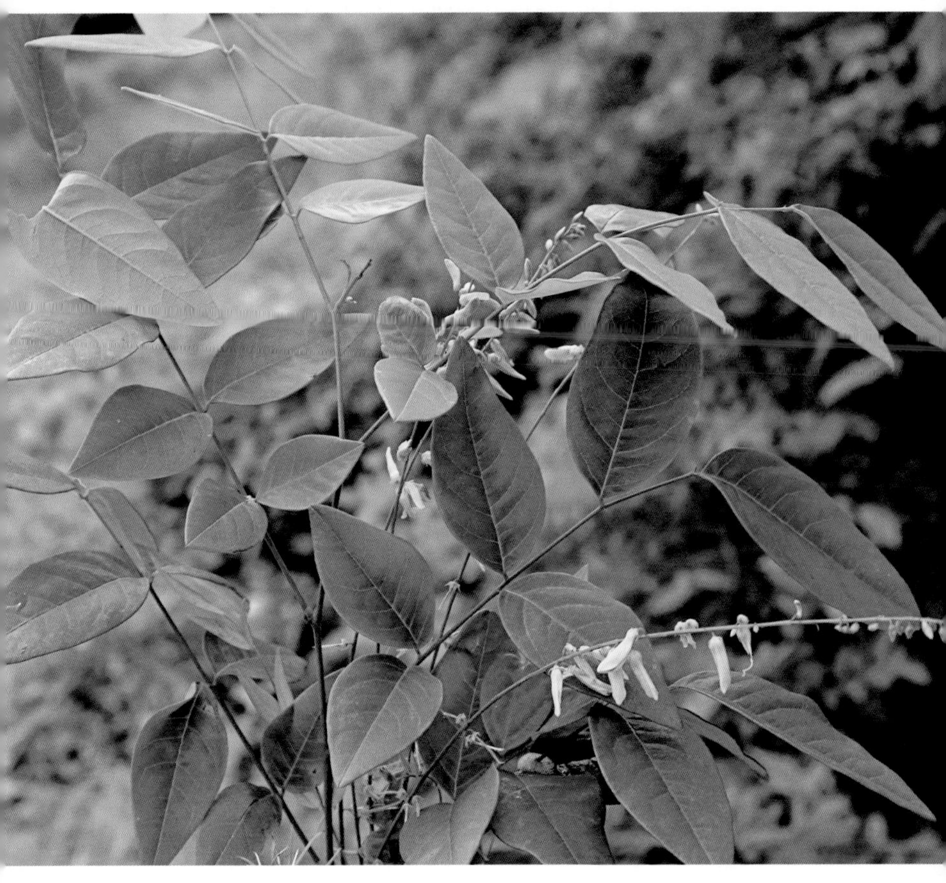

假大青蓝

Indigofera galegoides DC.

【基　　源】来源于蝶形花科木蓝属假大青蓝**Indigofera galegoides** DC. 的叶入药。

【形态特征】灌木，高1～2 m。嫩枝有棱，被白色或灰褐色平贴丁字毛。羽状复叶长达20 cm；小叶5～12对，对生或近对生，膜质，长圆形或倒披针状长圆形，长2～4 cm，宽0.7～1.6 cm，顶端圆形或急尖，有小尖头，基部阔楔形或圆形，叶面深绿色，背面淡绿色，两面有棕褐色并间生白色平贴丁字毛，中脉叶面凹下，背面隆起，侧脉约11对，背面较叶面明显；小叶柄长约2 mm，被棕褐色毛；小托叶钻形，长0.5～1 mm。总状花序长6～10 cm，花密集；总花梗短，长7～10 mm，花序轴和总花梗均有白色平贴柔毛；苞片针形，长1～2 mm；花梗与苞片近等长，有平贴丁字毛；花萼钟状，长约2 mm，薄被茸毛，萼齿短，三角形；花冠淡红色，旗瓣卵状椭圆形，长8～9 mm，宽达5 mm，外面密生棕黄色并间生白色平贴毛，翼瓣长约8 mm，有缘毛，龙骨瓣与翼瓣等长，顶端密生棕色绢丝状毛，距长1.5 mm；花药卵状长圆形，两端无毛；子房无毛，有胚珠20余粒。荚果长圆柱形，紧挤，直立向上，长达9 cm，顶端具长尖喙，早期薄被棕褐色粗短丁字毛，后变无毛，种子15～18粒。花期4～8月；果期9～10月。

【生　　境】生于海拔700 m左右的旷野或山谷中。

【分　　布】台湾、广东、海南、广西、云南。印度、中南半岛、泰国、印度尼西亚也有分布。

【采集加工】夏秋季采收，叶鲜用。

【性味功能】味苦，性寒。解毒消肿。

【主治用法】治疮毒。外用鲜叶捣烂敷患处。

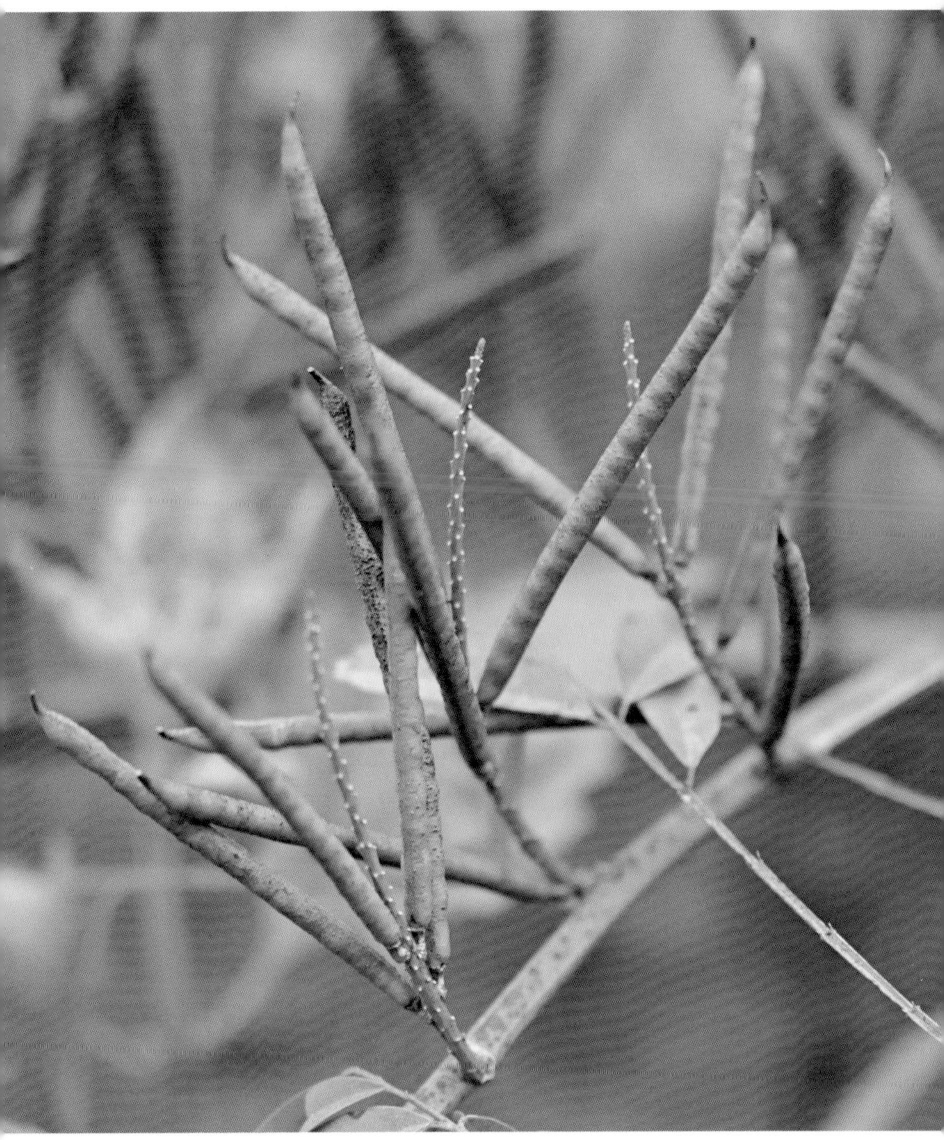

厚叶素馨

Jasminum pentaneurum Hand.-Mazz.

【别　　名】鲫鱼胆

【基　　原】来源于木犀科素馨属厚叶素馨**Jasminum pentaneurum** Hand.-Mazz.［*J. subtripnerve* Rehd.］的全株入药。

【形态特征】攀援灌木，高达9 m。小枝黄褐色，圆柱形或扁平而成钝角形，节处稍压扁，枝中空，直径2～2.5 mm，当年生枝被短柔毛或光滑。叶对生，单叶，叶片革质，干时呈黄褐色或褐色，宽卵形、卵形或椭圆形，有时几近圆形，稀披针形，长4～10 cm，宽1.5～6.5 cm，顶端渐尖或尾状渐尖，基部圆形或宽楔形，稀心形，叶缘反卷，两面无毛，具网状乳突，常具褐色腺点，基出脉5条，最外一对常不明显或缺而成三出脉；叶柄长0.5～1.8 cm，扭转，下部具关节。聚伞花序密集似头状，顶生或腋生，有花多朵；花序梗长1～5 mm，具节；花序基部有1～2对小叶状苞片，长1～2 cm，宽0.5～1.1 cm，近无柄，其余苞片呈线形；花梗长1～5 mm，果时增粗，被短柔毛，花芳香；花萼无毛或被短柔毛，裂片6～7枚，线形，长0.5～1.4 cm；花冠白色，花冠管长2～3 cm，直径1.5～2 mm，裂片6～9枚，披针形或长圆形，长1～2 cm，宽2～6 mm，顶端圆钝或渐尖；花柱异长。果球形、椭圆形或肾形，长0.9～1.8 cm，直径6～10 mm，呈黑色。花期8月至翌年2月；果期2～5月。

【生　　境】生于疏林或灌木丛中。

【分　　布】广西、广东、海南。越南也有分布。

【采集加工】夏秋季采收，全株晒干。

【性味功能】清热行气，去瘀生新。

【主治用法】治跌打刀伤，蛇伤，烂疮。用量10～15 g。外用鲜品捣烂敷患处。

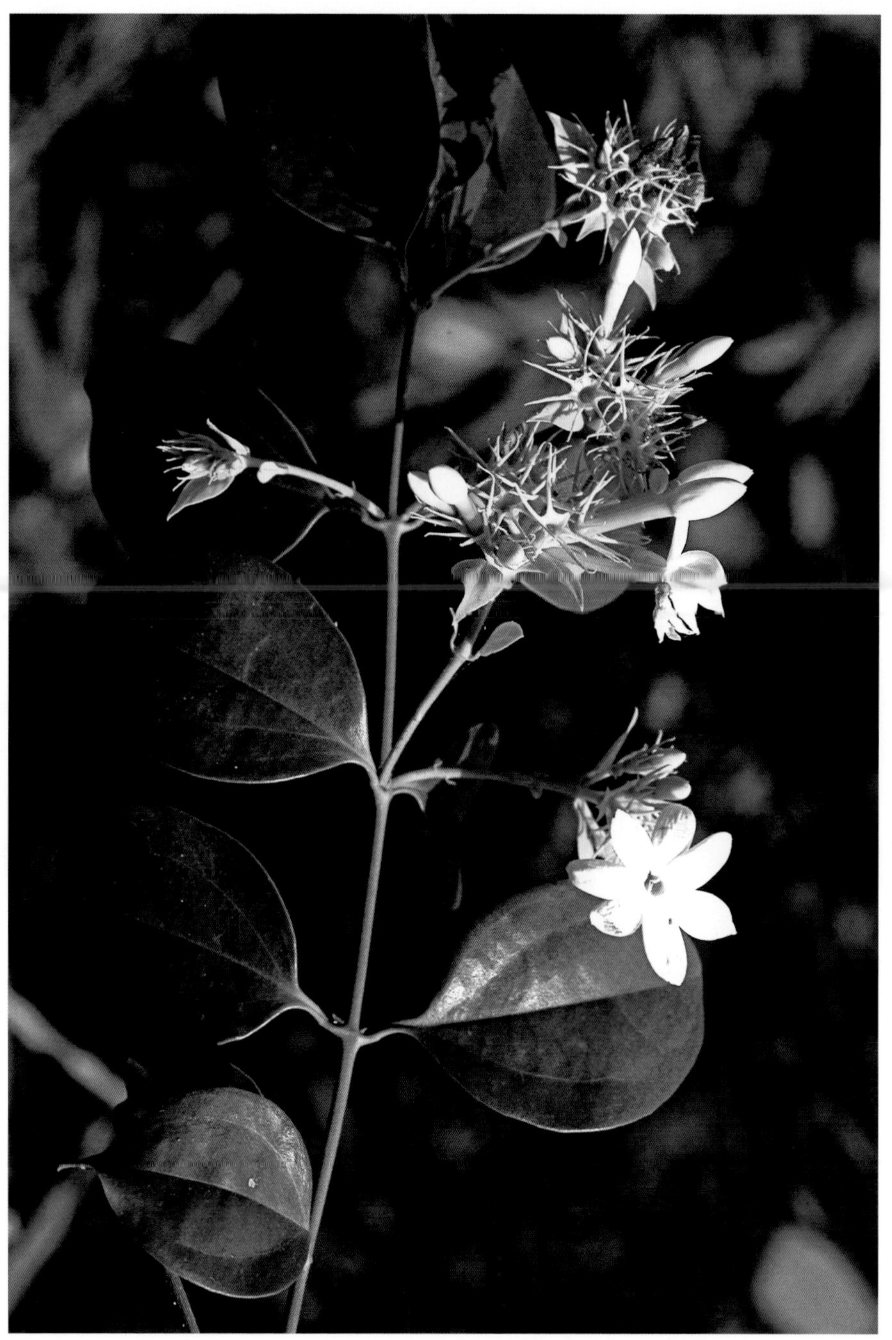

水莎草

Juncellus serotinus (Rottb.) C. B. Clarke

【基　　原】来源于莎草科水莎草属水莎草**Juncellus serotinus** (Rottb.) C. B. Clarke 的根入药。

【形态特征】多年生草本，散生。根状茎长。秆高35～100 cm，粗壮，扁三棱形，平滑。叶片少，短于秆或有时长于秆，宽3～10 mm，平滑，基部折合，上面平张，背面中肋呈龙骨状凸起。苞片常3枚，稀4枚，叶状，较花序长一倍多，最宽至8 mm；复出长侧枝聚散花序具4～7个第一次辐射枝；辐射枝向外展开，长短不等，最长达16 cm；每一辐射枝上具1～3个穗状花序，每一穗状花序具5～17个小穗；花序轴被疏的短硬毛；小穗排列稍松，近于平展，披针形或线状披针形，长8～20 mm，宽约3 mm，具10～34朵花；小穗轴具白色透明的翅；鳞片初期排列紧密，后期较松，纸质，宽卵形，顶端钝或圆，有时微缺，长2. 5 mm，背面中肋绿色，两侧红褐色或暗红褐色，边缘黄白色透明，具5～7条脉；雄蕊3枚，花药线形，药隔暗红色；花柱很短，柱头2枚，细长，具暗红色斑纹。小坚果椭圆形或倒卵形，平凸状，长约为鳞片的4/5，棕色，稍有光泽，具凸起的细点。花、果期7～10月。

【生　　境】生于浅水塘中、水边沙土上，有时亦见于路旁。

【分　　布】我国东北各省、内蒙古、甘肃、新疆、陕西、山西、山东、河北、河南、湖北、安徽、江苏、浙江、江西、福建、台湾、广东、云南、贵州。朝鲜、日本、喜马拉雅山西北部以及欧洲中部、地中海地区也有分布。

【采集加工】夏秋季采收根晒干。

【性味功能】味苦，性平。止咳，破血，通经，消积，止痛。

【主治用法】治慢性气管炎，产后瘀阻腹痛，消化不良，闭经及一切气血瘀滞，胸腹胁痛。用量50～100 g。

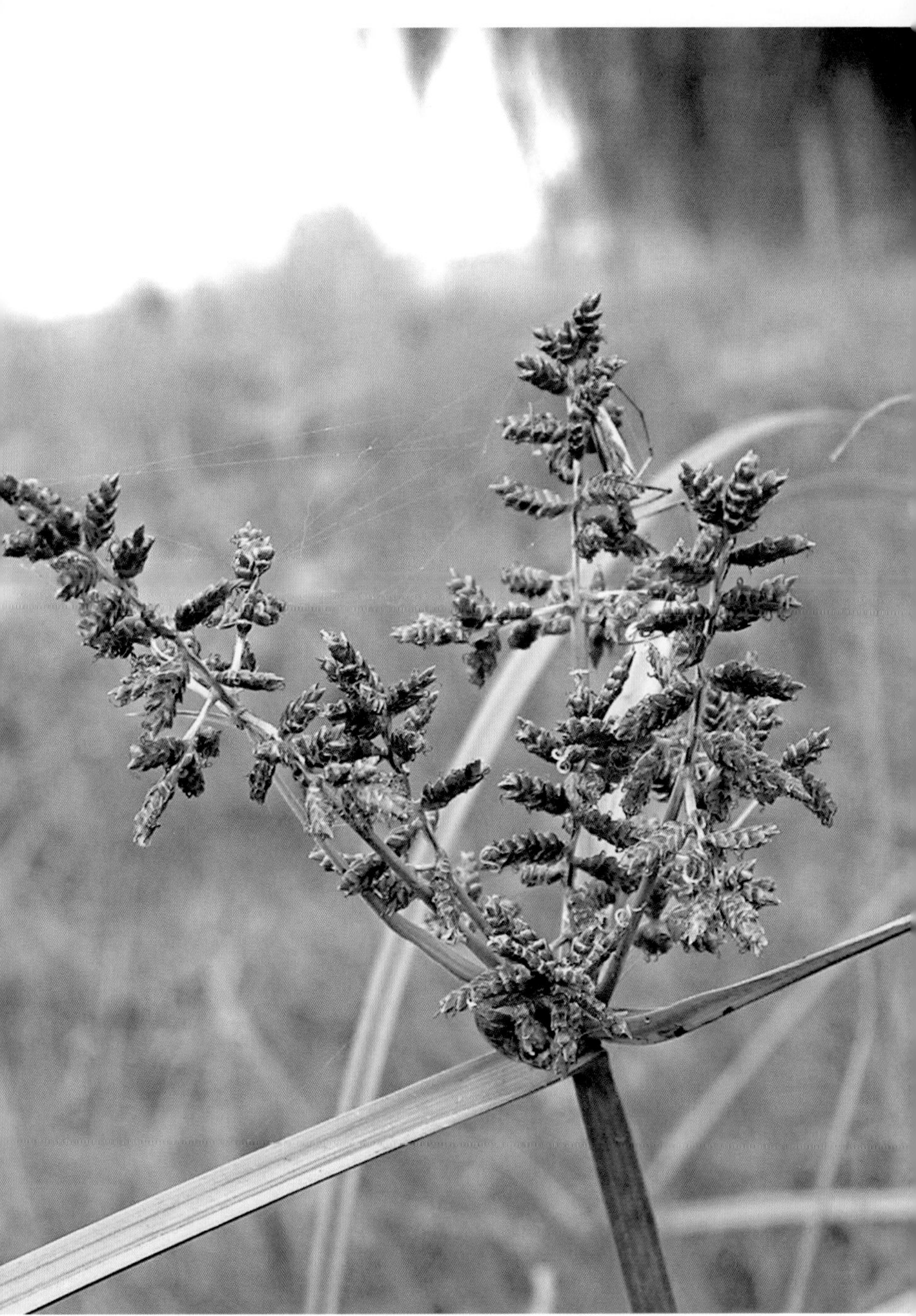

疏毛白绒草

Leucas mollissima Wall. var. **chinensis** Benth.

【别　　名】野芝麻、引生草、皱面草

【基　　原】来源于唇形科绣球防风属疏毛白绒草**Leucas mollissima** Wall. var. **chinensis** Benth. 的全草入药。

【形态特征】直立草本，高可达1 m。茎纤细，扭曲，多分枝，四棱形，被贴生茸毛状长柔毛。叶卵圆形，长1.5～4 cm，宽1～2.3 cm，通常于枝条下部叶大，渐向枝条上端愈小而成苞叶状，顶端锐尖，基部宽楔形至心形，边缘有具微尖头的圆齿状锯齿，纸质，两面均密被柔毛状茸毛，叶面绿色，具皱纹，背面毛较疏；叶柄短。轮伞花序腋生，球状，直径1.5～2 cm，多花密集；苞片线形，比萼筒短许多，长2～3 mm，密被长柔毛；花萼管状，长约6 mm，外面密被柔毛，内面在上部被微柔毛而下部无毛，脉10条，显著，脉上具长柔毛，萼口平截，萼齿5长5短，稍尖而长；花冠白、淡黄至粉红色，长约1.3 cm，冠筒长约0.7 cm，外面近喉部处具微柔毛，内面在中部具斜向毛环，冠檐二唇形，上唇直伸，盔状，外密被白色长柔毛，内面无毛，下唇开张，比上唇长1.5倍，3裂，中裂片最大，倒心形，侧裂片长圆形，外面在基部有疏柔毛，内面无毛；雄蕊4枚，内藏，后对较短，花丝丝状，花药卵圆形，二室；花柱与雄蕊略等长，顶端不等2裂；花盘等大；子房无毛。小坚果卵珠状三棱形，黑褐色。花期5～10月。

【生　　境】生于山坡、草地、溪边、田坎灌丛中。

【分　　布】广东、香港、海南、台湾、福建、湖南、湖北、广西、贵州、云南、四川。

【采集加工】夏秋季采收，将全草晒干。

【性味功能】味甘，性平。驱寒解表。

【主治用法】治外感风寒。用量9～15 g。

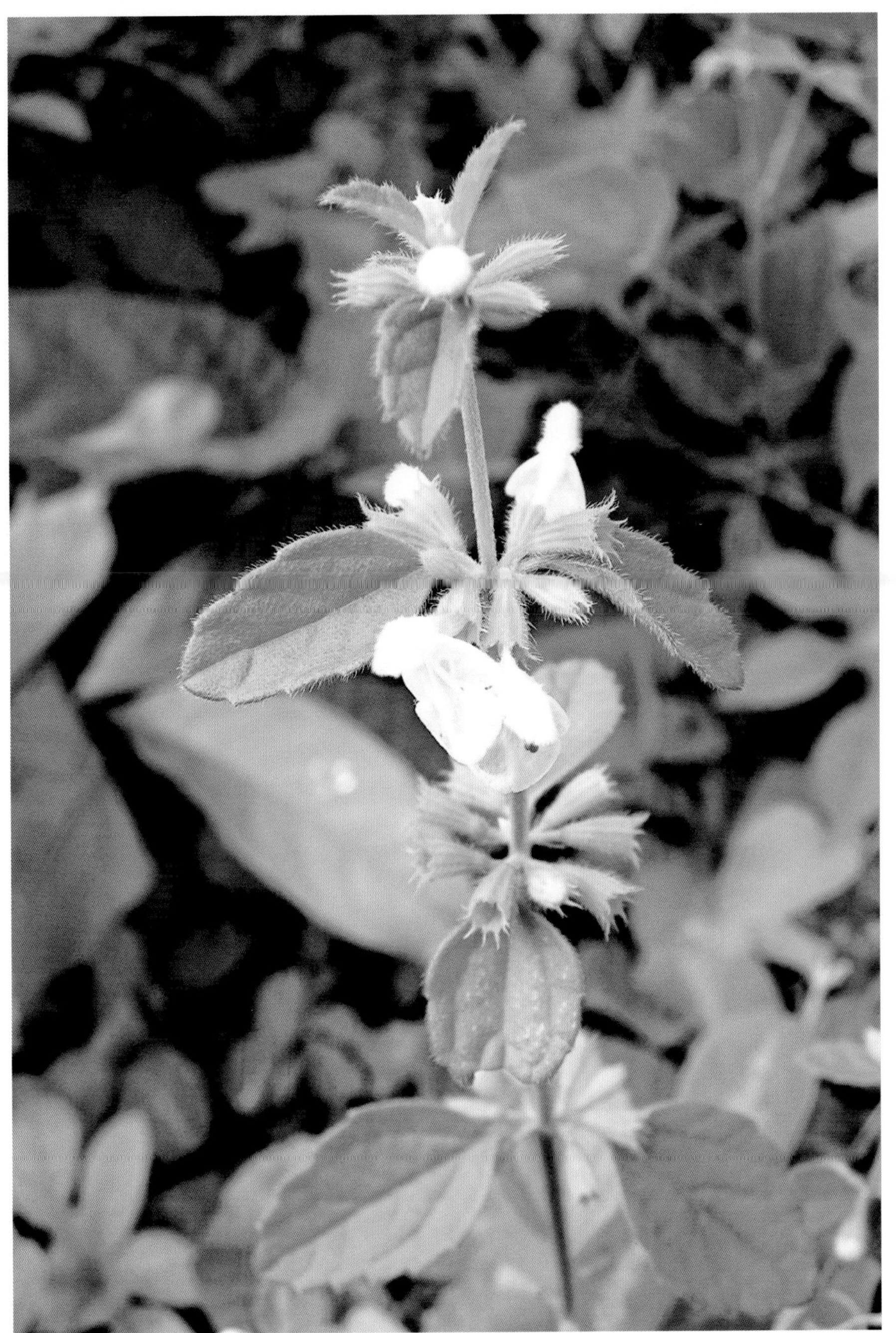

大叶石龙尾

Limnophila rugosa (Roth) Merr.

【别　　名】水茴香、水薄荷、水八角

【基　　原】来源于玄参科石龙尾属大叶石龙尾 **Limnophila rugosa** (Roth) Merr. 的全草入药。

【形态特征】多年生草本，高10～50 cm，具横走而多须根的根茎。茎自根茎发出，1条或数条而略成丛，直立或上升，通常不分枝，略成四方形，无毛。叶对生，具长1～2 cm带狭翅的柄；叶片卵形、菱状卵形或椭圆形，长3～9 cm，宽1～5 cm，边缘具圆齿；叶面无毛或疏被短硬毛，遍布灰白色泡沫状凸起；背面脉上被短硬毛；脉羽状，每侧约10条，直达边缘，在叶的下面隆起。花无梗，无小苞片，通常聚集成头状，总花梗长2～30 mm，苞片近于匙状长圆形，全缘或前端略具波状齿，基部无柄，与萼同被缘毛及扁平而膜质的腺点，花除上述排列外，亦有单生叶腋的；萼长6～8 mm，果实成熟时不具凸起的条纹或仅具5条凸起的纵脉；花冠紫红色或蓝色，长可达16 mm，花柱纤细，顶端圆柱状而被短柔毛，稍下两侧具较厚而非膜质的耳。蒴果卵珠形，多少两侧扁，长约5 mm，浅褐色。花、果期8～11月。

【生　　境】生于山坡、旷野及溪旁、沟边湿润处。

【分　　布】香港、广东、海南、台湾、福建、湖南、云南等地。日本、南亚、东南亚也有分布。

【采集加工】夏秋季采收，将全草晒干。

【性味功能】味辛，性平。清热解表，祛风除湿，止咳止痛。

【主治用法】治感冒，咽喉肿痛，肺热咳嗽，支气管炎，胃痛。外用治天疱疮。用量9～15 g。外用适量，叶捣烂外敷。

【附　　方】1. 治脘腹气胀、胃痛：水茴香配南五味子根、徐长卿各9 g；胃痛也可配青木香、乌药。水煎服。

2. 治水肿(包括肾炎水肿)：水茴香配臭茉莉根、海金沙藤、鸡矢藤、地骷髅、白茅根，水煎服。有腹水者，本品30 g配腹水草、葫芦壳、半边莲各15 g水煎服。

3. 治湿阻脾胃：水茴香15 g，配藿香、陈皮、南五味子根、樟树根各9 g，水煎服，有化湿健脾的作用。

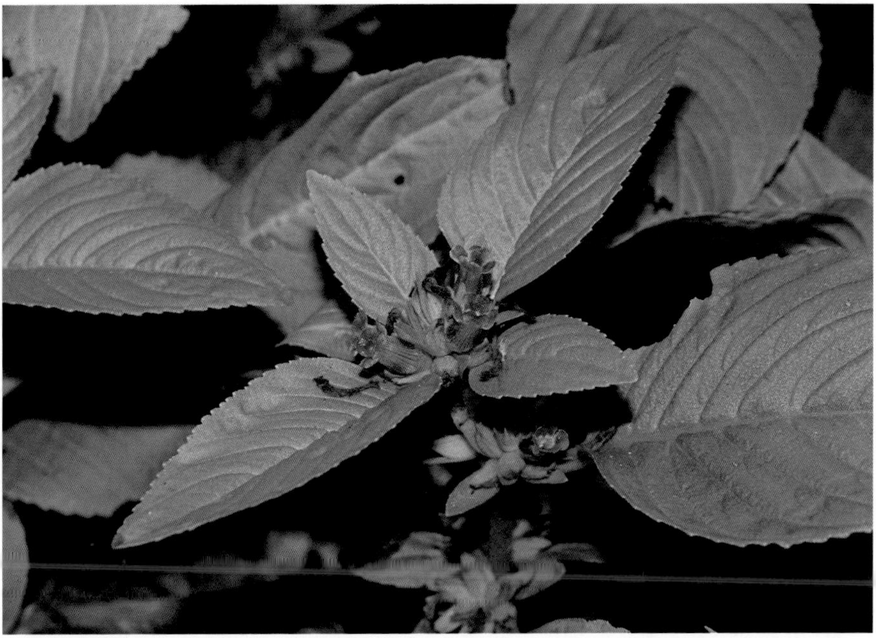

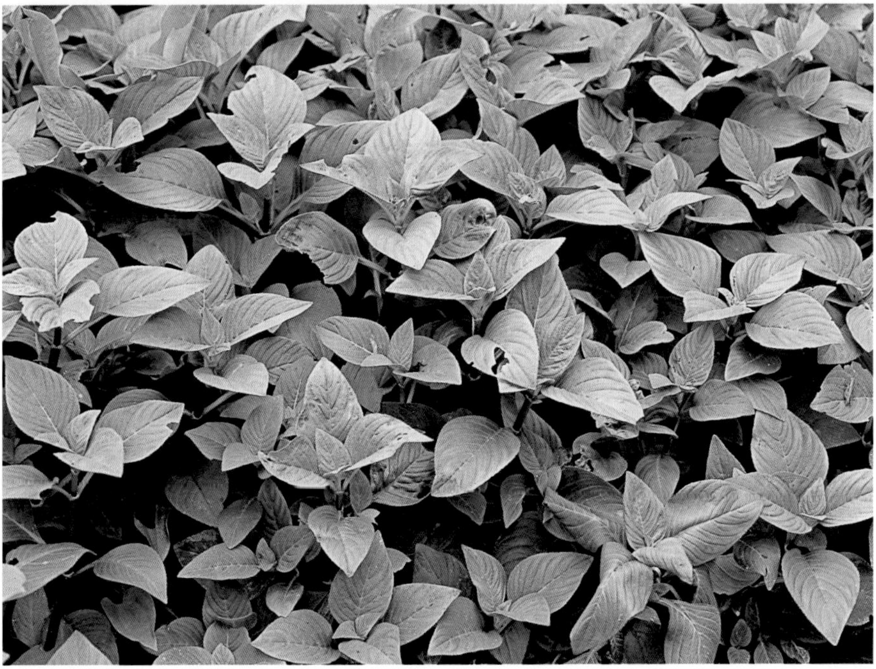

狭叶山胡椒

Lindera angustifolia Cheng

【别　　名】鸡婆子、香叶子树

【基　　原】来源于樟科山胡椒属狭叶山胡椒**Lindera angustifolia** Cheng的根、茎、叶入药。

【形态特征】落叶灌木或小乔木，高2～8 m，幼枝条黄绿色，无毛。冬芽卵形，紫褐色，芽鳞具脊；外面芽鳞无毛，内面芽鳞背面被绢质柔毛，内面无毛。叶互生，椭圆状披针形，长6～14 cm，宽1. 5～3. 5 cm，顶端渐尖，基部楔形，近革质，叶面绿色无毛，背面苍白色，沿脉上被疏柔毛，羽状脉，侧脉每边8～10条。伞形花序2～3生于冬芽基部；雄花序有花3～4朵，花梗长3～5 mm，花被6片，能育雄蕊9枚；雌花序有花2～7朵；花梗长3～6 mm；花被6片；退化雄蕊9枚；子房卵形，无毛，花柱长1 mm，柱头头状。果球形，直径约8 mm，成熟时黑色，果托直径约2 mm；果梗长0. 5～1. 5 cm，被微柔毛或无毛。花期3～4月；果期9～10月。

【生　　境】生于山地疏林中。

【分　　布】山东、浙江、福建、安徽、江苏、河南、江西、湖北、湖南、广东、广西、陕西。

【采集加工】夏秋季采收，根、茎、叶晒干。

【性味功能】味辛、微涩，性温。祛风解毒，舒筋活络，解毒消肿。

【主治用法】治感冒，头痛，消化不良，胃肠炎，痢疾，风湿性关节痛，麻木，跌打损伤，痈肿疮毒，荨麻疹，颈淋巴结结核。用量9～15 g。外用适量，多用鲜叶捣烂敷。

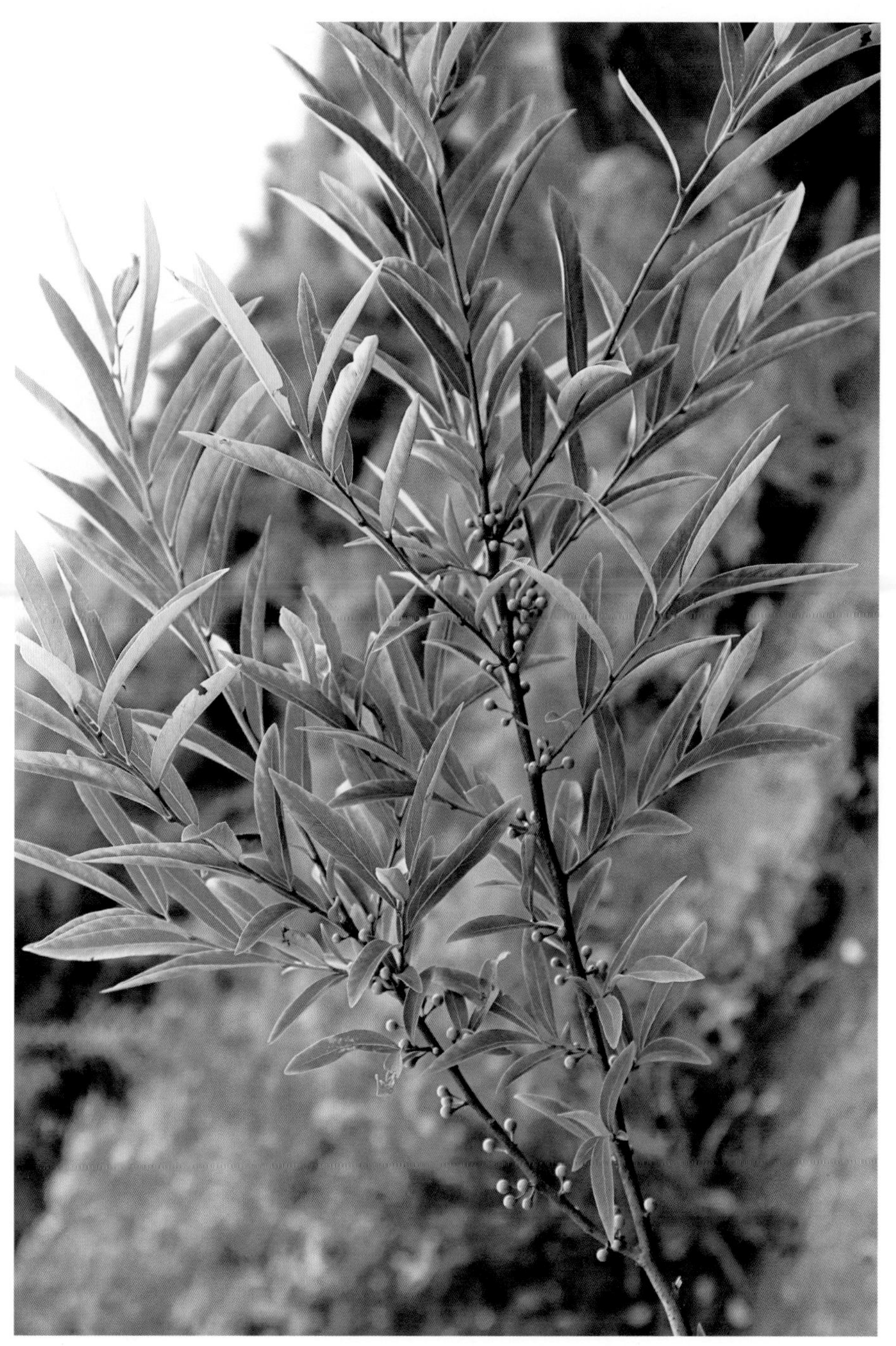

刺齿泥花草

Lindernia ciliata (Colsm.) Pennell

【别　　名】齿叶母草、锯齿草、五月莲

【基　　原】来源于玄参科母草属刺齿泥花草**Lindernia ciliata** (Colsm.) Pennell 的全草入药。

【形态特征】一年生草本，直立或在多枝的个体中铺散，高达20 cm，枝倾卧，最下部的一个节上有时稍有不定根。叶无柄或几无柄或有极短而抱茎的叶柄；叶片长圆形至披针状长圆形，长7～45 mm，宽3～12 mm，顶端急尖或钝，边缘有紧密而带芒刺的锯齿，齿缘略角质化而稍变厚，两面均近于无毛。花序总状，生于茎枝之顶；苞片披针形，约等于花梗的一半；花梗有条纹，无毛；萼长约5 mm，仅基部联合，齿狭披针形，有刺尖头，边缘略带膜质；花冠小，浅紫色或白色，长约7 mm，管细，长达4. 5 mm，向上稍稍扩大，上唇卵形，下唇约与上唇等长，常作不等的3裂，中裂片很大，向前凸出，圆头；后方2枚雄蕊能育，前方2枚退化雄蕊在下唇基部凸起为褶襞；花柱约与有性雄蕊等长。蒴果长荚状圆柱形，顶端有短尖头，长约为宿萼的3倍；种子多数，不整齐的三棱形。花、果期夏季至冬季。

【生　　境】生于旷野、草地或疏林下。

【分　　布】广东、香港、海南、广西、云南、西藏、福建、台湾。从越南、缅甸、印度到澳大利亚北部的热带和亚热带地区也有分布。

【采集加工】夏秋季采收，将全草晒干。

【性味功能】味淡，性平。清热解毒，消肿散瘀，止痛。

【主治用法】治毒蛇咬伤，跌打损伤，产后瘀血腹痛。外用治疮疖肿毒。用量30～60 g，水煎服，或鲜草捣汁服。外用适量捣烂敷患处。

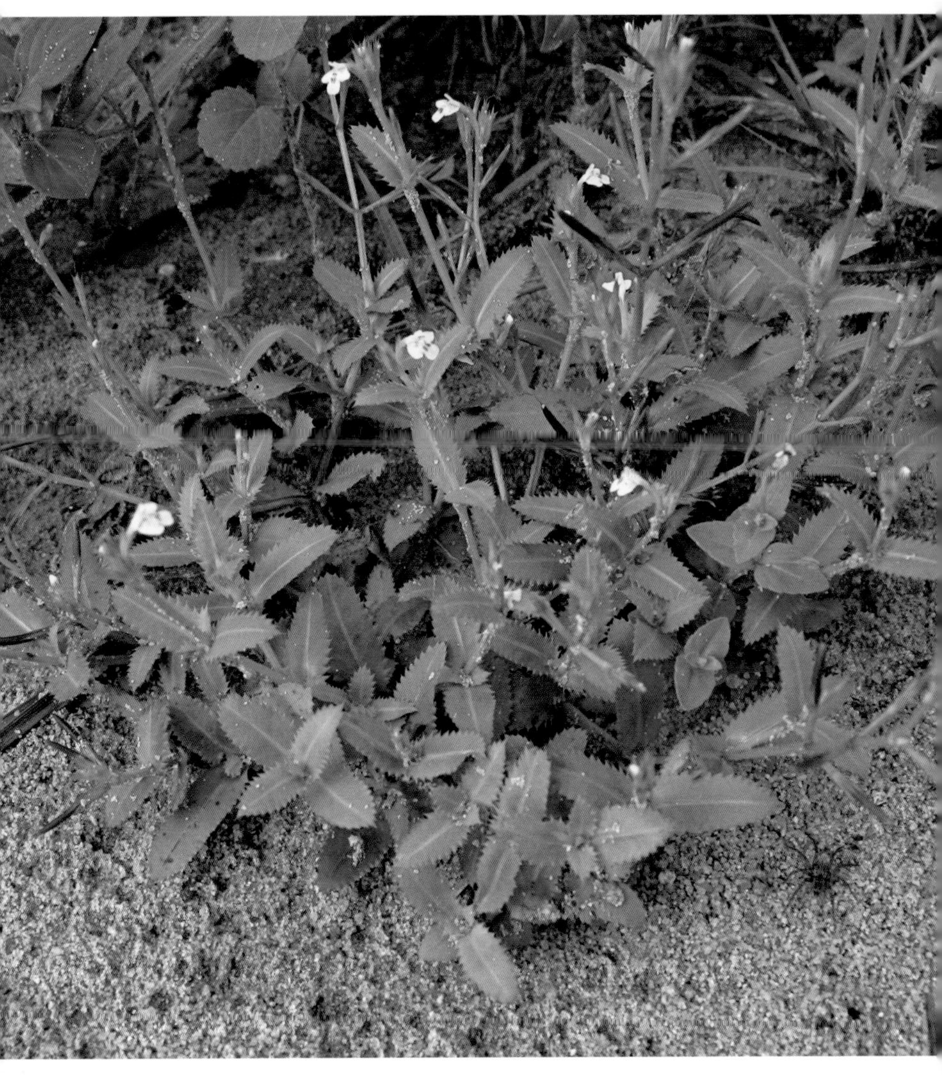

棱萼母草

Lindernia oblonga (Benth.) Merr. et Chun

【别　　名】公母草、四方草

【基　　原】来源于玄参科母草属棱萼母草**Lindernia oblonga** (Benth.) Merr. et Chun 的全草入药。

【形态特征】一年生草本，直立或有时倾卧而发出直立或弯曲上升之枝，有须状根，茎枝多少呈四角形，角上有棱，面具沟，中部的节间长达6 cm，但下部之节间则较叶为短，无毛。叶在基部有短柄，上部无柄而微抱茎；叶片菱状卵形至菱状披针形，长5～20 mm，宽3～8 mm，顶端微尖至圆钝，基部宽楔形，边缘常有少数不规则波状浅缺、小齿或全缘，质颇厚，两面无毛。花成稀疏的长总状花序，一般不超过10朵；苞片披针形；花梗细，长7～25 mm；花萼狭钟状，仅1/4的部分开裂，裂片三角状卵形，顶端凸尖而外曲，有明显的中肋，无毛；花冠紫色或蓝紫色，长达13 mm以上，管长约7 mm，向喉部渐扩大，上唇2裂，下唇较上唇为大，3裂；雄蕊4枚，全育，柱头宽片状。蒴果椭圆形，比宿萼短，种子多数。花期5～7月；果期8～10月。

【生　　境】生于干地沙质土壤中。

【分　　布】海南、广东、香港、福建。越南、老挝、柬埔寨也有分布。

【采集加工】夏秋季采收，全草鲜用。

【性味功能】味苦、涩，性平。清热解毒，收敛止泻。

【主治用法】治痢疾腹泻、疖肿。用量鲜品30～60 g。

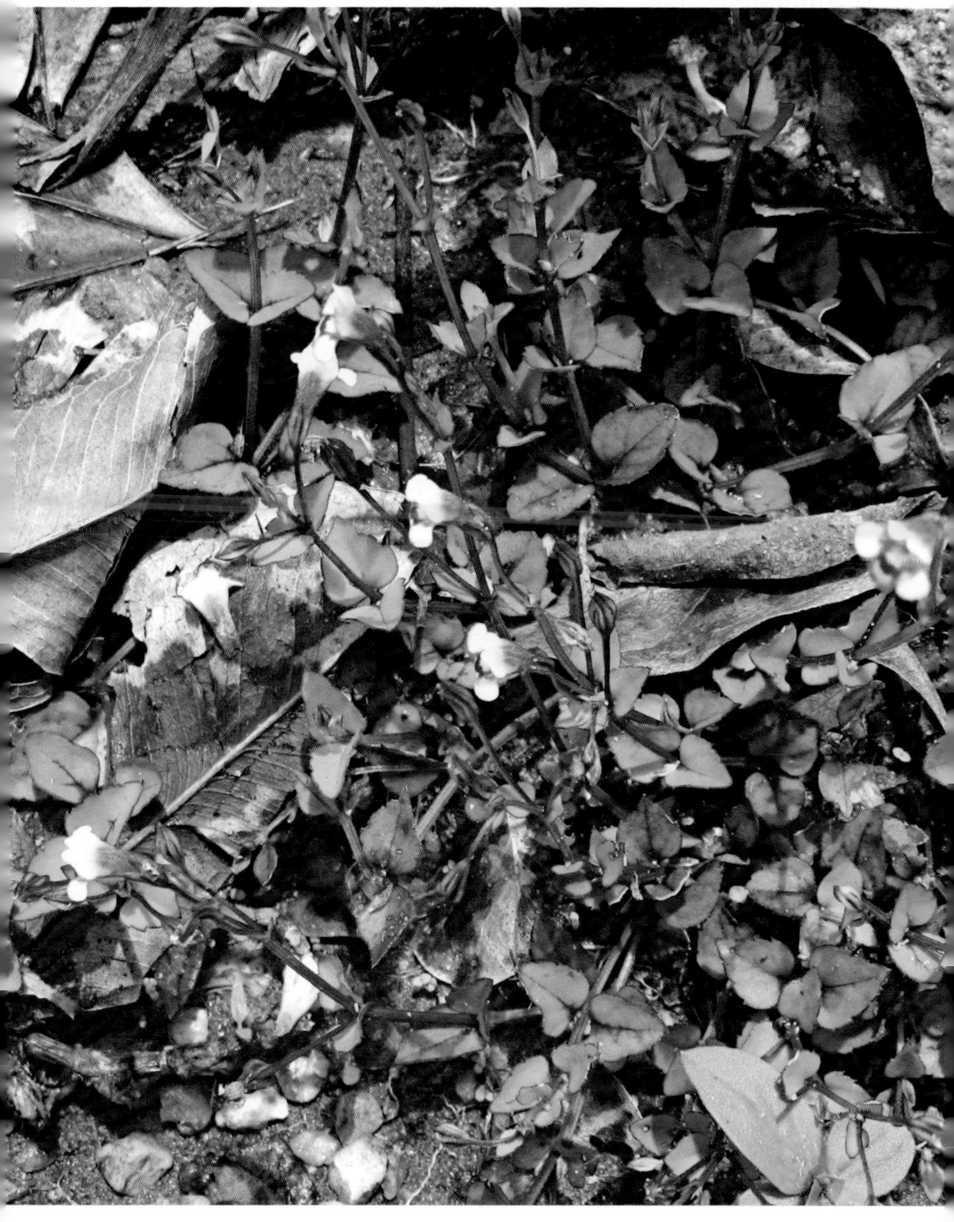

禾叶山麦冬

Liriope graminifolia (Linn.) Baker

【别　　名】大麦门冬、麦冬

【基　　原】来源于百合科山麦冬属禾叶山麦冬**Liriope graminifolia** (Linn.) Baker 的块根入药。

【形态特征】多年生小草本，根细或稍粗，分枝多，有时有纺锤形小块根；根状茎短或稍长，具地下走茎。叶长20～50(60) cm，宽2～3(4) mm，顶端钝或渐尖，具5条脉，近全缘，但顶端边缘具细齿，基部常有残存的枯叶或有时撕裂成纤维状。花葶通常稍短于叶，长20～48 cm，总状花序长6～15 cm，具许多花；花通常3～5朵簇生于苞片腋内；苞片卵形，顶端具长尖，最下面的长5～6 mm，干膜质；花梗长约4 mm，关节位于近顶端；花被片狭长圆形或长圆形，顶端钝圆，长3. 5～4 mm，白色或淡紫色；花丝长1～1. 5 mm，扁而稍宽；花药近长圆形，长约1 mm；子房近球形；花柱长约2 mm，稍粗，柱头与花柱等宽。种子卵圆形或近球形，直径4～5 mm，初期绿色，成熟时蓝黑色。花期6～8月；果期9～11月。

【生　　境】生于山坡、山谷林下、灌丛中或山沟阴处。

【分　　布】海南、广东、台湾、福建、江西、浙江、江苏、安徽、湖北、河南、河北、山西、陕西、甘肃、广西、贵州、四川。

【采集加工】秋冬季采收块根晒干备用，可代麦冬用。

【性味功能】味甘，性平。滋阴润肺，清心除烦，养胃生津，化痰止咳。

【主治用法】治虚劳咳嗽，燥咳吐血，咯血，衄血，热病伤津，口干烦渴，便秘等症。用量10～15 g。

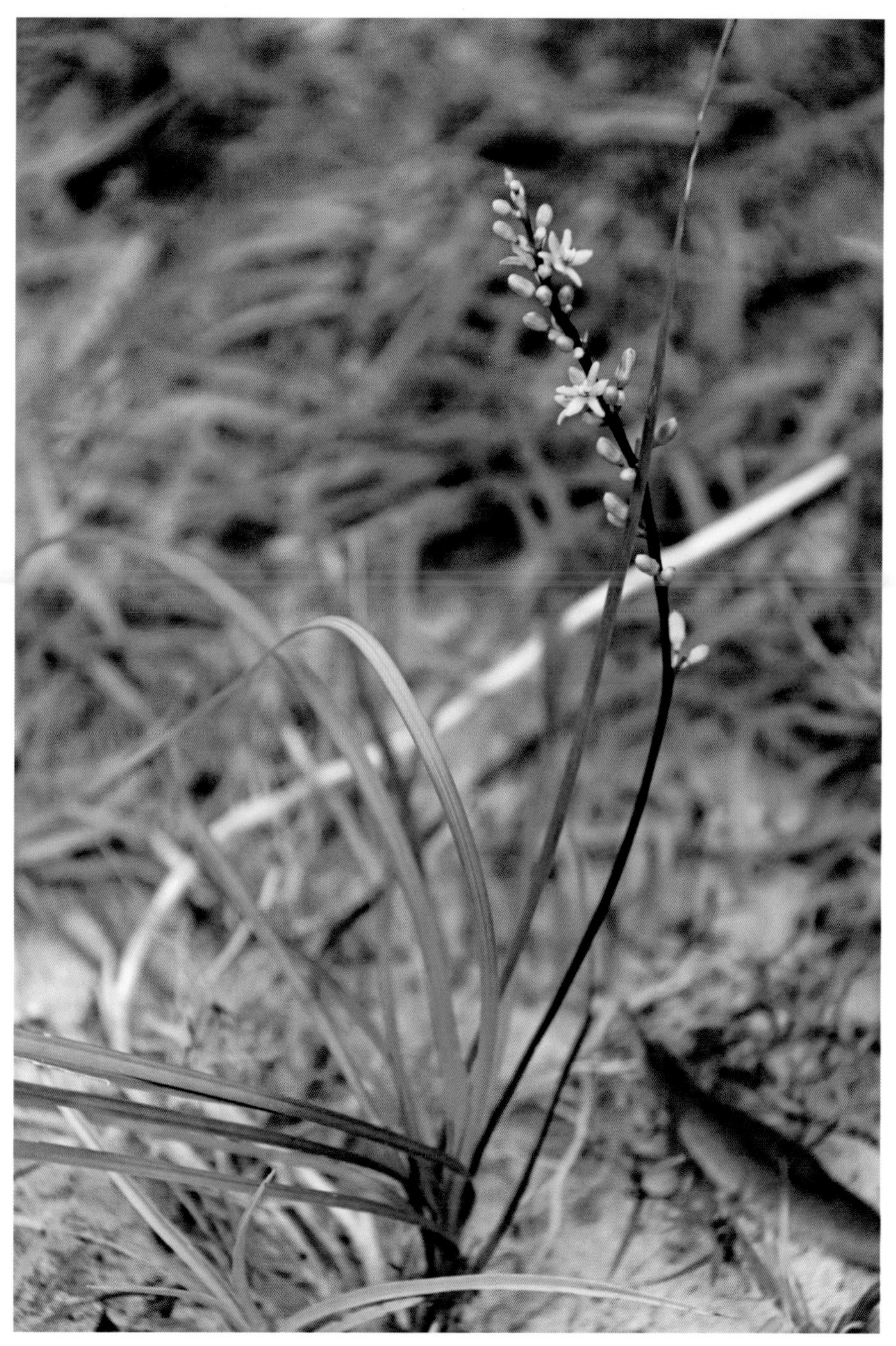

豺皮樟

Litsea rotundifolia Hemsl. var. **oblongifolia** (Nees) Allen

【别　　名】圆叶木姜子

【基　　原】来源于樟科木姜子属豺皮樟**Litsea rotundifolia** Hemsl. var. **oblongifolia** (Nees) Allen 的根和叶入药。

【形态特征】常绿灌木，高达3 m。树皮灰色或灰褐色，常有褐色斑块。小枝灰褐色；芽鳞外面被丝质黄色短柔毛。叶薄革质，互生，宽卵圆形至近圆形，长2. 2～4. 5 cm，宽1. 5～4 cm，顶端钝圆或短渐尖，基部近圆形，背面粉绿色，无毛；羽状脉，侧脉每边通常3～4条，中脉、侧脉在上面凹陷，在背面凸起；叶柄粗短，长3～5 mm，初时被柔毛。后脱落无毛。聚伞花序有花3～4朵，通常3枝簇生叶腋；花被管被柔毛，花被裂片6枚，花丝被稀疏柔毛。果球形，直径4～6 mm，灰蓝色，几无果梗。花期8～9月；果期9～11月。

【生　　境】生于低海拔山地疏林中。

【分　　布】广东、香港、澳门、海南、广西、湖南、江西、福建、

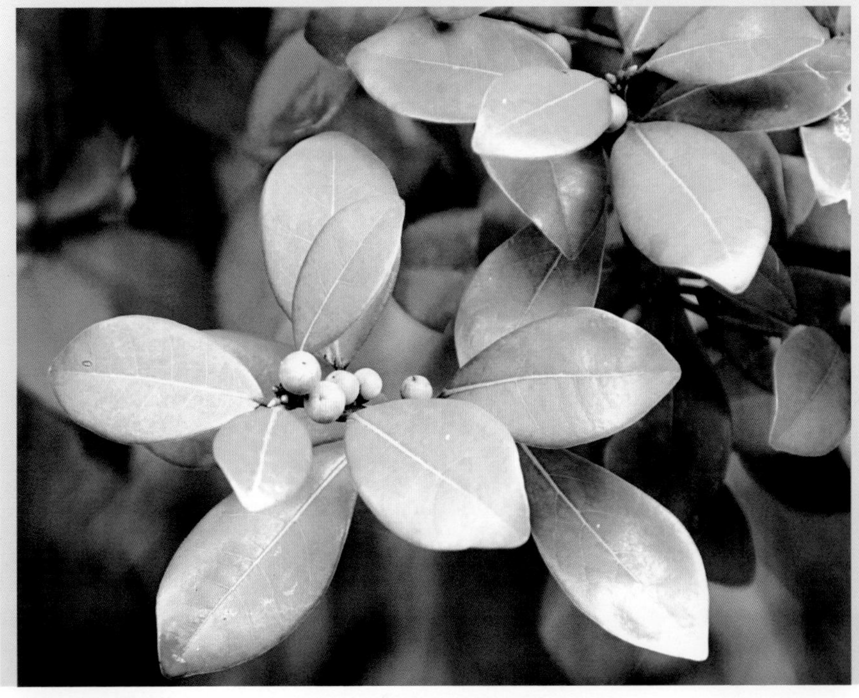

台湾、浙江。

【采集加工】夏秋季采收根、叶晒干备用。

【性味功能】味辛，性温。祛风除湿，行气止痛，活血通经。

【主治用法】治风湿性关节炎，跌打损伤，腰腿痛，痛经，胃痛，腹泻，水肿。用量15～30 g。水煎或浸酒分2次服。

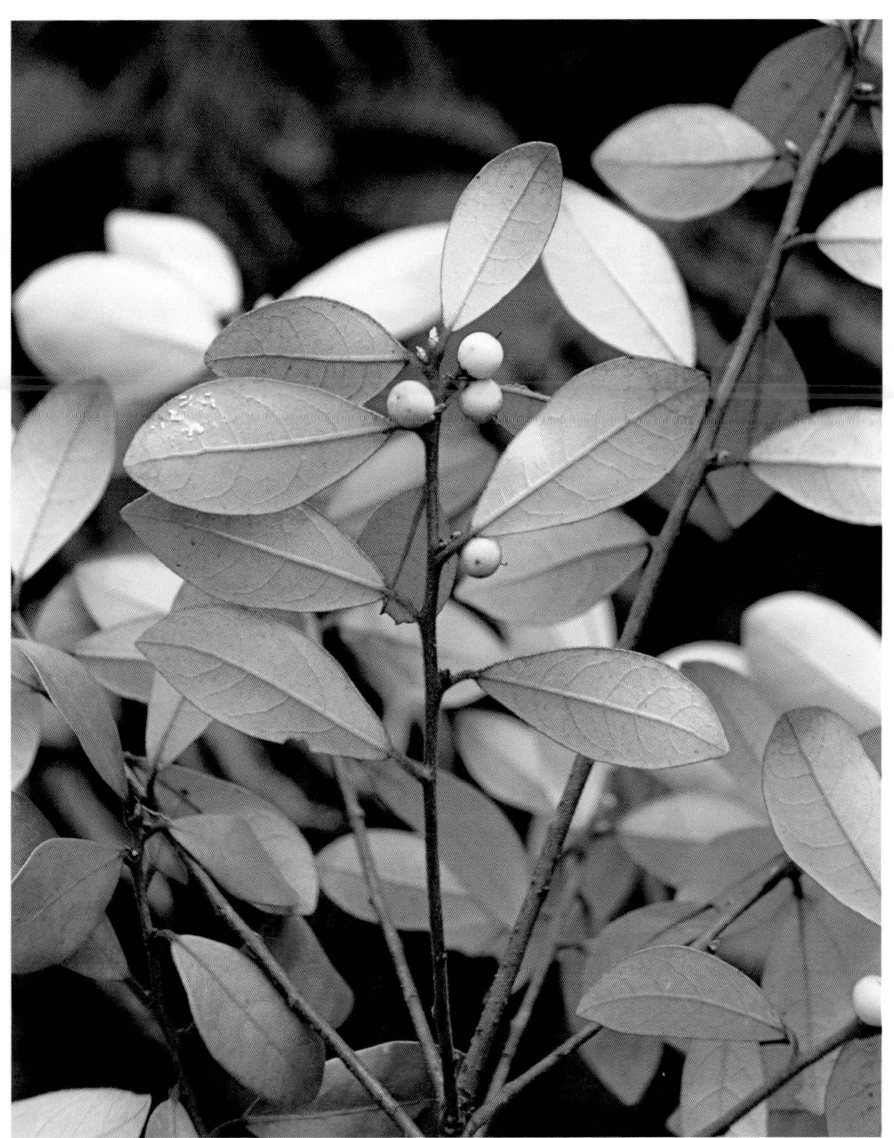

翅子藤

Loeseneriella merrilliana A. C. Smith

【基　　原】来源于翅子藤科翅子藤属翅子藤**Loeseneriella merrilliana** A. C. Smith 的根、茎、叶入药。

【形态特征】藤本，小枝棕灰色，微呈四棱形，无毛，有时密被粗糙皮孔。叶薄革质，长椭圆形，长5～10(18) cm，宽3～6 cm，顶端急渐尖，基部钝尖，边缘具不明显锯齿，两面无毛，侧脉4～6对，网脉明显；叶柄粗壮，长5～8 mm。聚伞花序腋生或生于小枝顶端，长2. 5～6 cm；小枝和总花梗纤细，密被粉状微柔毛；总花梗长1. 5～3 cm；苞片和小苞片三角状，全缘，被粉状微柔毛；花柄纤细，长不过1. 5 mm，顶端钝，边缘纤毛状，背部具粉状微柔毛；花瓣长圆状披针形，长4～5 mm，宽1. 7～2. 5 mm；背部具粉状毛；花盘肉质，杯状，高1～1. 5 mm，基部呈不显著五角形，直径2～3 mm，顶端截形。蒴果椭圆形至倒卵状椭圆形，长4. 5～6 cm，宽2. 5～3. 2 cm，顶端圆形或偏斜微缺，基部钝形；果托不膨大，有3～4颗种子，种子阔椭圆形，种翅膜质。花期5～6月，果期7～9月。

【生　　境】生于山地林中。

【分　　布】云南、广西、海南。

【采集加工】夏秋季采收，根、茎晒干备用，叶鲜用。

【性味功能】祛风除湿，调经活血，止痛。

【主治用法】治风湿性关节炎，类风湿关节炎，跌打损伤，骨折。用量10～15 g。外用鲜叶捣烂敷患处。

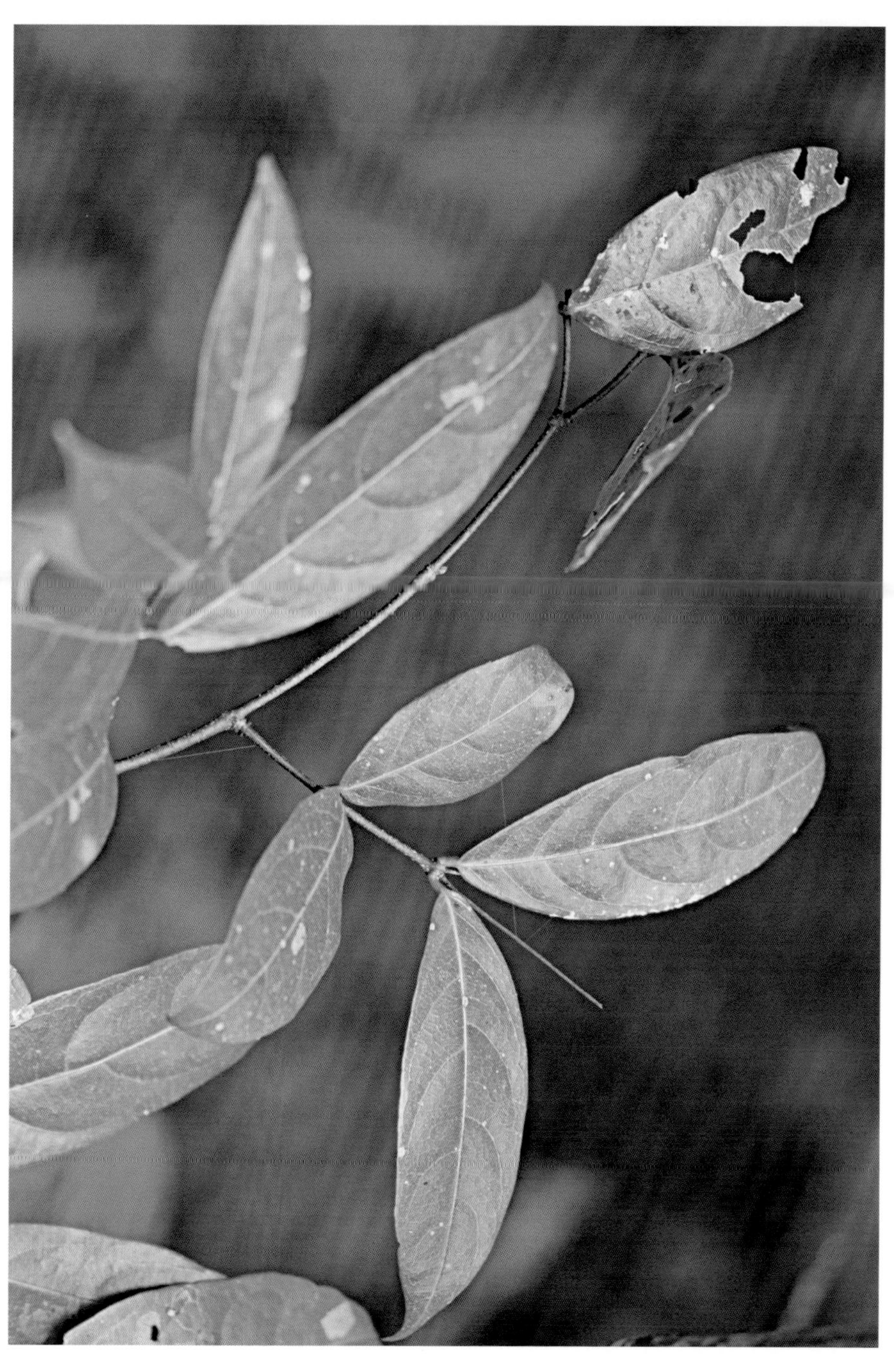

柳叶剑蕨

Loxogramme salicifolia (Makino) Makino

【基　　原】来源于剑蕨科剑蕨属柳叶剑蕨**Loxogramme salicifolia** (Makino) Makino 的全草入药。

【形态特征】多年生小草本，高15～35 cm。根状茎横走，粗约2 mm，被棕褐色、卵状披针形鳞片。叶远生，相距1～2 cm；叶柄长2～5 cm或近无柄，与叶片同色，基部有卵状披针形鳞片，向上光滑；叶片披针形，长12～32 cm，中部宽1～1. 5(3) cm，顶端长渐尖，基部渐缩狭并下延至叶柄下部或基部，全缘，干后稍反折；中脉叶面明显，平坦，背面隆起，不达顶端，小脉网状，网眼斜向上，无内藏小脉；叶稍肉质，干后革质，表面皱缩。孢子囊群线形，通常在10对以上，与中肋斜交，稍密接，多少下陷于叶肉中，分布于叶片中部以上，下部不育，无隔丝。孢子较短，椭圆形，单裂缝。

【生　　境】生于海拔200～1200 m的山谷溪边林中岩石上或树干上。

【分　　布】浙江、安徽、福建、台湾、广东、香港、江西、湖南、湖北、云南、贵州、四川、西藏、甘肃。日本、韩国也有分布。

【采集加工】夏秋季采收，将全草晒干。

【性味功能】味微苦，性凉。清热解毒，利尿。

【主治用法】治尿路感染，咽喉肿痛，胃肠炎，狂犬咬伤。用量15～30 g。

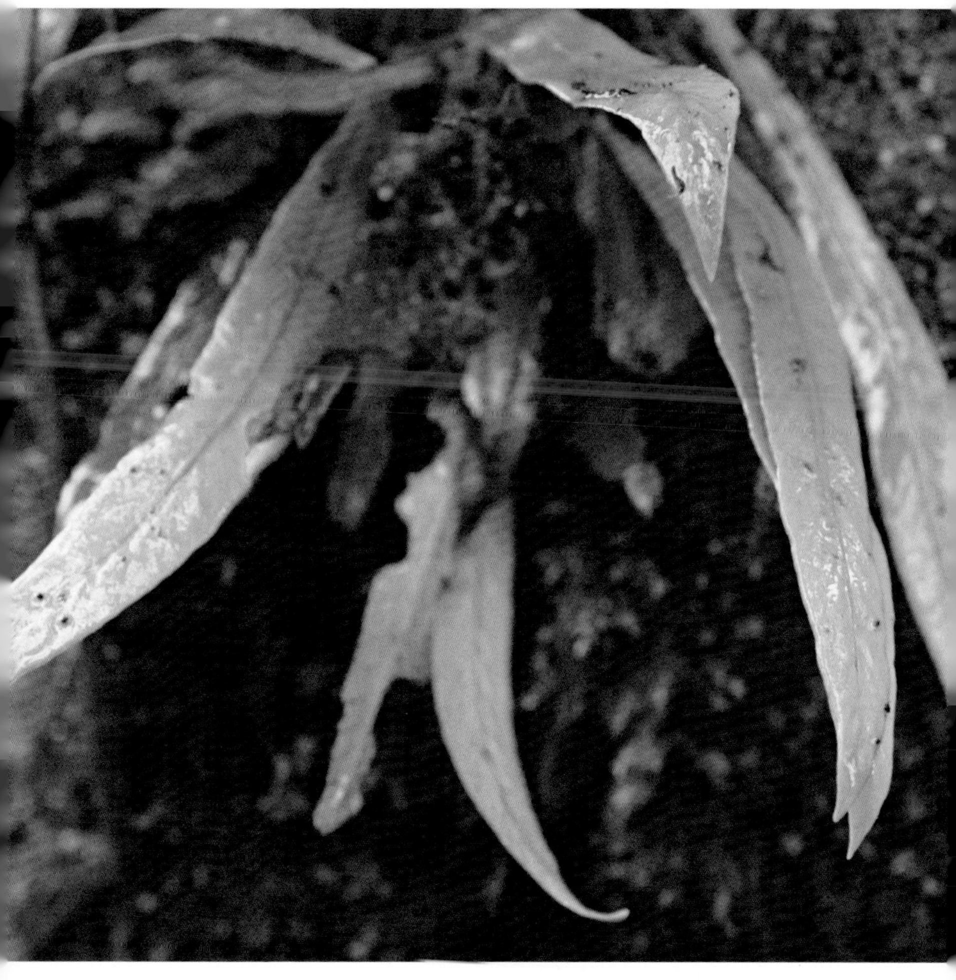

丝瓜 **Luffa aegyptiaca** Mill.

【别　　名】水瓜

【基　　原】来源于葫芦科丝瓜属丝瓜**Luffa aegyptiaca** Mill. [*L. cylindrica* (Linn.) Roem.] 的丝瓜络、藤、根和种子入药。

【形态特征】一年生草质藤本。卷须稍粗壮，被短柔毛，通常2～4歧。叶片三角形或近圆形，长、宽10～20 cm，通常掌状5～7裂，裂片三角形，中间的较长，长8～12 cm，顶端急尖或渐尖，边缘有锯齿，基部深心形，弯缺深2～3 cm，宽2～2. 5 cm，叶面深绿色，粗糙，有疣点，背面浅绿色，有短柔毛，脉掌状，被白色的短柔毛；叶柄粗糙，长10～12 cm。雌雄同株；雄花：通常15～20朵花，生于总状花序上部，花序梗稍粗壮，长12～14 cm，被柔毛；花梗长1～2 cm，花萼筒宽钟形，直径0. 5～0. 9 cm，被短柔毛，裂片卵状披针形或近三角形，上端向外反折，长0. 8～1. 3 cm，宽0. 4～0. 7 cm，内面密被短柔毛，边缘尤为明显，外面毛被较少，顶端渐尖，具3脉，花冠黄色，辐状，开展时直径5～9 cm，裂片长圆形，长2～4 cm，宽2～2. 8 cm，内面基部密被黄白色长柔毛，外面具3～5条凸起的脉，脉上密被短柔毛，顶端钝圆，基部狭窄；雄蕊通常5枚，稀3枚，花丝长6～8 mm，基部有白色短柔毛，花初开放时稍靠合，最后完全分离，药室多回折曲。雌花：单生，花梗长2～10 cm；子房长圆柱状，有柔毛，柱头3枚，膨大。果实圆柱状，直或稍弯，长15～30 cm，直径5～8 cm，表面平滑，通常有深色纵条纹，未熟时肉质，成熟后干燥，内面呈网状纤维，由顶端盖裂；种子多数，黑色，卵形，扁，平滑，边缘狭翼状。花果期夏、秋季。

【生　　境】栽培。

【分　　布】全国各地普遍栽培。

【采集加工】将丝瓜络、藤、根、种子晒干。

【性味功能】丝瓜络：味甘，性平；清热解毒，活血通络，利尿消肿。叶：味苦、酸，性微寒；止血，清热解毒，化痰止咳。种子：味微甘，性平；清热化痰，润燥，驱虫。藤：味甘，性平；通经活络，止咳化痰。根：味甘，性平；清热解毒。

【主治用法】丝瓜络：治筋骨酸痛，胸胁痛，闭经，乳汁不通，乳腺炎，水肿。叶：治百日咳，咳嗽，暑热口渴；外用治创伤出血，疥癣，天疱疮。种子：治咳嗽痰多，蛔虫病，便秘。藤：治腰痛，咳嗽，鼻炎，支气管炎。根：治鼻炎、副鼻窦炎。用量：丝瓜络、叶9～15 g，外用适量；种子6～9 g，藤30～60 g，根15～30 g。

【附　　方】1. 治蛔虫病：黑生丝瓜子40～50粒，剥去壳，取其仁嚼烂，空腹时用温开水送服（或将丝瓜子仁捣烂装入胶囊服），儿童每服30粒，每日1次，连服2日。

2. 治慢性支气管炎；经霜丝瓜藤150～240 g，水煎服，每日1剂，10天为1个疗程，连服2个疗程。

3. 治支气管炎：丝瓜藤90～150 g，切碎，水煎2次，合并滤液，浓缩至100～150 ml，1日分3次服，10天为1个疗程。

4. 治慢性鼻窦炎：(1) 丝瓜藤切碎，焙至半焦，研粉吹入鼻腔内，每日2～3次，2～4天为1个疗程；(2) 丝瓜藤，取近根3尺，于摘瓜后切碎，晒干，炒至微焦，研末，制成10 g重蜜丸，每次1丸，每日3次，可较长时间服用。

5. 治鼻炎：丝瓜根500 g，黄栀子250 g。共研细粉，每次9 g，每日3次。

6. 治水肿、腹水：丝瓜络60 g，水煎服。

7. 治神经性皮炎：鲜丝瓜叶洗净，研细后在患处搽，直到局部发红，甚至见隐血为止。每7天1次，2次为1个疗程。

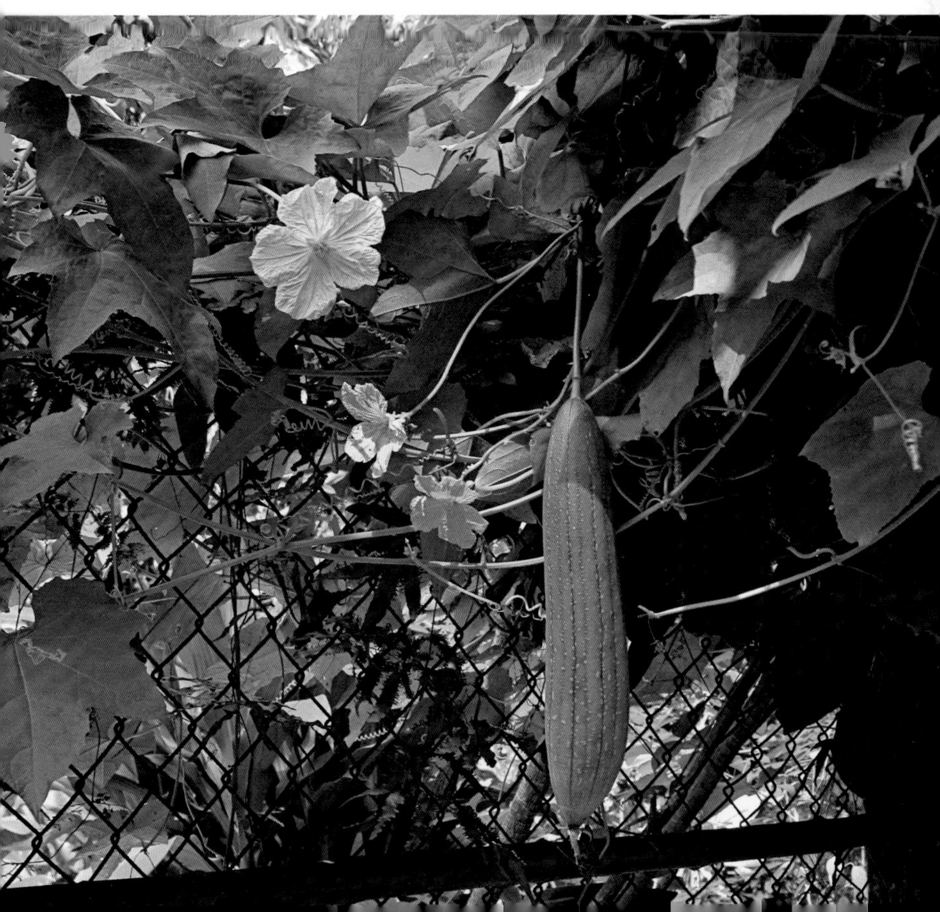

海金沙

Lygodium japonicum (Thunb.) Sw.

【别　　名】金沙藤、左转藤、蛤蟆藤、罗网藤、铁线藤

【基　　原】来源于海金沙科海金沙属海金沙 **Lygodium japonicum** (Thunb.) Sw. 的全草或孢子入药。

【形态特征】攀援植物。长达4 m，叶二型，三回羽状；羽片多数，对生于叶轴的短枝上，枝端有1个被黄色柔毛的休眠芽，羽柄长约1.5 cm；不育羽片三角形，长与宽各为10～12 cm；小羽片2～4对，互生，卵圆形，长4～8 cm，宽3～6 cm；二回小羽片2～3对，互生，卵状三角形，掌状分裂；末回小羽片有短柄或无柄，不以关节着生，通常掌状3裂，中央裂片短而阔，长约3 cm，宽6～8 mm，顶端钝，基部近心形，边缘有不规则的浅锯齿；中脉明显，侧脉纤细，一至二回二叉分枝，直达锯齿；叶纸质，中脉及侧脉上略被短毛；叶柄和叶轴上两侧有狭边并被灰色毛；能育羽片卵状三角形，长与宽各为10～20 cm；末回小羽片或裂片边缘疏生流苏状的孢子囊穗，长2～4 mm，宽1～1.5 mm，暗褐色。

【生　　境】生于山谷、灌丛、路旁、村边。

【分　　布】广东、海南、广西、云南、四川、贵州、湖南、湖北、江西、福建、安徽、陕西、甘肃。日本、菲律宾、马来西亚、印度、澳大利亚也有分布。

【采集加工】立秋前后打下孢子（即海金沙），割下全草晒干备用。

【性味功能】味甘，性寒。利尿通淋，清热解毒。

【主治用法】治泌尿系结石，感染，肾炎，感冒，气管炎，腮腺炎，流行性乙型脑炎，痢疾，肝炎，乳腺炎。用量：海金沙（孢子）6～9 g；海金

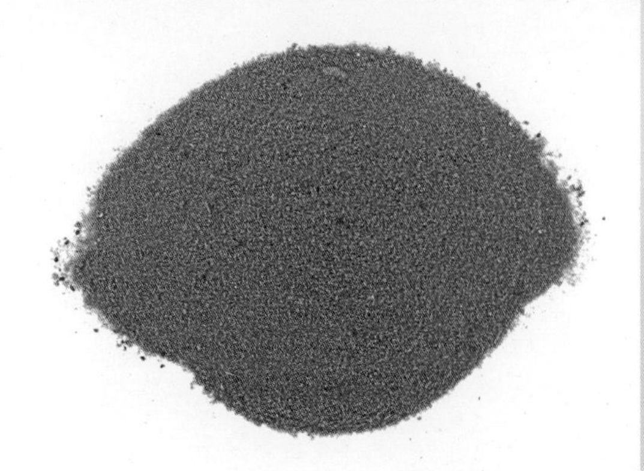

沙藤（全草晒干备用）15～30 g。

【附　　方】1. 治泌尿系结石：海金沙（孢子）15 g，冬葵子、王不留行、牛膝、泽泻、陈皮、石韦各9 g，枳壳6 g，车前子（种子）12 g。每日1剂，水煎2次分服。

2. 治流行性腮腺炎：海金沙藤30 g，水煎服，每日1次。另用木鳖子碾粉，浓茶汁调成糊涂患处，保持湿润。

3. 治流行性乙型脑炎：海金沙藤、忍冬藤、菊花、生石膏各30 g，瓜子金、钩藤（或钩）各15 g。先煎石膏，后入菊花、钩藤，浓缩至60 ml。轻、中型病例日服1剂，重型病例则日服2剂。首剂足量，退热后减半。维持3～5天。有持续高热者加重楼嚼服，每日9～15 g。并酌情配合西药治疗。

4. 治上呼吸道感染、扁桃体炎、肺炎、支气管炎：海金沙藤30 g，大青叶（马鞭草科）15 g。加水500 ml，煎至60 ml，每次服20 ml，每日3次，小儿酌减。

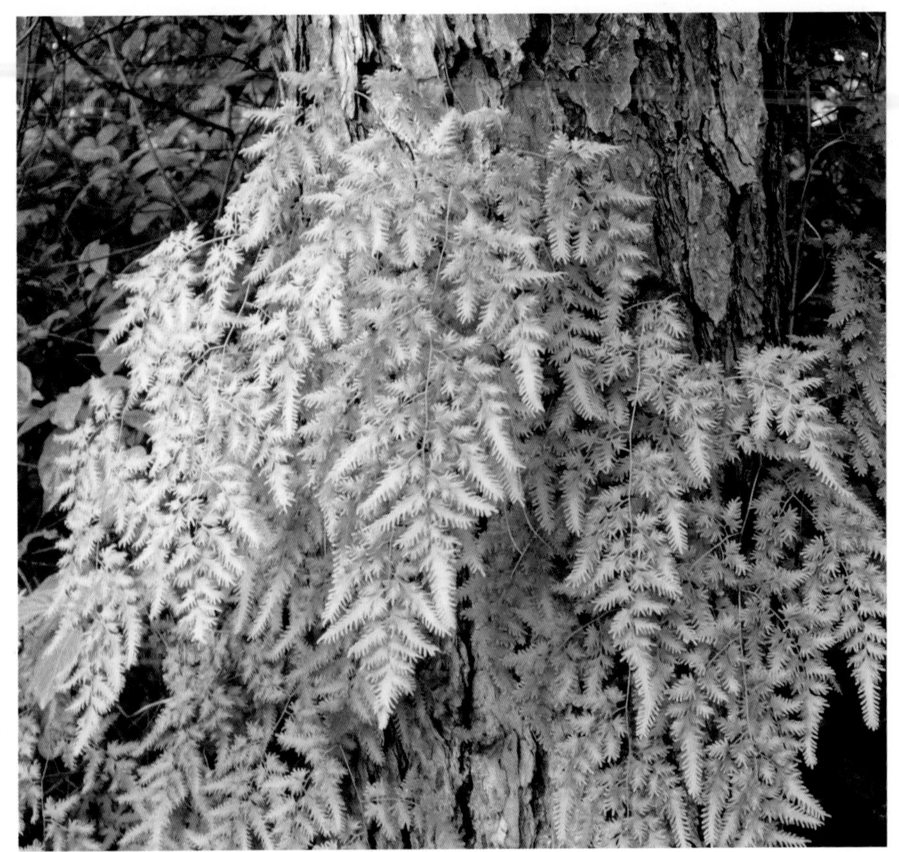

细梗香草

Lysimachia capillipes Hemsl.

【别　　名】满山香

【基　　原】来源于报春花科珍珠菜属细梗香草**Lysimachia capillipes** Hemsl. 的全草入药。

【形态特征】多年生草本，高40～60 cm，干后有浓郁香气。茎通常2至多条簇生，直立，中部以上分枝，草质，具棱，棱边有时呈狭翅状。叶互生，卵形至卵状披针形，长1. 5～7 cm，宽1～3 cm，顶端锐尖或有时渐尖，基部短渐狭或钝，很少近圆形或截形，两侧常稍不对称，边缘全缘或微皱呈波状，无毛或上面被极疏的小刚毛，侧脉4～5对，在下面稍隆起，网脉不明显；叶柄长2～8 mm。花单出腋生；花梗纤细，丝状，长1. 5～3. 5 cm；花萼长2～4 mm，深裂近达基部，裂片卵形或披针形，顶端渐尖；花冠黄色，长6～8 mm，分裂近达基部，裂片狭长圆形或近线形，宽1. 8～3 mm，顶端稍钝；花丝基部与花冠合生约0. 5 mm，分离部分明显，长约1. 25 mm，花药长3. 5～4 mm，顶孔开裂；花柱丝状，稍长于雄蕊。蒴果近球形，带白色，直径3～4 mm，比宿存花萼长。花期6～7月；果期8～10月。

【生　　境】生于山谷林下。

【分　　布】台湾、福建、海南、广东、江西、浙江、湖南、湖北、河南、贵州、四川。菲律宾也有分布。

【采集加工】夏秋季采收，将全草晒干。

【性味功能】味甘，性平。祛风除湿，行气止痛，调经，解毒。

【主治用法】治感冒，咳嗽，风湿痹痛，脘腹胀痛，月经不调，疔疮，蛇咬伤。用量9～15 g。外用鲜品捣烂敷患处。

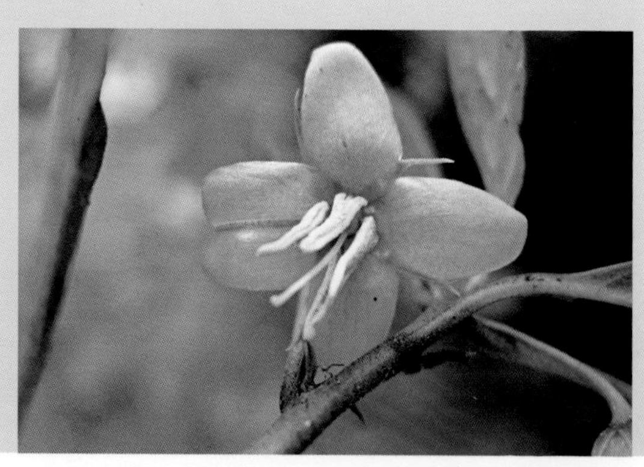

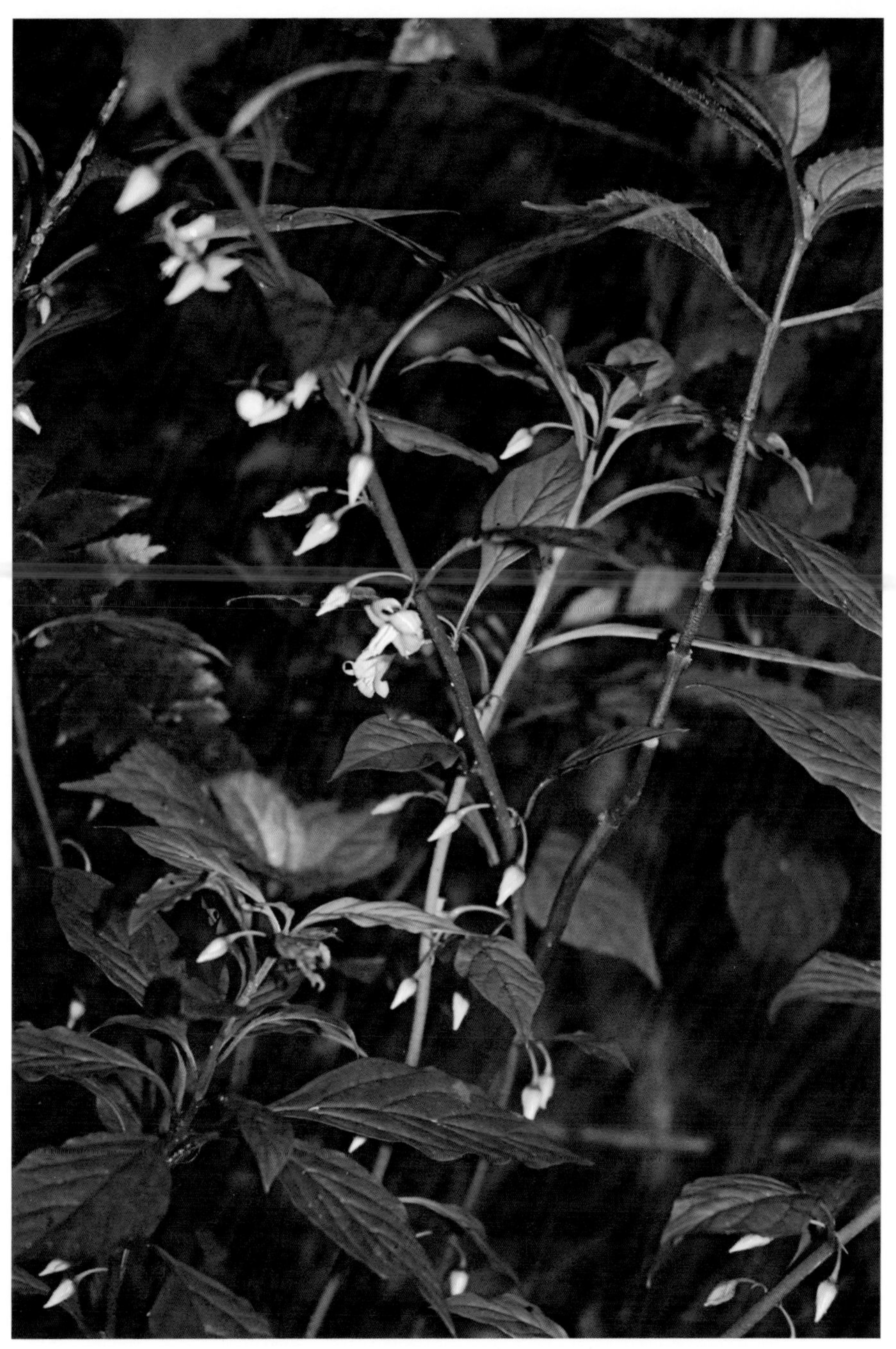

甜果藤

Mappianthus iodoides Hand.-Mazz.

【基　　原】定心藤、马比花、铜钻、藤蛇总管、黄狗骨

【基　　原】来源于茶茱萸科定心藤属甜果藤**Mappianthus iodoides** Hand.-Mazz.的根和茎入药。

【形态特征】木质藤本。叶长椭圆形至长圆形，稀披针形，长8～17 cm，宽3～7 cm，顶端渐尖至尾状，尾端圆形，基部圆形或楔形，干时表面橄绿色，近无毛，背面赭黄色至紫红色，略被毛，中脉在表面为一狭槽，侧脉3～5(6)对；叶柄长6～14 mm，圆柱形，疏被或密被黄褐色糙伏毛。雄花序交替腋生，长1～2.5 cm，花序梗长约1 cm，被黄褐色糙伏毛；小苞片极小；雄花：芳香；花芽淡绿色，球形至开花前为长圆形；花梗长1～2 mm，粗约0.5 mm；花萼杯状，长1.5～2 mm，微5裂，裂齿尖且微小，外面密被黄色糙伏毛，内面无毛；花冠黄色，长4～6 mm，5裂片，裂片卵形，顶端内弯，外面密被黄色糙伏毛，内面被短茸毛；雄蕊5枚，花丝干时橙黄色，长3～4 mm，基部细，向上逐渐加宽，花药黄色，卵形，长约1.5 mm；雌蕊不发育，子房圆锥形，长约2 mm，花柱长2～3 mm，顶端平截；雌花序交替腋生，长1～1.5 cm，粗壮，被黄褐色糙伏毛，小苞片小，钻形，长不到1 mm；花序梗长0.5～0.8 cm。雌花：芽时卵形，花梗长2～10 mm，粗1～2 mm；花萼浅杯状，长1～1.5 mm，5裂片，裂片钝三角形，外面密被黄褐色糙伏毛；花瓣5片，长圆形，长3～4 mm，顶端内弯，外面密被黄褐色糙伏毛，内面被短茸毛；退化雄蕊5枚，长约2 mm，花丝扁线形，长约1.5 mm，花药卵状三角形，长约0.5 mm；子房近球形，长约2 mm，密被黄褐色硬伏毛，花柱极短或无，柱头盘状，5圆裂。核果椭圆形，长2～3.7 cm，宽1～1.7 cm，疏被淡黄色硬伏毛，由淡绿、黄绿转橙黄至橙红色，甜，果肉薄，干时具下陷网纹及纵槽，基部具宿存、略增大的萼片。花期4～8月，雌花较晚；果期6～12月。

【生　　境】生于山谷林中或沟边湿润处，攀援于树上。

【分　　布】海南、广东、湖南、福建、广西、云南、贵州。越南也有分布。

【采集加工】夏秋季采收，根、茎切片晒干。

【性味功能】味苦、涩，性平。祛风除湿，调经活血，止痛。

【主治用法】治风湿性关节炎，类风湿关节炎，黄疸，跌打损伤，月经不调，痛经，闭经。外用治外伤出血、毒蛇咬伤。用量9～15 g，水煎服或泡酒服。外用适量，捣烂敷患处。

【附　　方】治月经不调、痛经、产后风痛：甜果藤、乌药、冰片叶各少量，共研粉，每服0.9～1.5 g。

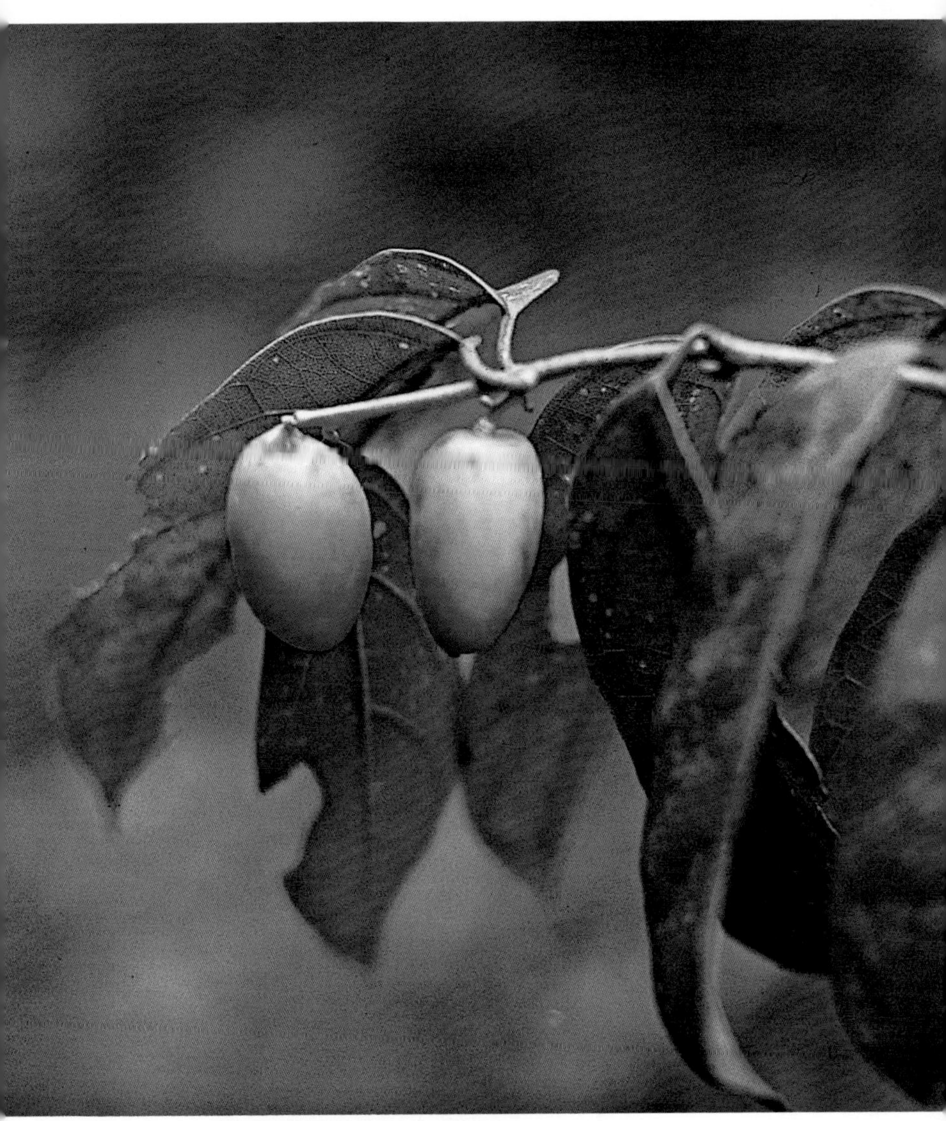

毛瓣鸡血藤

Millettia pachyloba Drake

【别　　名】白药根、雷公藤蹄、海南崖豆藤

【基　　原】来源于蝶形花科鸡血藤属毛瓣鸡血藤 **Millettia pachyloba** Drake [*M. lasiopetala* (Hayata) Merr.] 的藤茎入药。

【形态特征】大藤本，长达 20 m。羽状复叶长 25～35 cm；叶柄长 6～8 cm；托叶三角形，长 3～4 mm，宿存；小叶 4 对，间隔 2～2.5 cm，厚纸质，倒卵状长圆形或长圆状椭圆形，长 7～17 cm，宽 3～5.5 cm，顶端短渐尖或钝，有时呈浅凹缺，基部圆钝，背面密被黄色平伏绢毛，渐脱落，侧脉 13～17 对，平行直达叶缘，细脉在侧脉间垂直连结；小叶柄长 5～6 mm；小托叶针刺状，长约 3 mm，被毛。总状圆锥花序顶生，或 2～3 枝近枝梢腋生，长 20～30 cm，密被黄褐色绢毛，渐脱落，生花节长 4～5 mm；花 3～7 朵着生节上；苞片和小苞片均小，三角状线形，密被黄色绢毛，脱落；花长 1.2～1.5 cm；花梗长 2～3 mm；花萼杯状，长约 3 mm，宽 4～5 mm，密被绢毛，萼齿大三角形，短于萼筒，上方 2 齿几全合生；花冠淡紫色，花瓣近等长，旗瓣密被黄褐色绢毛，扁圆形，长 10～12 mm，顶端圆形，基部截形，无胼胝体，瓣柄短，翼瓣长圆形，具 1 耳，龙骨瓣阔长圆形，顶端粘连，翼瓣和龙骨瓣的外露部分均密被绢毛；雄蕊二体，离生的 1 枚花丝上有稀疏柔毛；无花盘；子房密被绢毛，花柱成直角上弯，柱头点状，胚珠 4～6 粒。荚果菱状长圆形，长 5～8 cm，宽 3～4 cm，厚约 2 cm，肿胀，顶端喙尖，基部圆钝，密被黄色茸毛，后渐脱落，木质，瓣裂，有种子 1～4 粒；种子黑褐色，具光泽，挤压成棋子形。花期 4～6 月；果期 7～11 月。

【生　　境】生于疏林中或溪边灌丛中。

【分　　布】海南、广东、广西、云南。

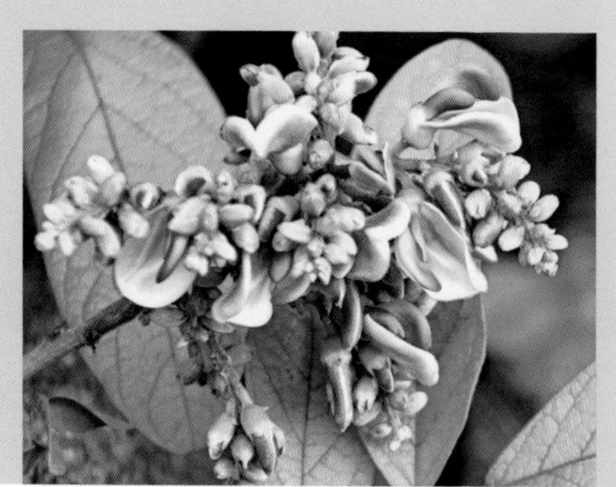

【采集加工】夏秋季采收，藤茎切片晒干。

【性味功能】味辛、苦，性温，有小毒。消炎止痛。

【主治用法】外用治癣疥。煎水洗患处。

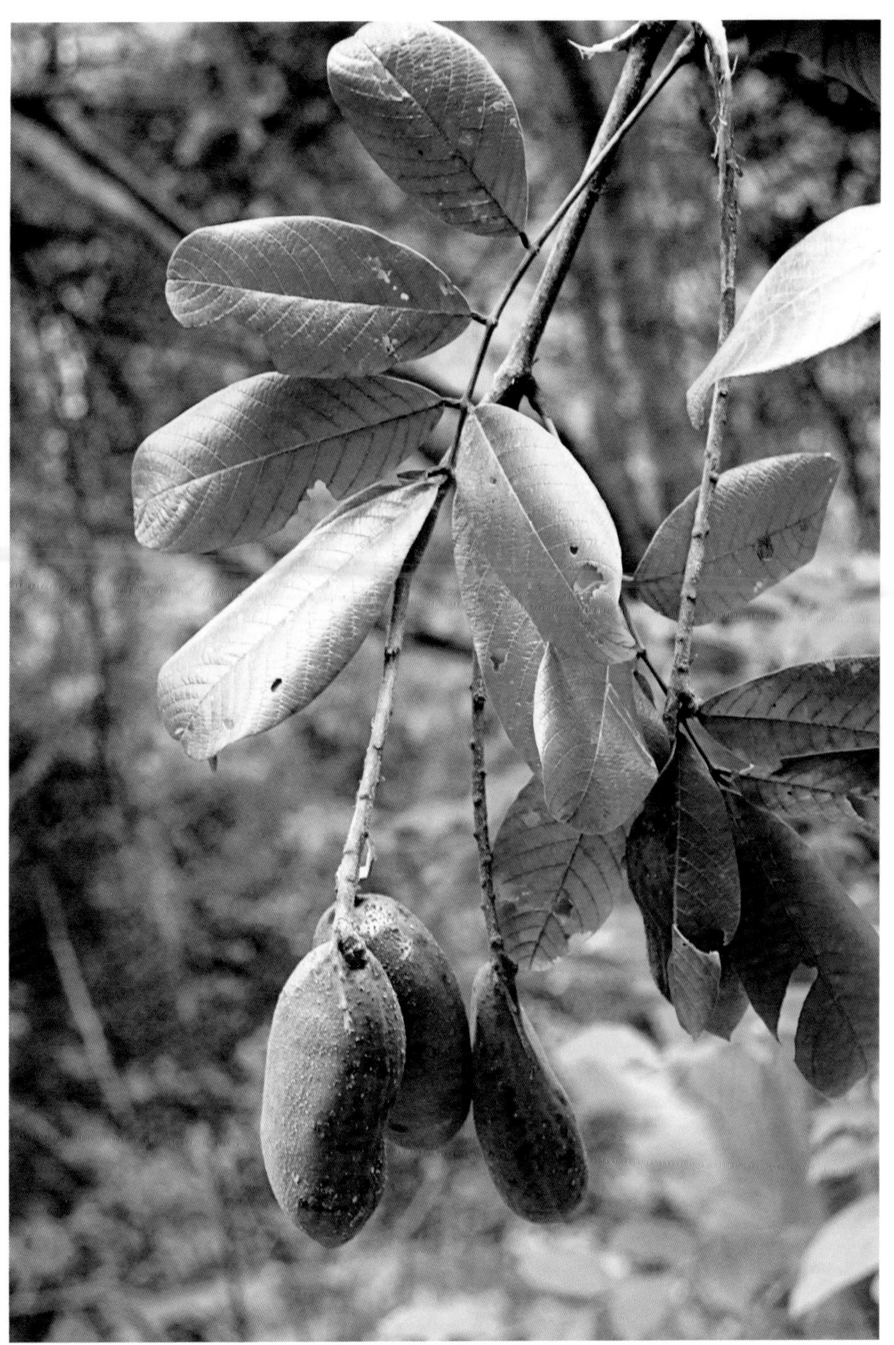

大苞水竹叶

Murdannia bracteata (Clarke) Kuntze

【别　　名】痰火草、青竹壳菜

【基　　原】来源于鸭跖草科水竹叶属大苞水竹叶 **Murdannia bracteata** (Clarke) Kuntze [*Aneilema bracteatum* (Clarke) Kuntze] 的全草入药。

【形态特征】多年生草本。须根极多，密被长茸毛。主茎极短。叶密集成莲座状，剑形，长 20 ～ 30 cm，宽 1.2 ～ 1.8 cm，下部边缘有长睫毛，上面无毛，下面有短毛或无毛，可育茎上的叶卵状披针形至披针形，长 3 ～ 12 cm，宽 1 ～ 1.5 cm，两面无毛或背面被糙毛，叶鞘被细长柔毛或仅沿口部一侧有刚毛。蝎尾状聚伞花序通常 3 ～ 5 个，稀单个；花密集呈头状；总花梗长 2 ～ 3 cm；总苞片叶状，较小；苞片圆形，长 5 ～ 7 mm；花梗极短，果期伸长，长 2 ～ 3 mm，强烈弯曲；萼片卵状椭圆形，浅舟状，长约 4 mm；花瓣蓝色，倒卵状圆形；发育雄蕊 2 枚，花丝被短柔毛；退化雄蕊 3 枚。蒴果宽椭圆状三棱形，长约 4 mm；种子黄棕色并有白色细网纹，无孔。果期 3 ～ 11 月。

【生　　境】生于密林中溪旁沙地上。

【分　　布】香港、广东、海南、广西和云南。中南半岛也有分布。

【采集加工】夏秋季采收，将全草切段晒干备用。

【性味功能】味甘、淡，性凉。化痰散结。

【主治用法】治淋巴结结核，淋浊，小便刺痛。用量 30 ～ 60 g。

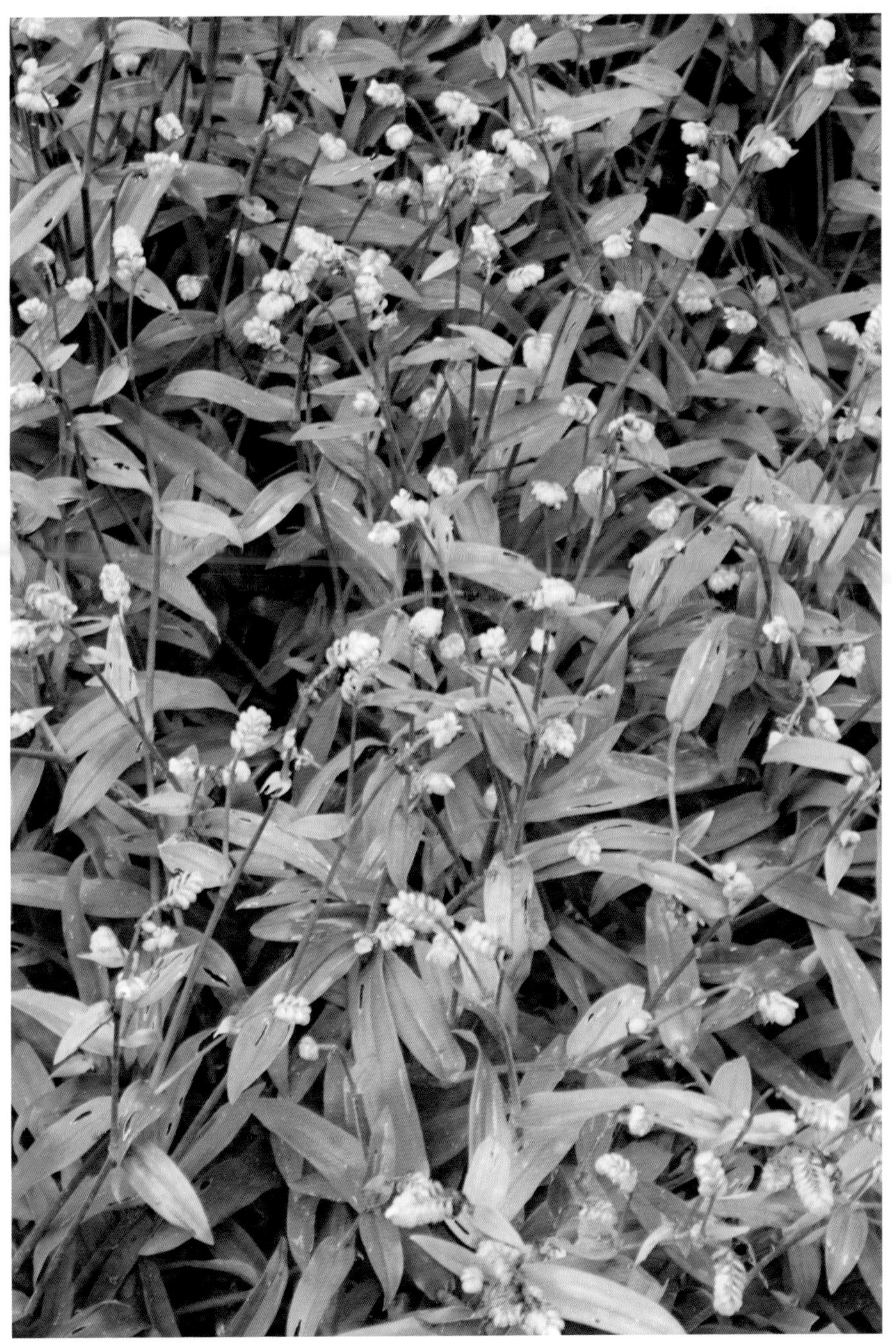

葶花水竹叶

Murdannia edulis (Stokes) Faden

【别　　名】大叶水竹叶

【基　　原】来源于鸭跖草科水竹叶属葶花水竹叶 **Murdannia edulis** (Stokes) Faden [*M. scapiflora* (Roxb.) Royle] 的块根入药。

【形态特征】多年生草本，部分根（或全部）在近末端纺锤状加粗成块状，块状根直径达 8 mm。叶全部基生。叶集成莲座状，多达 6 片以上，剑形，长 10 ～ 42 cm，宽 2 ～ 4.5 cm，顶端急尖至渐尖，边缘常皱波状，两面无毛或疏生短细毛，边缘常有疏的硬睫毛。主茎不发育。花葶数支，从主茎基部的叶丛中或叶丛下部发出，大约与叶等长，纤细，直径约 2 mm，几乎无毛至有相当密的短刚毛；总苞片鞘状，由花葶下部向上部逐渐缩小，下部的长达 3 cm，上部的长仅 2 mm，下部的偶尔除鞘外尚有叶状部分，常下部 1 ～ 3 枚不孕，总苞片腋内有时为单蝎尾状聚伞花序，有时为几个聚伞花序组成的花序分枝，在单聚伞花序的情况下，花序梗上有鞘状膜质总苞片，可见退化的花序分枝；聚伞花序梗长 1 ～ 2 cm，在一个聚伞花序上常仅 1 ～ 2 朵花结实；苞片很小，杯状，红色；花梗在果期长 5 ～ 8 mm，萼片披针形，浅舟状，无毛，长 4 mm，果期宿存，伸长达 7 mm；花瓣粉红色或紫色，长于萼片。蒴果椭圆状三棱形，长约 7 mm，每室有种子 5 颗；种子稍背腹压扁，具网纹，种脐椭圆形，胚盖在背面。花期 6 ～ 8 月；果期 8 ～ 9 月。

【生　　境】生于山地林下阴湿处。

【分　　布】海南、广东、台湾、广西。尼泊尔、印度东部经泰国、越南、老挝、柬埔寨至菲律宾和巴布亚新几内亚也有分布。

【采集加工】夏秋季采收，块根晒干。

【性味功能】味甘、微苦，性凉。清心润肺，解热除烦，养胃生津。

【主治用法】治虚劳逆咳，烦躁咯血，衄血，热病口干，津伤便秘等症。用量 3 ～ 6 g。

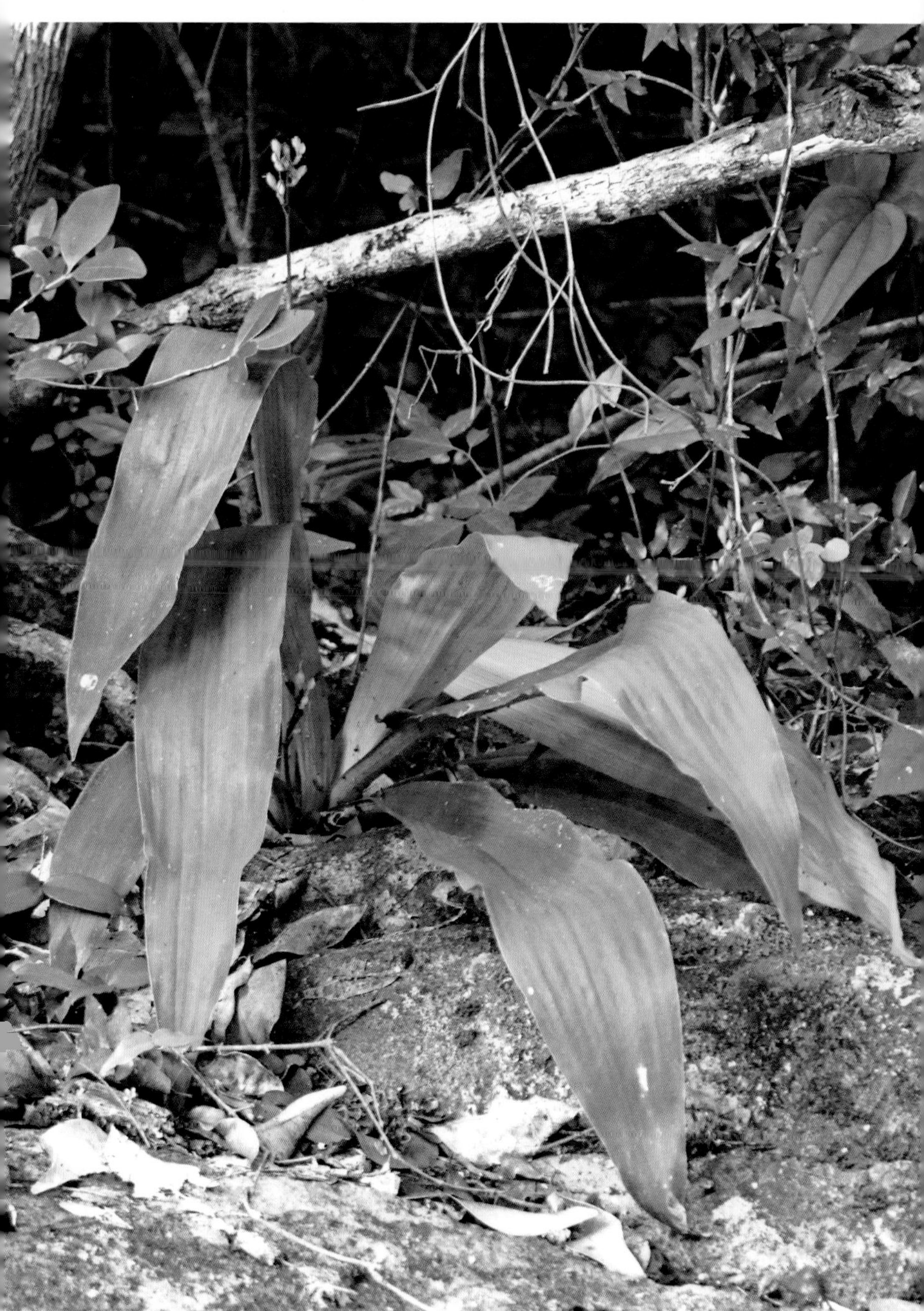

牛轭草

Murdannia loriformis (Hassk.) Rolla et Kammathy

【别　　名】狭叶水竹叶

【基　　原】来源于鸭跖草科水竹叶属牛轭草 **Murdannia loriformis** (Hassk.) Rolla et Kammathy 的全草入药。

【形态特征】多年生草本。主茎不发育，有莲座状叶丛，多条可育茎从叶丛中发出，披散或上升，下部节上生根，无毛，或一侧有短毛，仅个别植株密生细长硬毛，长 15 ～ 50 cm。主茎上的叶密集，成莲座状，禾叶状或剑形，长 5 ～ 15(30)cm，宽近 1 cm，仅下部边缘有睫毛；可育茎上的叶较短，仅叶鞘上沿口部一侧有硬睫毛，仅个别植株在叶背面及叶鞘上到处密生细硬毛。蝎尾状聚伞花序单支顶生或有 2 ～ 3 支集成圆锥花序；总苞片下部的叶状而较小，上部的很小，长不过 1 cm；聚伞花序有长至 2.5 cm 的总梗，有数朵非常密集的花，几乎集成头状；苞片早落，长约 4 mm；花梗在果期长 2.5 ～ 4 mm，稍弯曲；萼片草质，卵状椭圆形，浅舟状，长约 3 mm；花瓣紫红色或蓝色，倒卵圆形，长 5 mm；能育雄蕊 2 枚。蒴果卵圆状三棱形，长 3 ～ 4 mm。种子黄棕色，具以胚盖为中心的辐射条纹，并具细网纹，无孔，亦无白色乳状突出。花、果期 5 ～ 10 月。

【生　　境】生于山谷、沟边或潮湿的地方。

【分　　布】香港、广东、海南、台湾、福建、江西、浙江、安徽、湖南、广西、贵州、云南、四川、西藏。日本、菲律宾、巴布亚新几内亚、印度尼西亚、越南、泰国、印度东部和斯里兰卡也有分布。

【采集加工】夏秋季采收，将全草晒干。

【性味功能】味甘、淡、微苦，性寒。清热解毒，止咳，利尿。

【主治用法】治小儿高热，肺热咳嗽，目赤肿痛，热痢，疮痈肿毒，小便不利。用量 15 ～ 30 g。外用鲜草捣烂敷患处。

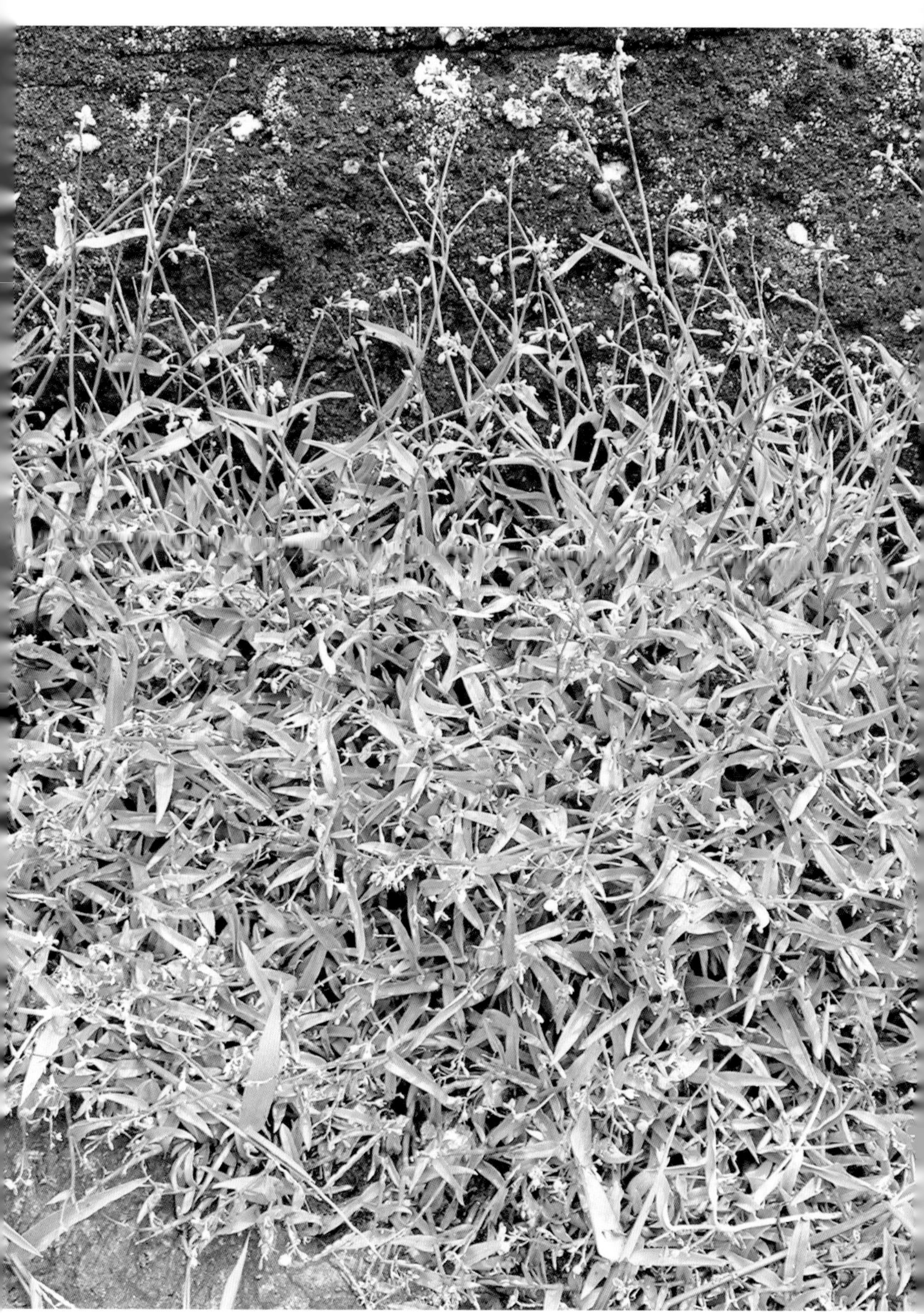

两广锡兰莲

Naravelia pilulifera Hance

【别　　名】锡兰莲

【基　　原】来源于毛茛科锡兰莲属两广锡兰莲 **Naravelia pilulifera** Hance 的根、茎、叶入药。

【形态特征】木质藤本，长 2 ～ 5 m。茎圆柱形，有明显的纵沟纹，被短柔毛或近于无毛。小叶片纸质，宽卵圆形，或近于圆形，长 7 ～ 11 cm，宽 6 ～ 8 cm，顶端钝尖，基部圆形或微心形，边缘全缘，两面疏被短柔毛至近于无毛，基出一级脉为 5 ～ 7 条，在叶面微现，在背面凸起；小叶柄长 2 ～ 3 cm；叶柄长 5 ～ 7 cm，近于无毛。圆锥花序腋生，长达 16 cm，被短柔毛，花梗长 1 ～ 1.5 cm，每花下有一对鳞状小苞片；花开展，直径 1.5 cm；萼片 4 枚，窄卵形至椭圆形，长 6 ～ 7 mm，宽 3 ～ 4 mm，两面微被短柔毛或近于无毛，边缘被密茸毛；花瓣 8 ～ 12 枚，淡绿色，顶端膨大成球形，下部丝形，长 8 mm，无毛；雄蕊长 4 mm，无毛，花药内向，花丝基部微增宽，顶端药隔凸起钝尖；心皮与雄蕊近于等长，被绢状毛。瘦果狭长，长 5 mm，粗 1 mm，基部有短柄。被稀疏柔毛，宿存羽毛状花柱长 2 cm。花期 9 月；果期 10 月。

【生　　境】生于山谷林下潮湿处。

【分　　布】海南、广西、广东。

【采集加工】夏秋季采收，将根晒干，茎、叶鲜用。

【性味功能】味辛，性温。根行气止痛；茎、叶止血。

【主治用法】治腹泻，便血，肝脾肿大，子宫脱垂，白带，风湿关节痛，脘腹胀痛，寒疝腹痛；外用治刀伤出血。用量 6 ～ 15 g。外用鲜品捣烂敷患处。

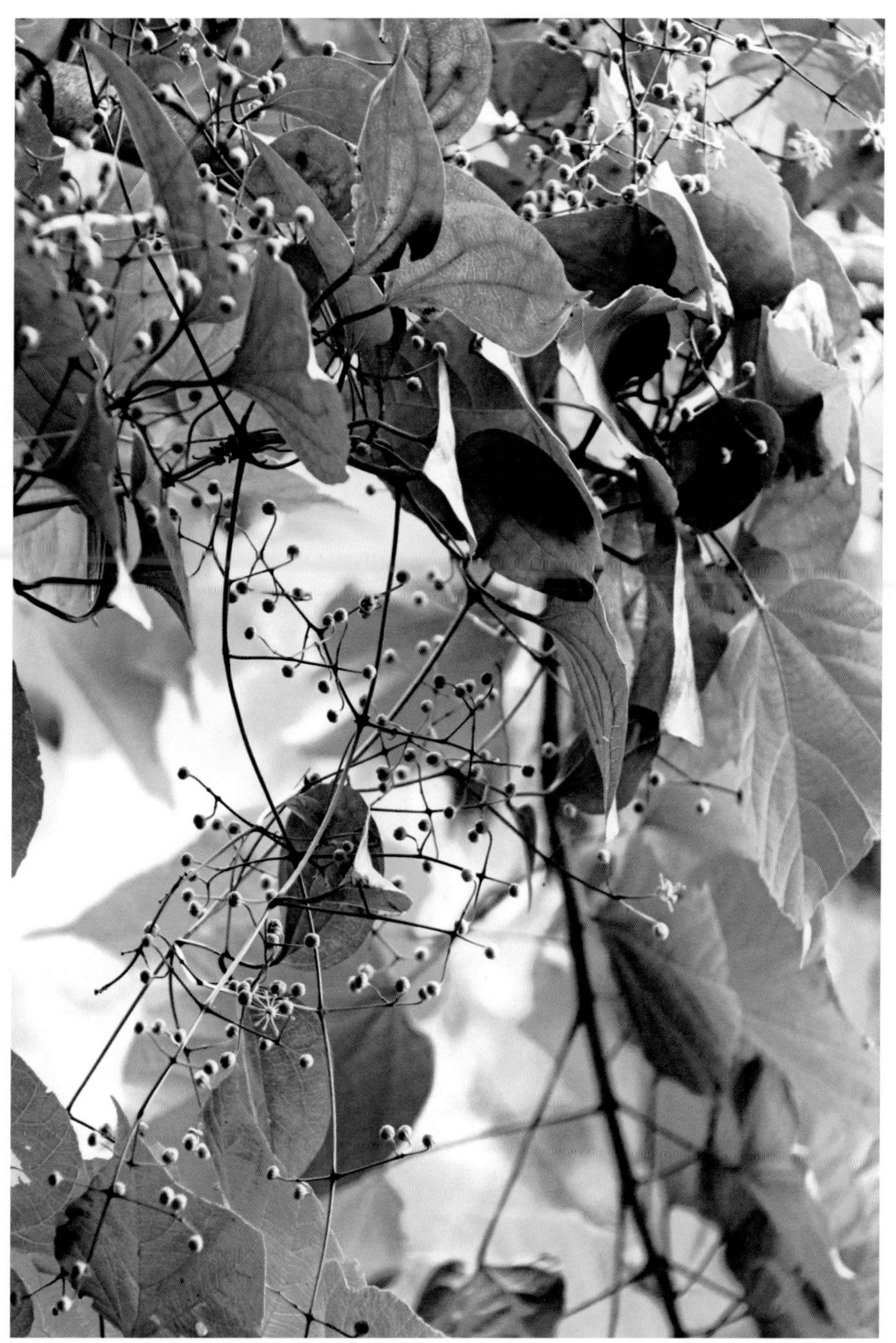

薄叶新耳草

Neanotis hirsuta (Linn. f.) W. H. Lewis

【基　　原】来源于茜草科新耳草属薄叶新耳草 **Neanotis hirsuta** (Linn. f.) W. H. Lewis 的全草入药。

【形态特征】匍匐草本，下部常生不定根；茎柔弱，具纵棱。叶卵形或椭圆形，长 2 ～ 4 cm，宽 1 ～ 1.5 cm，顶端短尖，基部下延至叶柄，两面被毛或近无毛；叶柄长 4 ～ 5 mm；托叶膜质，基部合生，宽而短，顶部分裂成刺毛状。花序腋生或顶生，有花 1 至数朵，常聚集成头状，有长 5 ～ 10 mm、纤细、不分枝的总花梗；花白色或浅紫色，近无梗或具极短的花梗；萼管管形，萼檐裂片线状披针形，顶端外反，比萼管略长；花冠漏斗形，长 4 ～ 5 mm，裂片阔披针形，顶端短尖，比冠管短；花柱略伸出，柱头 2 浅裂。蒴果扁球形，直径 2 ～ 2.5 mm，顶部平，宿存萼檐裂片长约 1.2 mm；种子微小，平凸，有小窝孔。花、果期 7 ～ 10 月。

【生　　境】生于林下或溪旁湿地上。

【分　　布】香港、云南、江苏、浙江、湖南、广东、江西。印度、日本、印度尼西亚也有分布。

【采集加工】夏秋季采收，将全草晒干。

【性味功能】味辛、苦，性寒。清热明目，祛痰利尿。

【主治用法】治目赤肿痛、尿频尿痛。用量 10 ～ 15 g。

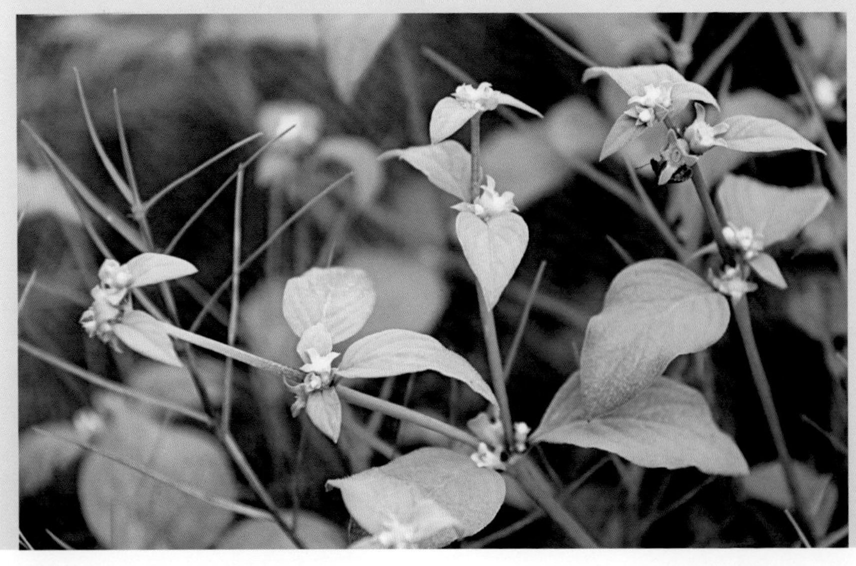

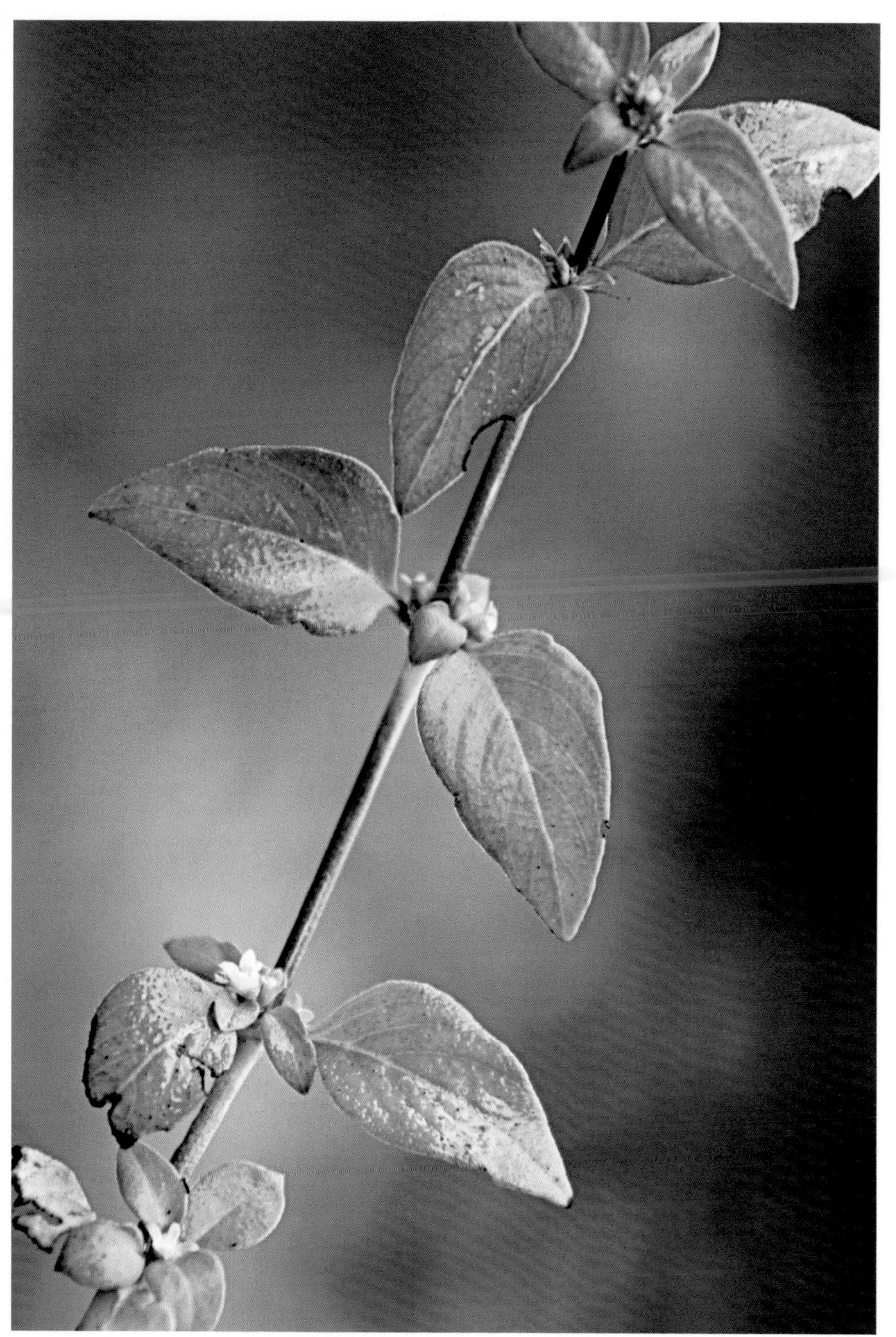

棒 瓜

Neoalsomitra integrifoliola (Cogn.) Hutch.

【别　　名】棒锤瓜

【基　　原】来源于葫芦科棒锤瓜属棒瓜 **Neoalsomitra integrifoliola** (Cogn.) Hutch. 的根和茎入药。

【形态特征】草质藤本。卷须细长，疏被短柔毛，近顶端 2 歧。叶片膜质或薄纸质，鸟足状，具 5 小叶；叶柄长 1.5 ～ 2 cm，具条纹，被短柔毛；小叶片长圆形或长圆状披针形，中间小叶长 7 ～ 14 cm，宽 3 ～ 5.5 cm，侧生小叶较小，顶端渐尖，基部钝，有时具 2 腺体，全缘，叶面绿色，背面淡绿色，两面沿脉被短柔毛，余无毛，侧脉 4 ～ 5 对，弧曲上升，网结，细脉网状；小叶柄细，长 0.5 ～ 1 cm，密被短柔毛。花雌雄异株；雄花排列成腋生圆锥花序，金字塔形，多分枝，长 20 cm，主轴和侧轴细，具纵条纹，被短柔毛，侧轴基部具鸟足状 5 小叶；花梗毛发状，长 5 ～ 8 mm，疏被短柔毛状红色腺体；小苞片钻状披针形，长 1 ～ 2 mm，密被短柔毛；花萼筒短，5 深裂，裂片卵状披针形，长约 2 mm，宽约 1 mm，疏被长硬毛状柔毛；花冠辐状，白色，5 深裂，裂片卵形，长约 4 mm，宽约 3 mm，顶端急尖，外面密被短柔毛；雄蕊 5 枚，分离，花丝长约 8 mm，外弯，花药卵形，直径约 0.5 mm；雌花组成较小的圆锥花序，花萼与花冠同雄花；子房近圆柱形，长约 10 mm，被短柔毛，花柱 3 枚，柱头 2 裂。蒴果圆柱形，长 4 ～ 6.5 cm，直径 1.5 ～ 2 cm，绿色，被短柔毛，顶端截形，基部钝，成熟时顶端开裂，具种子多数；种子狭卵形，边缘具 5 ～ 7 个粗尖齿，黄褐色，长 10 mm，宽 6 mm，中央凸起，具皱褶，顶端具 1 膜质、长约 15 mm 的翅。花期 9 ～ 11 月；果期 11 月至翌年 4 月。

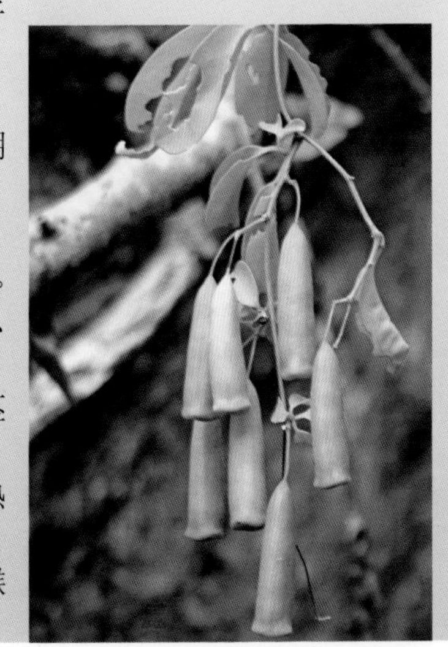

【生　　境】生于沟谷雨林中。

【分　　布】海南、广西、贵州、台湾。缅甸、泰国、柬埔寨、老挝、越南、马来西亚、菲律宾也有分布。

【采集加工】夏秋季采收，将根、茎晒干。

【性味功能】味苦，性凉，有毒。清热解毒，健胃止痛。

【主治用法】治疟疾，感冒头痛，咽喉炎，黄疸型肝炎，胃痛，毒蛇咬伤。

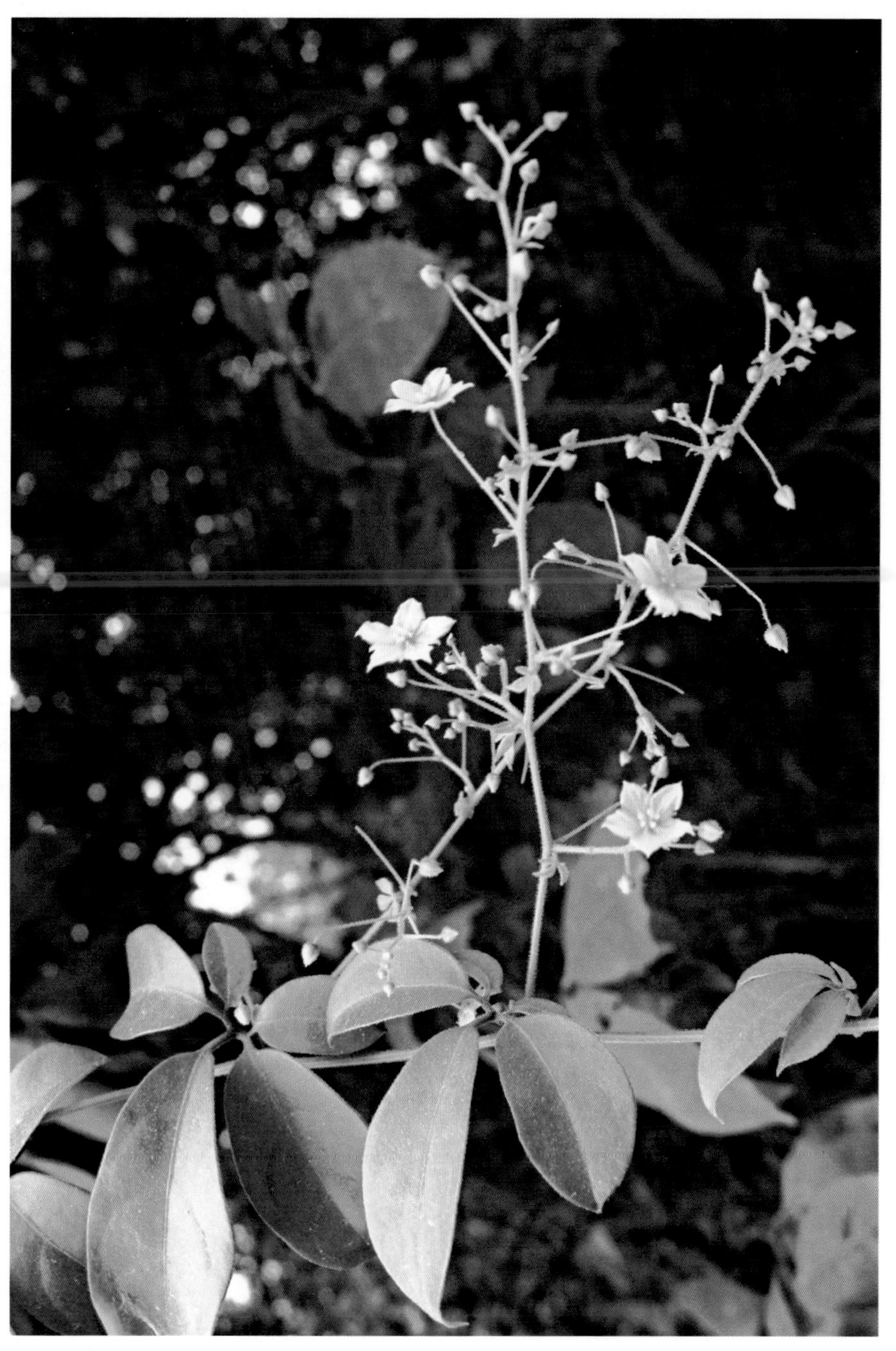

毛唇芋兰

Nervilia fordii (Hance) Schltr.

【别　　名】青天葵

【基　　原】来源于兰科芋兰属毛唇芋兰 **Nervilia fordii** (Hance) Schltr. 的全草入药。

【形态特征】多年生小草本。块茎圆球形，直径 10 ～ 15 mm。叶 1 枚，在花凋谢后长出，淡绿色，质地较薄，干后带黄色，心状卵形，长 5 cm，宽约 6 cm，顶端急尖，基部心形，边缘波状，具约 20 条在叶两面隆起的粗脉，两面脉上和脉间均无毛；叶柄长约 7 cm。花葶高 15 ～ 30 cm，下部具 3 ～ 6 枚筒状鞘；总状花序具 3 ～ 5 朵花；花苞片线形，反折，较子房和花梗长；子房椭圆形，长 5 mm，棱上具狭翅，具 4 ～ 5 mm 长的花梗；花梗细，常多少下弯；花半张开；萼片和花瓣淡绿色，具紫色脉，近等大，长 10 ～ 17 mm，宽 2 ～ 2.5 mm，线状长圆形，顶端钝或急尖；唇瓣白色，具紫色脉，倒卵形，长 8 ～ 13 mm，宽 6.5 ～ 7 mm，凹陷，内面密生长柔毛，顶部的毛儿密集成丛，基部楔形，前部 3 裂；侧裂片三角形，顶端急尖，直立，围抱蕊柱；中裂片呈横的椭圆形，顶端钝；蕊柱长 6 ～ 8 mm。花期 5 月。

【生　　境】生于山坡草丛中。

【分　　布】香港、广东、广西和四川中部至西部。泰国也有分布。

【采集加工】夏季采收，洗净，晒干，或晒至半干时，将叶片揉搓成团，晒或微火烘至足干。

【性味功能】味苦、甘，性平。清肺止咳，健脾消积，镇静止痛，清热解毒，散瘀消肿。

【主治用法】治肺结核咳嗽咯血，支气管炎，小儿疳积，小儿肺炎，精神疾病，跌打肿痛，口腔炎，急性喉头炎，疮毒。用量 3 ～ 6 g。外用适量，新鲜块茎捣烂敷患处。

【附　　方】1. 治小儿疳积、疝气痛：青天葵鲜块茎 6 ～ 12 g，炖猪瘦肉或鸡蛋吃。

2. 治口腔炎、急性喉头炎：青天葵鲜全草 1 株，生嚼含服。

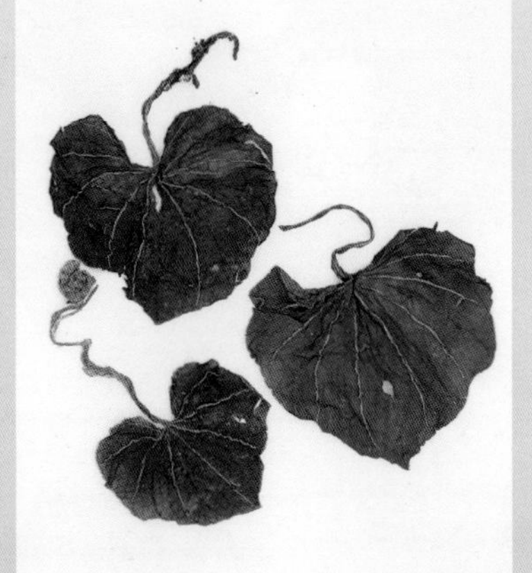

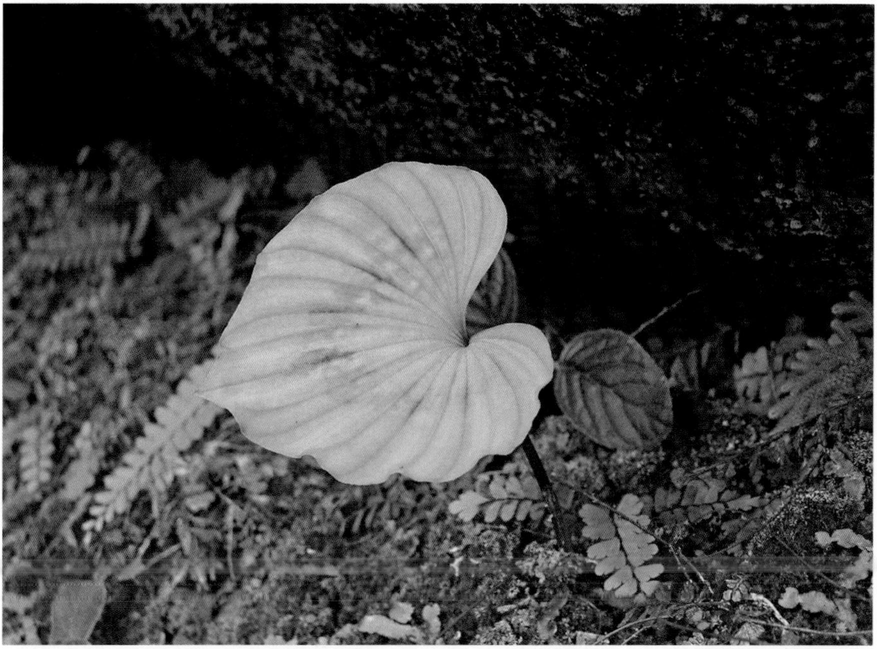

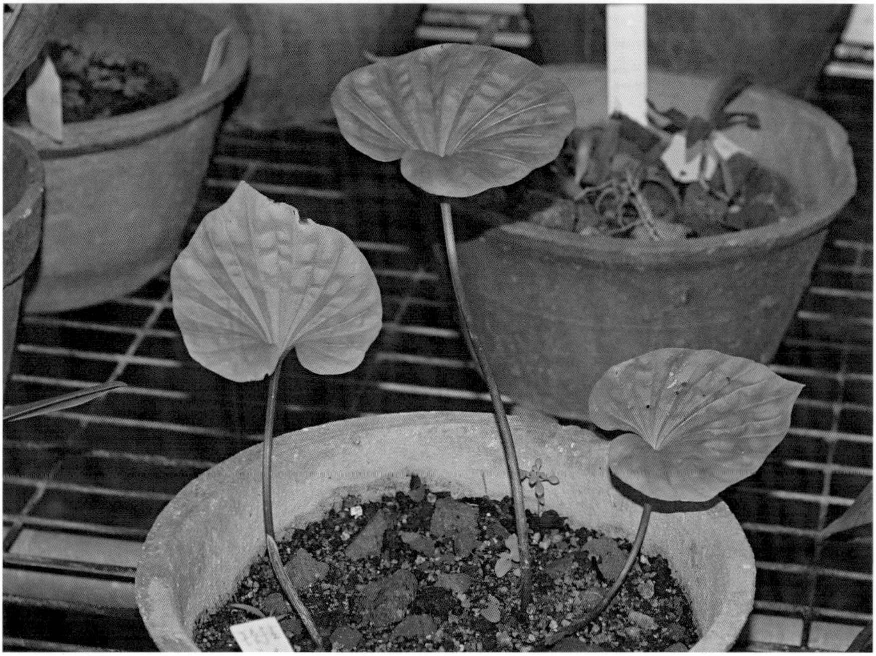

心叶瓶尔小草

Ophioglossum reticulatum Linn.

【别　　名】心脏叶瓶尔小草

【基　　原】来源于瓶尔小草科瓶尔小草属心叶瓶尔小草 **Ophioglossum reticulatum** Linn. 的全草入药。

【形态特征】多年生小草本，根状茎短细、直立，有少数粗长的肉质根。总叶柄长 4 ～ 8 cm，淡绿色，向基部为灰白色，营养叶片长 3 ～ 4 cm，宽 6 ～ 3.5 cm，为卵形或卵圆形，顶端圆或近于钝头，基部深心形，有短柄，边缘多少呈波状，草质，网状脉明显。孢子叶自营养叶柄的基部生出，长 10 ～ 15 cm，细长，孢子囊穗长 3 ～ 3.5 cm，纤细。

【生　　境】生于山谷溪边林下。

【分　　布】广东、香港、福建、台湾、江西、贵州、云南、四川。日本、朝鲜、越南、马来西亚、印度和南美洲也有分布。

【采集加工】春夏季采收全草晒干。

【性味功能】味甘、微酸，性凉。解毒消肿，止痛退翳。

【主治用法】治小儿肺炎，脘腹胀痛，毒蛇咬伤，疔疮肿毒。外用治急性结膜炎，角膜云翳，眼睑缘炎。用量 9 ～ 15 g，水煎服。外用适量鲜品捣烂敷患处。

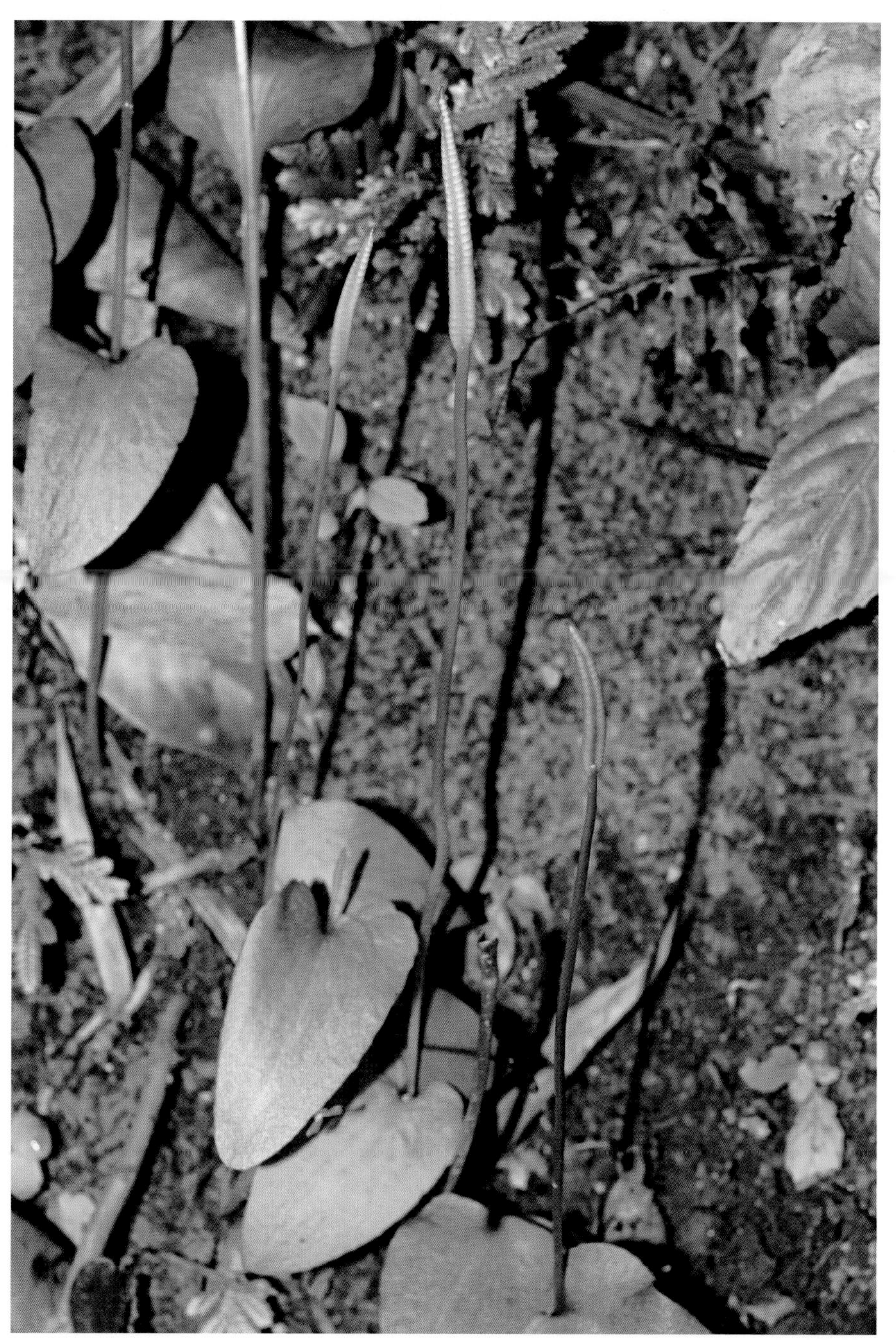

小露兜

Pandanus fibrosus Gagnep.

【基　　原】来源于露兜树科露兜树属小露兜 **Pandanus fibrosus** Gagnep. [*P. gressittii* B. C. Stone] 的果实入药。

【形态特征】多年生常绿草本或小灌木状植物，具分枝。叶狭条形，长达 62 cm，宽约 1.5 cm，叶缘和背面中脉均有向上的锐刺。雌雄异株；雄花序穗状，分枝，花序长 2 ～ 5 cm，佛焰苞长 3.5 ～ 14 cm，宽 0.6 ～ 2 cm，中上部的边缘具小刺或无；雄花具雄蕊 10 ～ 16 枚，着生于长达 7 mm 的花丝束上，花丝束顶端的分离花丝长约 2 mm，花药长圆形，长约 1 cm，宽约 7 mm，药隔顶端的小尖头长约 1.2 mm：雌花序头状，长椭圆形；花序长约 3 cm，宽约 1.2 cm；佛焰苞长 10 ～ 24 cm，宽 1 ～ 4 cm，边缘具稀疏小刺或无；雌花心皮 1 枚，子房上位，1 室，胚珠 1 颗，近基生头不分叉，呈尖舌状，向场外伸，背面光滑，腹面粗糙。聚花果椭圆形或圆球形，长约 6 cm，直径约 3 cm，由多数核果组成；核果倒圆锥形，成熟后离散，长约 1.2 cm，直径 2 ～ 3 mm；宿存柱头尖刺状，不分枝，向上斜举。花期 4 ～ 5 月。

【生　　境】生于林中、溪旁、水边。

【分　　布】海南、广东、台湾。印度、越南也有分布。

【采集加工】秋季采收果实晒干。

【性味功能】味甘、淡，性凉。清热解毒，利尿消肿。

【主治用法】治小肠疝气。用量 10 ～ 60 g。

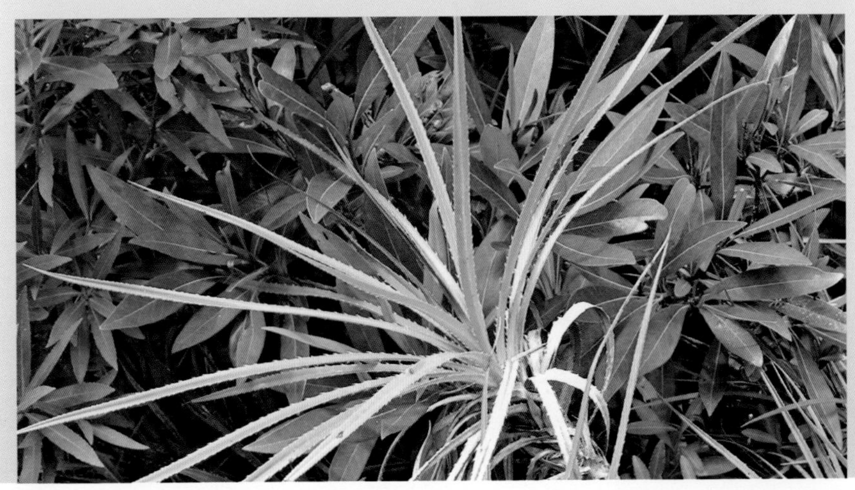

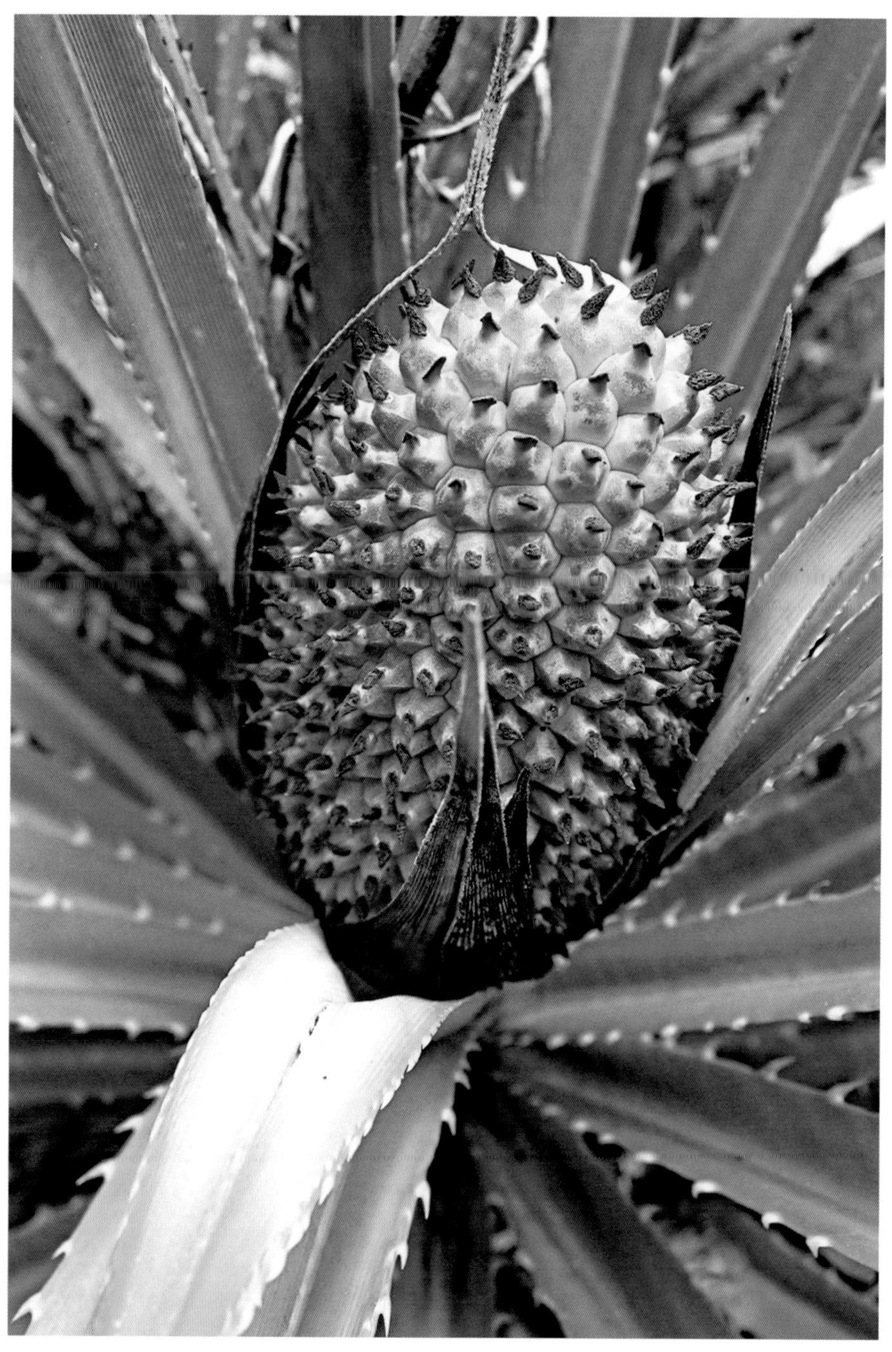

稷

Panicum miliaceum Linn.

【别　　名】黍、糜

【基　　原】来源于禾本科黍属稷 **Panicum miliaceum** Linn. 的种子入药。

【形态特征】一年生草本。秆粗壮，直立，高 40 ～ 120 cm，单生或少数丛生，有时有分枝，节密被髯毛，节下被疣基毛。叶鞘松弛，被疣基毛；叶舌膜质，长约 1 mm，顶端具长约 2 mm 的睫毛；叶片线形或线状披针形，长 10 ～ 30 cm，宽 5 ～ 20 mm，两面具疣基长柔毛或无毛，顶端渐尖，基部近圆形，边缘常粗糙。圆锥花序开展或较紧密，成熟时下垂，长 10 ～ 30 cm，分枝粗或纤细，具棱槽，边缘具糙刺毛，下部裸露，上部密生小枝与小穗；小穗卵状椭圆形，长 4 ～ 5 mm；颖纸质，无毛，第一颖正三角形，长为小穗的 1/2 ～ 2/3，顶端尖或锥尖，通常具 5 ～ 7 脉；第二颖与小穗等长，通常具 11 脉，其脉顶端渐汇合呈喙状；第一外稃形似第二颖，具 11 ～ 13 脉；内稃透明膜质，短小，长 1.5 ～ 2 mm，顶端微凹或深 2 裂；第二小花长约 3 mm，成熟后因品种不同，而有黄、乳白、褐、红和黑等色；第二外稃背部圆形，平滑，具 7 脉，内稃具 2 脉；鳞被较发育，长 0.4 ～ 0.5 mm，宽约 0.7 mm，多脉，并由 1 级脉分出次级脉。胚乳长为谷粒的 1/2，种脐点状，黑色。花、果期 7 ～ 10 月。

【生　　境】栽培。

【分　　布】我国西北、华北、西南、东北、华南以及华东等地山区都有栽培，新疆偶见有野生的。亚洲、欧洲、美洲、非洲等温暖地区都有栽培。

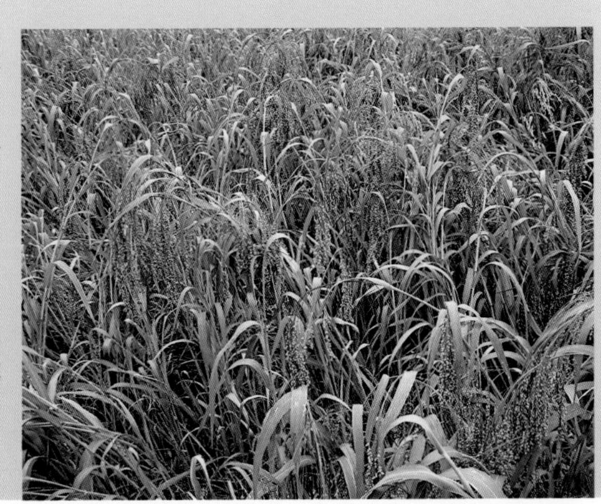

【采集加工】夏秋季采收，种子晒干。

【性味功能】味甘，性微温。补中益气，除烦止渴，解毒。

【主治用法】治烦渴，泻痢，吐逆，咳嗽，胃痛，小儿鹅口疮，疮痈，烫伤。用量 50 ～ 100 g。可煮粥食用。

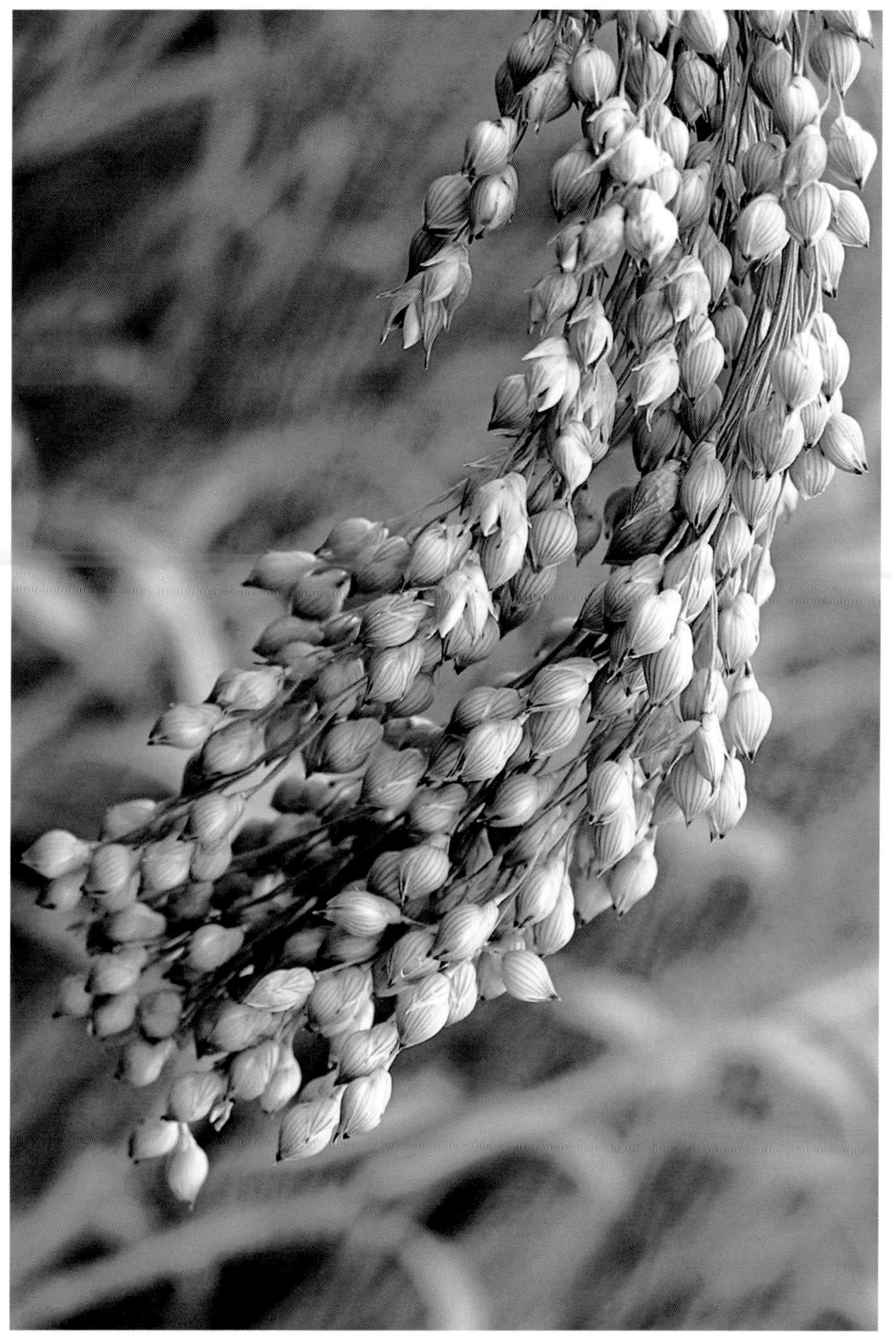

圆果雀稗

Paspalum orbiculare Forst.

【基　　原】来源于禾本科雀稗属圆果雀稗 **Paspalum orbiculare** Forst. 的全草入药。

【形态特征】多年生草本。秆直立，丛生，高 30 ～ 90 cm。叶鞘长于其节间，无毛，鞘口有少数长柔毛，基部者生有白色柔毛；叶舌长约 1.5 mm；叶片长披针形至线形，长 10 ～ 20 cm，宽 5 ～ 10 mm，大多无毛。总状花序长 3 ～ 8 cm，2 ～ 10 枚相互间距排列于长 1 ～ 3 cm 的主轴上，分枝腋间有长柔毛；穗轴宽 1.5 ～ 2 mm，边缘微粗糙；小穗椭圆形或倒卵形，长 2 ～ 2.3 mm，单生于穗轴一侧，覆瓦状排列成 2 行；小穗柄微粗糙，长约 0.5 mm；第二颖与第一外稃等长，具 3 脉，顶端稍尖；第二外稃等长于小穗，成熟后褐色，革质，有光泽，具细点状，粗糙。花、果期 6 ～ 11 月。

【生　　境】生于荒野潮湿处。

【分　　布】香港、广东、广西、云南。亚洲东南部至大洋洲也有分布。

【采集加工】夏秋季采收，将全草晒干。

【性味功能】味淡，性凉。清热利尿。

【主治用法】治小便不利，水肿，泄泻，痰饮等症。用量 10 ～ 15 g。

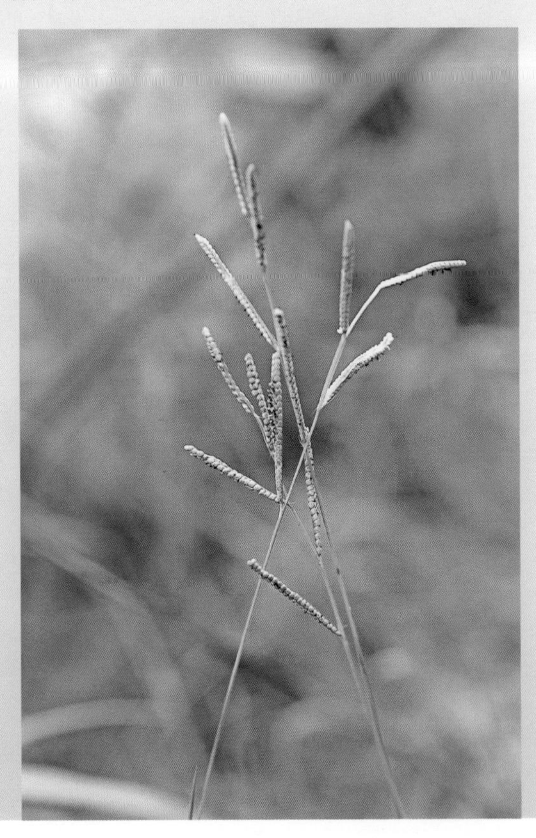

双穗雀稗

Paspalum paspaloides (Michx.) Scribn.

【别　　名】红拌根草、过江龙

【基　　原】来源于禾本科雀稗属双穗雀稗 **Paspalum paspaloides** (Michx.) Scribn. 的全草入药。

【形态特征】多年生草本。匍匐茎横走、粗壮，长达 1 m，向上直立部分高 20 ~ 40 cm，节生柔毛。叶鞘短于节间，背部具脊，边缘或上部被柔毛；叶舌长 2 ~ 3 mm，无毛；叶片披针形，长 5 ~ 15 cm，宽 3 ~ 7 mm，无毛。总状花序 2 枚对连，长 2 ~ 6 cm；穗轴宽 1.5 ~ 2 mm；小穗倒卵状长圆形，长约 3 mm，顶端尖，疏生微柔毛；第一颖退化或微小；第二颖贴生柔毛，具明显的中脉；第一外稃具 3 ~ 5 脉，通常无毛，顶端尖；第二外稃草质，等长于小穗，黄绿色，顶端尖，被毛。花、果期 5 ~ 9 月。

【生　　境】生于田中、池边、溪旁，亦有生于海边沙土上。

【分　　布】广东、湖南、江西、江苏、香港、台湾、海南、云南。

【采集加工】夏秋季采收，将全草晒干。

【性味功能】味甘，性平。活血解毒，祛风除湿。

【主治用法】治跌打损伤，骨折筋伤，风湿痹痛，痰火，疮毒。用量 10 ~ 30 g。外用鲜品捣烂敷患处。

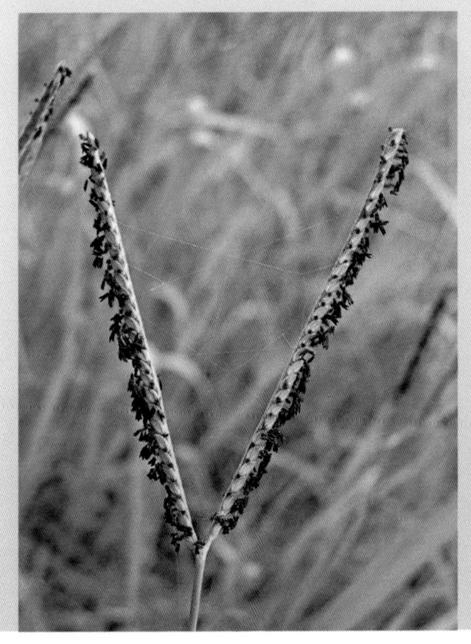

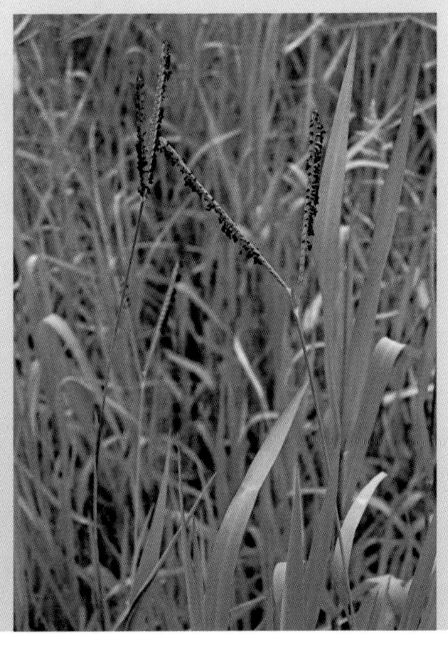

龙头兰

Pecteilis susannae (Linn.) Rafin.

【别　　名】白蝶花、鹅毛玉凤花

【基　　原】来源于兰科龙头兰属龙头兰 **Pecteilis susannae** (Linn.) Rafin. [*Habenaria susannae* R. Br.] 的块茎入药。

【形态特征】草本，植株高 45 ～ 120 cm。块茎长圆形，长 4 ～ 6 cm，直径 1.5 ～ 2.5 cm，肉质。茎直立，基部具鞘，其上具多枚叶。叶着生至花序基部，下部的叶片卵形至长圆形，长 6 ～ 10 cm，宽 3 ～ 6 cm，上部的叶片变为披针形、苞片状，长达 5 cm。总状花序具 2 ～ 5 朵花，长 6 ～ 15 cm；花苞片叶状，长于或短于子房；子房圆柱形，扭转，无毛，连花梗长 5 ～ 6 cm；花大，白色，芳香；中萼片阔卵形或近圆形，扩展，长 2.5 ～ 3 cm，宽 2 ～ 2.8 cm，顶端圆钝；侧萼片宽卵形，张开，稍偏斜，较中萼片稍长，顶端钝；花瓣线状披针形，甚狭小，长约 1 cm 或更短，较萼片短很多；唇瓣长 2.5 ～ 3 cm，最宽处达 3 cm，3 裂；中裂片线状长圆形，全缘，肉质，直立，长约 2 cm，宽约 4 mm，上面近基部处无胼胝体；侧裂片宽阔，近扇形，外侧边缘成篦状或流苏状撕裂，内侧边缘极全缘；距下垂，长 6 ～ 10 cm，较粗，直径 3 ～ 5 mm，为子房长的 2 ～ 3 倍。花期 7 ～ 9 月。

【生　　境】生于山坡和沟旁。

【分　　布】香港、广东、海南、福建、江西、广西、贵州、云南、四川。马来西亚、缅甸、印度至尼泊尔也有分布。

【采集加工】夏秋季采收块茎晒干。

【性味功能】味甘，性微温。补肾壮阳，健脾。

【主治用法】治肾虚腰痛，慢性肾炎，睾丸炎，脾胃虚弱。用量 15 ～ 30 g。

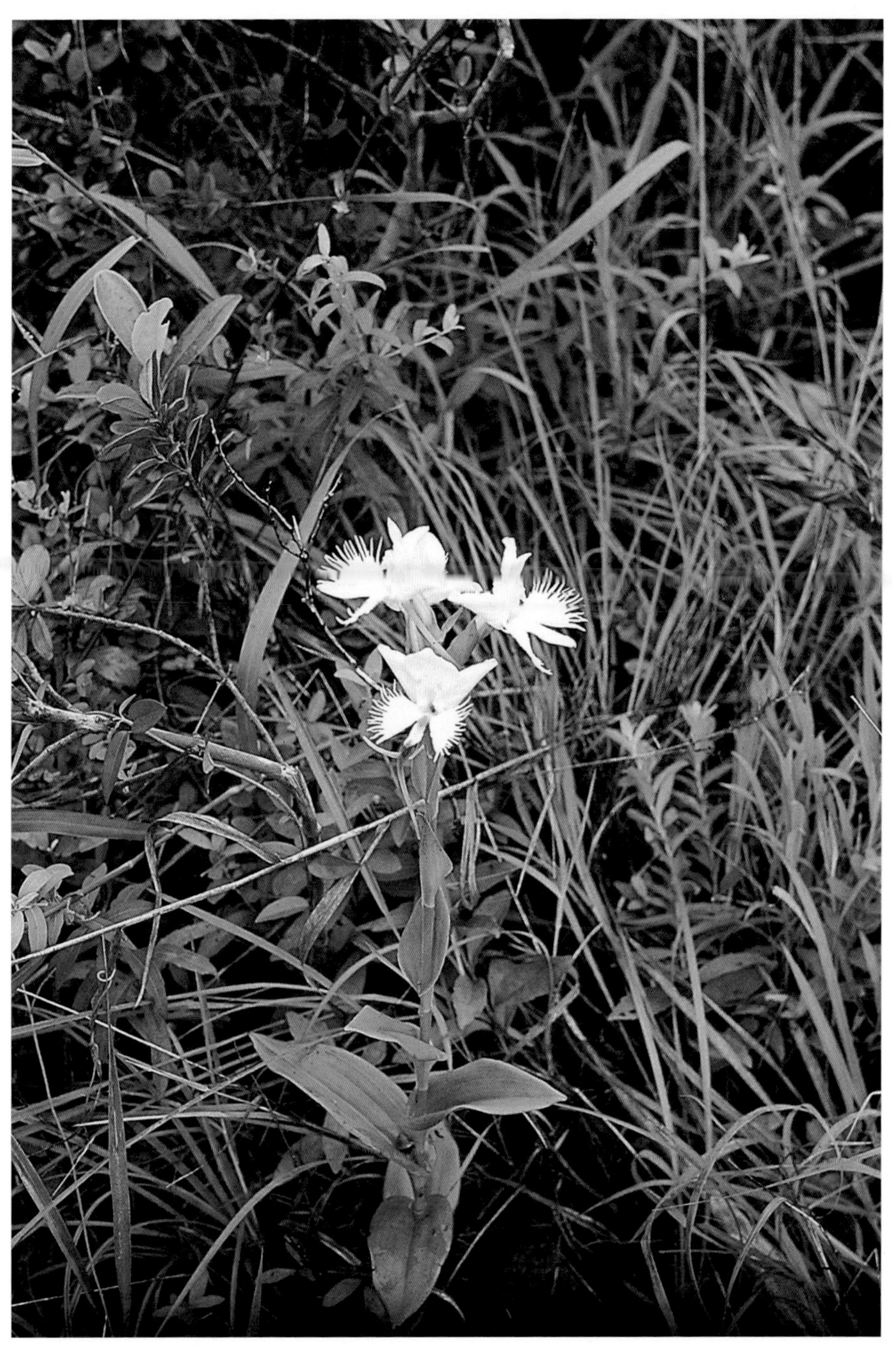

石蝉草

Peperomia blanda (Jacq.) Kunth

【别　　名】火伤草、散血丹、散血胆

【基　　原】来源于胡椒科草胡椒属石蝉草 **Peperomia blanda** (Jacq.) Kunth [*P. dindygulensis* Miq.] 的全草入药。

【形态特征】多年生肉质草本，高 10 ～ 45 cm；茎直立或基部匍匐，分枝，被短柔毛，下部节上常生不定根。叶对生或 3 ～ 4 片轮生，膜质或薄纸质，有腺点，椭圆形、倒卵形或倒卵状菱形，下部的有时近圆形，长 2 ～ 4 cm，宽 1 ～ 2 cm，顶端圆或钝，稀短尖，基部渐狭或楔形，两面被短柔毛；叶脉 5 条，基出，最外 1 对细弱而短或有时不明显；叶柄长 6 ～ 18 mm，被毛。穗状花序腋生和顶生，单生或 2 ～ 3 丛生，长 5 ～ 8 cm，直径 1.3 ～ 2 mm；总花梗被疏柔毛，长 5 ～ 15 mm；花疏离；苞片圆形，盾状，有腺点，直径约 0.8 mm；雄蕊与苞片同着生于子房基部，花药长椭圆形，有短花丝；子房倒卵形，顶端钝，柱头顶生，被短柔毛。浆果球形，顶端稍尖，直径 0.5 ～ 0.7 mm。花期 4 ～ 7 月及 10 ～ 12 月。

【生　　境】生于山谷林中。

【分　　布】广东、香港、海南、广西、贵州、云南、福建、台湾。印度、马来西亚也有分布。

【采集加工】夏秋季采收，将全草晒干。

【性味功能】味辛、淡，性凉。清热化痰，利水消肿，祛瘀散结。

【主治用法】治支气管炎，哮喘，肺结核，肾炎水肿，胃癌，肝癌，肺癌，食管癌，乳腺癌。外用治跌打损伤，烧、烫伤，痈肿疮疖。用量 9 ～ 30 g，水煎服或泡酒服。外用适量鲜品捣烂敷患处。

【附　　方】治支气管炎、肺热咳嗽：石蝉草、石仙桃各 15 g，白及 9 g。水煎服。

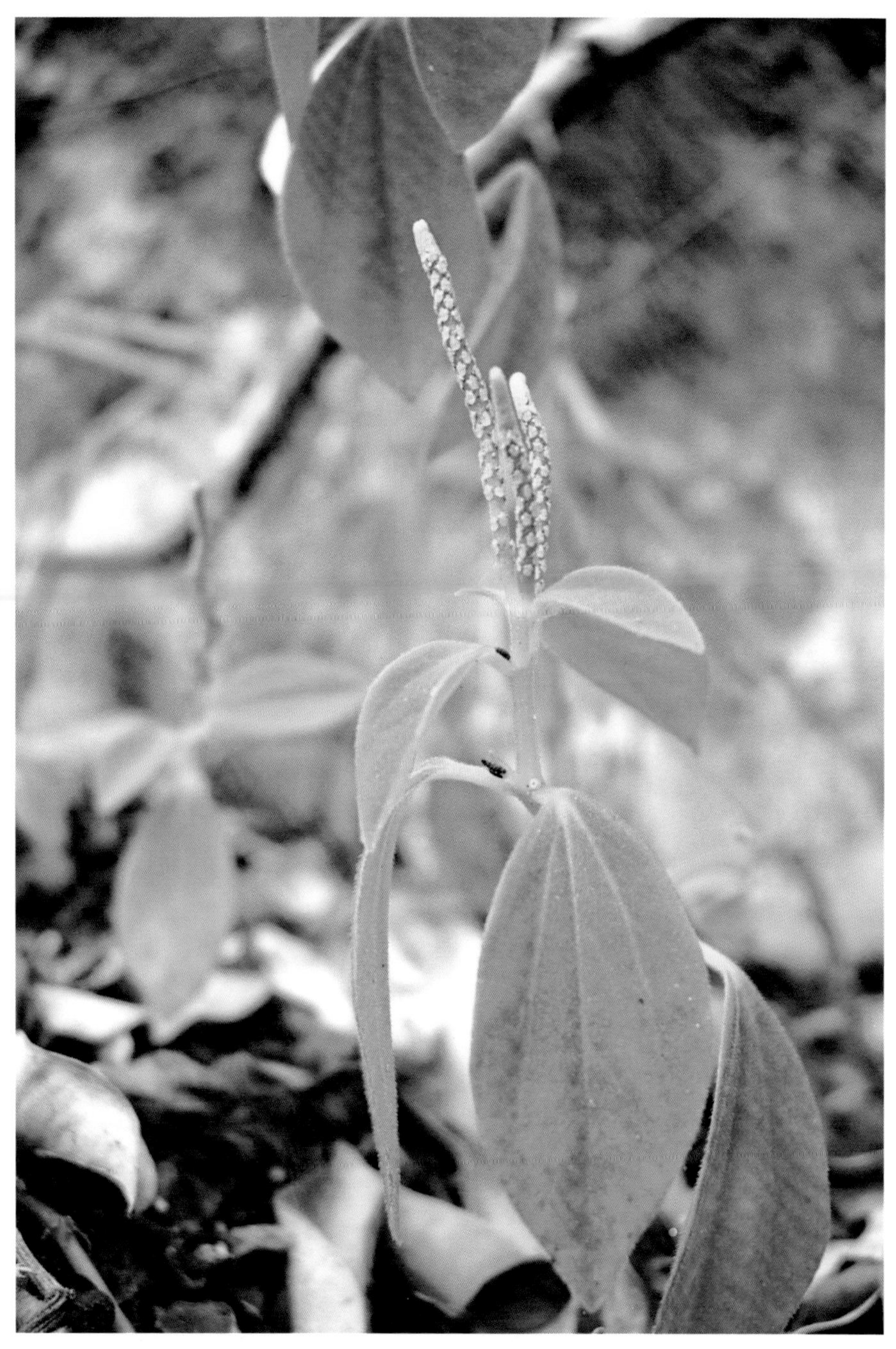

红丝线

Peristrophe bivalvis (Linn.) Merr.

【别　　名】观音草、红蓝、红线草、丝线草、染色九头狮子草

【基　　原】来源于爵床科观音草属红丝线 **Peristrophe bivalvis** (Linn.) Merr. [*P. baphica* (Spreng) Bremek；*P. roxburghiana* (Schult.) Bremek.] 的全草入药。

【形态特征】灌木，高 0.5 ～ 1.5 m。上部叶常假双生，大小不相等；大叶片椭圆状卵形，偏斜，顶端渐尖，基部楔形渐窄至叶柄而成窄翅，长 9 ～ 13(15)cm，宽 3.5 ～ 5(7)cm；叶柄长 2 ～ 4 cm；小叶片宽卵形，顶端短渐尖，基部宽圆形而后骤窄下延至柄而成窄翅，长 2.5 ～ 4 cm，宽 2 ～ 3 cm，叶膜质，全缘，叶面绿色，被短柔毛，背面灰绿色；叶柄长 0.5 ～ 1 cm。花序常 2 ～ 3 朵少 4 ～ 5 朵花着生于叶腋内；花梗短，5 ～ 8 mm；萼杯状，长约 3 mm，直径约 3.5 mm，10 萼齿，钻状线形，长约 2 mm，两面均被有与萼外面相同的毛被；花冠淡紫色或白色，星形，直径 10 ～ 12 mm，顶端深 5 裂，裂片披针形，顶端尖，长约 6 mm，宽约 1.5 mm，外面在中上部及边缘被有平伏的短而尖的单毛；花冠筒隐于萼内，长约 1.5 mm，冠檐长约 7.5 mm，基部具深色的斑点，花丝长约 1 mm，光滑，花药近椭圆形，长约 3 mm，宽约 1 mm，在内面常被微柔毛，顶孔向内，偏斜；子房卵形，长约 2 mm，宽约 1.8 mm，光滑，花柱纤细，长约 8 mm，光滑，柱头头状。果柄长 1 ～ 1.5 cm，浆果球形，直径 6 ～ 8 mm，成熟果绯红色，宿萼盘形，萼齿长 4 ～ 5 mm，被毛。花期 5 ～ 8 月；果期 7 ～ 11 月。

【生　　境】生于山坡、荒地、路旁的湿润处。

【分　　布】广西、广东、海南等地民间常见栽培。原产印度等地。

【采集加工】夏秋季采收，枝叶旺盛时割取全草，晒干。

【性味功能】味甘、淡，性凉。清热止咳，凉血。

【主治用法】治肺燥热咳，咯血，肺结核，糖尿病，跌打损伤。用量 15 ～ 30 g。

【附　　注】广东中部和广西民间常于端午节用本品鲜叶和糯米裹粽吃，唯寓意不详。

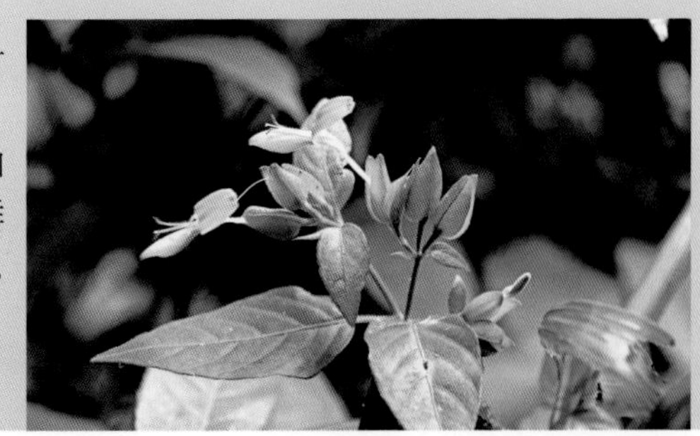

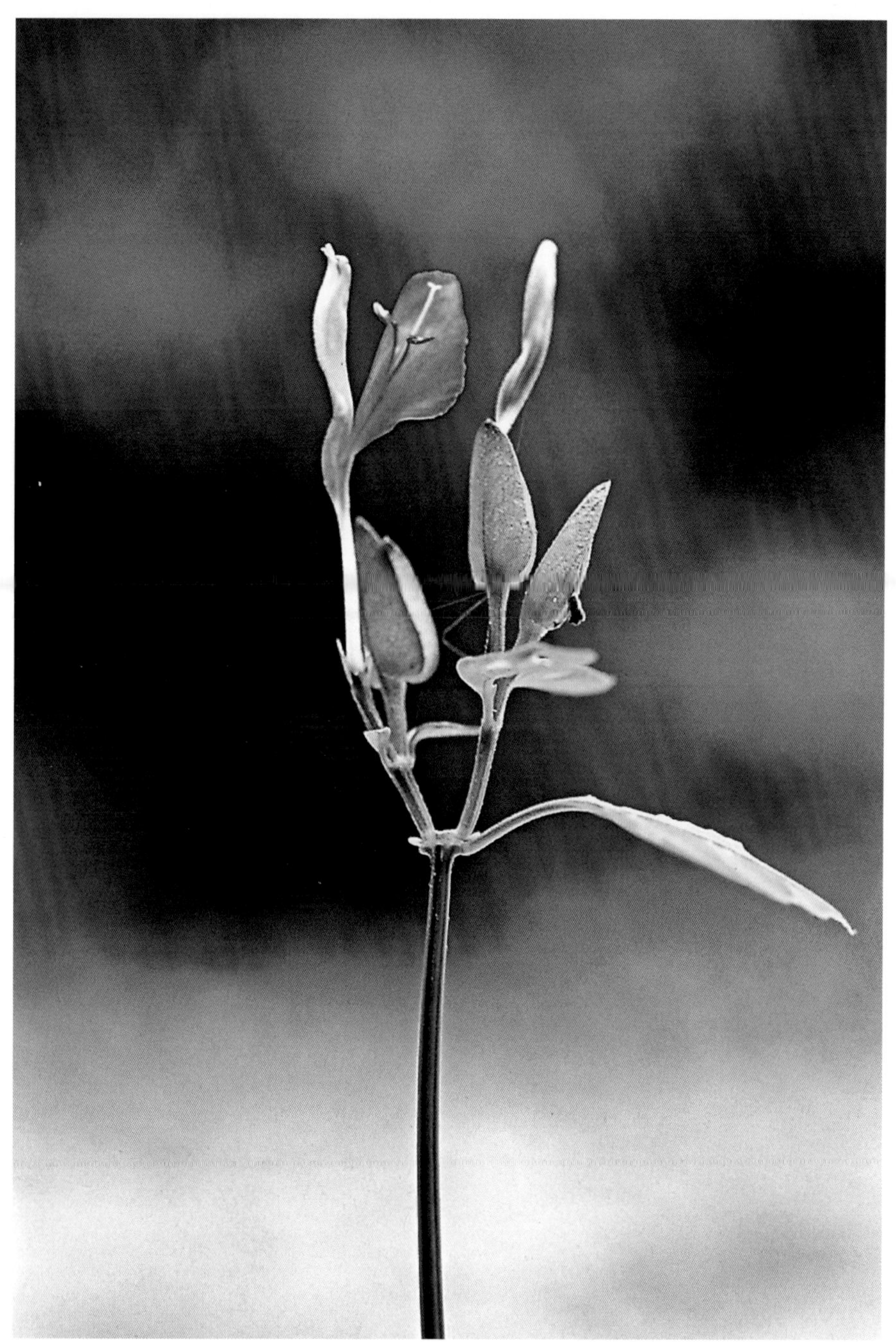

碧冬茄

Petunia hybrida Vilm.

【别　　名】彩花茄

【基　　原】来源于茄科碧冬茄属碧冬茄 **Petunia hybrida** Vilm. 的种子入药。

【形态特征】一年生草本，高 30 ～ 60 cm，全体生腺毛。叶有短柄或近无柄，卵形，顶端急尖，基部阔楔形或楔形，全缘，长 3 ～ 8 cm，宽 1.5 ～ 4.5 cm，侧脉不显著，每边 5 ～ 7 条。花单生于叶腋，花梗长 3 ～ 5 cm。花萼 5 深裂，裂片条形，长 1 ～ 1.5 cm，宽约 3.5 mm，顶端钝，果时宿存；花冠白色或紫堇色，有各式条纹，漏斗状，长 5 ～ 7 cm，筒部向上渐扩大，檐部开展，有折襞，5 浅裂；雄蕊 5 枚，4 长 1 短；花柱稍超过雄蕊。蒴果圆锥状，长约 1 cm，2 瓣裂，各裂瓣顶端又 2 浅裂。种子极小，近球形，直径约 0.5 mm，褐色。

【生　　境】栽培。

【分　　布】我国各地庭园间有栽培。原产南美洲。

【采集加工】秋季采收种子晒干。

【性味功能】泻气，杀虫。

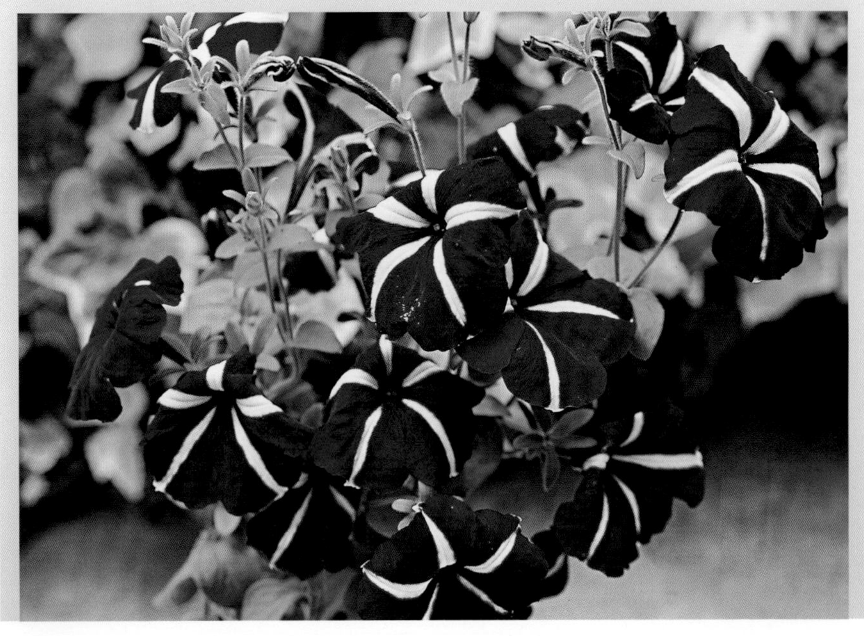

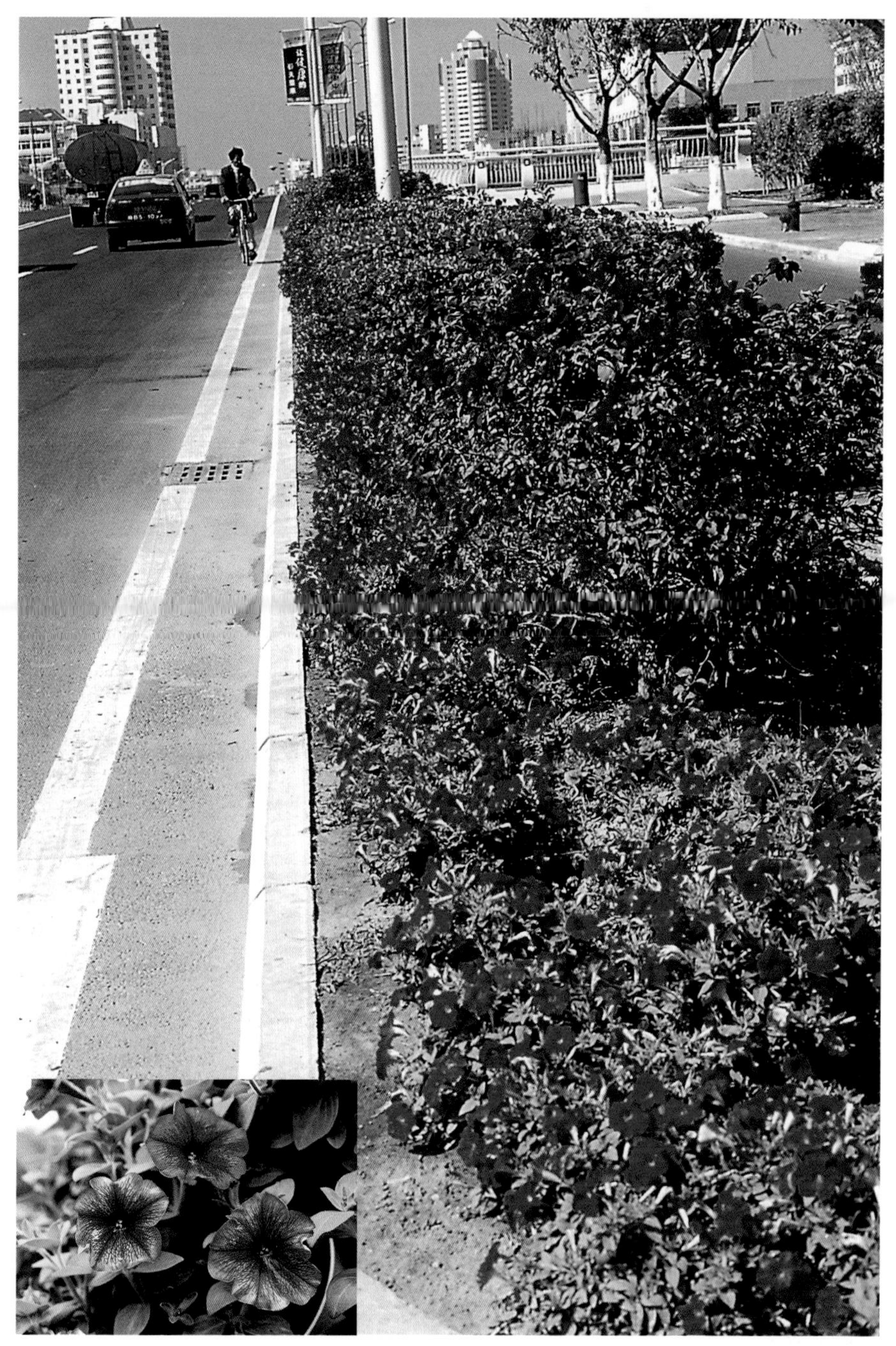

显子草

Phaenosperma globosa Munro ex Benth.

【基　　原】来源于禾本科显子草属显子草 **Phaenosperma globosa** Munro ex Benth. 的全草入药。

【形态特征】多年生草本。根较稀疏而硬。秆单生或少数丛生，光滑无毛，直立，坚硬，高 100 ～ 150 cm，具 4 ～ 5 节。叶鞘光滑，通常短于节间；叶舌质硬，长 5 ～ 15(25)mm，两侧下延；叶片宽线形，常翻转而使上面向下，呈灰绿色，下面向上呈深绿色，两面粗糙或平滑，基部窄狭，顶端渐尖细，长 10 ～ 40 cm，宽 1 ～ 3 cm。圆锥花序长 15 ～ 40 cm，分枝在下部者多轮生，长 5 ～ 10 cm，幼时向上斜升，成熟时极开展；小穗背腹压扁，长 4 ～ 4.5 mm；两颖不等长，第一颖长 2 ～ 3 mm，具明显的 1 脉或具 3 脉，两侧脉甚短，第二颖长约 4 mm，具 3 脉；外稃长约 4.5 mm，具 3 ～ 5 脉，两边脉几不明显；内稃略短于或近等长于外稃；花药长 1.5 ～ 2 mm。颖果倒卵球形，长约 3 mm，黑褐色，表面具皱纹，成熟后露出稃外。花、果期 5 ～ 9 月。

【生　　境】生于山坡林下、山谷、溪旁及路边草丛。

【分　　布】西藏、甘肃、陕西、华北、华东、中南及西南各省区。朝鲜、日本也有分布。

【采集加工】夏秋季采收，将全草晒干。

【性味功能】味甘、微涩，性平。补虚健脾，活血调经。

【主治用法】治病后体虚、经闭。用量 15 ～ 30 g。

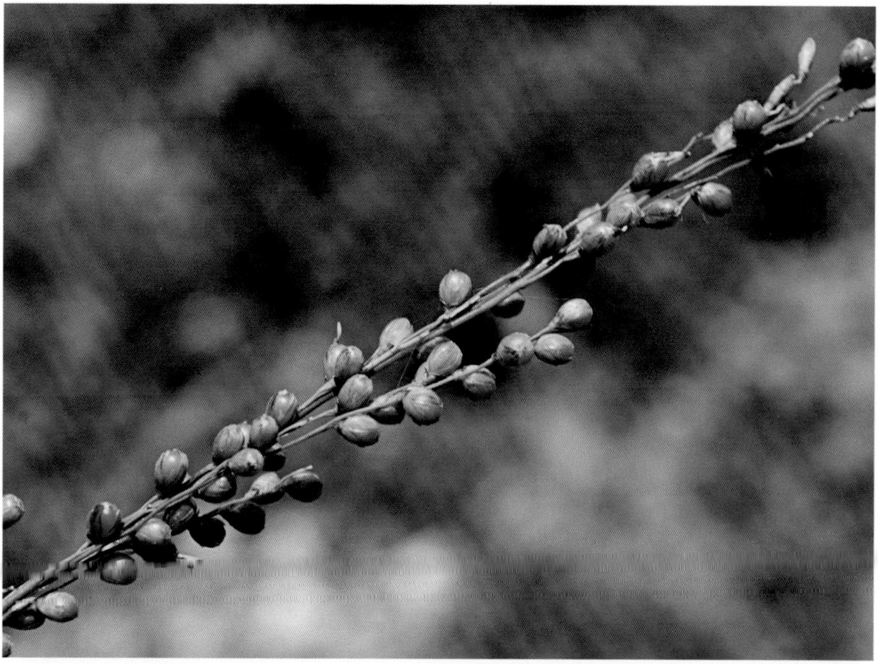

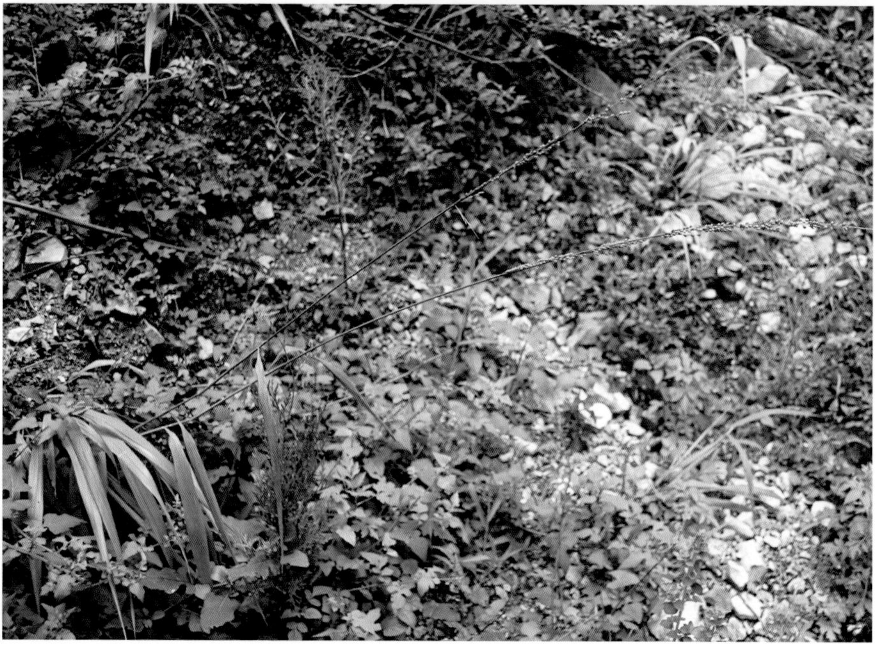

虉草

Phalaris arundinacea Linn.

【别　　名】草芦、马羊草

【基　　原】来源于禾本科虉草属虉草 **Phalaris arundinacea** Linn. 的全草入药。

【形态特征】多年生草本，具根状茎。秆通常单生或少数丛生，高 60 ~ 140 cm，有 6 ~ 8 节。叶鞘无毛，下部者长于而上部者短于节间；叶舌薄膜质，长 2 ~ 3 mm；叶片扁平，幼嫩时微粗糙，长 6 ~ 30 cm，宽 1 ~ 1.8 cm。圆锥花序紧密狭窄，长 8 ~ 15 cm，分枝直向上举，密生小穗；小穗长 4 ~ 5 mm，无毛或有微毛；颖沿脊上粗糙，上部有极狭的翼；孕花外稃宽披针形，长 3 ~ 4 mm，上部有柔毛；内稃舟形，背具 1 脊，脊的两侧疏生柔毛；花药长 2 ~ 2.5 mm；不孕外稃 2 枚，退化为线形，具柔毛。花、果期 6 ~ 8 月。

【生　　境】生于村边、田野、路旁潮湿地上。

【分　　布】黑龙江、吉林、辽宁、内蒙古、甘肃、新疆、陕西、山西、河北、山东、江苏、江西、湖南、福建、广东、广西、四川等地。英国、美国也有分布。

【采集加工】夏秋季采收，将全草晒干。

【性味功能】味微辛、苦，性平。调经，止带。

【主治用法】治月经不调、赤白带下。用量 9 ~ 15 g。

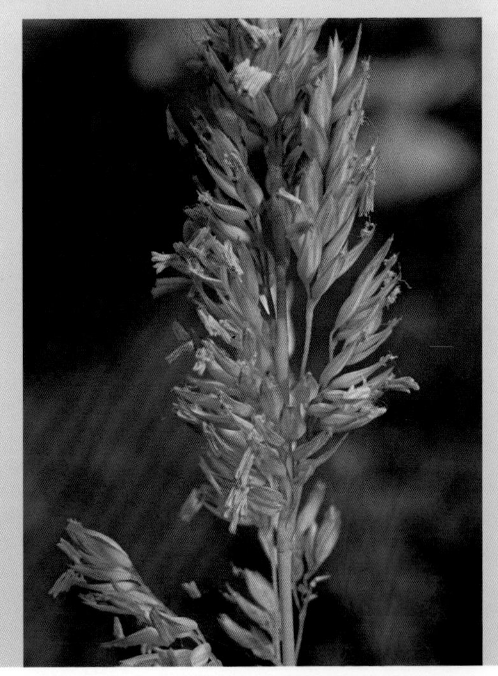

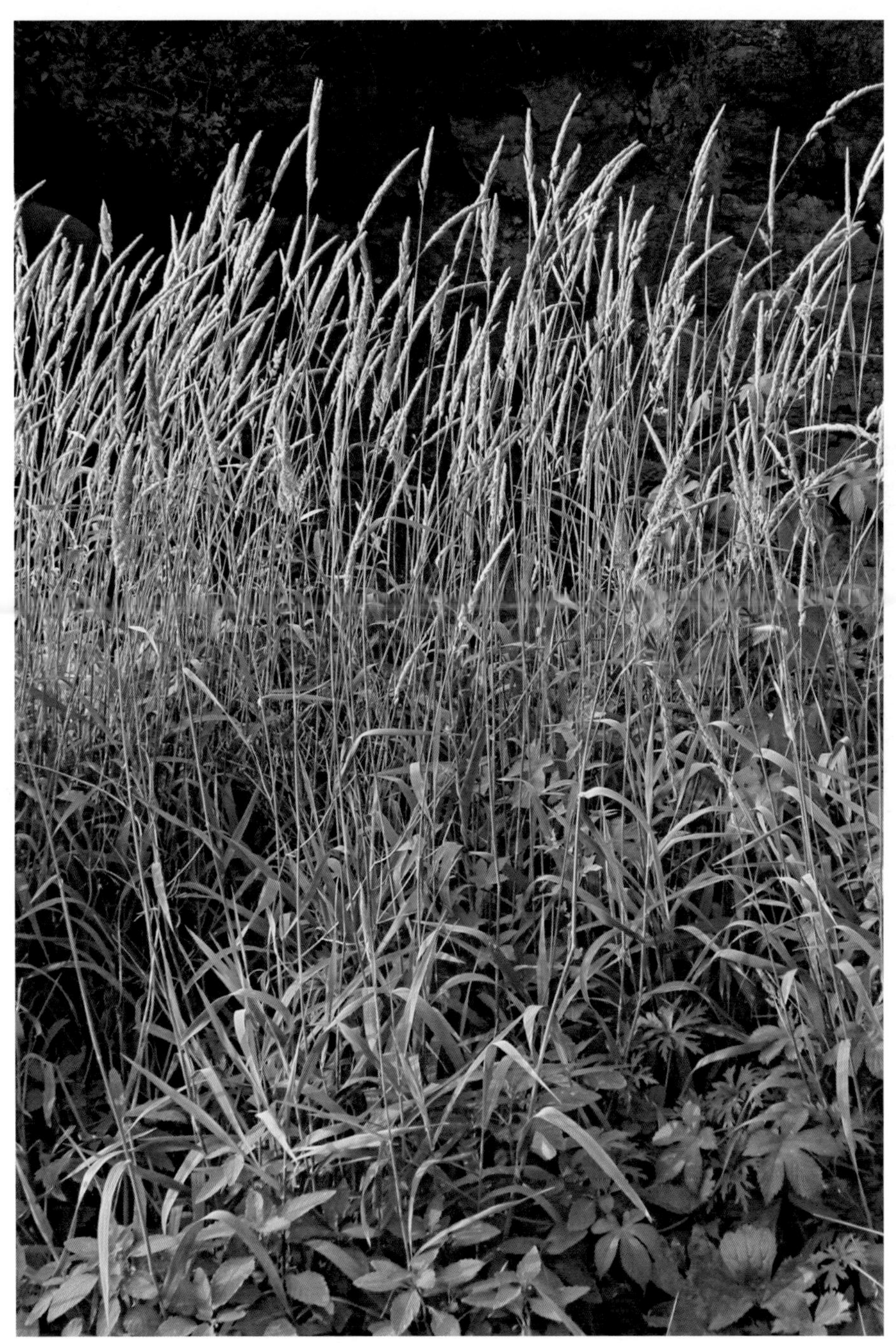

龙骨马尾杉

Phlegmariurus carinatus (Desv.) Ching

【别　　名】大伸筋草、大千金草

【基　　原】来源于石松科马尾杉属龙骨马尾杉 **Phlegmariurus carinatus** (Desv.) Ching [*Lycopodium carinatum* Desv] 的全草入药。

【形态特征】多年生草本，中型附生蕨类。茎簇生，成熟枝下垂，1 至多回二叉分枝，长 31 ～ 49 cm，枝较粗，枝连叶绳索状，第三回分枝连叶直径大于 2.5 mm，侧枝不等长。叶螺旋状排列，但扭曲呈二列状。营养叶密生，针状，紧贴枝上，强度内弯，长不足 5 mm，长达 8 mm，宽约 4 mm，基部楔形，下延，无柄，有光泽，顶端渐尖，近通直，向外开张，背面隆起呈龙骨状，中脉不显，坚硬，全缘。孢子囊穗顶生，直径约 3 mm。孢子叶卵形，基部楔形，顶端尖锐，具短尖头，中脉不显，全缘。孢子囊生于孢子叶腋，藏于孢子叶内，不显，肾形，2 瓣开裂，黄色。

【生　　境】附生于海拔 700 m 以下的山脊、山谷、丘陵密林中石上或树干上。

【分　　布】香港、海南、广东、广西、云南、台湾。日本、印度、泰国、马来西亚、菲律宾、新加坡及大洋洲也有分布。

【采集加工】夏秋季采收全草晒干。

【性味功能】味辛，性温。祛风除湿，消肿止痛。

【主治用法】治关节炎，腰痛，无名肿毒，跌打损伤，筋骨疼痛，风湿关节痛，肥大性脊柱炎，类风湿关节炎。用量 3 ～ 6 g。

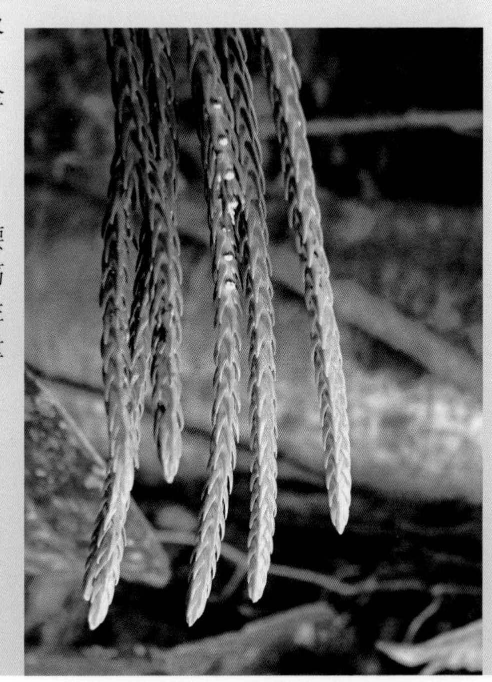

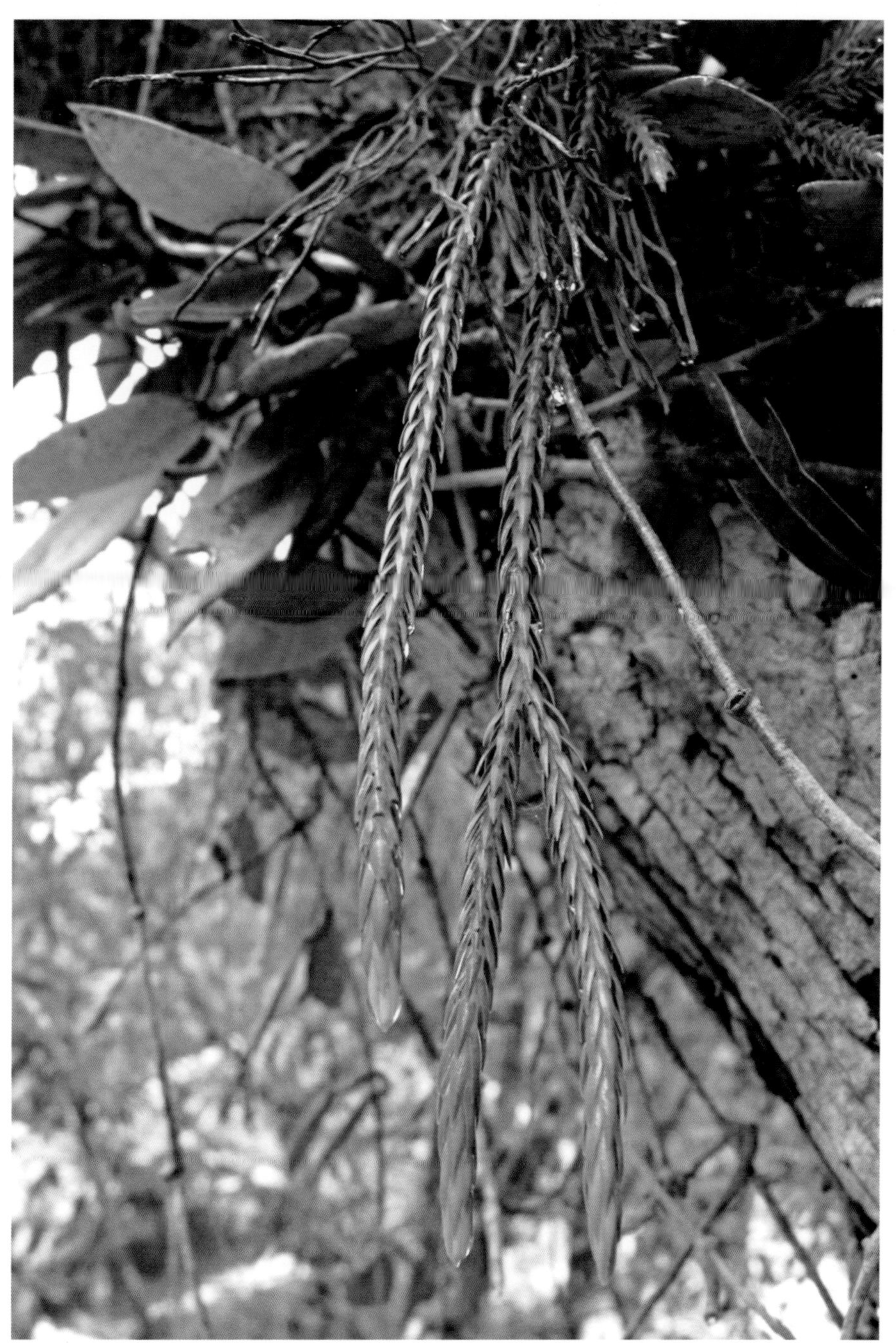

马尾杉

Phlegmariurus phlegmaria (Linn.) T. Sen & U. Sen

【别　　名】细穗石松

【基　　原】来源于石松科马尾杉属马尾杉 **Phlegmariurus phlegmaria** (Linn.) T. Sen & U. Sen [*Lycopodium phlegmaria* Linn.] 的全草入药。

【形态特征】多年生草本，中型附生蕨类。茎簇生，茎柔软下垂，4 ～ 6 回二叉分枝，长 20 ～ 40 cm，主茎直径 3 mm，枝连叶扁平或近扁平，不为绳索状。叶螺旋状排列，明显为二型。营养叶斜展，卵状三角形，长 5 ～ 10 mm，宽 3 ～ 5 mm，基部心形或近心形，下延，具明显短柄，无光泽，顶端渐尖，背面扁平，中脉明显，革质，全缘。孢子囊穗顶生，长线形，长 9 ～ 14 cm。孢子叶卵状，排列稀疏，长约 1.2 mm，宽约 1 mm，顶端尖，中脉明显，全缘。孢子囊生在孢子叶腋，肾形，2 瓣开裂，黄色。

【生　　境】附生于林中的树干上或岩石上。

【分　　布】台湾、广西、海南、云南。日本、泰国、印度、越南、旧热带地区及大洋洲，南美洲，非洲也有分布。

【采集加工】夏秋季采收全草晒干。

【性味功能】味淡，性凉，有小毒。祛风止痛，解毒消肿。

【主治用法】治跌打劳伤，风湿疼痛，高热，水肿，毒蛇咬伤，荨麻疹。用量 15 ～ 60 g。外用适量，捣烂敷患处或煮水外洗。用量 3 ～ 5 g。

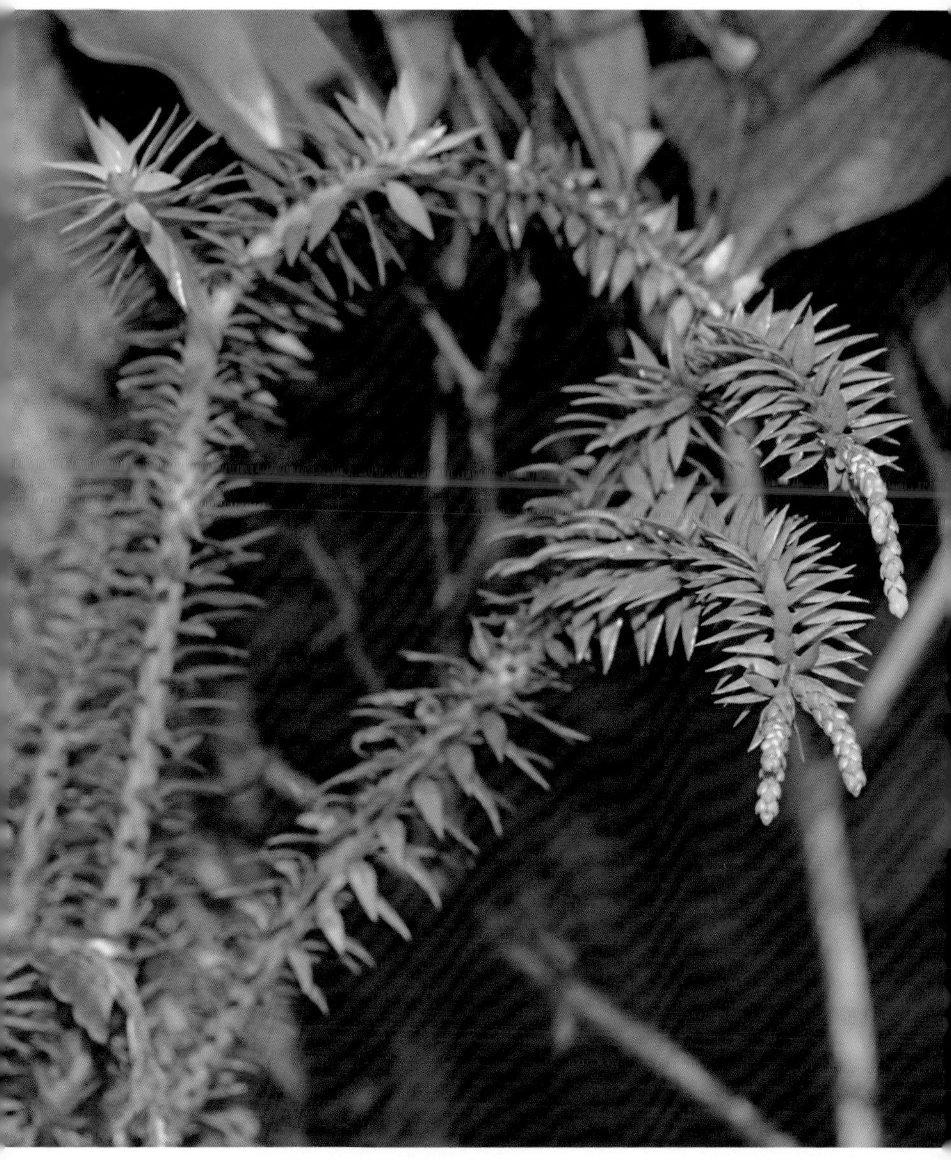

细叶石仙桃

Pholidota cantonensis Rolfe

【别　　名】小石仙桃、双叶岩珠

【基　　原】来源于兰科石仙桃属细叶石仙桃 **Pholidota cantonensis** Rolfe 的全草入药。

【形态特征】多年生草本，根状茎匍匐，分枝，直径 2.5 ～ 3.5 mm，密被鳞片状鞘，通常相距 1 ～ 3 cm 生假鳞茎，节上疏生根；假鳞茎狭卵形至卵状长圆形，长 1 ～ 2 cm，宽 5 ～ 8 mm，基部略收狭，幼嫩时为箨状鳞片所包，顶端生 2 叶。叶线形或线状披针形，纸质，长 2 ～ 8 cm，宽 5 ～ 7 mm，顶端短渐尖或近急尖，边缘常多少外卷，基部收狭成柄；叶柄长 2 ～ 7 mm。花葶生于幼嫩假鳞茎顶端，发出时其基部连同幼叶均为鞘所包，长 3 ～ 5 cm；总状花序通常具 10 余朵花；花苞片卵状长圆形，早落；花梗和子房长 2 ～ 3 mm；花小，白色或淡黄色，直径约 4 mm；中萼片卵状长圆形，长 3 ～ 4 mm，宽约 2 mm，多少呈舟状，顶端钝，背面略具龙骨状凸起；侧萼片卵形，斜歪，略宽于中萼片；花瓣宽卵状菱形或宽卵形，长、宽各 2.8 ～ 3.2 mm；唇瓣宽椭圆形，长约 3 mm，宽 4 ～ 5 mm，整个凹陷而成舟状，顶端近截形或钝，唇盘上无附属物；蕊柱粗短，长约 2 mm，顶端两侧有翅；蕊喙小。蒴果倒卵形，长 6 ～ 8 mm，宽 4 ～ 5 mm；果梗长 2 ～ 3 mm。花期 4 月；果期 8 ～ 9 月。

【生　　境】常附生于林下或溪旁石上。

【分　　布】台湾、广东、香港、福建、江西、浙江、湖南、广西。

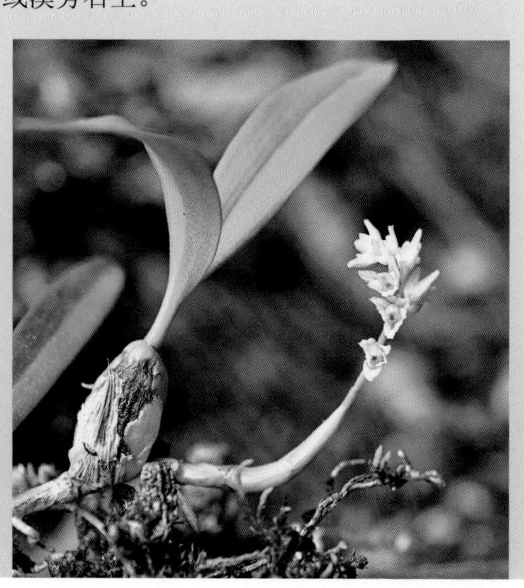

【采集加工】夏秋季采收，将全草晒干。

【性味功能】味苦、微酸，性凉。清热凉血，滋阴润肺，解毒。

【主治用法】治痔疾，高热，湿疹，肺热咳嗽，咯血，急性肠炎，慢性骨髓炎，跌打损伤。用量 30 ～ 60 g。外用鲜叶捣烂敷患处。

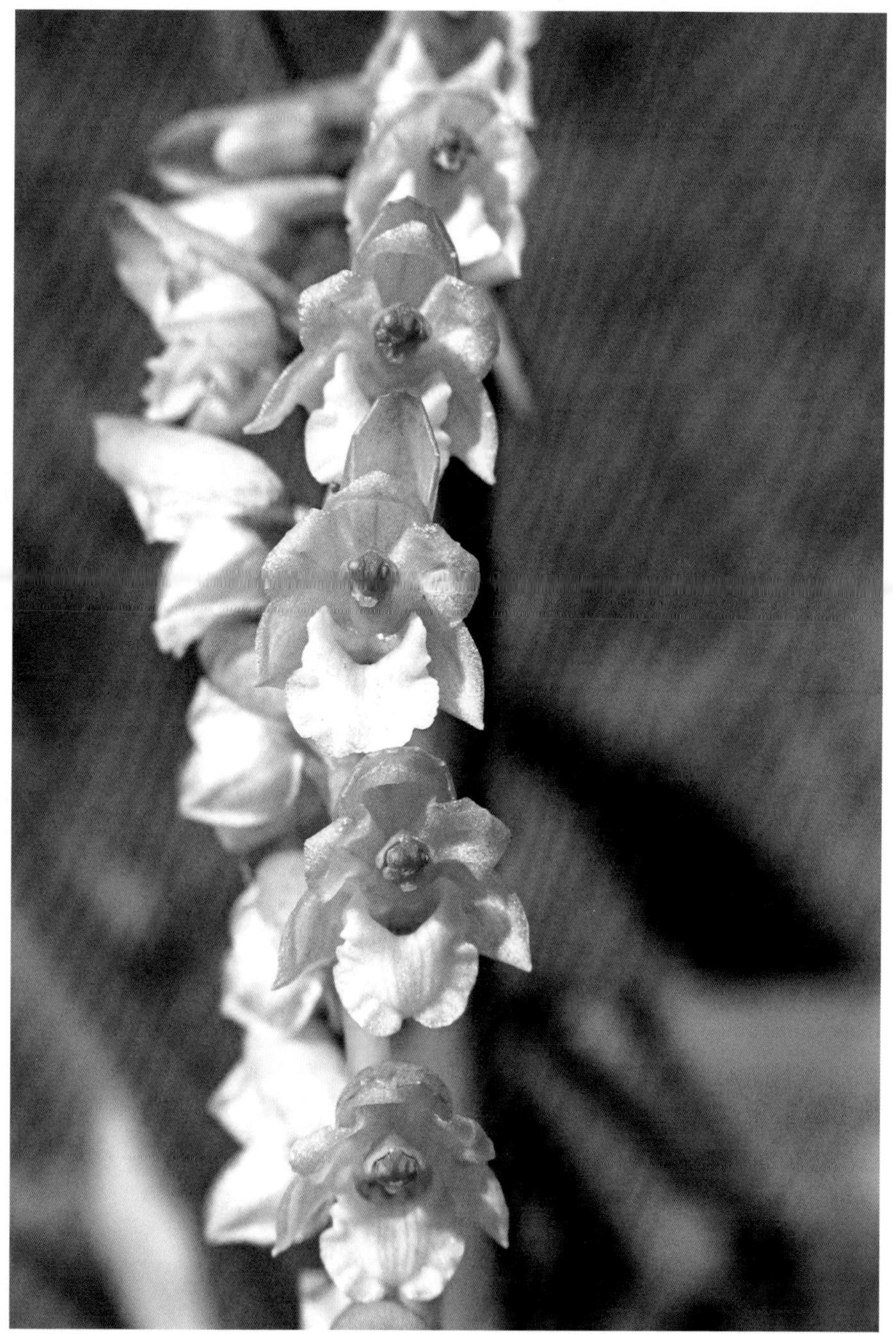

云南石仙桃

Pholidota yunnanensis Rolfe

【基　　原】来源于兰科石仙桃属云南石仙桃 **Pholidota yunnanensis** Rolfe 的全草入药。

【形态特征】多年生草本，根状茎匍匐、分枝，直径 4 ～ 6 mm，密被箨状鞘，通常相距 1 ～ 3 cm 生假鳞茎；假鳞茎近圆柱状，向顶端略收狭，长 1.5 ～ 5 cm，宽 6 ～ 8 mm，幼嫩时为箨状鞘所包，顶端生 2 叶。叶披针形，坚纸质，长 6 ～ 15 cm，宽 7 ～ 20 mm，具折扇状脉，顶端略钝，基部渐狭成短柄。花葶生于幼嫩假鳞茎顶端，连同幼叶从靠近老假鳞茎基部的根状茎上发出，长 7 ～ 12 cm；总状花序具 15 ～ 20 朵花；花序轴有时在近基部处略左右曲折；花苞片在花期逐渐脱落，卵状菱形，长 6 ～ 8 mm，宽 4.5 ～ 5.5 mm；花梗和子房长 3.5 ～ 5 mm；花白色或浅肉色，直径 3 ～ 4 mm；中萼片宽卵状椭圆形或卵状长圆形，长 3.2 ～ 3.8 mm，宽 2 ～ 2.5 mm，稍凹陷，背面略有龙骨状凸起；侧萼片宽卵状披针形，略狭于中萼片，凹陷成舟状，背面有明显龙骨状凸起；花瓣与中萼片相似，但不凹陷，背面无龙骨状凸起；唇瓣轮廓为长圆状倒卵形，略长于萼片，宽约 3 mm，顶端近截形或钝并常有不明显的凹缺，近基部稍缢缩并凹陷成一个杯状或半球形的囊，无附属物。果倒卵状椭圆形，长约 1 cm，直径约 6 mm，花期 5 月；果期 9 ～ 10 月。

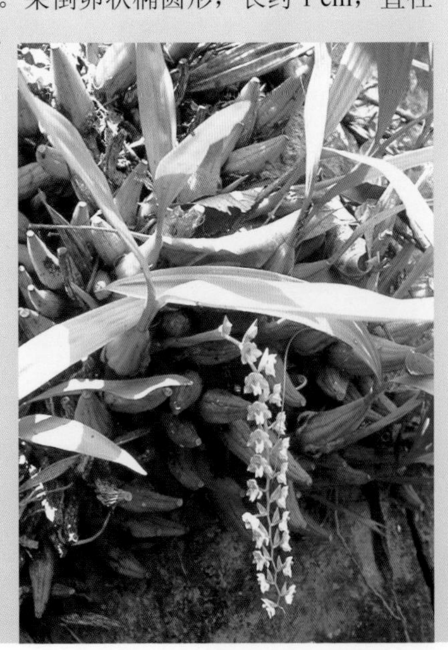

【生　　境】生于山谷或林缘的岩石或树干上。

【分　　布】四川、贵州、广西、云南、湖南、湖北。越南也有分布。

【采集加工】夏秋季采收，将全草晒干。

【性味功能】味甘、淡，性凉。润肺止咳，散瘀消肿，清热利湿。

【主治用法】治肺痨咯血，肺热咳嗽，胸胁痛，胃腹痛，风湿疼痛，疮疡肿毒。用量 15 ～ 30 g。外用鲜品捣烂敷患处。

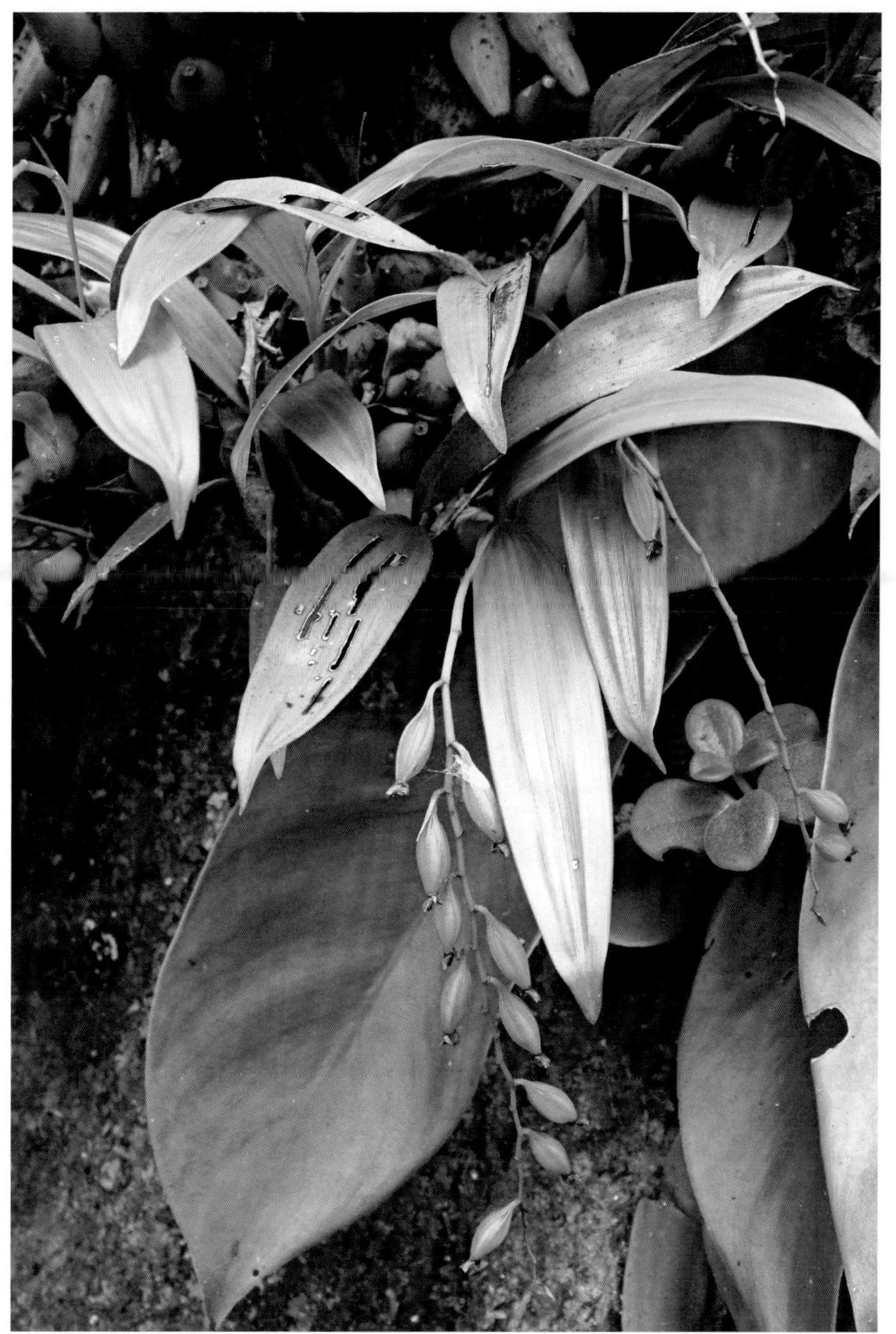

小酸浆

Physalis minima Linn.

【别　　名】灯笼草、挂金灯、灯笼果

【基　　原】来源于茄科酸浆属小酸浆 **Physalis minima** Linn. 的全草入药。

【形态特征】一年生草本，根细瘦；主轴短缩，顶端多二歧分枝，分枝披散而卧于地上或斜升，生短柔毛。叶柄细弱，长 1 ～ 1.5 cm；叶片卵形或卵状披针形，长 2 ～ 3 cm，宽 1 ～ 1.5 cm，顶端渐尖，基部歪斜楔形，全缘而波状或有少数粗齿，两面脉上有柔毛。花具细弱的花梗，花梗长约 5 mm，生短柔毛；花萼钟状，长 2.5 ～ 3 mm，外面生短柔毛，裂片三角形，顶端短渐尖，缘毛密；花冠黄色，长约 5 mm；花药黄白色，长约 1 mm。果梗细瘦，长不及 1 cm，俯垂；果萼近球状或卵球状，直径 1 ～ 1.5 cm；果实球状，直径约 6 mm。

【生　　境】生于田野、坡地及空旷荒地上。

【分　　布】香港、广东、海南、江西、广西、贵州、云南、四川、湖南。印度、越南也有分布。

【采集加工】夏秋季采收，将全草晒干。

【性味功能】味酸、苦，性凉。清热利湿，祛痰止咳，软坚散结。

【主治用法】治黄疸型肝炎，胆囊炎，感冒发热，咽喉肿痛，支气管炎，肺脓疡，腮腺炎，睾丸炎，膀胱炎，血尿，颈淋巴结结核。外用治脓疱疮，湿疹，疖肿。用量 15 ～ 30 g。外用适量鲜品捣烂敷，煎水洗或煅灰存性撒患处。孕妇忌服。

【附　　方】1. 治腮腺炎：灯笼草、一点红各 30 g。水煎服。

2. 治睾丸炎：灯笼草全草，黄皮根各 30 g。水煎服。

3. 治老年慢性气管炎：灯笼草全草（干）适量煎水制成糖浆。每次 50 ml，每日 3 次。10 天为 1 个疗程，每疗程结束休息 3 天左右，进行系统随访观察。共治 3 个疗程。

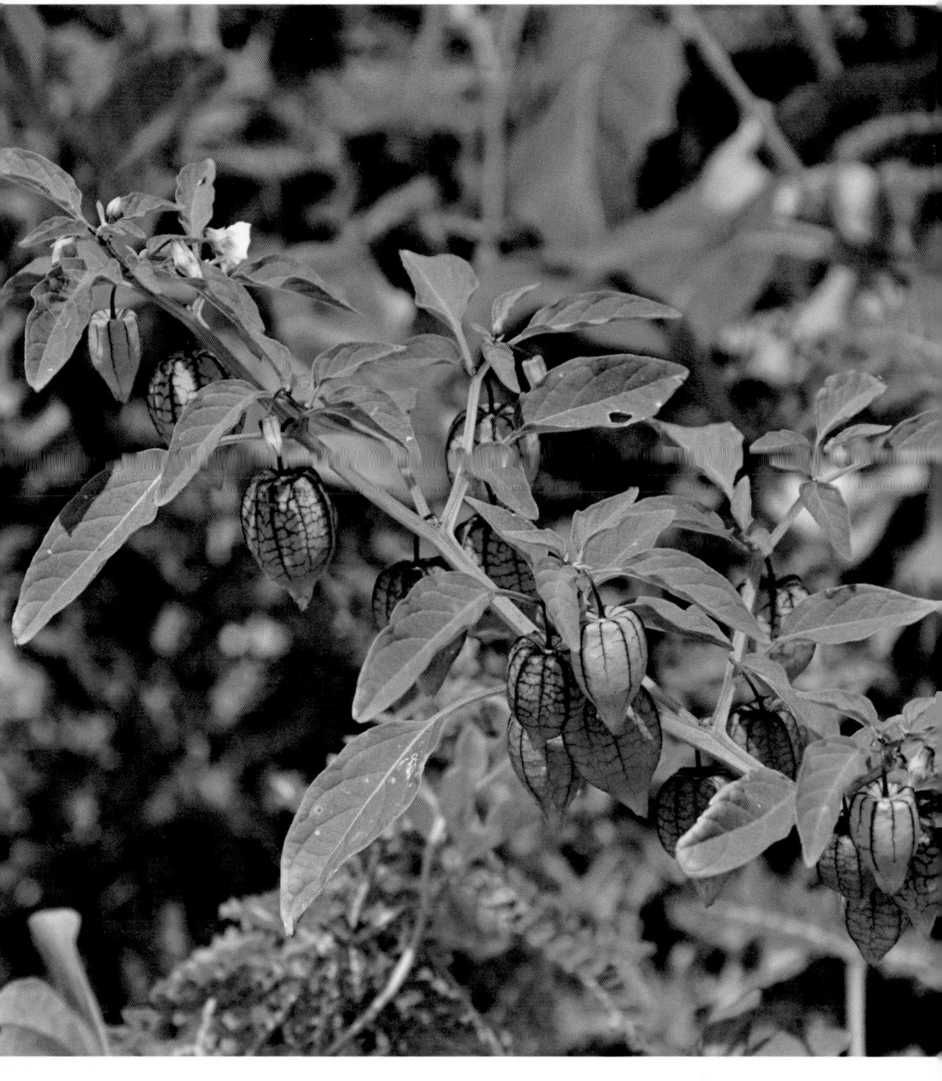

西南冷水花

Pilea plataniflora C. H. Wright

【别　　名】全缘冷水花、石稔草

【基　　原】来源于荨麻科冷水花属西南冷水花 **Pilea plataniflora** C. H. Wright 的全草入药。

【形态特征】多年生草本。茎肉质，高 10 ～ 70 cm。叶薄纸质或近膜质，同对的不等大或近等大，形状大小变异很大，卵形、卵状披针形、椭圆状披针形、卵状或倒卵状长圆形，长 1 ～ 15 cm，宽 0.6 ～ 5 cm，顶端尾状渐尖或长尾状渐尖，基部常偏斜，圆形、浅心形或心形，有时变狭近楔形，边缘稍厚，全缘，疏生腺点，钟乳体梭形，长 0.3 ～ 0.4 mm，基出脉 3 ～ 5 条；叶柄长 0.5 ～ 7 cm；托叶很小，三角形，长 1 ～ 2 mm，渐脱落。雌雄同株或异株，有时雌雄同序；花序聚伞圆锥状，有时仅有少数分枝，呈总状，雄花序稍长过叶或近等长，花序梗长，纤细，团伞花序疏松着生于花枝上；雌花序在雌雄异株时常聚伞圆锥状，与叶近等长或稍短，花序梗长，纤细，团伞花序较密地着生于花枝上，在雌雄同株时，常仅有少数分枝，呈总状，与叶柄近等长，花序梗较短。雄花带绿黄色或紫红色，近无梗，在芽时长约 1.5 mm；花被 4 片，合生至中部，倒卵形，内凹，外面近顶端有短角凸起；雄蕊 4 枚；退化雌蕊极小，圆锥形；雌花带绿色，近无梗；花被 3 片，不等大，果时中间一枚卵状长圆形，背面增厚略呈龙骨状，长及果的 1/2 或更长；侧生的 2 枚三角形，稍增厚，比长的一枚短 1/2 或更长，退化雄蕊椭圆状长圆形，略长过短的花被片。瘦果卵形，顶端稍歪斜，双凸透镜状，长 0.5 ～ 0.6 mm，熟时深褐色，有细疣点。花期 (4)6 ～ 9 月；果期 7 ～ 10 月。

【生　　境】生于山谷密林中或石缝上。

【分　　布】海南、云南、贵州、四川、湖南、广西、台湾等地。

【采集加工】夏秋季采收，将全草晒干。

【性味功能】味辛、酸，性温。舒筋活络，消肿利尿。

【主治用法】治风寒湿痹，筋骨疼痛，手足麻木，肾炎水肿，尿闭。用量 10 ～ 30 g，水煎或泡酒服。

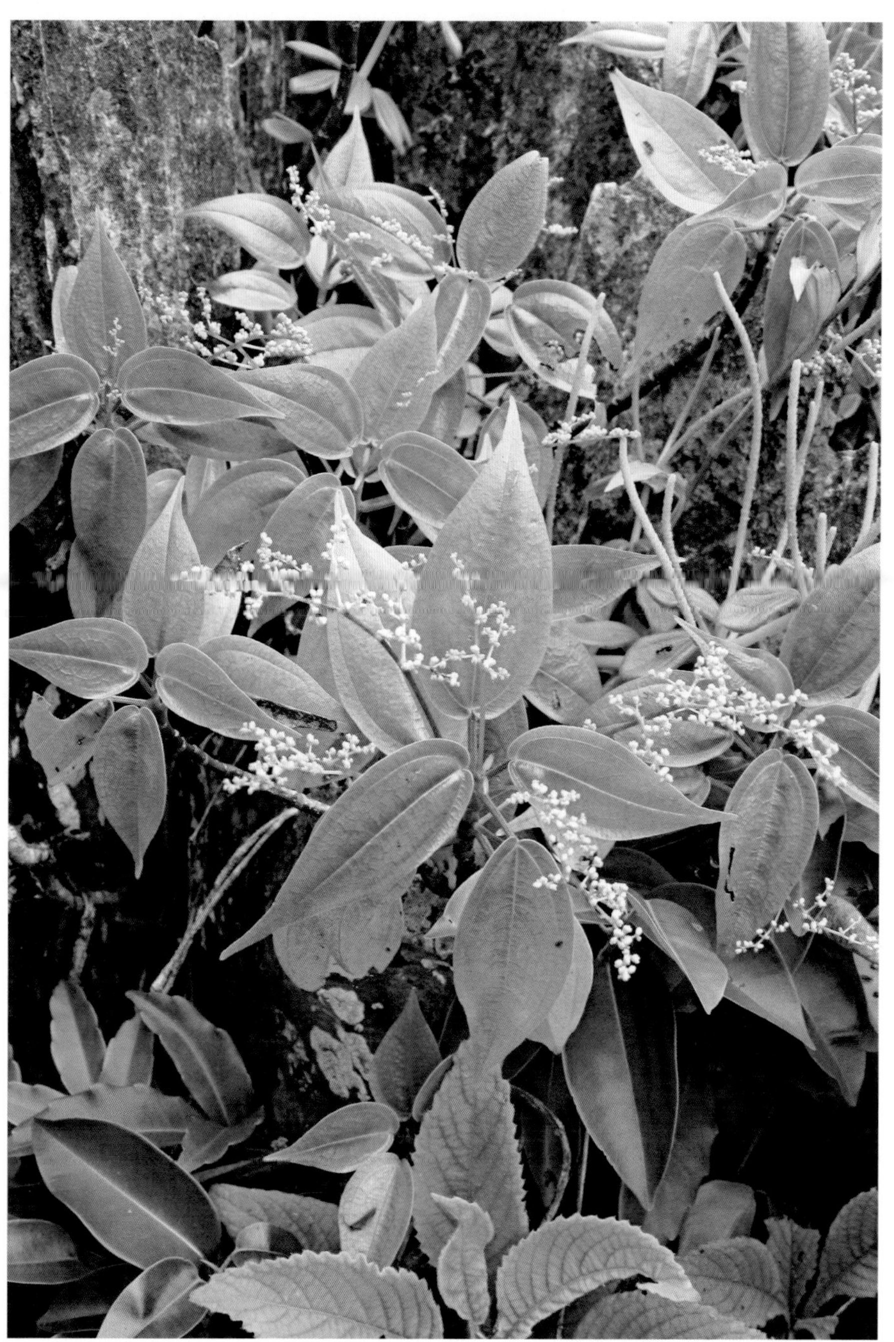

蒌 叶

Piper betle Linn.

【别　　名】青蒟

【基　　原】来源于胡椒科胡椒属蒌叶 **Piper betle** Linn. 的全草入药。

【形态特征】攀援藤本；枝稍带木质，节上生根。叶纸质至近革质，背面及嫩叶脉上有密细腺点，阔卵形至卵状长圆形，上部的有时为椭圆形，长 7 ~ 15 cm，宽 5 ~ 11 cm，顶端渐尖，基部心形、浅心形或上部的有时钝圆，两侧相等至稍不等，叶面无毛，背面沿脉上被极细的粉状短柔毛；叶脉 7 条，最上 1 对通常对生，少有互生，离基 0.7 ~ 2 cm 从中脉发出，其余基出，网状脉明显；叶柄长 2 ~ 5 cm，被极细的粉状短柔毛；叶鞘长约为叶柄的 1/3。花单性，雌雄异株，聚集成与叶对生的穗状花序；雄花序开花时几与叶片等长；总花梗与叶柄近等长，花序轴被短柔毛；苞片圆形或近圆形，稀倒卵形，近无柄，盾状，直径 1 ~ 1.3 mm；雄蕊 2 枚，花药肾形，2 裂，花丝粗，与花药等长或较长；雌花序长 3 ~ 5 cm，于果期延长，直径约 10 mm；花序轴密被毛；苞片与雄花序的相同；子房下部嵌生于肉质花序轴中并与其合生，顶端被茸毛；柱头通常 4 ~ 5，披针形，长约 0.6 mm，被茸毛。浆果顶端稍凸，有茸毛，下部与花序轴合生成一柱状、肉质、带红色的果穗。花期 5 ~ 7 月。

【生　　境】栽培。

【分　　布】我国东起台湾，西至云南以南各省区有栽培。印度、斯里兰卡、越南、马来西亚、印度尼西亚、菲律宾及非洲也有分布。

【采集加工】夏秋季采收，将全草晒干。

【性味功能】味辛、微甘，性温。祛风散寒，行气化痰，消肿止痒。

【主治用法】治风寒咳嗽，支气管哮喘，风湿骨痛，胃寒痛，妊娠水肿。外用治皮肤湿疹、脚癣。用量 3 ~ 9 g。外用适量，煎水洗或泡浸。

【附　　方】治风寒咳嗽：蒌叶 7 片，东风橘、布渣叶各 15 g，芒果核 2 个，水煎服。

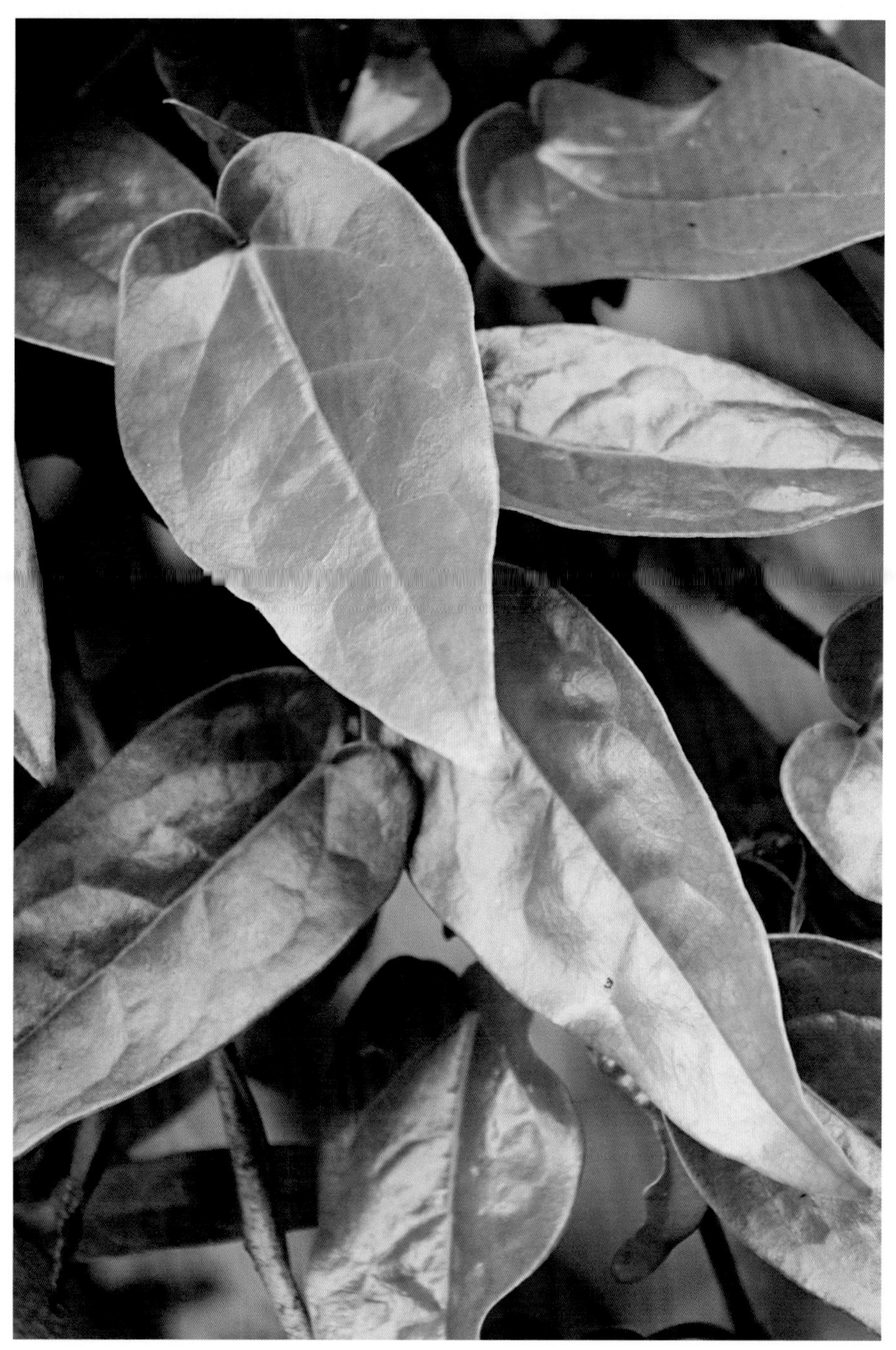

海南蒟

Piper hainanense Hemsl.

【别　　名】山胡椒

【基　　原】来源于胡椒科胡椒属海南蒟 **Piper hainanense** Hemsl. 的全草入药。

【形态特征】木质藤本，除花序轴外无毛；枝有细纵纹。叶薄革质，卵状披针形或椭圆形，长 7 ～ 12 cm，宽 3 ～ 5 cm，顶端短尖至尾状渐尖，基部圆形或阔楔形，呈不明显的微凹，凹缺之宽度通常狭于叶柄之宽度，叶面光亮，背面被白粉霜；叶脉 5 条，稀 7 条，均自基出，最内 1 对基部与中脉平行紧贴，至离基约 1 cm 处与中脉成锐角作弧形上升；叶柄长 1 ～ 3.5 cm；叶鞘长为叶柄之半或稍过之。花单性，雌雄异株，聚集成与叶对生的穗状花序；雄花序长 7 ～ 12 cm 或更长，直径约 1.5 mm；总花梗长 1 ～ 2 cm；苞片倒卵形至倒卵状长圆形，长约为宽的 2 倍，长约 1.5 mm，宽约 0.8 mm，盾状，表面有腺点；雄蕊 3 ～ 4 枚，花丝短。雌花序长 8 ～ 15 cm，于果期延长有时可达 22 cm；总花梗与雄株的相同；花序轴被毛；苞片长圆形或倒卵状长圆形，长为宽的 3 倍，长 3 ～ 3.5 mm，宽约 1 mm，腹面贴生于花序轴上，边缘分离，盾状；子房倒卵形，无柄。浆果纺锤形，表面有疣状凸起，长约 5 mm，直径约 3.5 mm。花期 3 ～ 5 月。

【生　　境】生于林中攀援于树上或石上。

【分　　布】广东、广西、海南。

【采集加工】夏秋季采收，将全草晒干。

【性味功能】味辛，性温，气香。驱风镇痛，健胃。

【主治用法】治胃冷痛，消化不良，腹胀，风湿关节痛；外洗主治慢性溃疡、湿疹。用量 9 ～ 15 g，水煎服。外用适量，煎水洗患处。

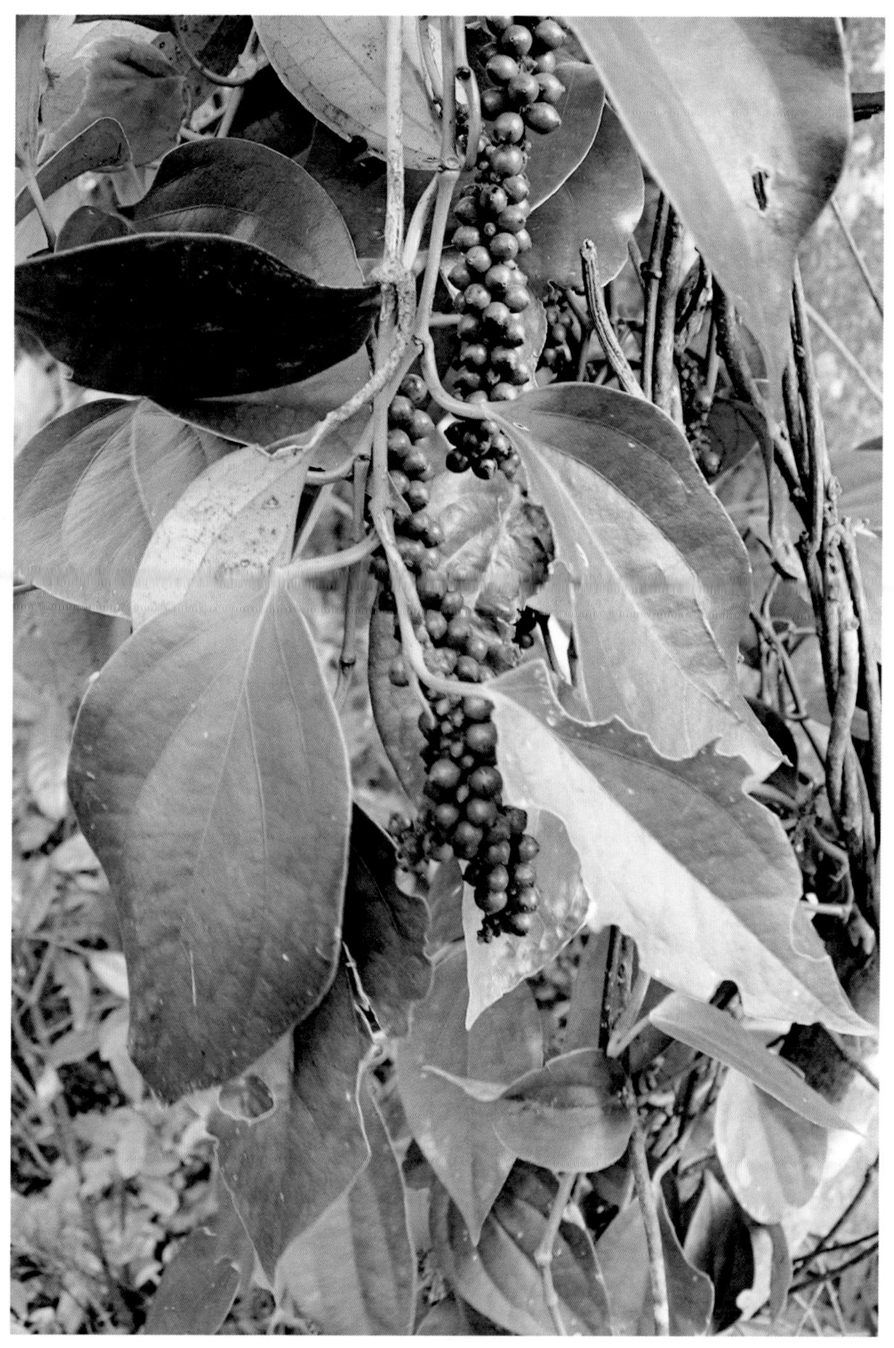

荜茇

Piper longum Linn.

【别　　名】荜拔

【基　　源】来源于胡椒科胡椒属荜茇 **Piper longum** Linn. 的近成熟的果序入药。

【形态特征】藤本，长达数米；枝有纵棱和沟槽。叶互生，纸质，下部的卵圆形或几为肾形，向上渐次为卵形至卵状长圆形，长 6 ～ 12 cm，宽 3 ～ 12 cm，顶端短尖至渐尖，基部阔心形，有时具重叠的两耳，全缘，两面沿脉上被粉状短柔毛，背面被毛更密；掌状脉 7 条，均自基出；叶柄长短不一，下部的长达 9 cm，顶部的有时无柄而抱茎；托叶早落。花无花被，单性，雌雄异株，密集成与叶对生的穗状花序，雄花序长 4 ～ 5 cm，雌花序长 1.5 ～ 2.5 cm；苞片近圆形，具短柄，盾状着生，直径 1 ～ 1.5 mm；雄蕊 2 枚，花丝极短；柱头 3 枚，顶端尖。浆果下部嵌于花序轴中，上部圆，顶端有脐状凸起。花期 7 ～ 10 月。

【生　　境】生于海拔 600 m 左右的疏林下。

【分　　布】广东、福建、广西南部有栽培，我国仅云南南部有野生。斯里兰卡、越南、印度、马来西亚均有分布。

【采集加工】9 月果穗由绿黄色变黑色时采收，除去杂质，晒干。

【性味功能】味辛、热，性温。温中，散寒，止痛。

【主治用法】治胸腹冷痛，呕吐，腹泻，牙痛。用量 1.5 ～ 3 g。外用适量，研末塞龋齿孔中。

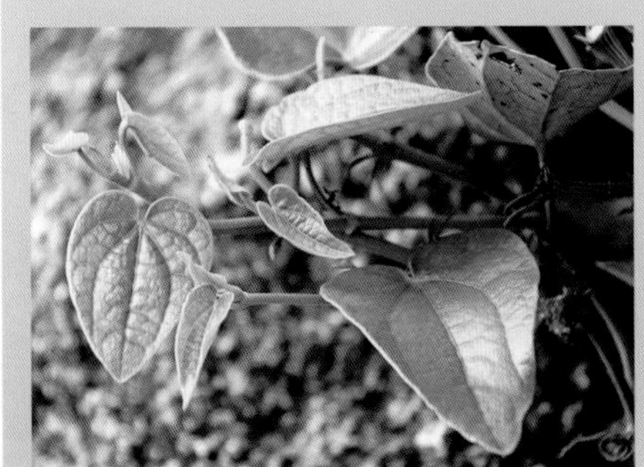

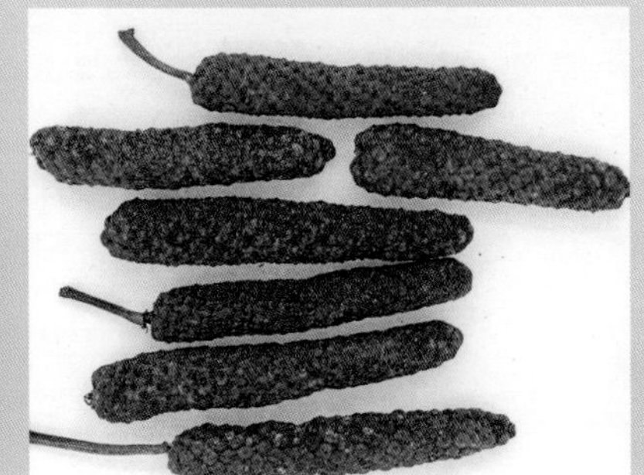

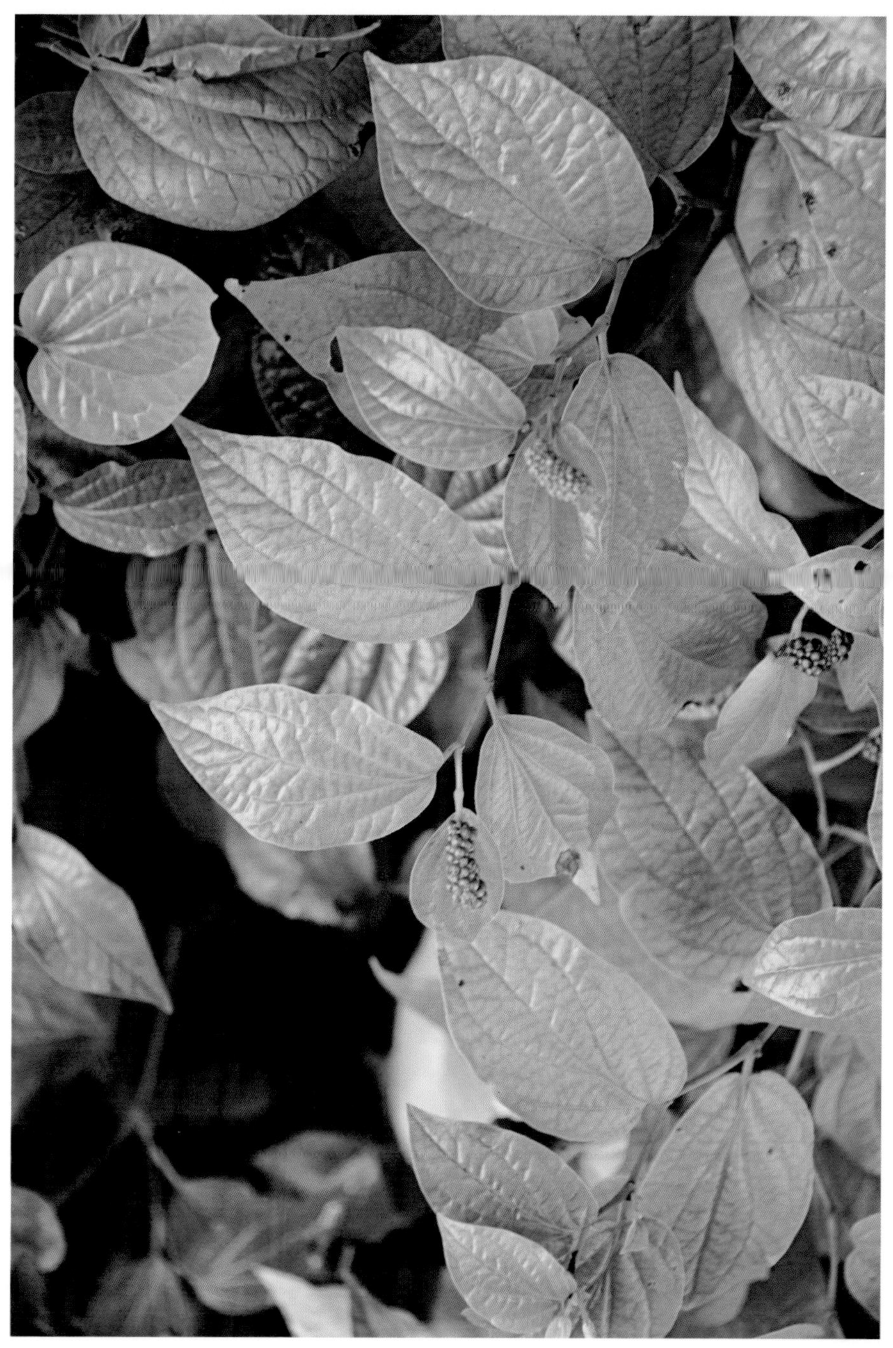

光叶海桐

Pittosporum glabratum Lindl.

【别　　名】山枝条、山枝仁、一朵云

【基　　原】来源于海桐花科海桐花属光叶海桐 **Pittosporum glabratum** Lindl. 的根、叶和种子入药。

【形态特征】常绿灌木，高 2 ～ 3 m；嫩枝无毛，老枝有皮孔。叶聚生于枝顶，薄革质，二年生，窄矩圆形，或为倒披针形，长 5 ～ 10 cm，有时更长，宽 2 ～ 3.5 cm，顶端尖锐，基部楔形，上面绿色，发亮，下面淡绿色，无毛，侧脉 5 ～ 8 对，与网脉在上面不明显，在下面隐约可见，干后稍凸起，网眼宽 1 ～ 2 mm，边缘平展，有时稍皱折，叶柄长 6 ～ 14 mm。花序伞形，1 ～ 4 枝簇生于枝顶叶腋、多花；苞片披针形，长约 3 mm；花梗长 4 ～ 12 mm，有微毛或秃净；萼片卵形，长约 2 mm，通常有睫毛；花瓣分离，倒披针形，长 8 ～ 10 mm；雄蕊长 6 ～ 7 mm，有时仅 4 mm；子房长卵形，绝对无毛，花柱长 3 mm，柱头略增大，侧膜胎座 3 个，每个胎座约有胚珠 6 个。蒴果椭圆形，长 2 ～ 2.5 mm，有时为长筒形，长达 3.2 cm，3 片裂开，果片薄，革质，每片有种子约 6 个，均匀分布于纵长的胎座上；种子大，近圆形，长 5 ～ 6 mm，红色，种柄长 3 mm；果梗短而粗壮，有宿存花柱。花期 4 ～ 5 月；果期秋后。

【生　　境】生于山谷、山坡、林下。

【分　　布】广东、广西、湖南、福建、江西、贵州、四川等地。

【采集加工】根、叶夏秋季采收，种子秋冬季采收晒干备用。

【性味功能】根：味苦，性温；祛风活络，散瘀止痛。叶：味苦、辛，性微温；解毒，止血。种子：味苦，性寒；涩肠固精。

【主治用法】根：治风湿性关节炎，坐骨神经痛，骨折，胃痛，牙痛，高血压病，神经衰弱，梦遗滑精。叶：外用治毒蛇咬伤，疮疖，外伤出血。种子：治咽痛，肠炎，白带，滑精。用量：根 15 ～ 30 g；种子 4.5 ～ 9 g；叶外用适量，捣烂敷患处。

【附　　方】1. 治原发性高血压病：光叶海桐根皮切细，加白酒至浸没为度，封闭浸泡 7 天后启用。每次 5 ～ 15 ml，每日 3 次。

2. 治神经衰弱：光叶海桐根 90 g，夜交藤、草本水杨梅各 60 g，五味子、甘草各 15 g。加水 500 ml，煎 2 次去渣，煎液浓缩至 600 ml，加入适量单糖浆即成。成人每次 10 ml，每日 3 次。

3. 治虚热口渴：光叶海桐 15 g，水煎服。

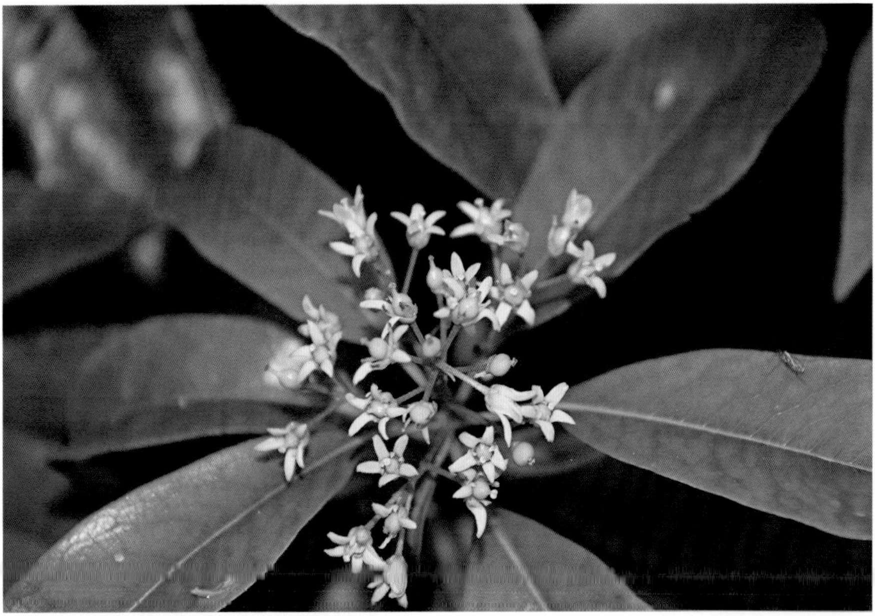

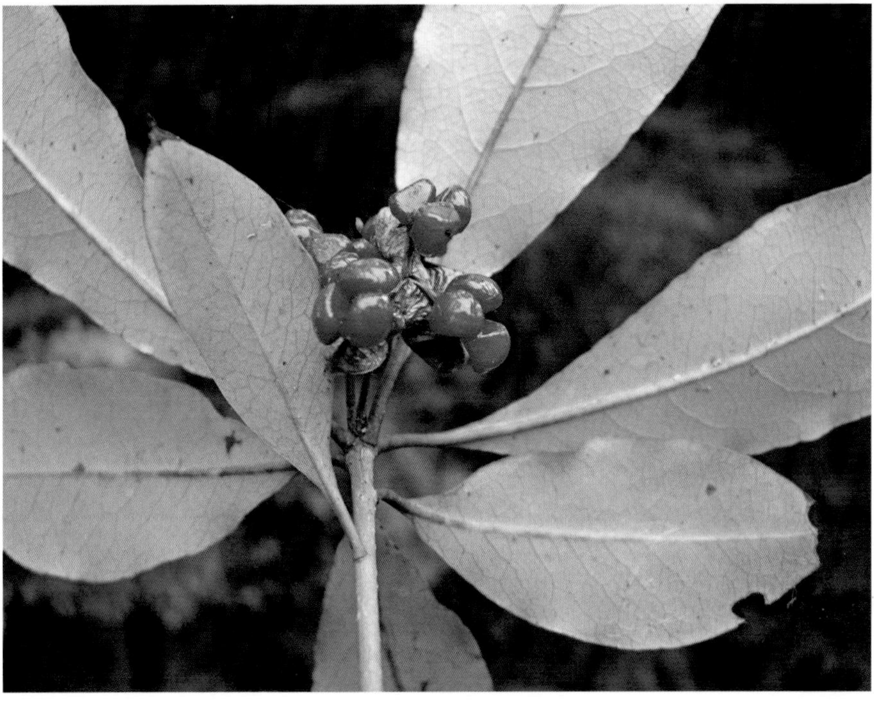

华东瘤足蕨

Plagiogyria japonica Nakai

【基　　原】来源于瘤足蕨科瘤足蕨属华东瘤足蕨 **Plagiogyria japonica** Nakai 的根状茎入药。

【形态特征】多年生草本，根状茎短粗直立或为高达 7 cm 的圆柱状的主轴。叶簇生；不育叶的柄长 12 ～ 20 cm，横切面为近四方形，暗褐色；叶片长圆形，尾头，长 20 ～ 35 cm，宽 12 ～ 16 cm，羽状；羽片 13 ～ 16 对，互生，近开展，相距 2.5 cm，披针形，或通常为近镰刀形，长 7 ～ 9 cm，宽 1.5 cm，基部的不缩短或略短，无柄，短渐尖头，基部近圆楔形，下侧楔形，分离，上侧略与叶轴合生，略上延，基部几对羽片的基部为短楔形，几分离，向顶部的略缩短，合生，但顶生羽片特长，7 ～ 10 cm，与其下的较短羽片合生；叶边有疏钝的锯齿，向顶端锯齿较粗；中脉隆起，两侧小脉明显，二叉分枝，极少为单脉，直达锯齿。叶为纸质，两面光滑，干后黄绿色，叶轴下面扁圆，上面两侧各有一条狭边。能育叶高与不育叶相等或过之，柄较长，叶片长 16 ～ 30 cm，羽片紧缩成线形，长 5 ～ 6.5 cm，宽约 3 cm，有短柄，顶端急尖。

【生　　境】生于海拔 500 ～ 1500 m 的山地林下潮湿处。

【分　　布】广东、广西、湖南、江西、贵州、台湾、福建、江苏、浙江。日本、朝鲜、印度北部阿萨姆也有分布。

【采集加工】夏秋季采收，将根状茎切段晒干。

【性味功能】味微苦，性凉。清热利尿，消肿止痛。

【主治用法】治跌打损伤，风热头痛，感冒。用量 9 ～ 15 g。外用鲜品捣烂敷患处。

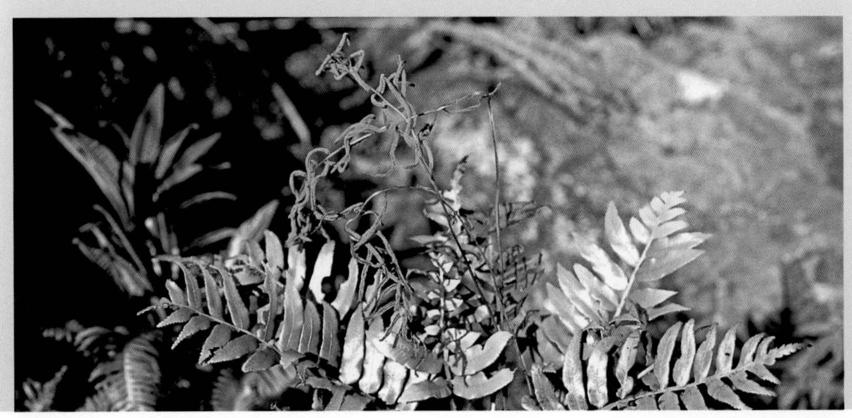

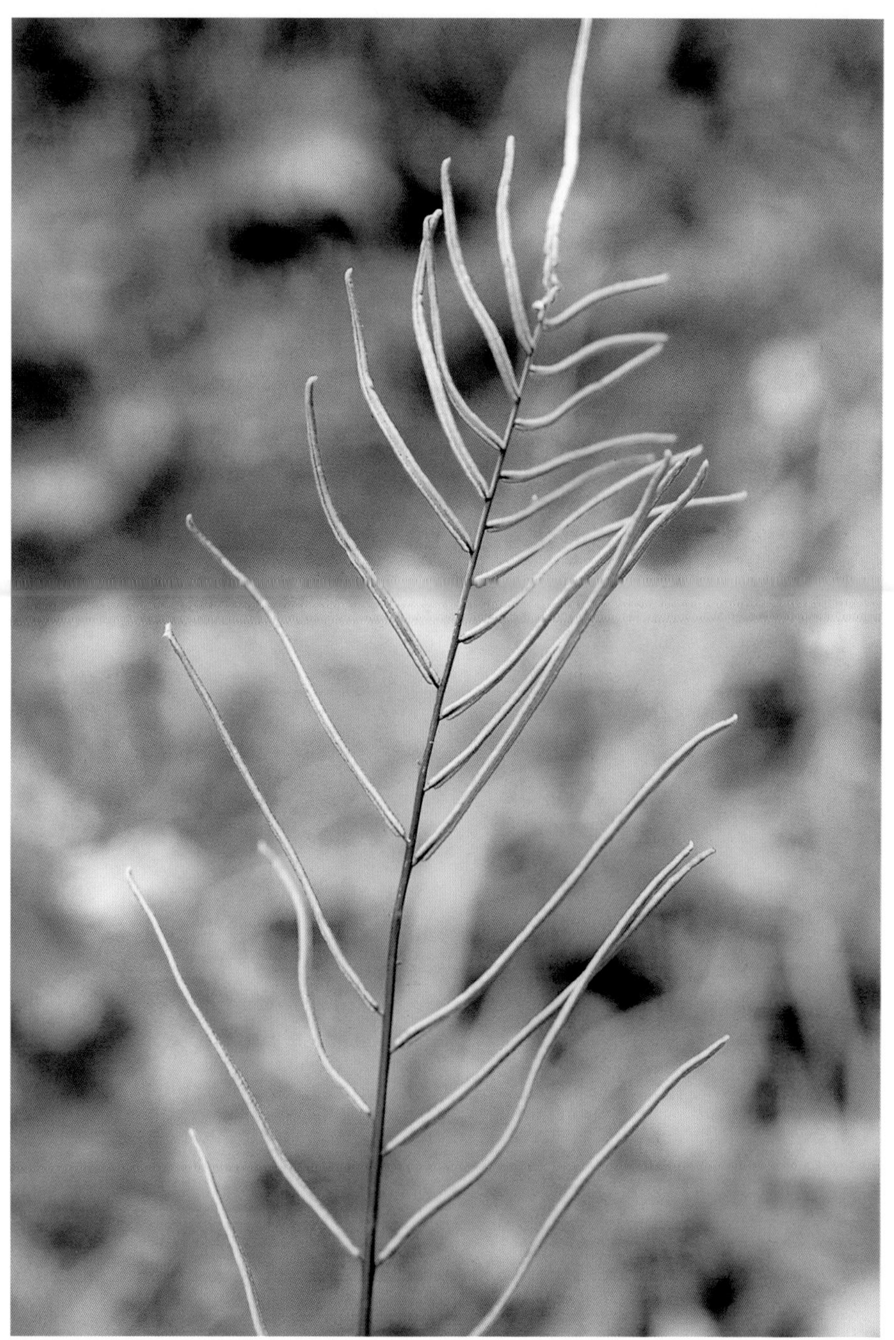

阔苞菊

Pluchea indica (Linn.) Less.

【别　　名】烟茜、栾樨

【基　　原】来源于菊科阔苞菊属阔苞菊 **Pluchea indica** (Linn.) Less. 的叶入药。

【形态特征】灌木，高 2 ～ 3 m。有明显细沟纹，幼枝被短柔毛，后脱毛。下部叶无柄或近无柄，倒卵形或阔倒卵形，稀椭圆形，长 5 ～ 7 cm，宽 2.5 ～ 3 cm，基部渐狭成楔形，顶端浑圆、钝或短尖，叶面稍被粉状短柔毛或脱毛，背面无毛或沿中脉被疏毛，有时仅具泡状小突点，中脉两面明显，下面稍凸起，侧脉 6 ～ 7 对，网脉稍明显，中部和上部叶无柄，倒卵形或倒卵状长圆形，长 2.5 ～ 4.5 cm，宽 1 ～ 2 cm，基部楔尖，顶端钝或浑圆，边缘有较密的细齿或锯齿，两面被卷短柔毛。头状花序直径 3 ～ 5 mm，在茎枝顶端作伞房花序排列；花序梗细弱，长 3 ～ 5 mm，密被卷短柔毛；总苞卵形或钟状，长约 6 mm；总苞片 5 ～ 6 层，外层卵形或阔卵形，长 3 ～ 4 mm，有缘毛，背面通常被短柔毛，内层狭，线形，长 4 ～ 5 mm，顶端短尖，无毛或有时上半部疏被缘毛。雌花多层，花冠丝状，长约 4 mm，檐部 3 ～ 4 齿裂。两性花较少或数朵，花冠管状，长 5 ～ 6 mm，檐部扩大，顶端 5 浅裂，裂片三角状渐尖，背面有泡状或乳头状凸起。瘦果圆柱形，有 4 棱，长 1.2 ～ 1.8 mm，被疏毛。冠毛白色，宿存，约与花冠等长，两性花的冠毛常于下部联合成阔带状。花期全年。

【生　　境】生于海滨沙地或近潮水的空旷地。

【分　　布】香港、广东、海南、广西、台湾。爪哇、印度、中南半岛、马来西亚、印度尼西亚、菲律宾也有分布。

【采集加工】全年可采，叶鲜用。

【性味功能】清热，平肝，去积，化气除痰。

【主治用法】治痰火核，胃痛，疝气。用量：30 ～ 60 g。叶捣烂和米粉及糖制成浆粑，称栾樨饼，小孩食之有暖胃去积之效。

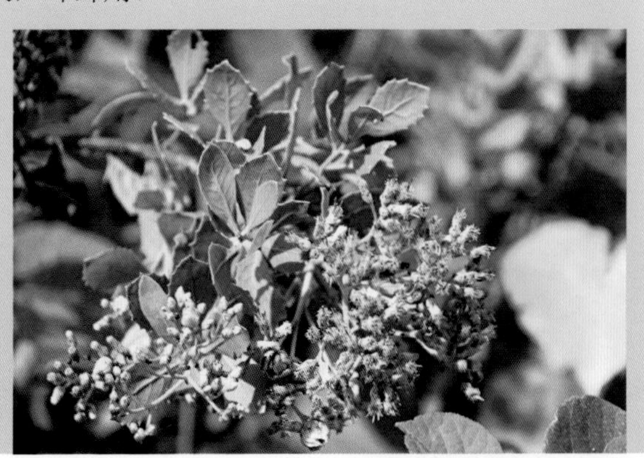

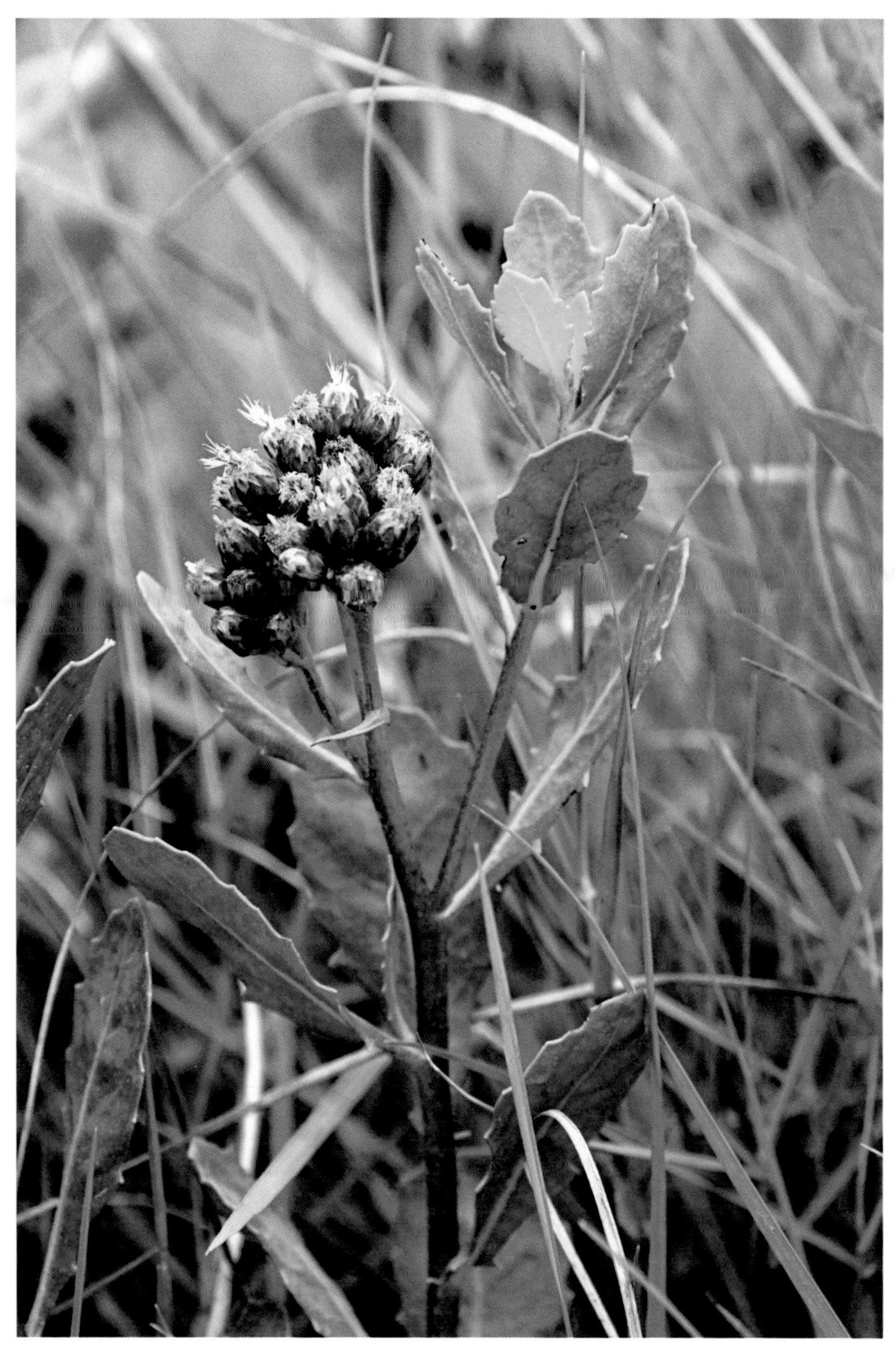

金发草

Pogonatherum paniceum (Lam.) Hack.

【别　　名】竹蒿草

【基　　原】来源于禾本科金发草属金发草 **Pogonatherum paniceum** (Lam.) Hack. 的全草入药。

【形态特征】多年生草本，秆硬似小竹，高 30 ～ 60 cm，直径 1 ～ 2 mm，具 3 ～ 8 节。叶片线形，扁平或内卷，质较硬，长 1.5 ～ 5.5 cm，宽 1.5 ～ 4 mm，顶端渐尖，基部收缩，宽约为鞘顶的 1/3，两面均甚粗糙。总状花序稍弯曲，乳黄色，长 1.3 ～ 3 cm，宽约 2 mm，总状花序轴节间与小穗柄几等长，长约为无柄小穗之半，顶端稍膨大，两侧具细长展开的纤毛；无柄小穗长 2.5 ～ 3 mm，基盘毛长 1 ～ 1.5 mm；第一颖扁平，薄纸质，稍短于第二颖，顶端截平和近顶端边缘密具流苏状纤毛，背部具 3 ～ 5 脉，粗糙或被微毛，无芒；第二颖舟形，与小穗等长，近顶端边缘处被流苏状纤毛，具 1 脉而延伸成芒，芒长 13 ～ 20 mm，微粗糙或近光滑，稍曲折；第一小花雄性，外稃长圆状披针形，透明膜质，稍短于第一颖，无芒，具 1 脉，内稃长圆形，透明膜质，等长或稍短于外稃，具 2 脉，顶端平或稍凹，顶端具短纤毛；雄蕊 2，花药黄色，长约 1.8 mm；第二小花两性，外稃透明膜质，顶端 2 裂，裂片尖，长为稃体的 1/3 或近 1/2，裂齿间伸出弯曲的芒，芒长 15 ～ 18 mm；内稃与外稃等长，透明膜质；雄蕊 2，花药黄色，长约 1.8 mm；子房细小，卵状长圆形，长约 0.3 mm，无毛；花柱 2 枚，自基部分离；柱头帚刷状，长约 2 mm。花、果期 4 ～ 10 月。

【生　　境】生于阴湿山坡、河边石隙中。

【分　　布】湖北、湖南、福建、广东、香港、广西、云南、贵州、四川。印度、马来西亚、大洋洲也有分布。

【采集加工】夏秋季采收，将全草晒干。

【性味功能】味甘、淡，性凉。清热凉血解暑，利尿通淋。

【主治用法】治感冒发热，尿道感染，小便短赤涩痛，尿血，黄疸型肝炎，肾炎水肿，糖尿病，小儿久热不退。亦作夏季清凉饮料。

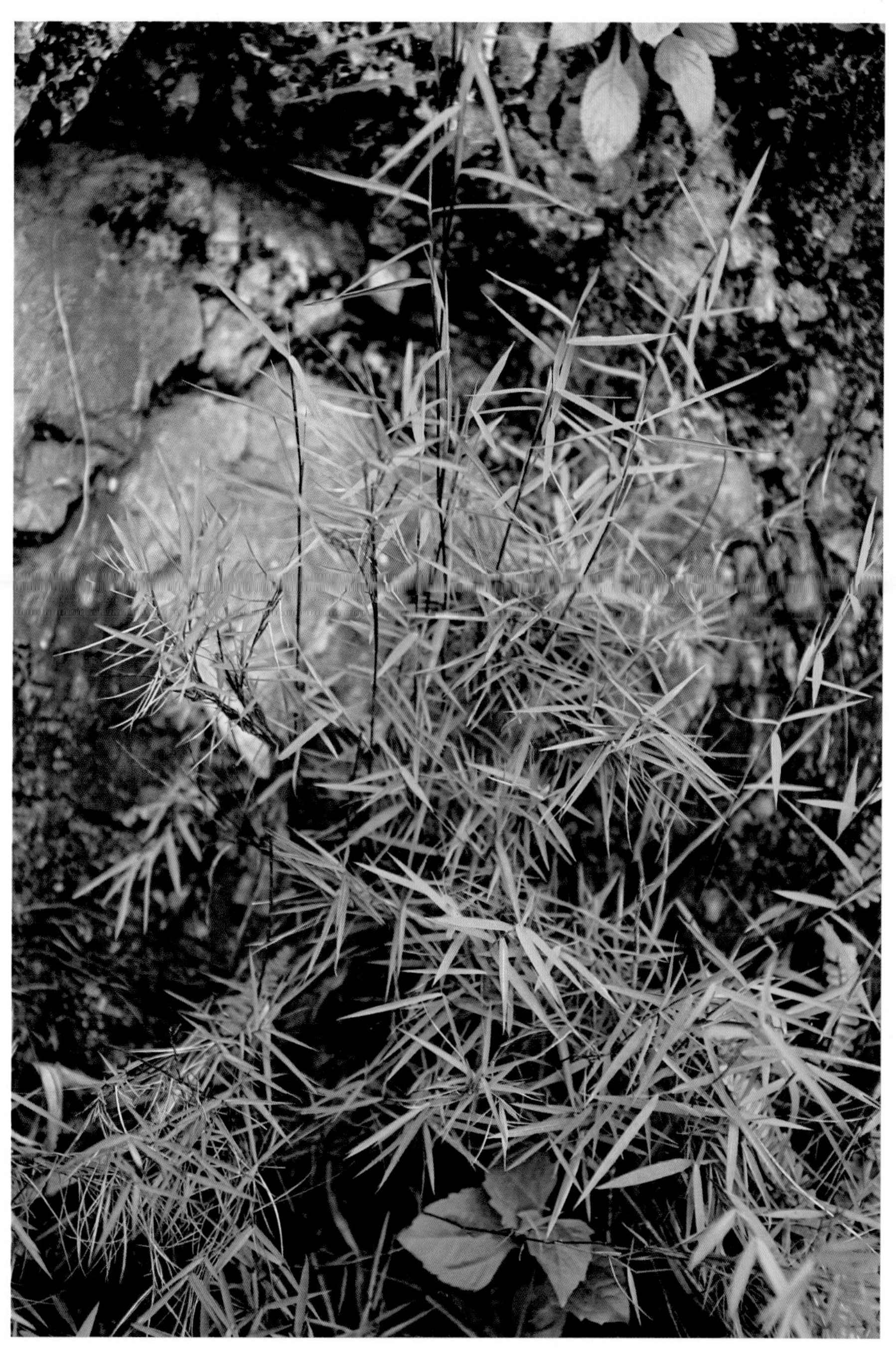

白鼓钉

Polycarpaea corymbosa (Lam.) Lam.

【别　　名】星色草、白头翁

【基　　原】来源于石竹科白鼓钉属白鼓钉 **Polycarpaea corymbosa** (Lam.) Lam. 的全草入药。

【形态特征】一年生草本，高 15 ～ 35 cm，多少被白色柔毛。茎直立，单生，中上部分枝，被伏柔毛。叶假轮生，叶片狭线形或针形，长 1.5 ～ 2 cm，宽约 1 mm，顶端急尖，近无毛，中脉明显；托叶卵状披针形，顶端急尖，长 2 ～ 4 mm，干膜质，白色，透明。花密集成聚伞花序，多数；苞片披针形，透明，膜质，长于花梗；花梗细，被白色伏柔毛；萼片披针形，长 2 ～ 3 mm，宽 0.5 ～ 1 mm，顶端渐尖，基部稍圆，白色，透明，膜质；花瓣宽卵形，顶端钝，长不及萼片 1/2；雄蕊短于花瓣；子房卵形，花柱短，顶端不分裂。蒴果卵形，褐色，长不及宿存萼的 1/2；种子肾形，扁，长 0.5 mm，宽 0.25 ～ 0.3 mm，褐色。花期 7 ～ 8 月；果期 9 ～ 10 月。

【生　　境】生于空旷沙滩草地。

【分　　布】广东、香港、海南、广西、云南、江西、福建。亚洲、大洋洲、非洲、美洲热带和亚热带地区也有分布。

【采集加工】春夏季采收，将全草晒干。

【性味功能】味淡，性凉。清热解毒，利尿去湿。

【主治用法】治湿热痢疾、肠胃炎。用量 15 ～ 30 g。

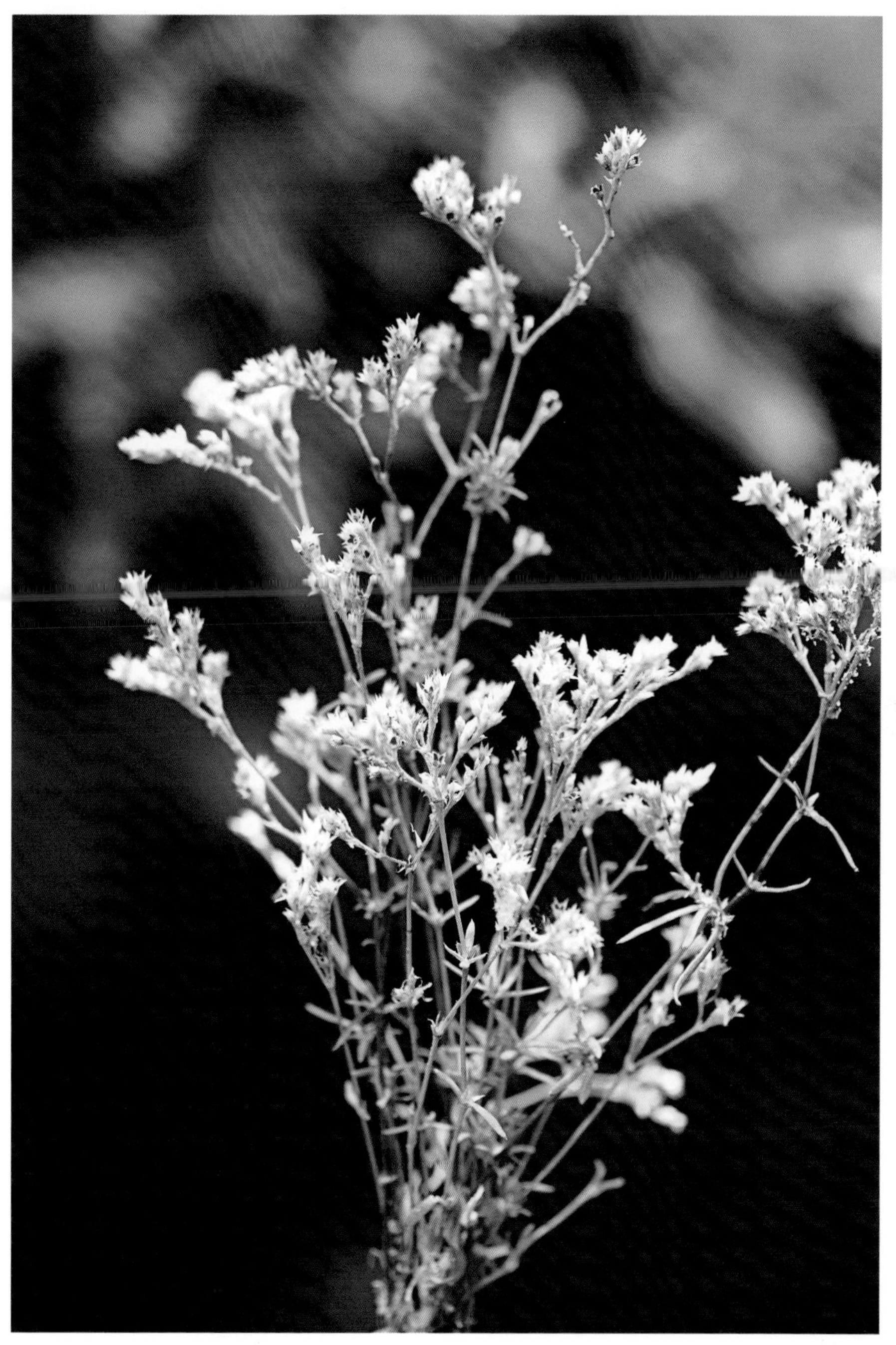

中华抱茎蓼

Polygonum amplexicaule D. Don var. **sinense** Ford. et Hemsl.

【基　　原】来源于蓼科蓼属中华抱茎蓼 **Polygonum amplexicaule** D. Don var. **sinense** Ford. et Hemsl. 的根和茎入药。

【形态特征】多年生草本。根状茎粗壮，横走，紫褐色，长可达 15 cm。茎直立，粗壮，分枝，高 20 ～ 60 cm。基生叶卵形，长 4 ～ 10 cm，宽 2 ～ 5 cm，顶端长渐尖，基部心形，边缘脉端微增厚，稍外卷，叶面绿色，无毛，背面淡绿色，有时沿叶脉具短柔毛，叶柄比叶片长或近等长；茎生叶长卵形，较小具短柄，上部叶近无柄或抱茎；托叶鞘筒状，膜质，褐色，长 2 ～ 4 cm，开裂至基部，无缘毛。总状花序呈穗状，稀疏，顶生或腋生；苞片卵圆形，膜质，褐色，具 2 ～ 3 花；花梗细弱，比苞片长；花被深红色，5 深裂，花被片狭椭圆形，长 3 ～ 4 mm，宽 1.5 ～ 2 mm；雄蕊 8 枚；花柱 3 枚，离生，柱头头状。瘦果椭圆形，两端尖，黑褐色，有光泽，长 4 ～ 5 mm，稍突出花被之外。花期 8 ～ 9 月；果期 9 ～ 10 月。

【生　　境】生于田野、荒地和水边湿地上。

【分　　布】陕西、甘肃、湖南、湖北、四川、云南。

【采集加工】夏秋季采收，将根、茎晒干。

【性味功能】味酸、苦，性平。清热解毒，活血舒筋，行气止痛，止血生肌。

【主治用法】治感冒发热，咽喉肿痛，泄泻，痢疾，跌打损伤，胃脘痛，痛经，崩漏，外伤出血。用量 3 ～ 10 g。

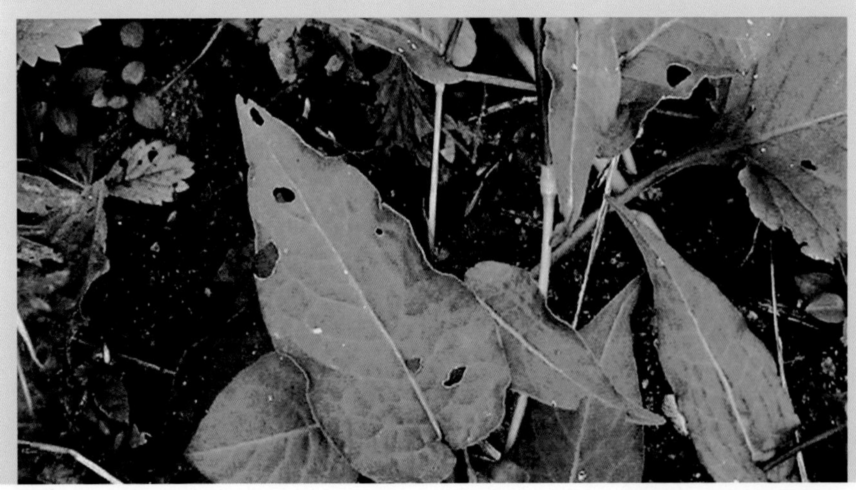

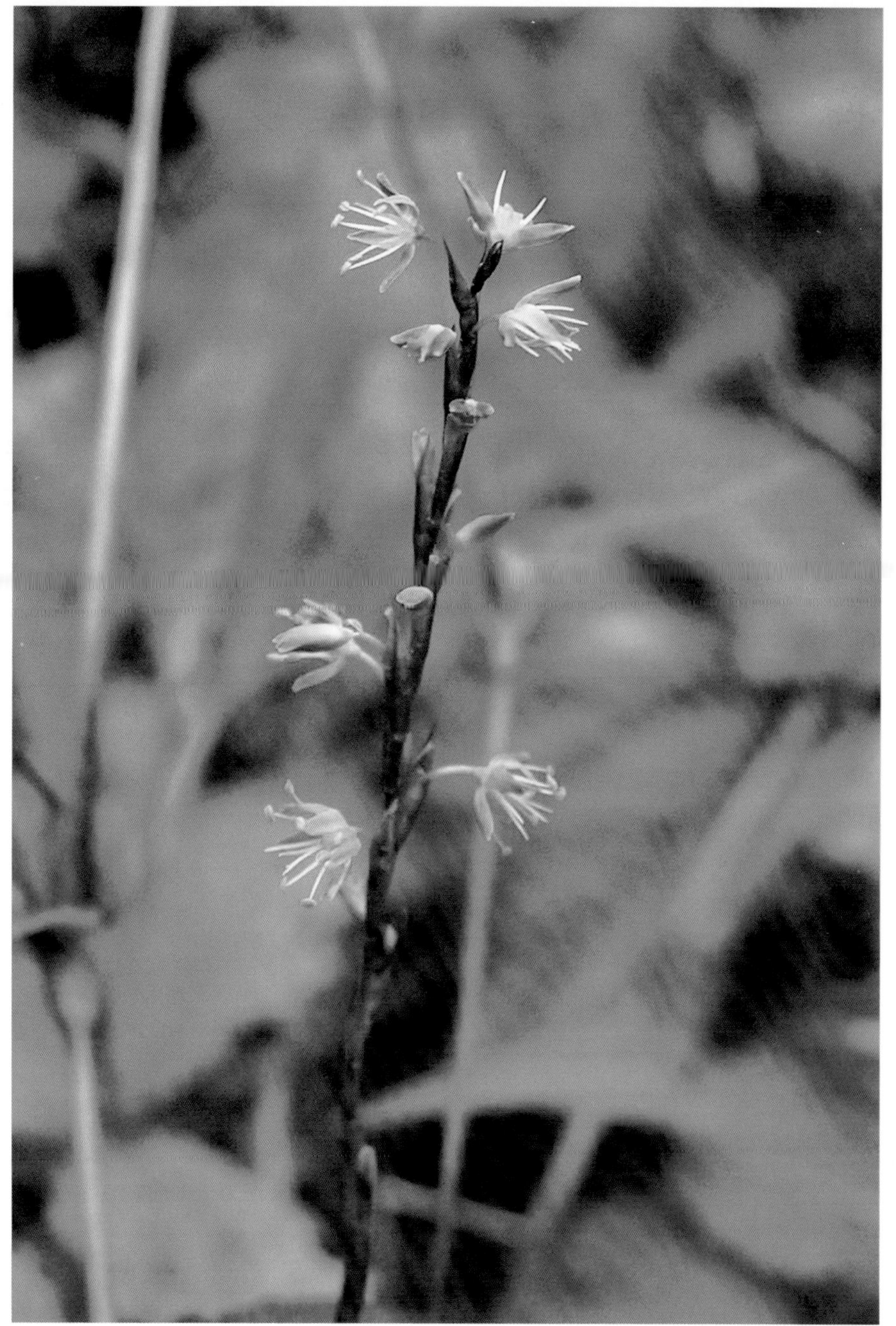

绵毛酸模叶蓼 **Polygonum lapathifolium** Linn. var. **salicifolium** Sibth.

【别　　名】柳叶蓼

【基　　原】来源于蓼科蓼属绵毛酸模叶蓼 **Polygonum lapathifolium** Linn. var. **salicifolium** Sibth. 的全草入药。

【形态特征】一年生草本，高 40 ～ 90 cm。茎直立，具分枝，无毛，节部膨大。叶披针形或宽披针形，长 5 ～ 15 cm，宽 1 ～ 3 cm，顶端渐尖或急尖，基部楔形，叶面绿色，常有一个大的黑褐色新月形斑点，背面密生白色绵毛，全缘，边缘具粗缘毛；叶柄短，具短硬伏毛；托叶鞘筒状，长 1.5 ～ 3 cm，膜质，淡褐色，无毛，具多数脉，顶端截形，无缘毛，稀具短缘毛。总状花序呈穗状，顶生或腋生，近直立，花紧密，通常由数个花穗再组成圆锥状，花序梗被腺体；苞片漏斗状，边缘具稀疏短缘毛；花被淡红色或白色，4(5) 深裂，花被片椭圆形，外面两面较大，脉粗壮，顶端叉分，外弯；雄蕊通常 6 枚。瘦果宽卵形，双凹，长 2 ～ 3 mm，黑褐色，有光泽，包于宿存花被内。花期 6 ～ 8 月，果期 7 ～ 9 月。

【生　　境】生于水边或潮湿地方。

【分　　布】广东、广西、江西、江苏、云南等地。

【采集加工】夏秋季采收，将全草晒干。

【性味功能】味辛，性温。消肿止痛，消炎。

【主治用法】治痢疾，胃肠炎，腹泻，风湿关节痛，跌打肿痛，功能性子宫出血。外用治毒蛇咬伤、皮肤湿疹。用量 6 ～ 10 g。

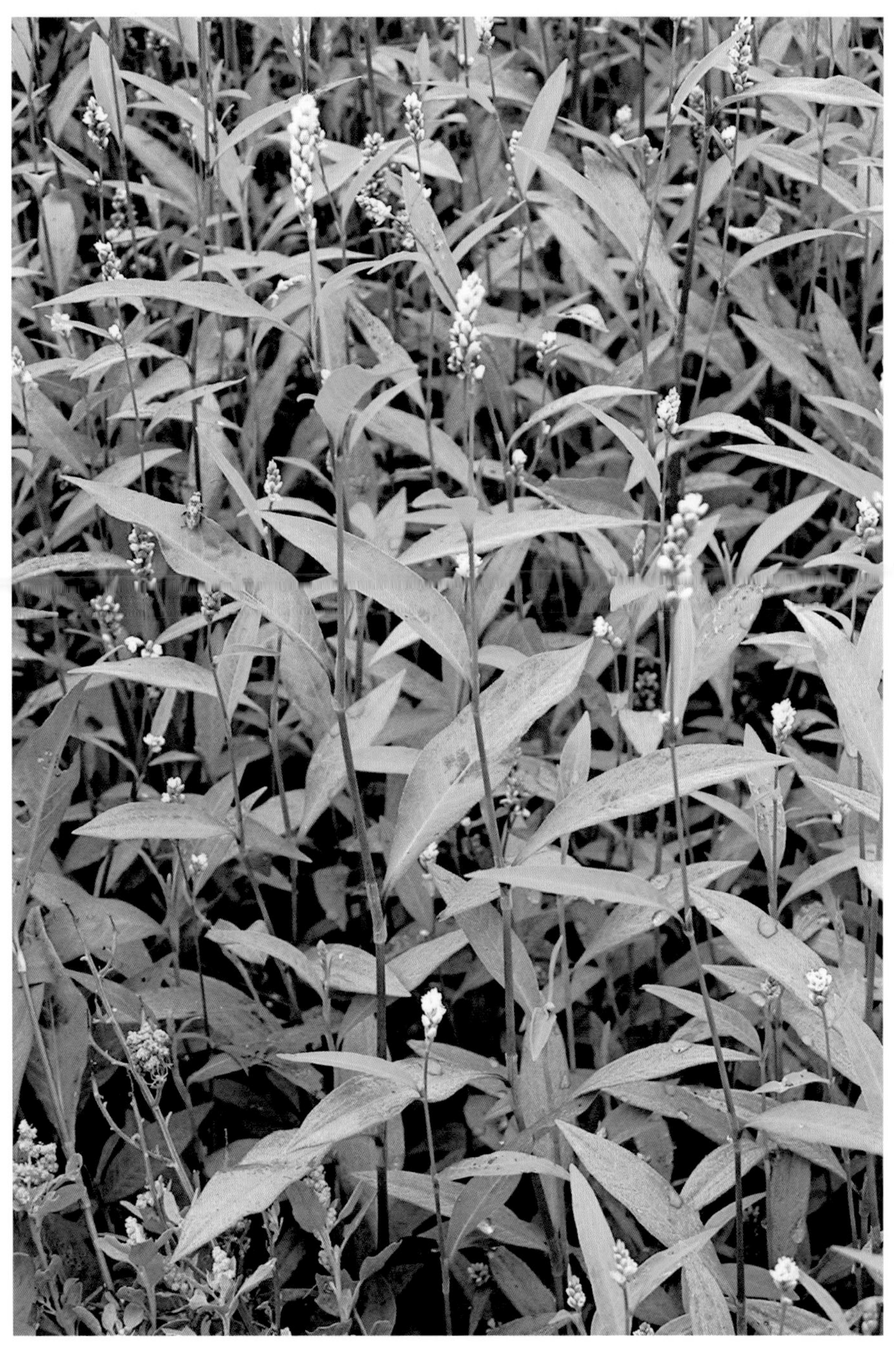

杠板归

Polygonum perfoliatum Linn.

【别　　名】蛇倒退、犁头刺

【基　　原】来源于蓼科蓼属杠板归 **Polygonum perfoliatum** Linn. 的全草入药。

【形态特征】多年生、披散或攀援草本。茎长 1 ～ 2 m，蜿蜒状，有棱，棱上有倒钩刺。叶薄纸质或近膜质，三角形，长 2 ～ 10 cm，角钝或近急尖，边缘和下面脉上常有小钩刺，无毛；叶柄约与叶片等长，纤细，盾状着生，有倒钩刺；托叶叶状，贯茎，圆形，直径 1.5 ～ 3 cm，无毛。花白色或青紫色，组成短总状花序；总花梗有钩刺，腋生；苞片膜质，无毛；花萼 5 裂，裂片长圆形，结果时稍增大；雄蕊 8 枚，比花萼稍短；花柱 3 枚，上部分离。瘦果近球形，直径 2 ～ 3 mm，成熟时黑色，有光泽，全部包藏于多少肉质的花萼内。花期夏秋季间。

【生　　境】生于山谷灌丛、荒芜草地、村边篱笆或水沟旁边。

【分　　布】华南、西南至东南、华北至东北。印度、日本、马来西亚、菲律宾也有分布。

【采集加工】夏秋季采收，将全草切段晒干备用。

【性味功能】味酸，性凉。清热解毒，利尿消肿。

【主治用法】治上呼吸道感染，气管炎，百日咳，急性扁桃体炎，肠炎，痢疾，肾炎水肿，对口疮；外用治带状疱疹，湿疹，痈疖肿毒，毒蛇咬伤。用量 15 ～ 30 g；外用适量鲜品捣烂敷或干品煎水洗患处。

【附　　方】1. 治上呼吸道感染：杠板归、一枝黄花、大蓟、火炭母各 30 g，桔梗 18 g，加水 200 ml，小火煎成 100 ml，早晚分服。小儿酌减。

2. 治百日咳：杠板归 30 g，炒后加糖适量，水煎代茶饮，每日 1 剂。

3. 治带状疱疹、湿疹：杠板归适量，食盐少许，捣烂外敷或绞汁涂搽患处。

4. 治慢性气管炎：杠板归 15 g，车前子、陈皮各 9 g，薄荷 1.5 g（后下），鲜小叶榕树叶 30 g。水煎，浓缩至 100 ml，分 3 次服。10 天为 1 个疗程。

5. 治毒蛇咬伤：鲜杠板归叶 60 g，洗净捣汁，用甜酒少许调服；外用鲜叶捣烂，酌加红糖，捣匀外敷伤口周围及肿处。

6. 治水肿：杠板归 150 g，水煮熏洗，暖睡取汗。另用冬瓜子、车前子、白茅根、陈葫芦壳、冬瓜皮、海金沙各 15 g，水煎服。

7. 预防稻田皮炎：杠板归根 45 g，石菖蒲 30 g，煎水洗手足。

8. 治对口疮：鲜花杠板归根 60 g，水煎服，另取鲜叶捣烂敷患处。

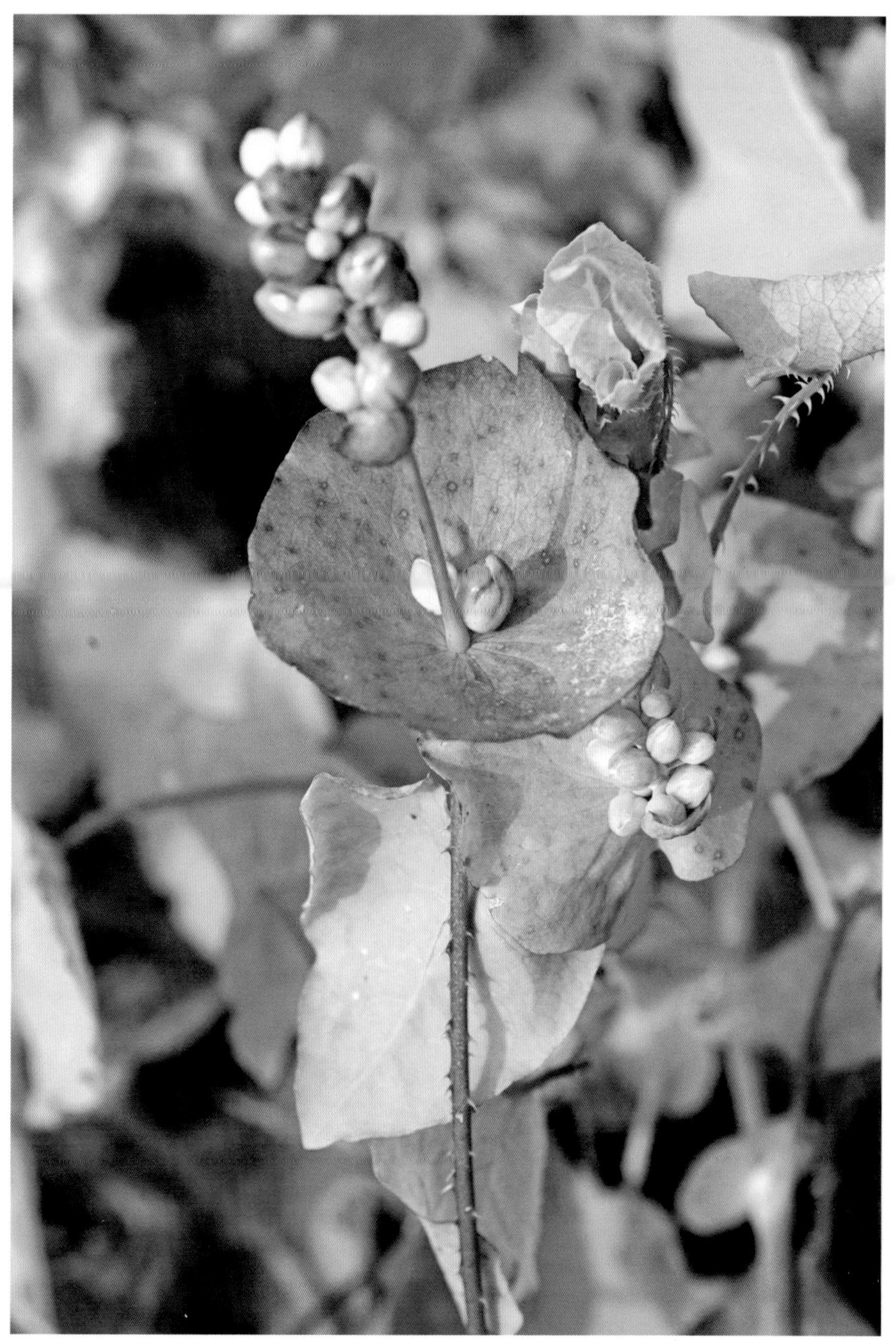

对生耳蕨

Polystichum deltodon (Bak.) Diels

【别　　名】对生叶耳蕨

【基　　原】来源于鳞毛蕨科耳蕨属对生耳蕨 **Polystichum deltodon** (Bak.) Diels 的全草入药。

【形态特征】多年生草本，高 13 ～ 42 cm。根状茎短而斜升至直立，顶端及叶柄基部密被棕色至深棕色、卵形或卵状披针形、顶端渐尖、长达 6 mm、宽达 2 mm、近全缘的厚膜质鳞片。叶簇生；叶柄禾秆色，上面有沟槽，长 3 ～ 16 cm，基部以上疏被棕色至暗棕色、大小不等、卵状披针形或卵形鳞片；叶片披针形或狭长椭圆披针形，长 9 ～ 30 cm，中部宽 2 ～ 4.5 cm，顶端羽裂渐尖，基部不缩狭或略缩狭，一回羽状；羽片 18 ～ 40 对，通常互生，少有近对生，彼此接近，长圆形或镰刀状长圆形，中部的长 8 ～ 22 mm，基部宽 4 ～ 10 mm，顶端略向上弯，急尖并有 1 短芒刺头，两侧显著不对称，上侧基部耳状凸起呈三角形或近三角形，其顶端急尖或渐尖并具短芒刺头，外侧截形或略凸出呈弧形，全缘或有 1 ～ 2 浅钝锯齿，与叶轴平行或略覆盖叶轴，有时为急尖头的粗锯齿，耳状凸起以上的边缘截形或呈略内弯的弧形，通体有粗锯齿或重锯齿，下侧的下部狭楔形，通直，全缘，上部呈上弯的弧形，边缘有粗锯齿，锯齿顶端常有短刺头；叶脉上面不明显，下面略可见，羽状，侧脉在主脉上侧的自下而上呈羽状、二叉状至单一，在主脉下侧的单一或二叉状，不育的小脉伸达锯齿基部。叶坚纸质或薄革质，干后浅绿色或浅棕绿色；羽片上面光滑，下面疏被浅棕色、狭披针形的细小鳞片、鳞毛及短节毛。

【生　　境】生于海拔 700 ～ 1500 m 的石灰岩缝中。

【分　　布】云南、四川、贵州、湖北、湖南、广东、安徽、台湾。越南、日本也有分布。

【采集加工】夏秋季采收，将全草晒干。

【性味功能】味酸、涩，性微寒。活血止痛，消肿，利尿。

【主治用法】治跌打损伤，外伤出血，流行性感冒，蛇伤。用量 15 ～ 30 g。

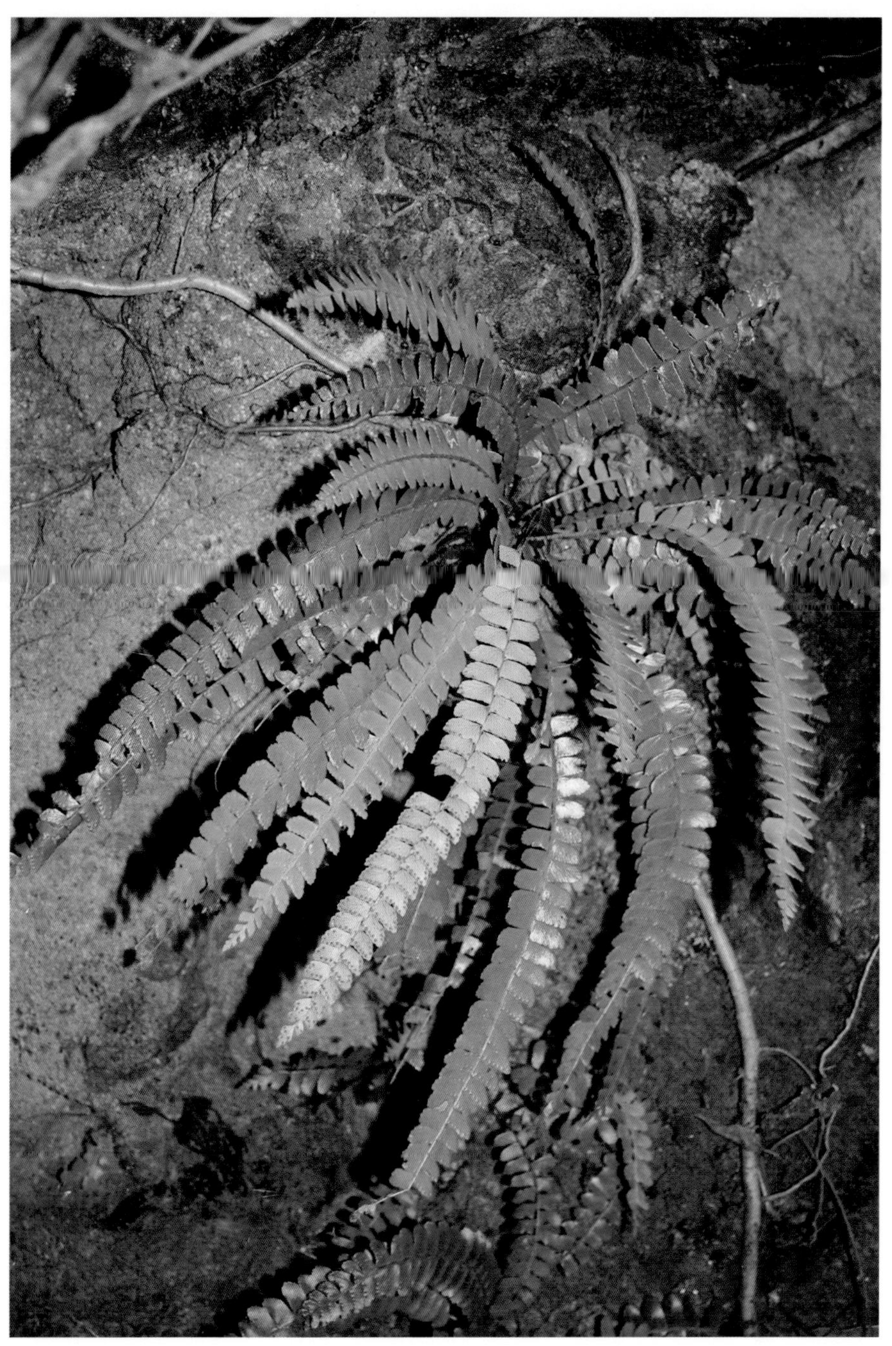

桃　榄

Pouteria annamensis (Pierre ex Dubard) Baehni

【别　　名】大核果树

【基　　原】来源于山榄科桃榄属桃榄 **Pouteria annamensis** (Pierre ex Dubard) Baehni 的树皮入药。

【形态特征】乔木，高达 20 m。叶散生于延长的小枝上，纸质或近革质，幼时披针形，成熟时长圆状倒卵形或长椭圆状披针形，长 6 ～ 17 cm，宽 2 ～ 5 cm，顶端圆或钝，稀微凹，幼时急尖，基部楔形下延，边缘微波状，幼时两面密被微红褐色柔毛，后变无毛，干时叶面橄榄色，具光泽，背面色较浅，侧脉 5 ～ 9(11) 对；叶柄长 1.5 ～ 3.5(4.5)cm。花小，通常 1 ～ 3 朵簇生叶腋，有极短的总梗；花梗长 1 ～ 3 mm，被锈色短柔毛；花萼裂片圆形，长 2 ～ 2.5 mm，顶端圆至钝，外面被锈色短柔毛，边缘微波状；花冠白色，冠管阔圆筒状，长 2 ～ 2.5 mm，裂片圆形，长约 1 mm；能育雄蕊着生于花冠管喉部，花丝长约 1 mm，钻形，花药卵形，长约 0.3 mm，基部着生；退化雄蕊钻形，长约 1 mm，生于花冠喉部；子房近球形，直径约 0.5 mm，顶端压扁，无毛，具杯状花盘，高约 0.5 mm，密被锈色长柔毛，花柱圆柱形，长 2 ～ 2.5 mm，无毛，柱头小。浆果多汁，球形，顶端钝，直径 2.5 ～ 4.5 cm，无柄或近无柄，绿色转紫红色，果皮厚，无毛；种子 2 ～ 5 枚，卵圆形，长约 1.8 cm，侧向压扁，种皮坚硬，淡黄色，具光泽，疤痕侧生，狭长圆形，几与种子等长，子叶叶状，胚乳膜质，胚根伸出。花期 5 月。

【生　　境】常生于中海拔疏林或密林中，村边路旁有时偶见。

【分　　布】广东、海南、广西、云南南部。越南也有分布。

【采集加工】夏秋季采收，树皮鲜用。

【性味功能】清热解毒。

【主治用法】治蛇咬伤。外用鲜品捣烂敷患处。

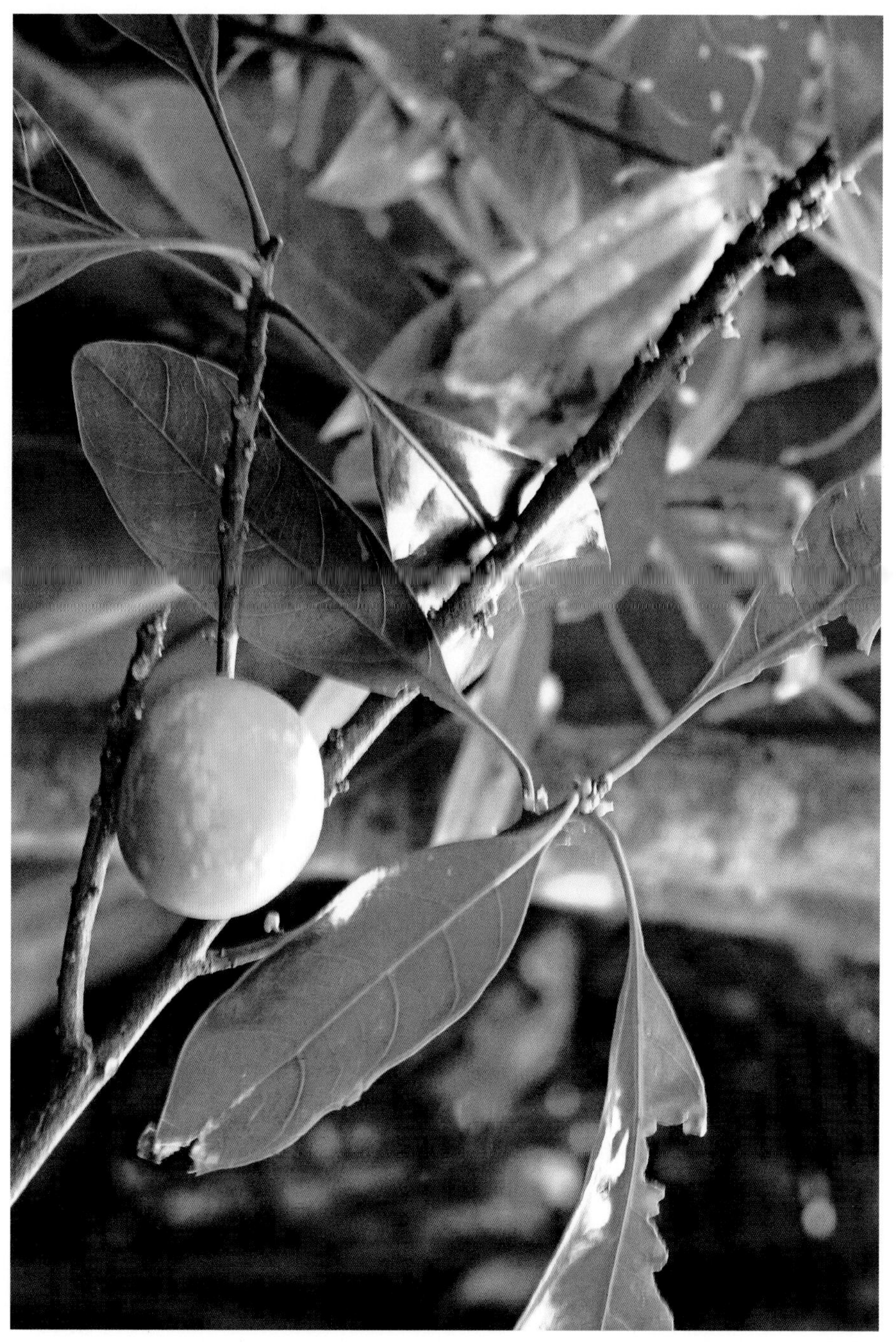

青龙木

Pterocarpus indicus Willd.

【别　　名】印度紫檀、小叶紫檀、檀香紫檀

【基　　原】来源于蝶形花科紫檀属青龙木 **Pterocarpus indicus** Willd. 的树脂、心材、树胶入药。

【形态特征】大乔木，高 15 ～ 25 m，胸径达 60 cm；树皮灰色。羽状复叶长 15 ～ 30 cm；托叶早落；小叶 3 ～ 5 对，卵形，长 6 ～ 11 cm，宽 4 ～ 5 cm，顶端渐尖，基部圆形，两面无毛，叶脉纤细。圆锥花序顶生或腋生，多花，被褐色短柔毛；花梗长 7 ～ 10 mm，顶端有 2 枚线形、易脱落的小苞片；花萼钟状，微弯，长约 5 mm，萼齿阔三角形，长约 1 mm，顶端圆，被褐色丝毛；花冠黄色，花瓣有长柄，边缘皱波状，旗瓣宽 10 ～ 13 mm；雄蕊 10 枚，单体，最后分为 5+5 的二体；子房具短柄，密被柔毛。荚果圆形，扁平，偏斜，宽约 5 cm，对种子部分略被毛且有网纹，周围具宽翅，翅宽可达 2 cm，有种子 1 ～ 2 粒。花期春季。

【生　　境】引种栽培。

【分　　布】广东、海南、广西南部和云南南部。原产印度。

【采集加工】全年可采，将树脂、心材、树胶晒干。

【性味功能】味咸，性平。祛瘀和营，止血定痛，解毒消肿。

【主治用法】治头痛，心腹痛，恶露不尽，小便淋痛，风毒痈肿，金疮出血。用量 3 ～ 6 g。树脂、心材有抗癌的功效；树胶含漱治口腔炎。

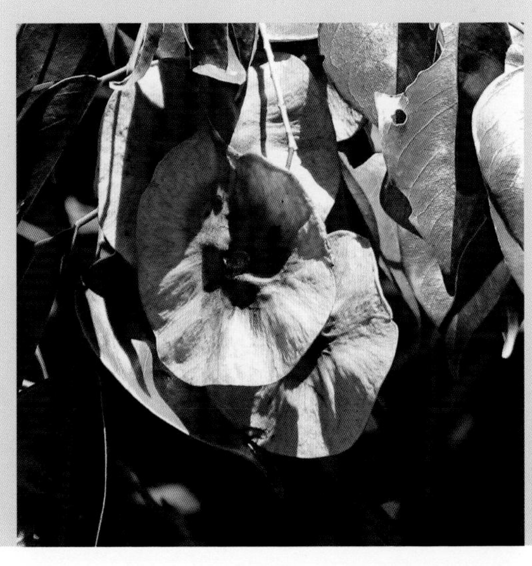

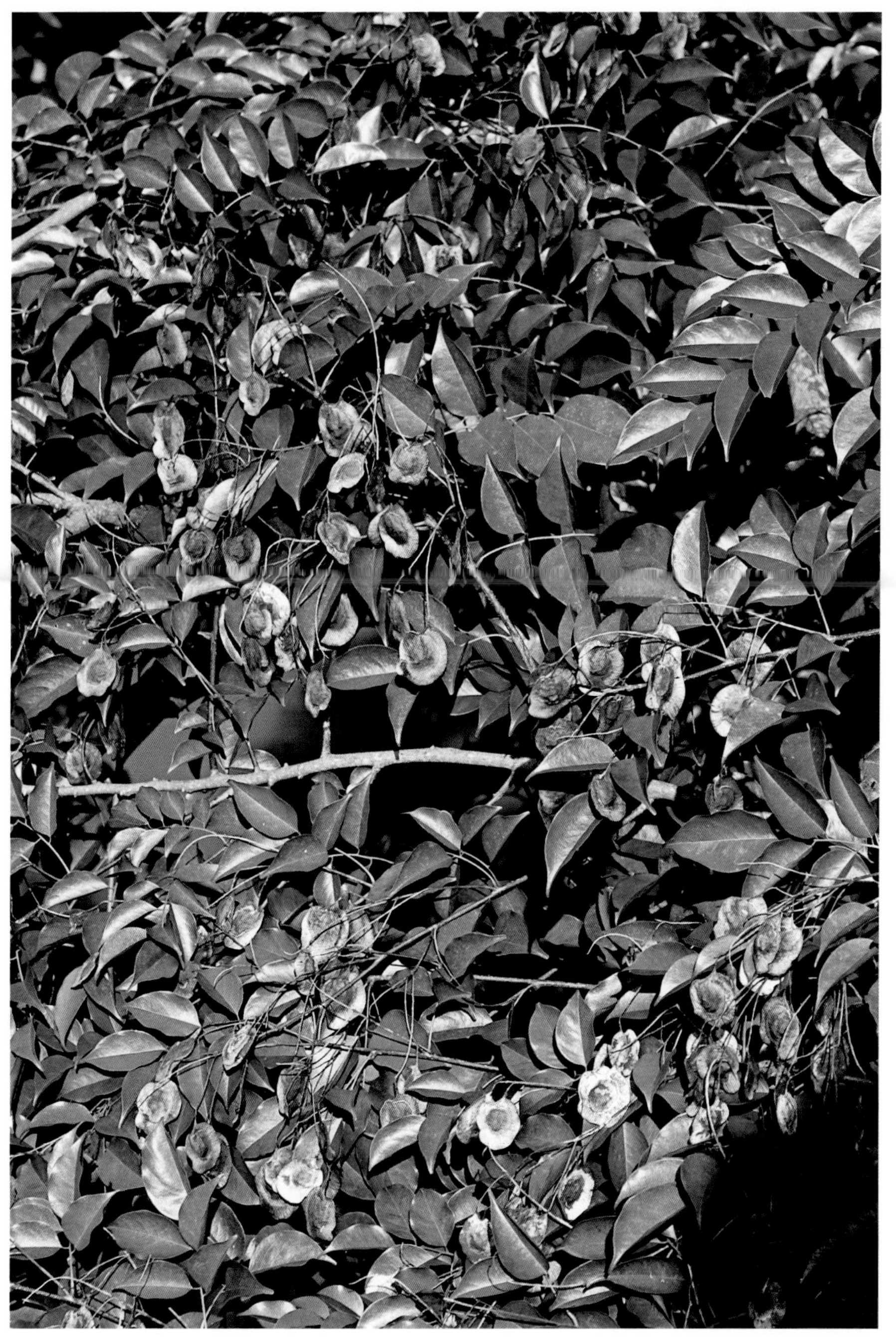

棠梨

Pyrus calleryana Decne. var. **koehnei** (Schneid.) T. T. Yü

【别　　名】野梨仔、铁梨树

【基　　原】来源于蔷薇科梨属棠梨 **Pyrus calleryana** Decne. var. **koehnei** (Schneid.) T. T. Yü 的根和叶入药。

【形态特征】乔木，高 5 ～ 8 m；小枝粗壮，圆柱形，在幼嫩时有茸毛，不久脱落，二年生枝条灰褐色；冬芽三角卵形，顶端短渐尖，微具茸毛。叶卵形或菱状卵形，长 4 ～ 8 cm，宽 3.5 ～ 6 cm，顶端急尖或渐尖，基部宽楔形，边缘有钝锯齿，两面无毛；叶柄长 2 ～ 4 cm，无毛；托叶叶质，线状披针形，长 4 ～ 7 mm，无毛。伞形总状花序，具花 6 ～ 12 朵，直径 4 ～ 6 mm，总花梗和花梗均无毛，花梗长 1.5 ～ 3 cm；苞片膜质，线状披针形，长 8 ～ 13 mm，内面具茸毛；花直径 2 ～ 2.5 cm；萼筒无毛；萼片披针形，顶端渐尖，全缘，外面无毛，内面具茸毛，边缘较密；花瓣卵形，长约 13 mm，宽约 10 mm，基部具短爪，白色；雄蕊 20 枚，稍短于花瓣；子房 3 ～ 4 室。梨果球形，直径约 1 cm，黑褐色，有斑点，萼片脱落，有细长果梗。花期 4 月；果期 8 ～ 9 月。

【生　　境】生于山坡杂木林缘。

【分　　布】山东、河南、江苏、浙江、江西、安徽、湖南、湖北、福建、广东、广西等地。

【采集加工】夏秋季采收，将根、叶晒干。

【性味功能】味涩、微甘，性凉。润肺止咳，清热解毒。

【主治用法】治肺燥咳嗽、急性眼结膜炎。用量 15 ～ 30 g。

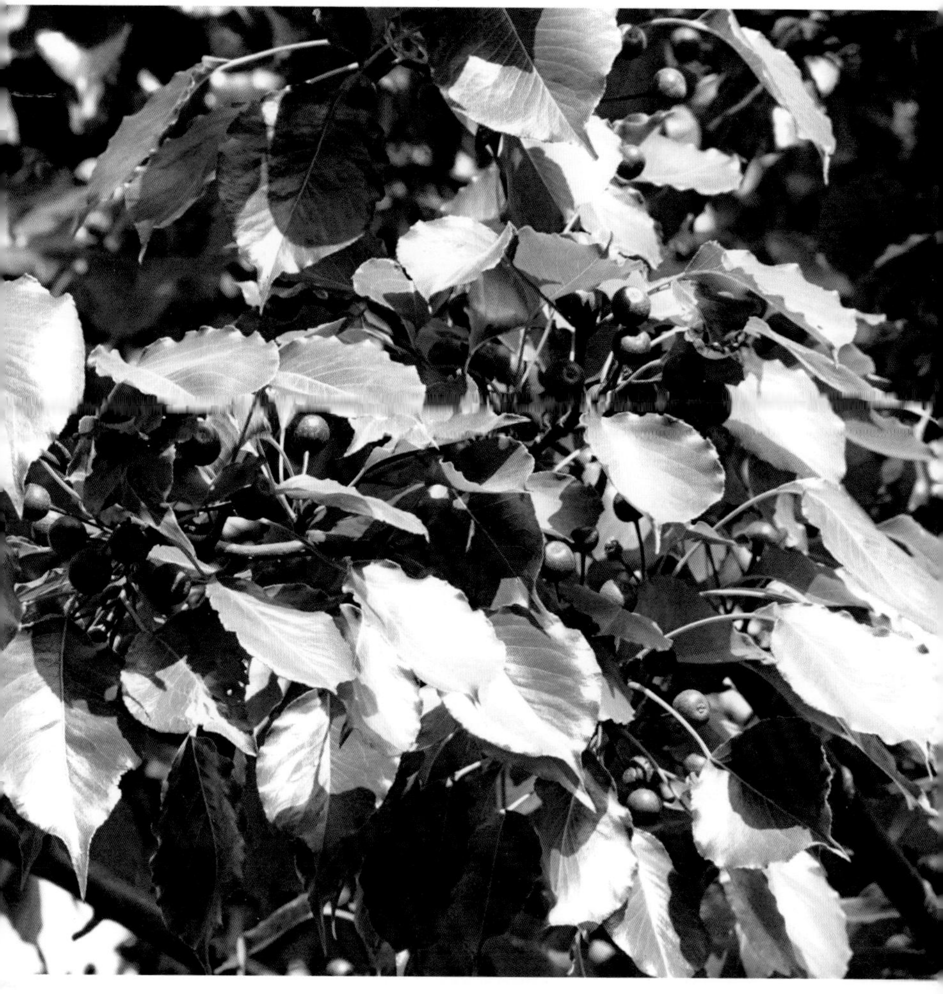

催吐萝芙木

Rauvolfia vomitoria Afzel. ex Spreng.

【基　　原】来源于夹竹桃科萝芙木属催吐萝芙木 **Rauvolfia vomitoria** Afzel. ex Spreng. 的根、茎皮入药。

【形态特征】灌木，具乳汁。叶膜质或薄纸质，3～4叶轮生，稀对生，阔卵形或卵状椭圆形，长5～12 cm，宽3～6 cm；侧脉弧曲上升，每边9～12条。聚伞花序顶生，花淡红色，花冠高脚碟状，冠筒喉部膨大，内面被短柔毛；雄蕊着生花冠筒喉部；花盘环状；心皮离生，花柱基部膨大，被短柔毛，柱头棍棒状。核果离生，圆球形。花期8～10月；果期10～12月。

【生　　境】栽培。

【分　　布】广东、海南、广西、云南有栽培。原产热带非洲。

【采集加工】夏秋季采收，根、茎皮晒干。

【性味功能】味苦，性寒，有毒。清热解毒，清肝火，理气止痛，杀虫止痒。

【主治用法】治外感风热，或温病初起发热、头痛、咽喉肿痛等症。外治疥癣。用量0.3～0.6 g。根：可提取利血平生物碱，治高血压病；叶、根可提制呕吐、下泻药物；茎皮可治发高热、消化不良、疥癣；乳汁可治腹痛和作腹泻药，但用时应根据病情适当掌握，不可过量。外用适量鲜品捣烂敷患处。

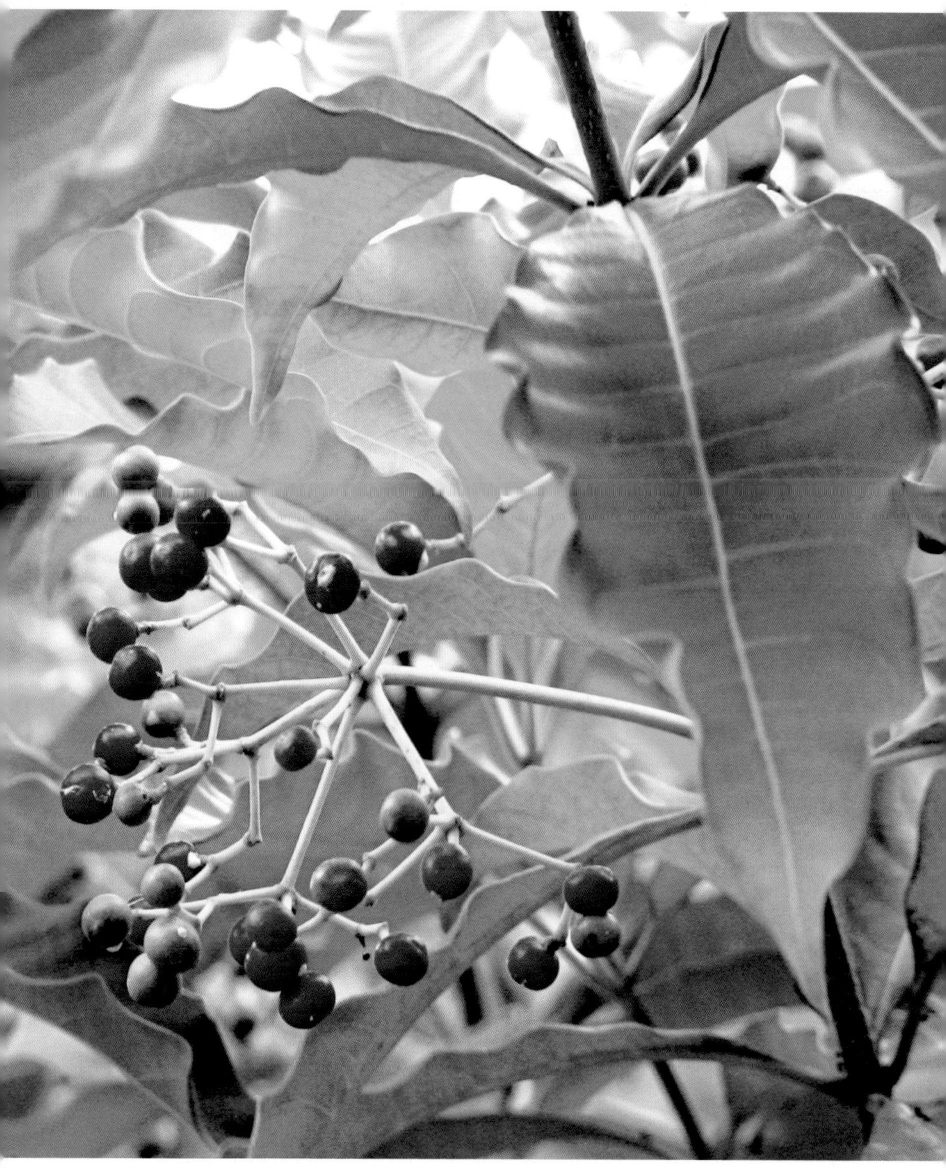

火焰兰

Renanthera coccinea Lour.

【基　　原】来源于兰科火焰兰属火焰兰 **Renanthera coccinea** Lour. 的全草入药。

【形态特征】茎攀援，粗壮，质地坚硬，圆柱形，长 1 m 以上，节间长 3 ～ 4 cm。叶二列，斜立或近水平伸展，舌形或长圆形，长 7 ～ 8 cm，宽 1.5 ～ 3.3 cm，顶端稍不等侧 2 圆裂，基部抱茎并且下延为抱茎的鞘。花序与叶对生，常 3 ～ 4 个，基部具 3 ～ 4 枚短鞘，长达 1 m，常具数个分枝，圆锥花序或总状花序疏生多数花；花苞片小，宽卵状三角形，长约 3 mm，顶端锐尖；花梗和子房长 2.5 ～ 3 cm；花火红色，开展；中萼片狭匙形，长 2 ～ 3 cm，宽 4.5 ～ 6 mm，顶端钝，具 4 条主脉，边缘稍波状并且其内面具橘黄色斑点；侧萼片长圆形，长 2.5 ～ 3.5 cm，宽 0.8 ～ 1.2 cm，顶端钝，具 5 条主脉，基部收狭为爪，边缘明显波状；花瓣与中萼片相似而较小，顶端近圆形，边缘内侧具橘黄色斑点；唇瓣 3 裂；侧裂片直立，不高出蕊柱，近半圆形或方形，长约 3 mm，宽 4 mm，顶端近圆形，基部具一对肉质、全缘的半圆形胼胝体；中裂片卵形，长 5 mm，宽 2.5 mm，顶端锐尖，从中部下弯；距圆锥形，长约 4 mm。花期 4 ～ 6 月。

【生　　境】生于透光性强的树林的树干上或岩石上。

【分　　布】海南、广西。缅甸、越南、老挝和泰国也有分布。

【采集加工】夏秋季采收全草晒干。

【性味功能】味辛，性平。散瘀接骨，活血化瘀。

【主治用法】治跌打肿痛、骨折。用量 3 ～ 9 g。外用鲜品捣烂敷患处。

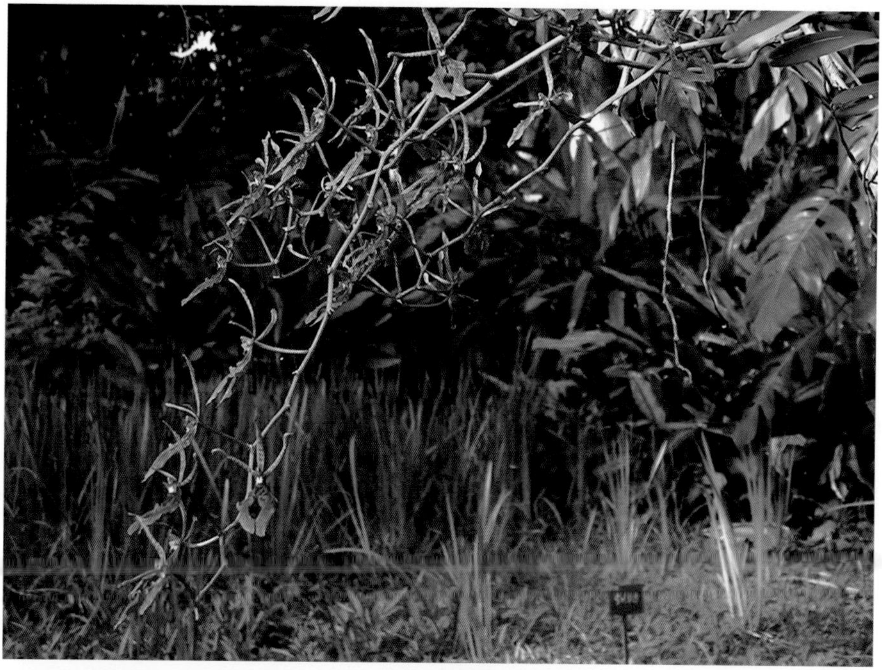

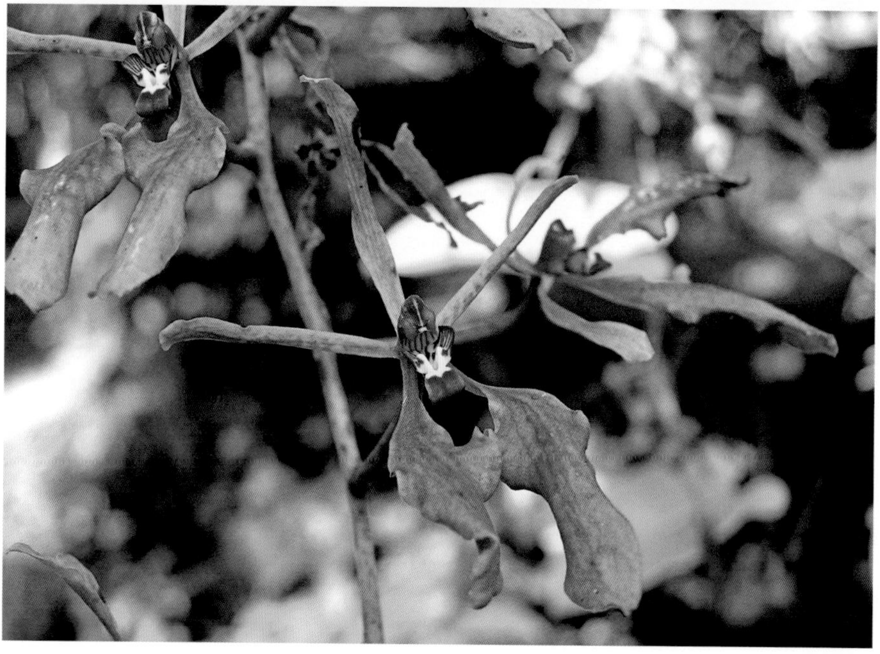

蓖麻

Ricinus communis Linn.

【别　　名】蓖麻子

【基　　原】来源于大戟科蓖麻属蓖麻 **Ricinus communis** Linn. 的全株入药。

【形态特征】一年生或多年生粗壮草本或灌木。高可达 5 m，全株被白霜。叶互生，纸质，近圆形，直径近 40 cm，顶端和基部有盘状腺体，掌状分裂，盾状着生，叶缘具锯齿；托叶长三角形，长 2 ～ 3 cm，凋落；叶柄粗壮，长达 40 cm，中空。花雌雄同株，无花瓣及花盘，排成总状圆锥花序，雄花生于下部，雌花生于上部，均多朵簇生于苞腋；雄花：花萼长 7 ～ 10 mm，裂片 3 ～ 5，镊合状排列；雄蕊极多，可达 1000 枚，花丝合生成数目众多的雄蕊束，花药 2 室，药室近球形，分离；雌花：萼片 5，长 5 ～ 8 mm，镊合状排列；子房卵形，3 室，密生软刺或无刺，每室具胚珠 1 颗，花柱 3，红色，顶端 2 裂。蒴果具 3 分果爿，具软刺或平滑；种子椭圆形，长 8 ～ 18 mm，光滑，具斑纹，胚乳肉质；种阜大。花期几全年。

【生　　境】逸生于旷野、路旁、村旁。

【分　　布】我国各地均有栽培。原产非洲。

【采集加工】夏秋季采收，全株切片晒干备用。

【性味功能】种子：味甘、辛，性平，有毒；消肿，排脓，拔毒。种仁油（蓖麻油）：润肠通便。叶：味甘、辛，性平，有小毒；消肿拔毒，止痒。根：味淡、微辛，性平；祛风活血，止痛镇静。

【主治用法】种仁：治子宫脱垂、脱肛，捣烂敷头顶百会穴；治难产、胎盘不下，捣烂敷足心、涌泉穴；治面神经麻痹，捣烂外敷，病左敷左，病右敷右；治疮疡化脓未溃，淋巴结结核，竹、木刺及金属入肉，捣成膏状外敷。种仁油（榨油提纯蓖麻油）：治肠内积滞、大便秘结，用量 10 ～ 20 ml，顿服。叶：治疮疡肿毒，鲜品捣烂外敷；治湿疹瘙痒，煎水外洗；灭蛆、杀孑孓，取叶或种仁外壳 0.5 kg，加水 5 kg，煎 30 min，药液按 5%%的比例放入污水或粪坑中。根：治风湿关节痛、破伤风，癫痫、精神分裂症，用量 30 ～ 60 g，水煎服。

【附　　方】治破伤风：蓖麻根 120 ～ 240 g，蝉蜕 15 ～ 30 g，九里香 30 ～ 60 g。加水 1000 ml，煎至 200 ml，分 3 次服，每日 1 剂。以本方为主，配合椎管内注射抗毒血清（先作抗毒血清皮试，一般儿童 3000 ～ 6000 U，成人 5000 ～ 10000 U，仅注射 1 次）和少量冬眠药物，合并感染者加用抗生素，合并严重肺部感染者作气管切开。

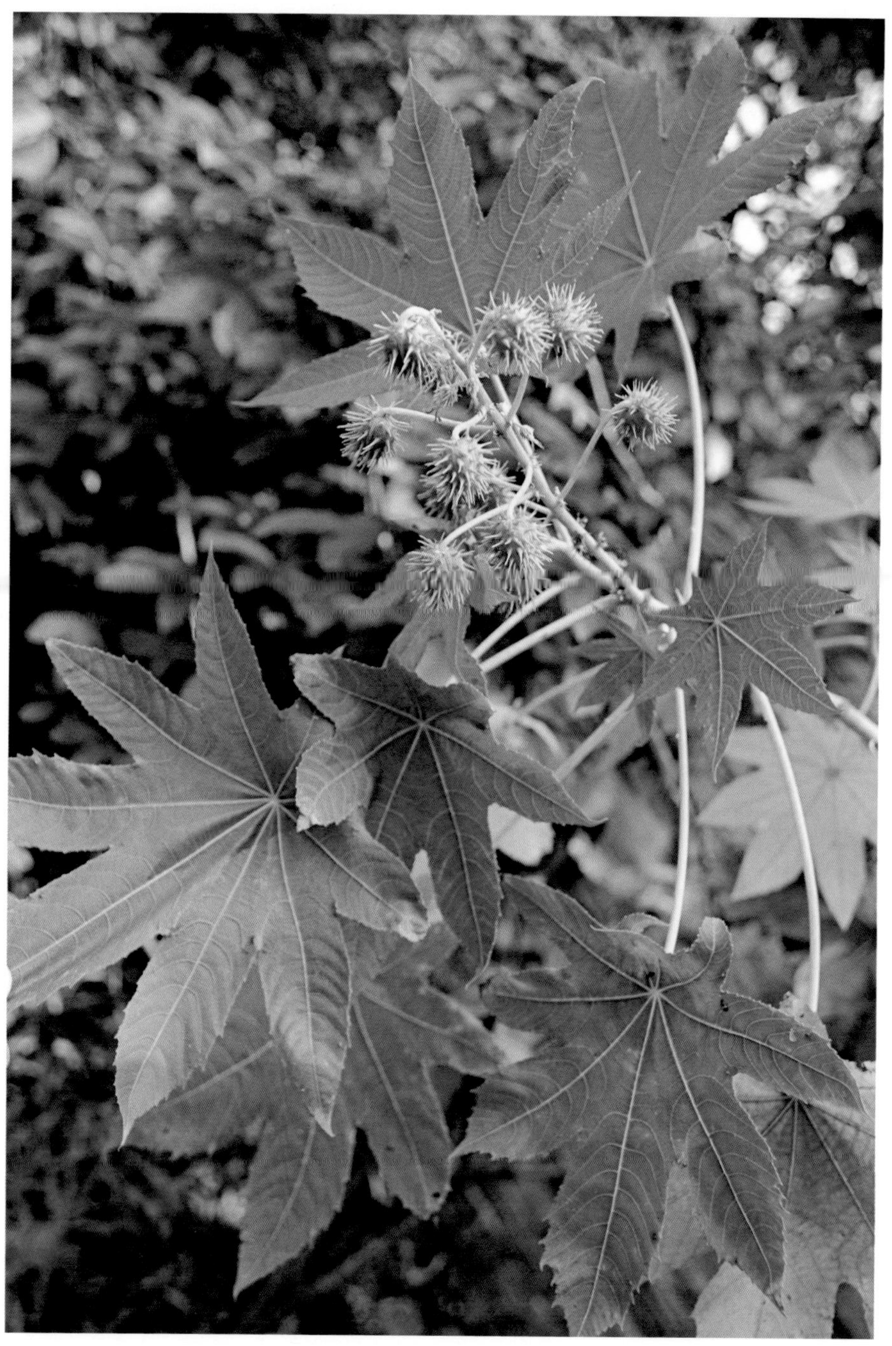

鹅观草

Roegneria kamoji Ohwi

【别　　名】弯鹅观草、弯穗鹅观草、垂穗鹅观草

【基　　原】来源于禾本科鹅观草属鹅观草 **Roegneria kamoji** Ohwi 的全草入药。

【形态特征】多年生草本；秆直立或基部倾斜，高 30 ～ 100 cm。叶鞘外侧边缘常具纤毛；叶片扁平，长 5 ～ 40 cm，宽 3 ～ 13 mm。穗状花序长 7 ～ 20 cm，弯曲或下垂；小穗绿色或带紫色，长 13 ～ 25 mm（芒除外），含 3 ～ 10 小花；颖卵状披针形至长圆状披针形，顶端锐尖至具短芒，芒长 2 ～ 7 mm，边缘为宽膜质，第一颖长 4 ～ 6 mm，第二颖长 5 ～ 9 mm；外稃披针形，具有较宽的膜质边缘，背部以及基盘近于无毛或仅基盘两侧具有极微小的短毛，上部具明显的 5 脉，脉上稍粗糙，第一外稃长 8 ～ 11 mm，顶端延伸成芒，芒粗糙，劲直或上部稍有曲折，长 20 ～ 40 mm；内稃约与外稃等长，顶端钝头，脊显著具翼，翼缘具有细小纤毛。

【生　　境】生于湿地或草坡。

【分　　布】除西藏外分布几遍全国。越南也有分布。

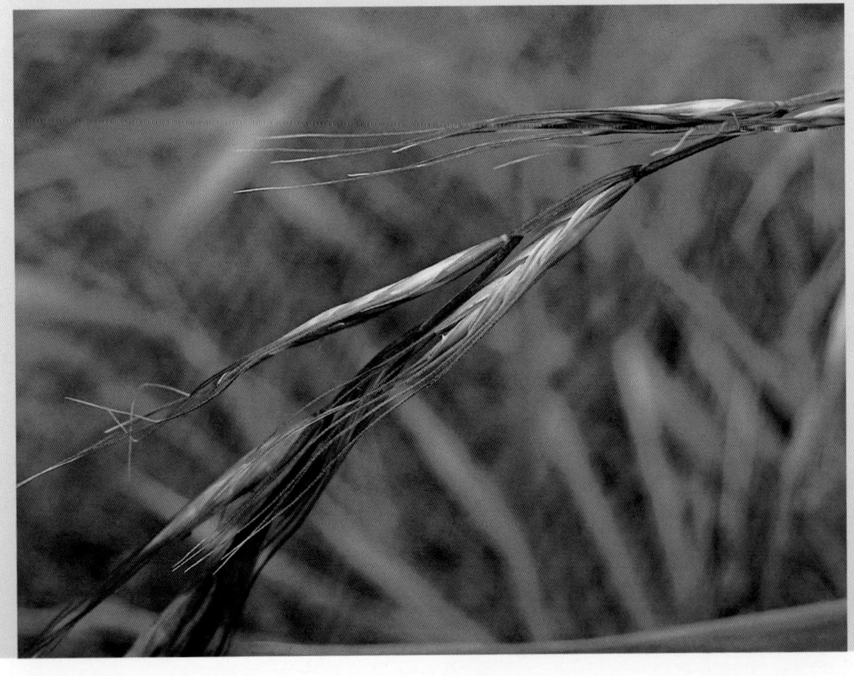

【采集加工】夏秋季采收，将全草晒干。
【性味功能】味甘，性凉。清热凉血，通络止痛。
【主治用法】治咳嗽痰中带血，荨麻疹，劳伤疼痛。用量 15 ～ 30 g。

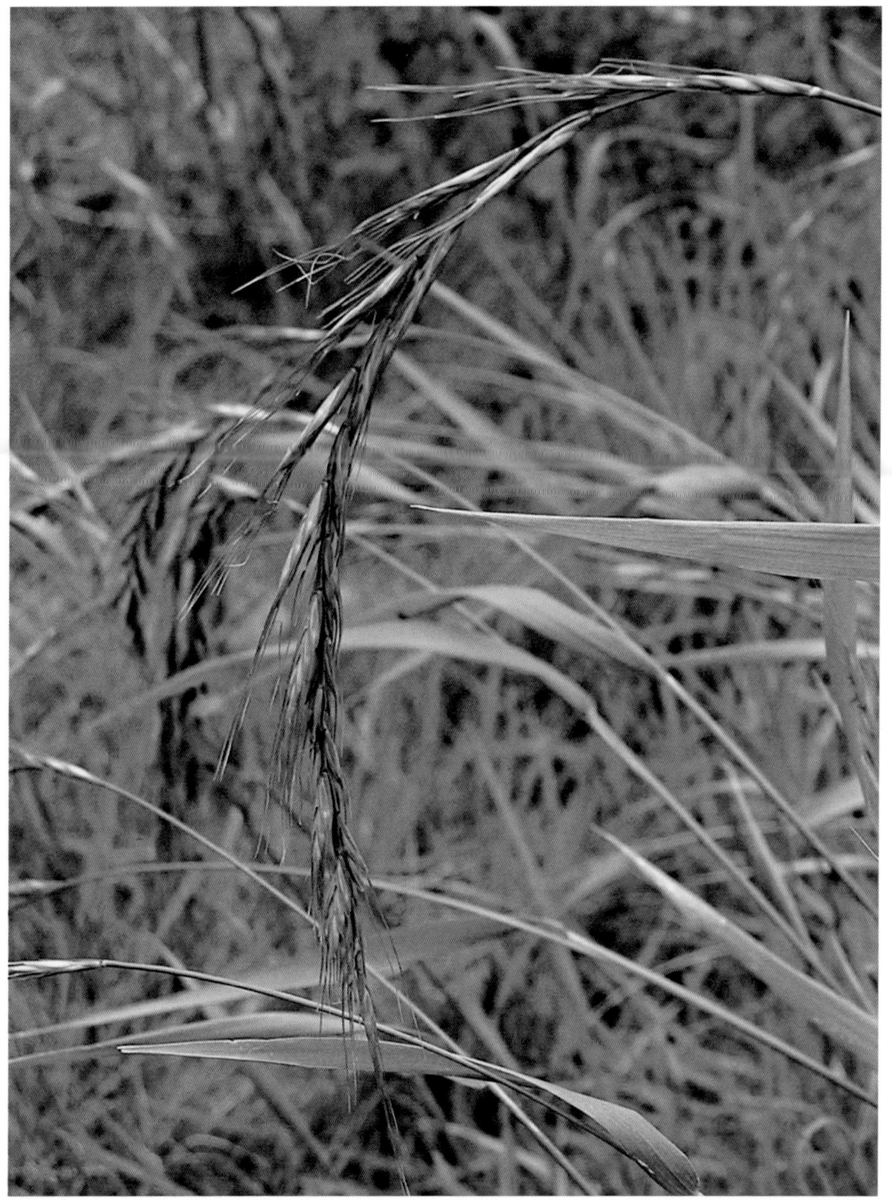

缫丝花

Rosa roxburghii Tratt.

【别　　名】刺梨子、文光果、刺槟榔根、木梨子

【基　　原】来源于蔷薇科蔷薇属缫丝花 **Rosa roxburghii** Tratt. 的根和果实入药。

【形态特征】灌木，高 1 ～ 2.5 m；树皮灰褐色，成片状剥落；小枝圆柱形，斜向上升，有基部稍扁而成对皮刺。小叶 9 ～ 15 枚，连叶柄长 5 ～ 11 cm，小叶片椭圆形或长圆形，稀倒卵形，长 1 ～ 2 cm，宽 6 ～ 12 mm，顶端急尖或圆钝，基部宽楔形，边缘有细锐锯齿，两面无毛，背面叶脉凸起，网脉明显，叶轴和叶柄有散生小皮刺；托叶大部贴生于叶柄，离生部分呈钻形，边缘有腺毛。花单生或 2 ～ 3 朵，生于短枝顶端；花直径 5 ～ 6 cm；花梗短；小苞片 2 ～ 3 枚，卵形，边缘有腺毛；萼片通常宽卵形，顶端渐尖，有羽状裂片，内面密被茸毛，外面密被针刺；花瓣重瓣至半重瓣，淡红色或粉红色，微香，倒卵形，外轮花瓣大，内轮较小；雄蕊多数着生在杯状萼筒边缘；心皮多数，着生在花托底部；花柱离生，被毛，不外伸，短于雄蕊。果扁球形，直径 3 ～ 4 cm，绿红色，外面密生针刺；萼片宿存，直立。花期 5 ～ 7 月；果期 8 ～ 10 月。

【生　　境】多生于溪沟边、路旁及灌丛中。

【分　　布】四川、贵州、云南、陕西、甘肃、浙江、安徽、福建、湖南、江苏、湖北。

【采集加工】秋季采收，根、果实晒干。

【性味功能】味酸、涩，性平。根消食健脾、收敛止泻，果解暑、消食。

【主治用法】根：治食积腹胀，痢疾，肠炎，自汗盗汗，遗精，白带，月经过多，痔疾出血。果：治维生素 C 缺乏症，并用作防癌抗衰药。用量：根 15 ～ 30 g；果 3 ～ 5 颗。

【附　　方】1. 治食积腹胀：缫丝花、红糖各 30 g，水煎服。

2. 治痢疾、肠炎：缫丝花、仙鹤草、马兰各 500 g，加水 4500 ml，煎成 1500 ml，每次 50 ～ 100 ml，每日 2 次。

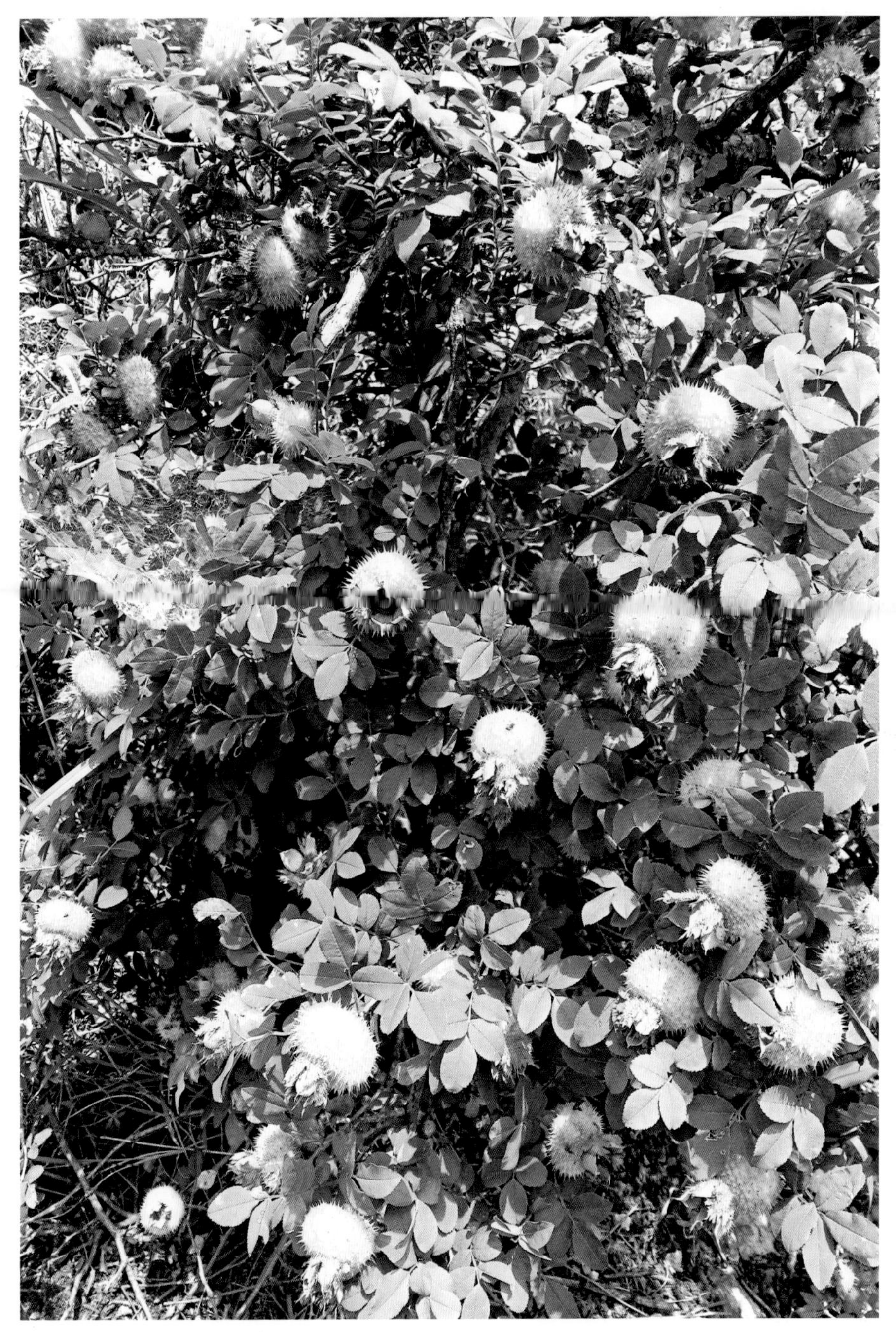

戟叶悬钩子

Rubus hastifolius Lévl. et Vant.

【别　　名】红绵藤

【基　　原】来源于蔷薇科悬钩子属戟叶悬钩子 **Rubus hastifolius** Lévl. et Vant. 的叶入药。

【形态特征】攀援灌木，长达 12 m，小枝密被灰白色茸毛，老时毛常脱落，疏生短小皮刺。单叶，近革质，长圆披针形或卵状披针形，长 6 ～ 12 cm，宽 2.5 ～ 4 cm，顶端急尖至短渐尖，基部深心形，叶面无毛，深绿色，背面密被红棕色茸毛，边缘不分裂或近基部有 2 浅裂片，裂片圆钝或急尖，有细小锯齿，侧脉 5 ～ 8 对；叶柄长 2 ～ 5 cm，密被茸毛，无刺或偶有小刺；托叶离生，长圆状，长 6 ～ 9 mm，掌状分裂几达基部，裂片线状披针形，被柔毛，早落。花 3 ～ 8 朵成伞房状花序，顶生或腋生；总花梗和花梗密被红棕色绢状长柔毛；花梗长 0.8 ～ 1.5 cm；苞片与托叶相似，但花序上部的苞片较短小，常分裂成 2 ～ 3 条线状裂片，早落；花直径 1.5 cm；花萼外密被红棕色绢状长柔毛，内面紫红色；萼片卵状披针形，顶端短渐尖或急尖，不分裂或外萼片顶端浅条裂，花后反折；花瓣倒卵形，长约 5 mm，白色，无毛，具短爪，与萼片近等长；雄蕊多数，排成 2 ～ 3 列，花丝宽扁，无毛，花药淡黄色，背部稍具绢状长柔毛；雌蕊多数，子房无毛，花柱疏生绢状长柔毛，几与雄蕊等长。果实近球形，稍压扁，直径 1 ～ 1.2 cm，肉质，红色，熟透时变紫黑色，无毛；核具浅皱纹。花期 3 ～ 5 月；果期 4 ～ 6 月。

【生　　境】生于海拔 500 ～ 1000 m 的山地灌丛中。

【分　　布】湖南、广东、江西、云南、贵州。泰国、越南也有分布。

【采集加工】夏秋季采收，将叶晒干。

【性味功能】味涩，性平。收敛止血。

【主治用法】治咯血，吐血，崩漏，尿血，金疮出血。用量 6 ～ 15 g。

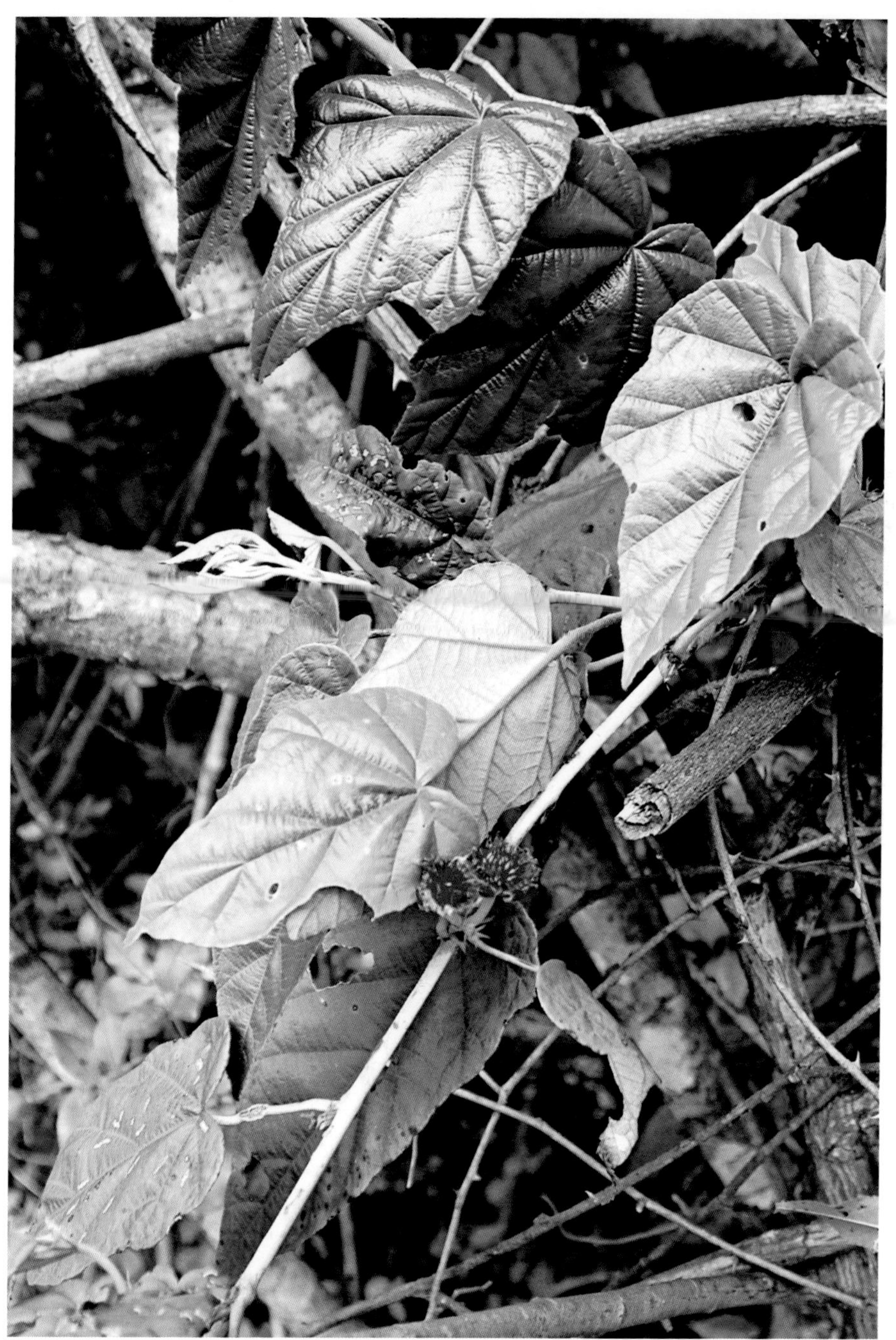

甜叶悬钩子

Rubus suavissimus S. Lee

【别　　名】甜茶

【基　　原】来源于蔷薇科悬钩子属甜叶悬钩子 **Rubus suavissimus** S. Lee 的根和叶入药。

【形态特征】直立或倾斜有刺落叶灌木，高 1 ～ 3 m。茎、枝常被白粉，幼苗时紫红色，后变绿色。叶甚甜，单叶互生，幼苗初生叶 5 深裂，成长叶纸质，轮廓近圆形，长 5.2 ～ 11(16)cm，宽 5 ～ 13(22)cm，基部近心形或狭心形，掌状 7 深裂或 5 深裂，稀 6 或 8 深裂，裂片披针形或椭圆形，中裂片较长，顶端尾状渐尖，边缘重锯齿，两面被短柔毛，下面稍疏，间有 1 ～ 2 枚小刺；托叶常宿存，下半部贴生于叶柄。花白色，单生于短枝顶端，弯垂。聚合果卵球形，熟时橙红色。花期 3 ～ 4 月；果期 6 月。

【生　　境】生于海拔 200 ～ 900 m 的山地林中或灌丛。

【分　　布】广东、广西。

【采集加工】夏秋季采收，将根、叶晒干。

【性味功能】味甘、涩，性平。清热解毒，清肺，补益，利尿消肿，止痛，收敛，活血疏风。

【主治用法】治感冒发热咳嗽，咽喉肿痛，小儿消化不良，无名肿毒，毒蛇咬伤，糖尿病，肾炎，小便不利，风湿骨痛，胃肠炎，痢疾，高血压病，酒精中毒。用量 15 ～ 30 g。

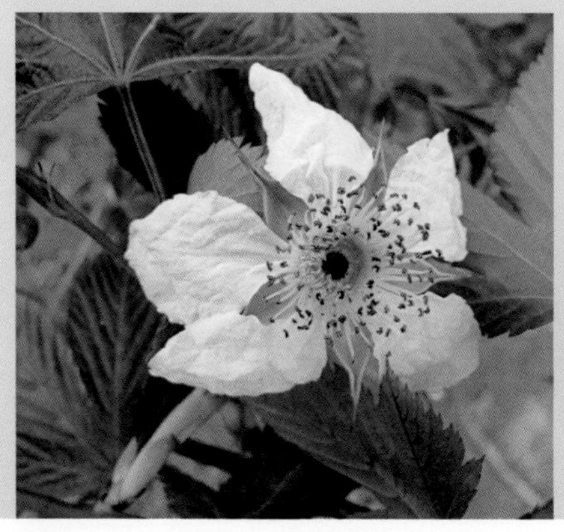

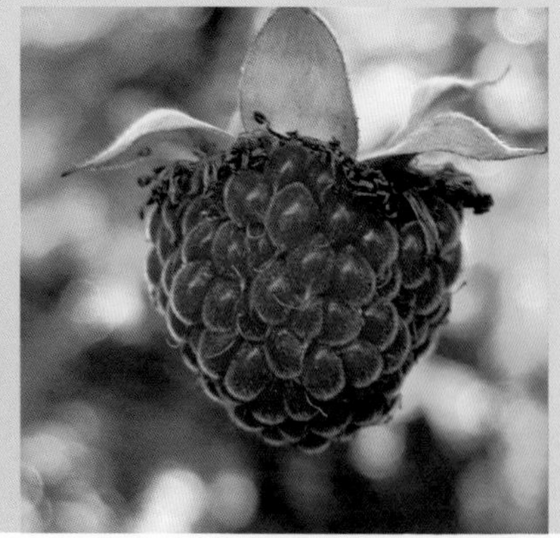

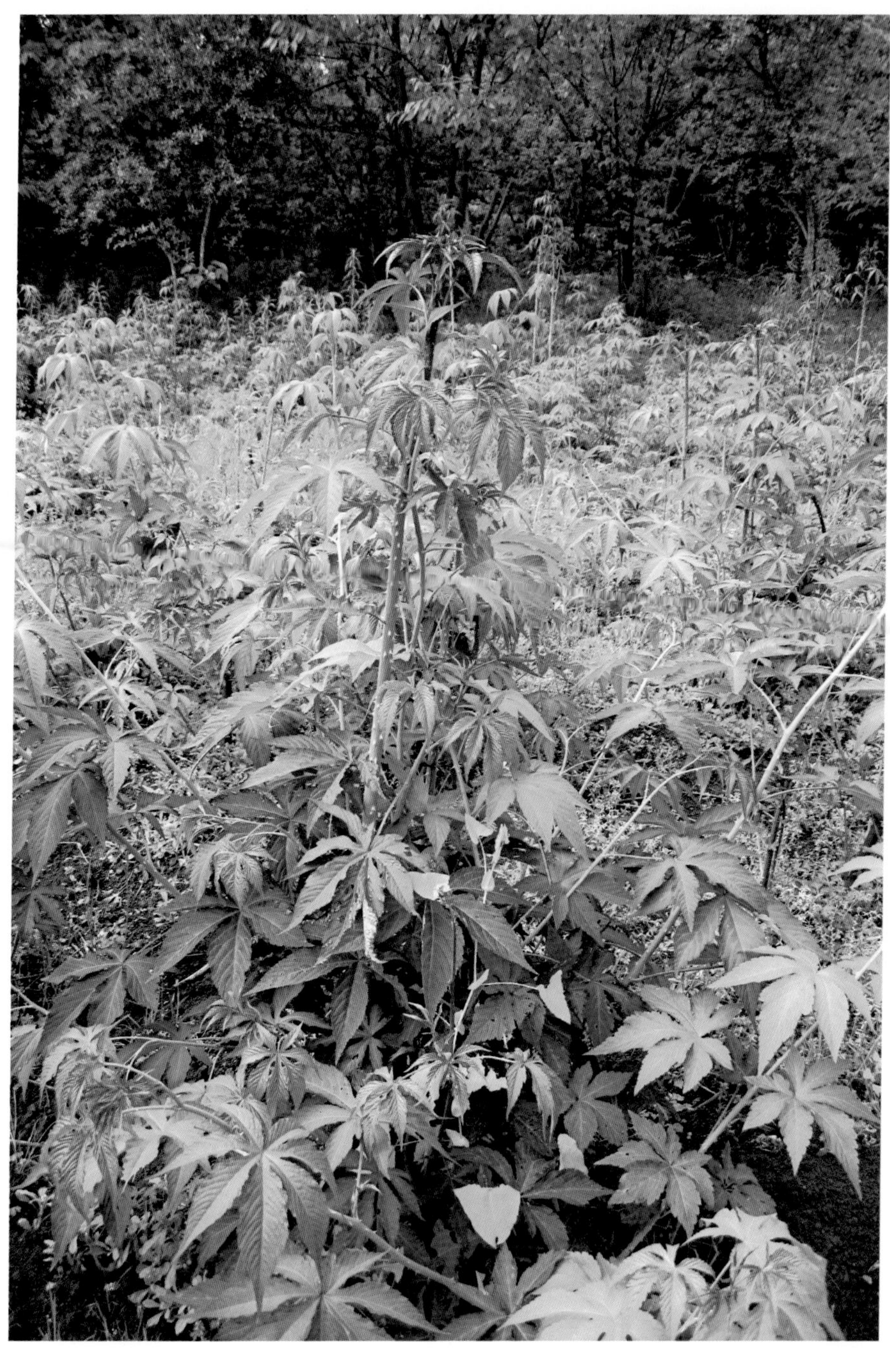

甜根子草

Saccharum spontaneum Linn.

【别　　名】甜茅、割手密

【基　　原】来源于禾本科甘蔗属甜根子草 **Saccharum spontaneum** Linn. 的根茎入药。

【形态特征】多年生草本，具发达横走的长根状茎。秆高 1 ～ 2 m；中空，具多数节，节具短毛，节下常被白色蜡粉，紧接花序以下部分被白色柔毛。叶鞘较长或稍短于其节间，鞘口具柔毛，有时鞘节或上部边缘具有柔毛，稀为全体被疣基柔毛；叶片线形，长 30 ～ 70 cm，宽 4 ～ 8 mm，基部多少狭窄，无毛，灰白色，边缘呈锯齿状粗糙。圆锥花序长 20 ～ 40 cm，稠密，主轴密生丝状柔毛；分枝细弱，下部分枝的基部多少裸露，直立或上升；总状花序轴节间长约 5 mm，顶端稍膨大，边缘与外侧面疏生长丝状柔毛，小穗柄长 2 ～ 3 mm；无柄小穗披针形，长 3.5 ～ 4 mm，基盘具长于小穗 3 ～ 4 倍的丝状毛；两颖近相等，无毛，下部厚纸质，上部膜质，渐尖；第一颖上部边缘具纤毛；第二颖中脉成脊，边缘具纤毛；第一外稃卵状披针形，等长于小穗，边缘具纤毛；第二外稃窄线形，长约 3 mm，宽约 0.2 mm；边缘具纤毛，第二内稃微小；鳞被倒卵形，长约 1 mm，顶端具纤毛；雄蕊 3 枚，花药长 1.8 ～ 2 mm；柱头紫黑色，长 1.5 ～ 2 mm，自小穗中部两侧伸出。有柄小穗与无柄者相似，有时较短或顶端渐尖。花、果期 7 ～ 8 月。

【生　　境】生于河旁、溪边、旷野。

【分　　布】陕西、江苏、安徽、浙江、江西、湖北、湖南、福建、台湾、海南、香港、广东、广西、云南、贵州、四川。印度、缅甸、泰国、越南、马来西亚、印度尼西亚、澳大利亚、日本以及欧洲南部也有分布。

【采集加工】夏秋季采收，根茎晒干。

【性味功能】味甘，性凉。清热利水，止渴。

【主治用法】治感冒发热口干，小便不畅，肾炎，肝炎等。用量 9 ～ 15 g。

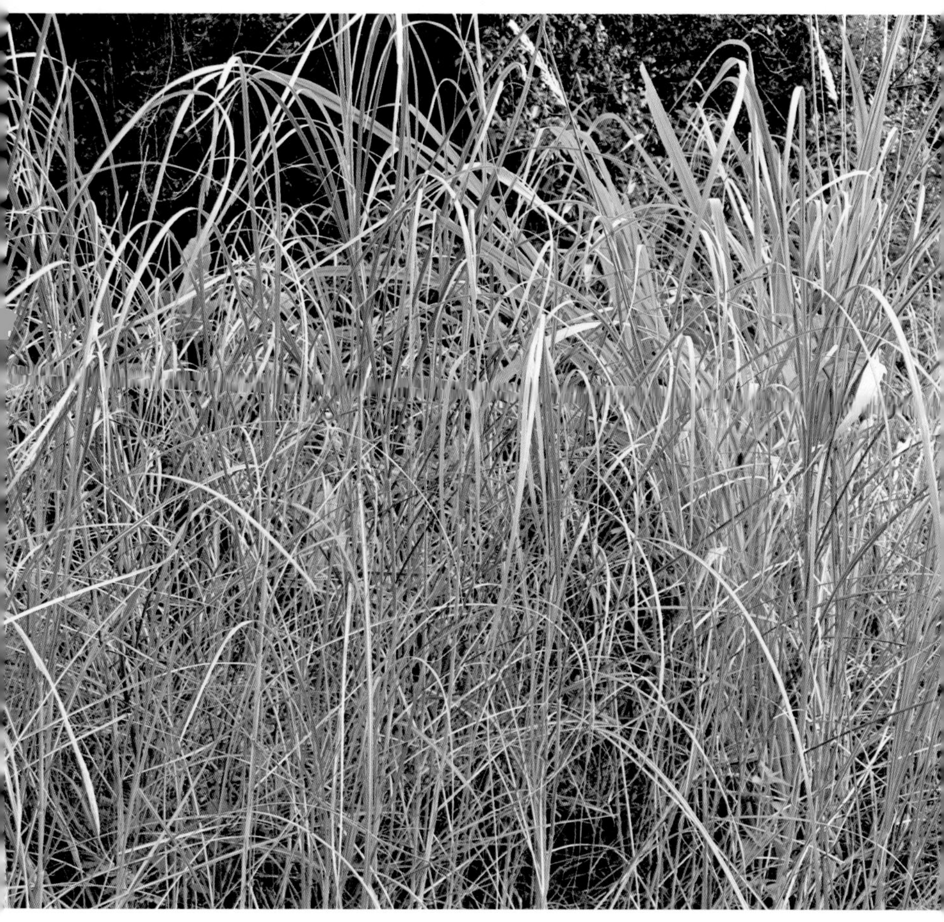

冠果草

Sagittaria guyanensis H. B. K. subsp. **lappula** (D. Don) Bojin

【别　　名】田莲藕、土紫菀、假菱角

【基　　原】来源于泽泻科慈菇属冠果草 **Sagittaria guyanensis** H. B. K. subsp. **lappula** (D. Don) Bojin 的全草入药。

【形态特征】多年生水生浮叶草本。叶沉水或浮于水面；沉水叶条形、条状披针形，或叶柄状；浮水叶阔卵形、椭圆形，或近圆形，基部深裂，呈深心形；叶片长 1.5 ～ 10.5 cm，宽 1 ～ 9 cm，顶端钝圆，末端稍尖；叶脉 4 ～ 8 条向前伸展，3 ～ 6 条向后延伸；叶柄长 15 ～ 50 cm。花葶直立，挺出水面，高 5 ～ 60 cm，有时短于叶柄；花序总状，长 2 ～ 20 cm，具花 1 ～ 6 轮，每轮 2 ～ 3 花；苞片 3 枚，基部多少合生，膜质或草质；花两性或单性，通常生于花序下部 1 ～ 3 轮者为两性，花梗短粗，长 1 ～ 1.5 cm，花后多少下弯；心皮多数，分离，两侧压扁，花柱自腹侧伸出，斜上；雄花数轮，位于花序上部，花梗细弱，长 2 ～ 5 cm；两性花与雄花的花被片大小近于相等，或内轮稍大于外轮，外轮花被片阔卵形，长 5 ～ 9 mm，宽 3 ～ 8 mm，或更大，宿存，花后包果实下部，内轮花被片白色，基部淡黄色，稀在基部具紫色斑点，倒卵形，早落；雄蕊 6 枚至多数，花丝长短不一，通常 2 ～ 3(4)mm；花药长 1 ～ 2(3)mm，宽 1 ～ 1.5 mm，椭圆形，黄色。瘦果两侧压扁，果皮厚纸质，倒卵形或椭圆形，长 2 ～ 3 mm，宽 1.5 ～ 2.5 mm，基部具短柄，背腹部具鸡冠状齿裂；果喙自腹侧斜出。花、果期 5 ～ 11 月。

【生　　境】生于水塘、湖泊浅水区及沼泽、水田、沟渠等水域。

【分　　布】广东、香港、海南、台湾、福建、江西、浙江、安徽、湖南、广西、贵州、云南。尼泊尔、印度、越南、泰国、马来西亚及非洲热带也有分布。

【采集加工】夏秋季采收，将全草晒干。

【性味功能】味微苦，性寒。清热利湿，解毒。

【主治用法】治肺热咳嗽、湿热痢疾。用量 9 ～ 15 g。外用鲜品捣烂敷患处。

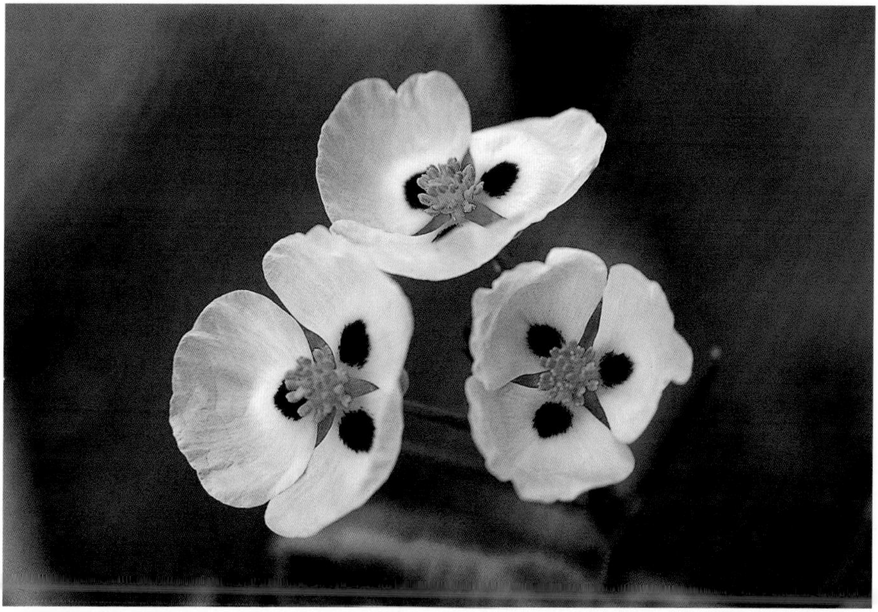

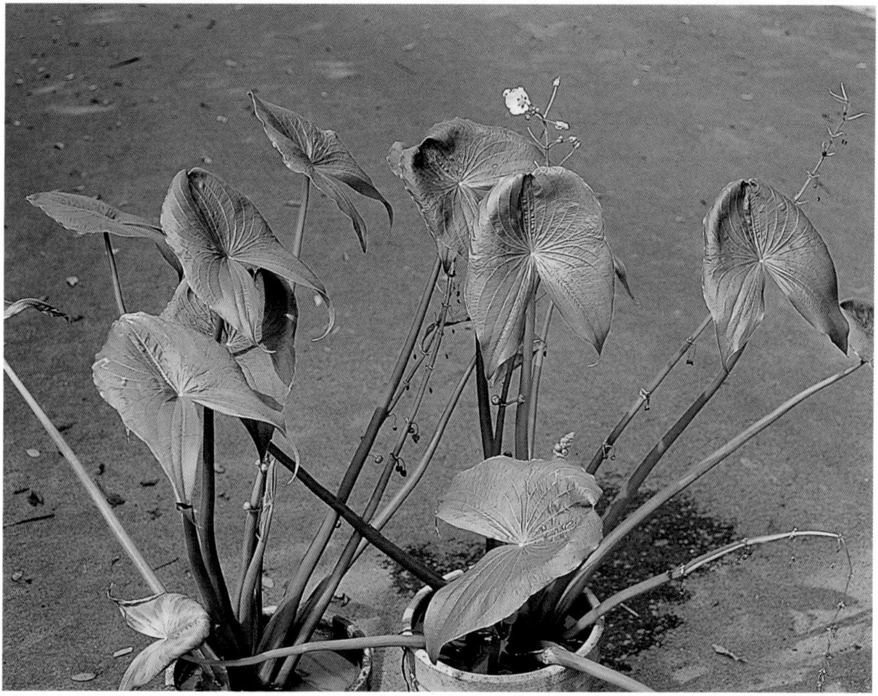

矮慈菇

Sagittaria pygmaea Miq.

【别　　名】鸭舌草、水充草

【基　　原】来源于泽泻科慈菇属矮慈菇 **Sagittaria pygmaea** Miq. 的全草入药。

【形态特征】一年生，稀多年生沼生或沉水草本。有时具短根状茎；匍匐茎短细，根状，末端的芽几乎不膨大，通常当年萌发形成新株，稀有越冬者。叶条形，稀披针形，长 2 ～ 30 cm，宽 0.2 ～ 1 cm，光滑，顶端渐尖，或稍钝，基部鞘状，通常具横脉。花葶高 5 ～ 35 cm，直立，通常挺水；花序总状，长 2 ～ 10 cm，具花 2 ～ 3 轮；苞片长 2 ～ 3 mm，宽约 2 mm，椭圆形，膜质；花单性，外轮花被片绿色，倒卵形，长 5 ～ 7 mm，宽 3 ～ 5 mm，具条纹，宿存，内轮花被片白色，长 1 ～ 1.5 cm，宽 1 ～ 1.6 cm，圆形或扁圆形；雌花 1 朵，单生，或与两朵雄花组成 1 轮，心皮多数，两侧压扁，密集成球状，花柱从腹侧伸出，向上；雄花具梗，雄蕊多，花丝长短、宽窄随花期不同而异，通常长 1 ～ 2 mm，宽 0.5 ～ 1 mm，花药长椭圆形，长 1 ～ 1.5 mm。瘦果两侧压扁，具翅，近倒卵形，长 3 ～ 5 mm，宽 2.5 ～ 3.5 mm，背翅具鸡冠状齿裂；果喙自腹侧伸出，长 1 ～ 1.5 mm。花、果期 5 ～ 11 月。

【生　　境】生于湖泊、池塘、沼泽、沟渠、水田等浅水处。

【分　　布】香港、广东、海南、台湾、福建、江西、浙江、江苏、安徽、湖南、湖北、河南、山东、陕西、广西、贵州、云南、四川等地。越南、泰国、朝鲜、日本也有分布。

【采集加工】夏秋季采收，将全草晒干。

【性味功能】味淡，性平。清热解毒，行血。

【主治用法】治无名肿毒，蛇咬伤，小便热痛，烫、火伤等症。用量 15 ～ 30 g。外用时捣烂敷患处。

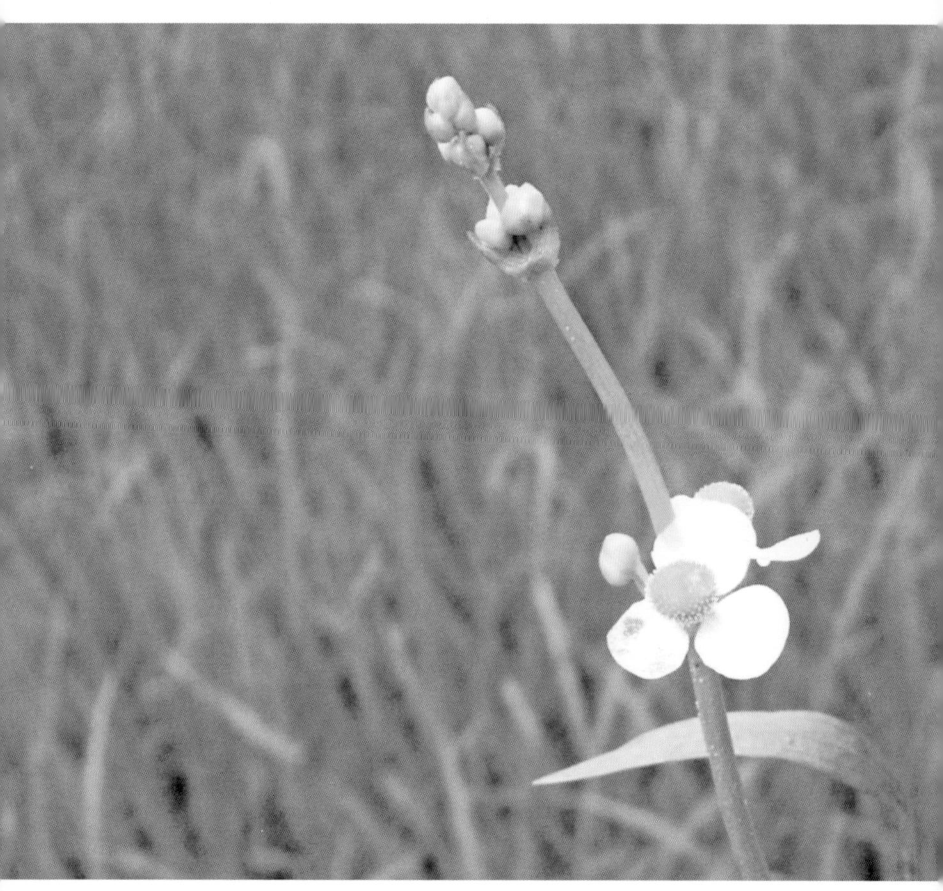

五层龙

Salacia chinensis Linn.

【别　　名】桫拉木

【基　　原】来源于翅子藤科五层龙属五层龙 **Salacia chinensis** Linn. [*S. prinoides* DC.] 的根和茎入药。

【形态特征】攀援灌木，长达 4 m，小枝具棱角。叶革质，椭圆形或窄卵圆形或倒卵状椭圆形，长 (3)5 ～ 11 cm，宽 (1)2 ～ 5 cm，顶端钝或短渐尖，边缘具浅钝齿，叶面光亮，干时表面橄榄绿色，背面褐绿色，侧脉 6 ～ 7 对；叶柄长 0.8 ～ 1 cm。花小，3 ～ 6 朵簇生于叶腋内的瘤状凸起体上；花柄长 6 ～ 10 mm；萼片 5 枚，三角形，长约 0.5 mm，宽达 1 mm，边缘具纤毛；花瓣 5 片，阔卵形，长约 3 mm，广展或外弯，顶端圆形；花盘杯状，高约 1 mm；雄蕊 3 枚，花丝短，扁平，着生于花盘边缘，药室叉开，子房藏于花盘内，3 室，胚珠每室 2 颗；花柱极短，圆锥形。浆果球形或卵形，直径仅 1 cm，成熟时红色，有 1 颗种子；果柄长约 6.5 mm。花期 12 月；果期翌年 1 ～ 2 月。

【生　　境】生于山地林中。

【分　　布】广东、广西、海南。印度、斯里兰卡、泰国、越南、缅甸、马来西亚、菲律宾也有分布。

【采集加工】夏秋季采收，根、茎晒干。

【性味功能】味苦，性平。通经活络，祛风除痹。

【主治用法】治风湿性关节炎，腰腿痛，跌打损伤。用量 10 ～ 15 g。

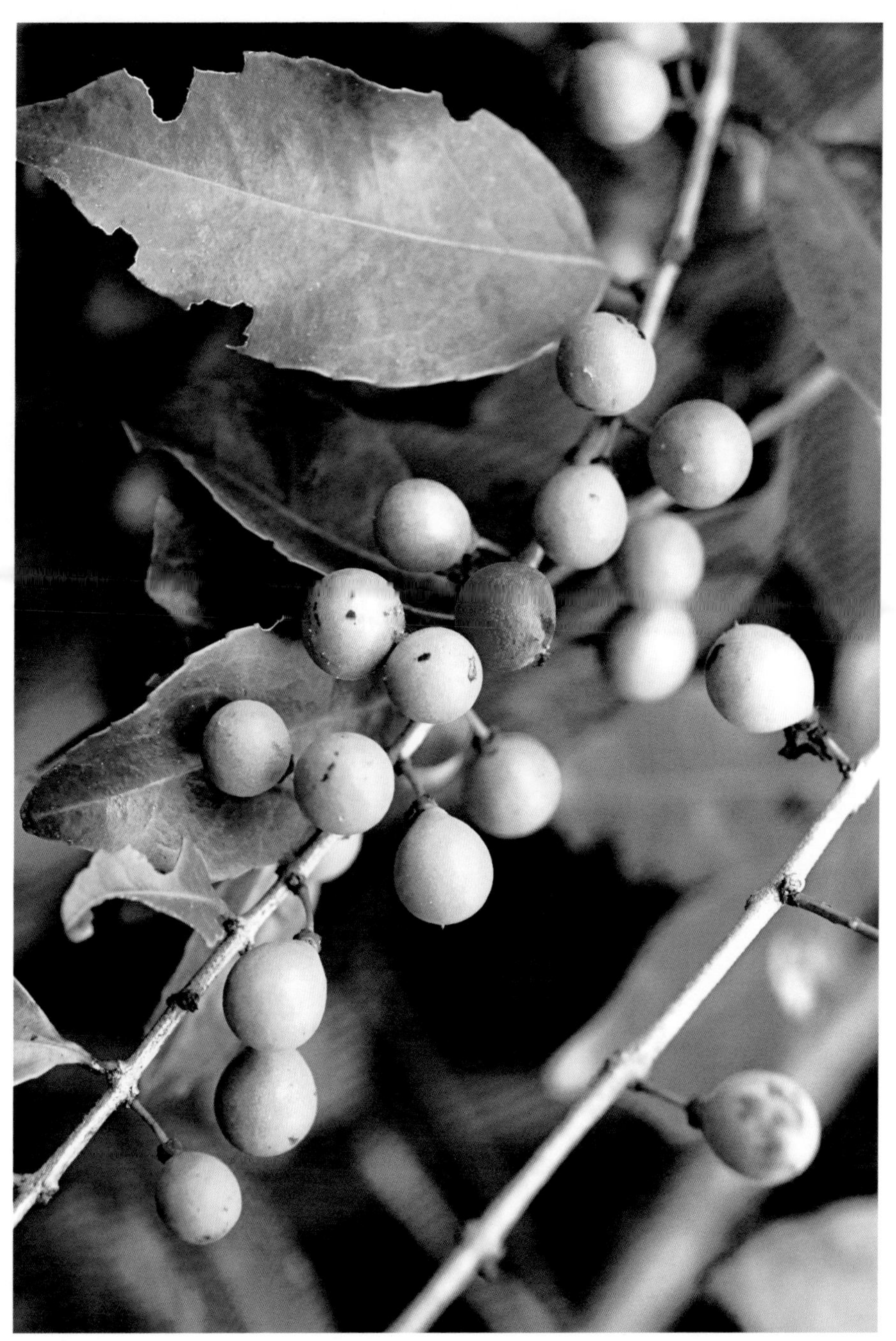

槐叶苹

Salvinia natans (Linn.) All.

【别　　名】蜈蚣漂、蜈蚣萍、大浮草、包田麻

【基　　原】来源于槐叶苹科槐叶苹属槐叶苹 **Salvinia natans** (Linn.) All. 的全草入药。

【形态特征】小型漂浮植物。茎细长而横走，被褐色节状毛。三叶轮生，上面二叶漂浮水面，形如槐叶，长圆形或椭圆形，长 0.8 ～ 1.4 cm，宽 5 ～ 8 mm，顶端钝圆，基部圆形或稍呈心形，全缘；叶柄长 1 mm 或近无柄；叶脉斜出，在主脉两侧有小脉 15 ～ 20 对，每条小脉上面有 5 ～ 8 束白色刚毛；叶草质，叶面深绿色，背面密被棕色茸毛。下面一叶悬垂水中，细裂成线状，被细毛，形如须根，起着根的作用。孢子果 4 ～ 8 个簇生于沉水叶的基部，表面疏生成束的短毛，小孢子果表面淡黄色，大孢子果表面淡棕色。

【生　　境】生于水田、沟塘和静水溪河内。

【分　　布】长江以南各省区，北达华北、东北，西到新疆。日本、越南、印度及欧洲也有分布。

【采集加工】夏秋季采收，将全草晒干。

【性味功能】味辛，性寒。清热除湿，活血止痛。

【主治用法】治痈肿疔毒，瘀血肿痛，烧、烫伤。外用鲜品捣烂敷患处，或焙干研粉调敷患处。

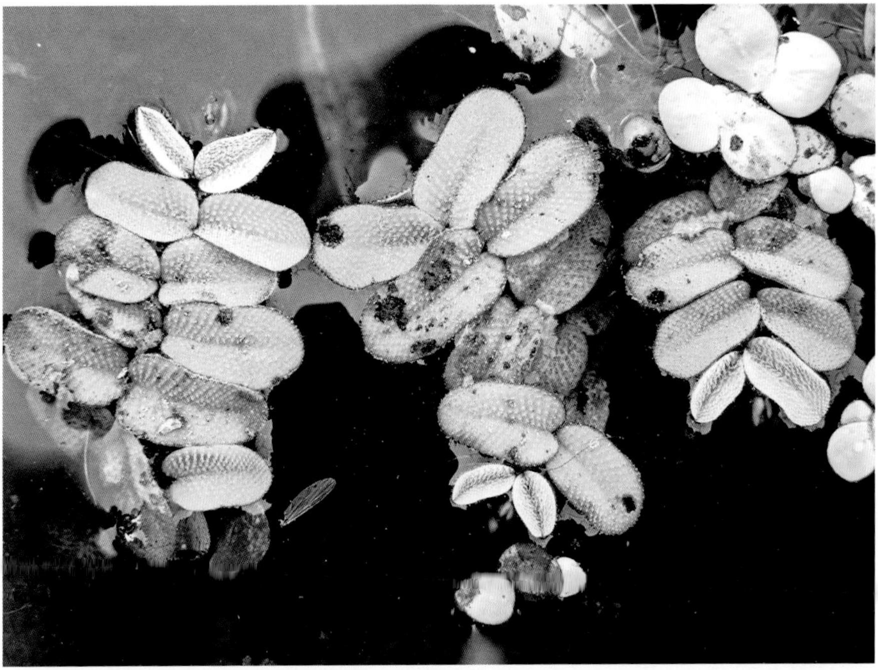

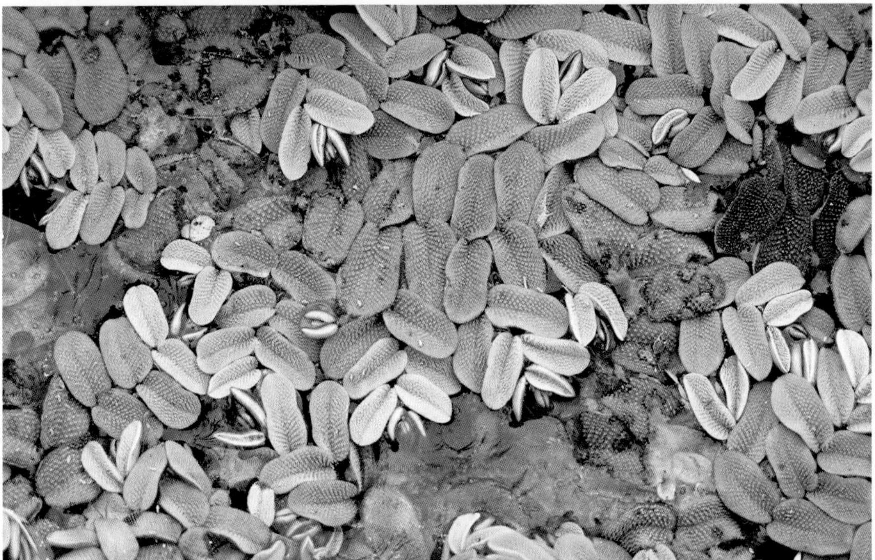

石 蕨 **Saxiglossum angustissimum** (Gies. ex Diels) Ching

【别　　名】鸭舌韦、石豇豆、石豆角

【基　　原】来源于水龙骨科石蕨属石蕨 **Saxiglossum angustissimum** (Gies. ex Diels) Ching 的全草入药。

【形态特征】多年生、附生小型蕨类，高 10 ～ 12 cm。根状茎细长横走，密被鳞片；鳞片卵状披针形，长渐尖头，边缘具细齿，红棕色至淡棕色，盾状着生。叶远生，相距 1 ～ 2 cm，几无柄，基部以关节着生；叶片线形，长 3 ～ 9 cm，宽 2 ～ 3.5 cm，钝尖头，基部渐狭缩，干后革质，边缘向下强烈反卷，幼时叶面疏生星状毛，背面密被黄色星状毛，宿存。主脉明显，叶面凹陷，背面隆起，小脉网状，沿主脉两侧各构成一行长网眼，无内藏小脉，近叶边的细脉分离，顶端有一膨大的水囊。孢子囊群线形，沿主脉两侧各成一行，位于主脉与叶缘之间，幼时全被反卷的叶边覆盖，成熟时张开，孢子囊外露；孢子椭圆形，单裂缝，周壁上面具有分散的小瘤，外壁光滑。

【生　　境】生于海拔 700 ～ 1500 m 的林中石上或树干上。

【分　　布】台湾、福建、浙江、江西、湖南、广东、广西、贵州、四川、湖北、安徽、河南、陕西、山西、甘肃。日本也有分布。

【采集加工】夏秋季采收，将全草晒干。

【性味功能】味苦，性平。清热利湿，凉血止血。

【主治用法】治目赤，咽喉肿痛，小便不利，白带，风湿腰腿痛，咯血，吐血，衄血，崩漏。用量 15 ～ 30 g。

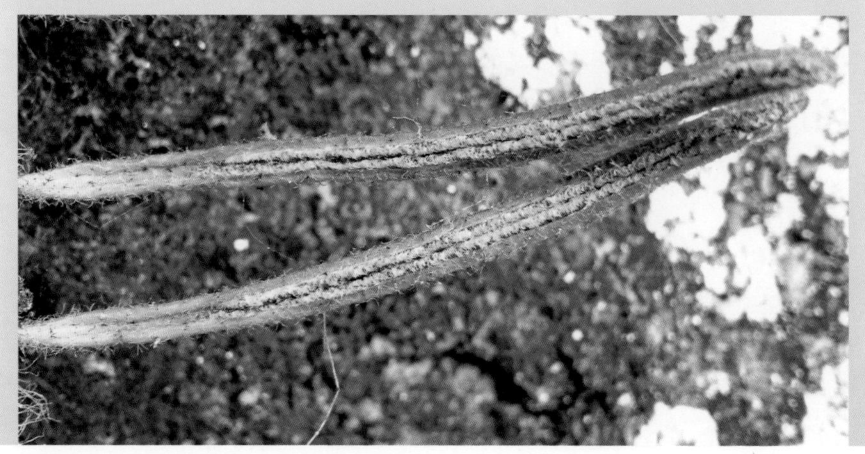

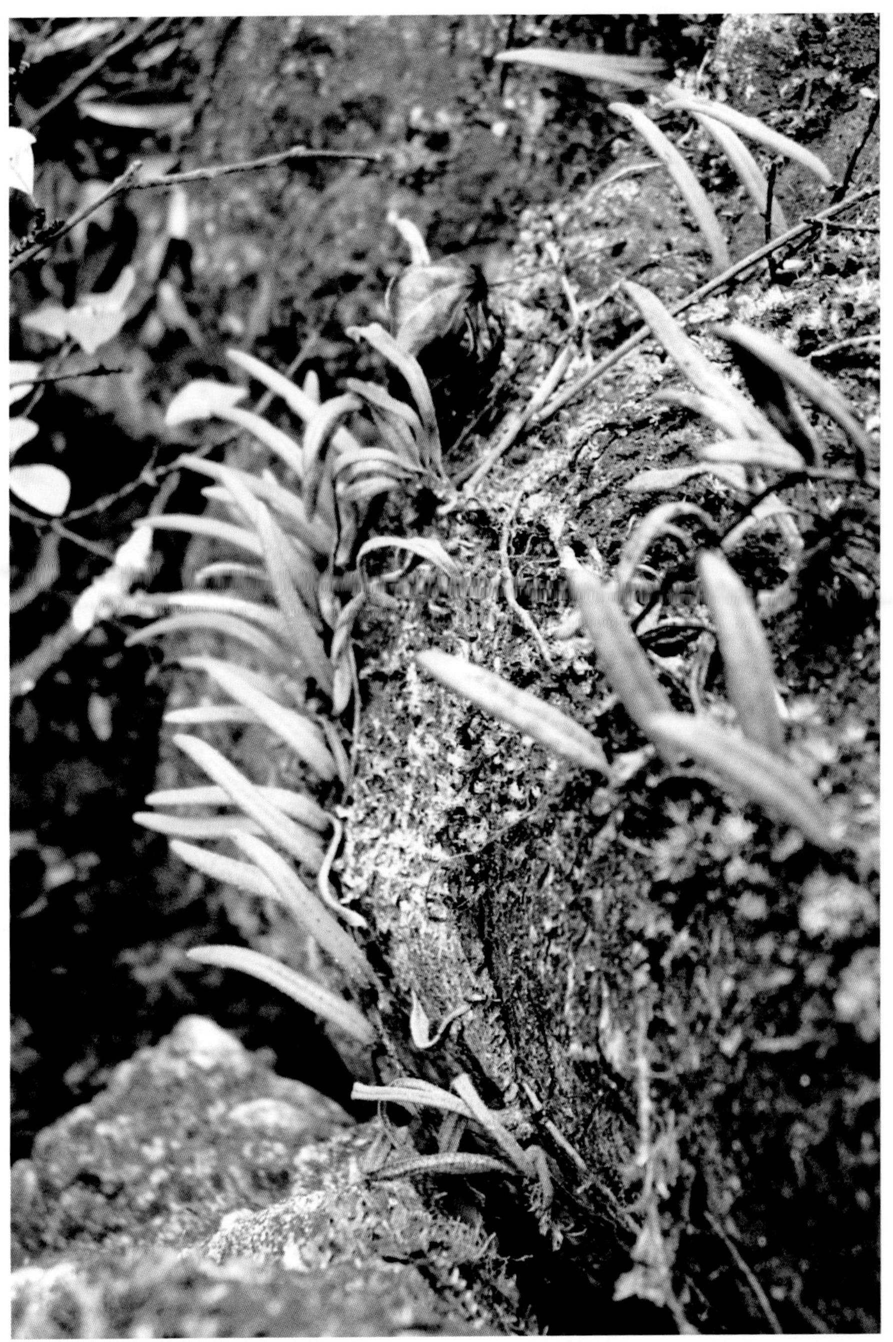

高秆珍珠茅

Scleria terrestris (Linn.) Fass.

【别　　名】三楞筋骨草

【基　　原】来源于莎草科珍珠茅属高秆珍珠茅 **Scleria terrestris** (Linn.) Fass. [*S. elata* Thw；*S. radula* Hance] 的全草入药。

【形态特征】多年生草本；匍匐根状茎木质，被深紫色鳞片。秆散生，三棱形，高 60 ～ 100 cm，直径 4 ～ 7 mm，无毛，常粗糙。叶线形，向顶端渐狭，长 30 ～ 40 cm，宽 6 ～ 10 mm，纸质，无毛，稍粗糙；叶鞘纸质，长 1 ～ 8 cm，在近秆基部的 2 ～ 3 个鞘紫红色，具约 3 个大小不等的三角形齿，无翅，在秆中部的具 1 ～ 3 mm 宽的翅；叶舌半圆形，短，通常被紫色髯毛。圆锥花序由顶生和 1 ～ 3 个相距稍远的侧生枝圆锥花序组成；圆锥花序长 3 ～ 8 cm，宽 1.5 ～ 6 cm，花序轴与分枝或多或少被疏柔毛；小苞片刚毛状，基部具耳，耳上被微硬毛；小穗单生，很少 2 个生在一起，长圆状卵形或披针形，顶端截形或渐尖，长 3 ～ 4 mm，紫褐色或褐色，全部为单性；雄小穗鳞片长 2 ～ 3 mm，厚膜质，在下部的几片具龙骨状凸起，具锈色短条纹，有时背面被微柔毛，顶端具短尖，在上部的干膜质，色亦较浅；雌小穗通常生于分枝的基部；鳞片宽卵形或卵状披针形，长 2 ～ 4 mm，有时具锈色短条纹，具龙骨状凸起，背脊绿色，顶端具短尖；雄花具 3 枚雄蕊，花药线形，长 1.2 ～ 1.8 mm；柱头 3 枚。小坚果球形或近卵形，有时多少呈三棱形，顶端具短尖，直径 2.5 mm，白色或淡褐色，表面具四至六角形网纹，横纹上断续被微硬毛。花、果期 5 ～ 10 月。

【生　　境】生于田边和山坡上。

【分　　布】福建、台湾、广东、海南、香港、广西、云南、四川等地。印度、斯里兰卡、马来西亚、印度尼西亚、泰国、越南也有分布。

【采集加工】夏秋季采收，将全草晒干。

【性味功能】味微苦，性平。除风湿，通经络。

【主治用法】治风湿性筋骨痛，瘫痪，跌打损伤。用量 3 ～ 9 g。孕妇忌服。

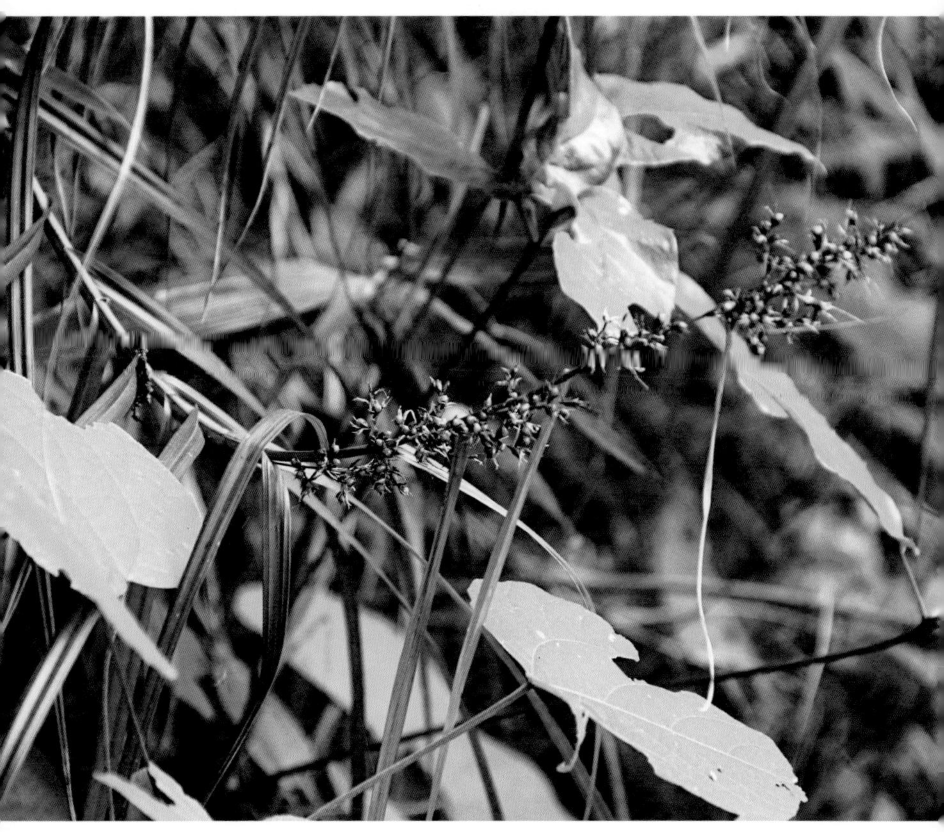

鲫鱼藤

Secamone lanceolata Blume

【别　　名】黄花藤

【基　　原】来源于萝藦科鲫鱼藤属鲫鱼藤 **Secamone lanceolata** Blume 的花、叶入药。

【形态特征】藤本，长约 2 m，具乳汁，除花序外全株无毛；枝土灰色，直径 3 mm。叶纸质，有透明腺点，椭圆形，长 4 ～ 7 cm，宽 1.5 ～ 2.5 cm，顶端尾状渐尖，基部楔形；侧脉不明显；叶柄长 3 mm。聚伞花序腋生，着花多朵；花序梗曲折，两叉，长 6 cm，被柔毛；花梗长 3 mm，被柔毛；花小；花萼裂片卵圆形，外面被柔毛，花萼内面基部具有腺体；花冠黄色，辐状，花冠筒短，裂片长圆形；雄蕊上的副花冠 5 裂，裂片长圆状镰刀形，向外伸出；花药顶端具有膜片；花粉块每室 2 个，相邻 2 室的 4 个花粉块联结在着粉腺上；子房无毛，心皮离生，胚珠每室多个，柱头长圆状，伸出花药顶端膜片之外。蓇葖广歧，披针形，基部膨大，长 5 ～ 7 cm，直径 1 cm，无毛；种子褐色，顶端截平，具白色绢质种毛；种毛长 3 cm。花期 7 ～ 8 月；果期 10 月至翌年 1 月。

【生　　境】生于山谷疏林中。

【分　　布】海南、广东、广西、云南。马来西亚、印度尼西亚也有分布。

【采集加工】夏秋季采收，花、叶晒干。

【性味功能】味辛，性凉。

【主治用法】治瘰疬。外用适量，捣敷或煎水洗擦。

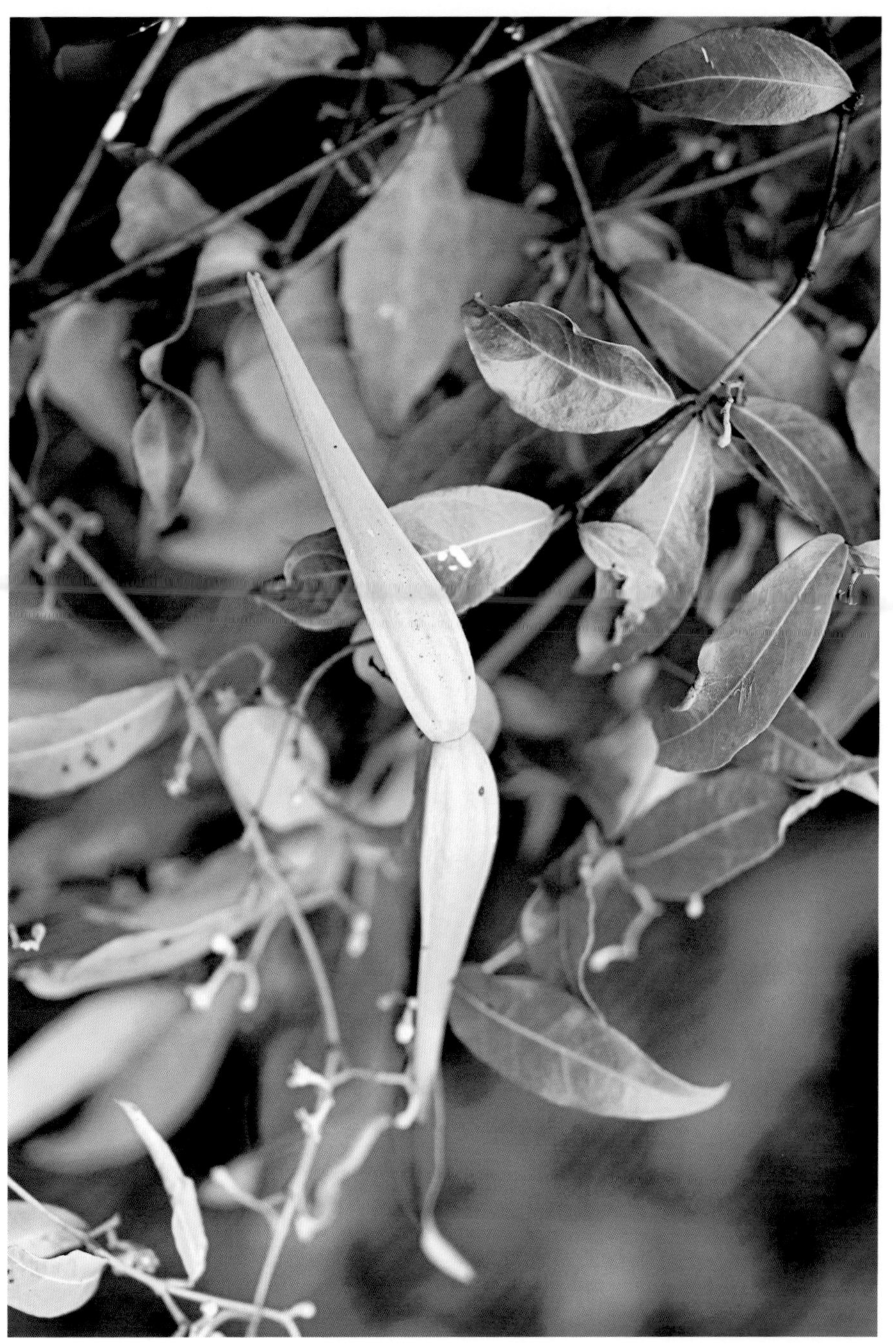

蝉翼藤

Securidaca inappendiculata Hassk.

【别　　名】九龙极、象皮藤

【基　　原】来源于远志科蝉翼藤属蝉翼藤 **Securidaca inappendiculata** Hassk. 的根和茎入药。

【形态特征】攀援灌木，长 6 m；小枝细，被紧贴的短伏毛。单叶互生，叶片纸质或近革质，椭圆形或倒卵状长圆形，长 7 ~ 12 cm，宽 3 ~ 6 cm，顶端急尖，基部钝至近圆形，全缘，叶面深绿色，无毛或被紧贴的短伏毛，背面淡绿色，被紧贴的短伏毛；侧脉 10 ~ 12 对，于边缘处网结，细脉网状；叶柄长 5 ~ 8 mm，被短伏毛。圆锥花序顶生或腋生，长 13 ~ 15 cm，被淡黄褐色短伏毛；苞片微小，早落；花小，萼片 5 枚，外面 3 枚长圆状卵形，几等大，长约 2 mm，顶端钝，具缘毛，内面 2 枚花瓣状，长约 7 mm，宽约 5 mm，顶端钝，具缘毛，基部具爪；花瓣 3 片，淡紫红色，侧瓣倒三角形，长约 5 mm，宽约 2.5 mm，顶端平截，基部与龙骨瓣合生，龙骨瓣近圆形，长约 8 mm，顶端具 1 兜状附属物，雄蕊 8 枚，花丝 2/3 以下合生成鞘，并与花瓣贴生，花药卵球形；子房近圆形，直径约 1 mm，花柱偏于一侧，弯曲。核果球形，直径 7 ~ 15 mm，果皮厚，坚硬，具明显的脉纹，顶端具革质翅，无短翅状附属物，翅长圆形，长 6 ~ 8 cm，宽 1.5 ~ 2 cm，顶端钝，基部较狭，具多数弧形脉；种子 1 粒，卵圆形，直径约 7 mm，淡黄褐色。花期 5 ~ 8 月；果期 10 ~ 12 月。

【生　　境】生于海拔 200 ~ 300 m 的林中。

【分　　布】广东、香港、海南、广西、云南。越南、印度、缅甸、印度尼西亚、马来西亚也有分布。

【采集加工】夏秋季采收，将根、茎晒干。

【性味功能】味辛、甘，性微寒。活血散瘀，消肿止痛，清热利尿。

【主治用法】治跌打损伤，用根浸酒擦患处；治风湿骨痛、急性胃肠炎，用根 12 ~ 15 g，水煎服，或研末，每次 1.5 ~ 3 g。孕妇忌服。

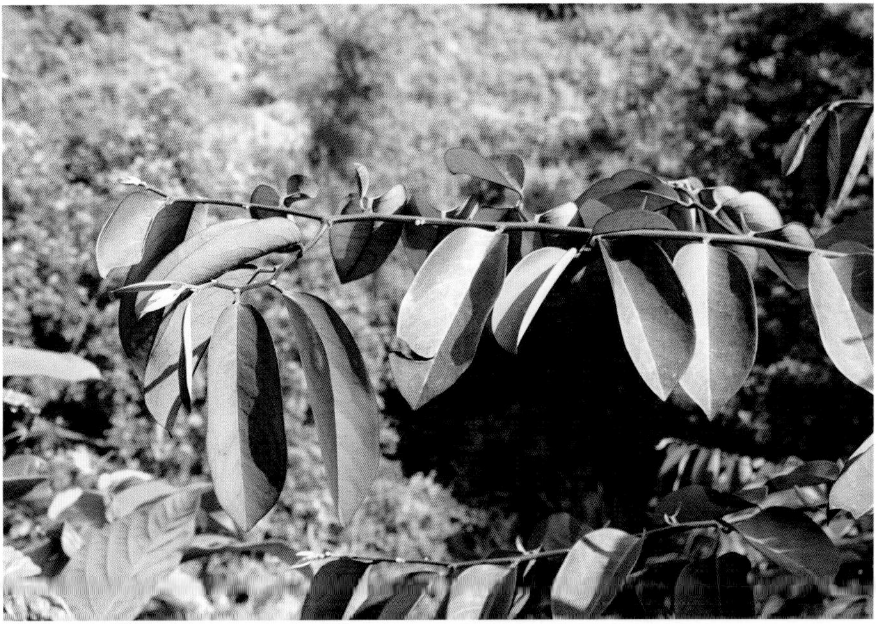

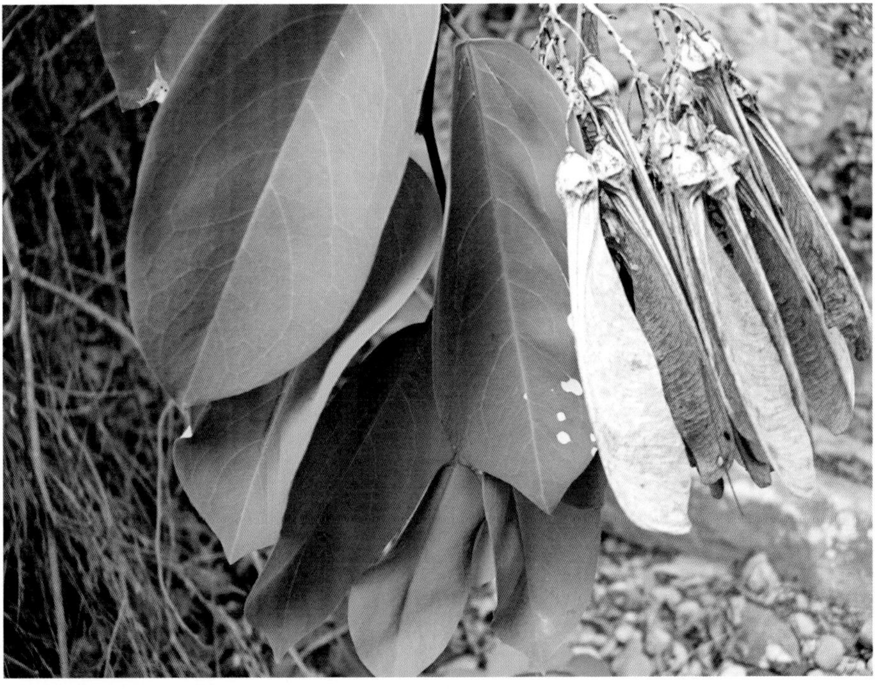

费　菜

Sedum aizoon Linn.

【别　　名】土三七、四季还阳、景天三七

【基　　原】来源于景天科景天属费菜 **Sedum aizoon** Linn. 的全草入药。

【形态特征】多年生草本。根状茎短，粗。茎高 20 ～ 50 cm，有 1 ～ 3 条茎，直立，无毛，不分枝。叶互生，狭披针形、椭圆状披针形至卵状倒披针形，长 3.5 ～ 8 cm，宽 1.2 ～ 2 cm，顶端渐尖，基部楔形，边缘有不整齐的锯齿；叶坚实，近革质。聚伞花序有多花，水平分枝，平展，下托以苞叶。萼片 5 枚，线形，肉质，不等长，长 3 ～ 5 mm，顶端钝；花瓣 5 片，黄色，长圆形至椭圆状披针形，长 6 ～ 10 mm，有短尖；雄蕊 10 枚，较花瓣短；鳞片 5 片，近正方形，长 0.3 mm，心皮 5 枚，卵状长圆形，基部合生，腹面凸出，花柱长钻形。蓇葖星芒状排列，长 7 mm；种子椭圆形，长约 1 mm。花期 6 ～ 7 月；果期 8 ～ 9 月。

【生　　境】生于海拔 1000 m 左右的山谷石上。

【分　　布】除西南少数地区外，几遍全国。俄罗斯、蒙古、日本、朝鲜也有分布。

【采集加工】夏秋季采收，将全草晒干。

【性味功能】味甘、微酸，性平。散瘀，止血，宁心安神，解毒。

【主治用法】治吐血，衄血，咯血，便血，尿血，崩漏，紫斑，外伤出血，跌打损伤，心悸，失眠，疮疖痈肿，烫伤，蛇虫咬伤。用量 15 ～ 30 g。外用鲜品捣烂敷患处。

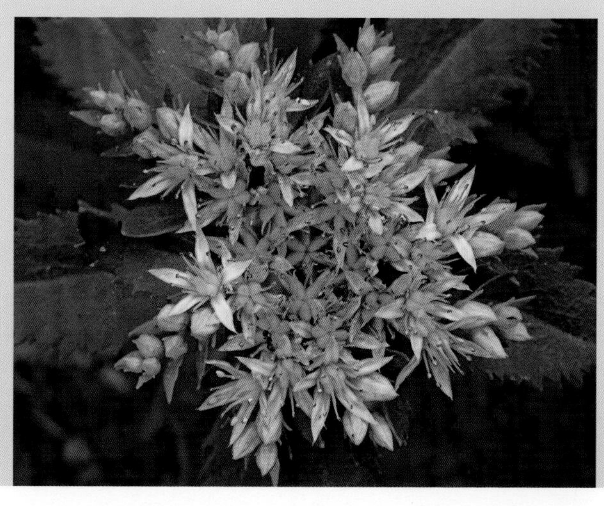

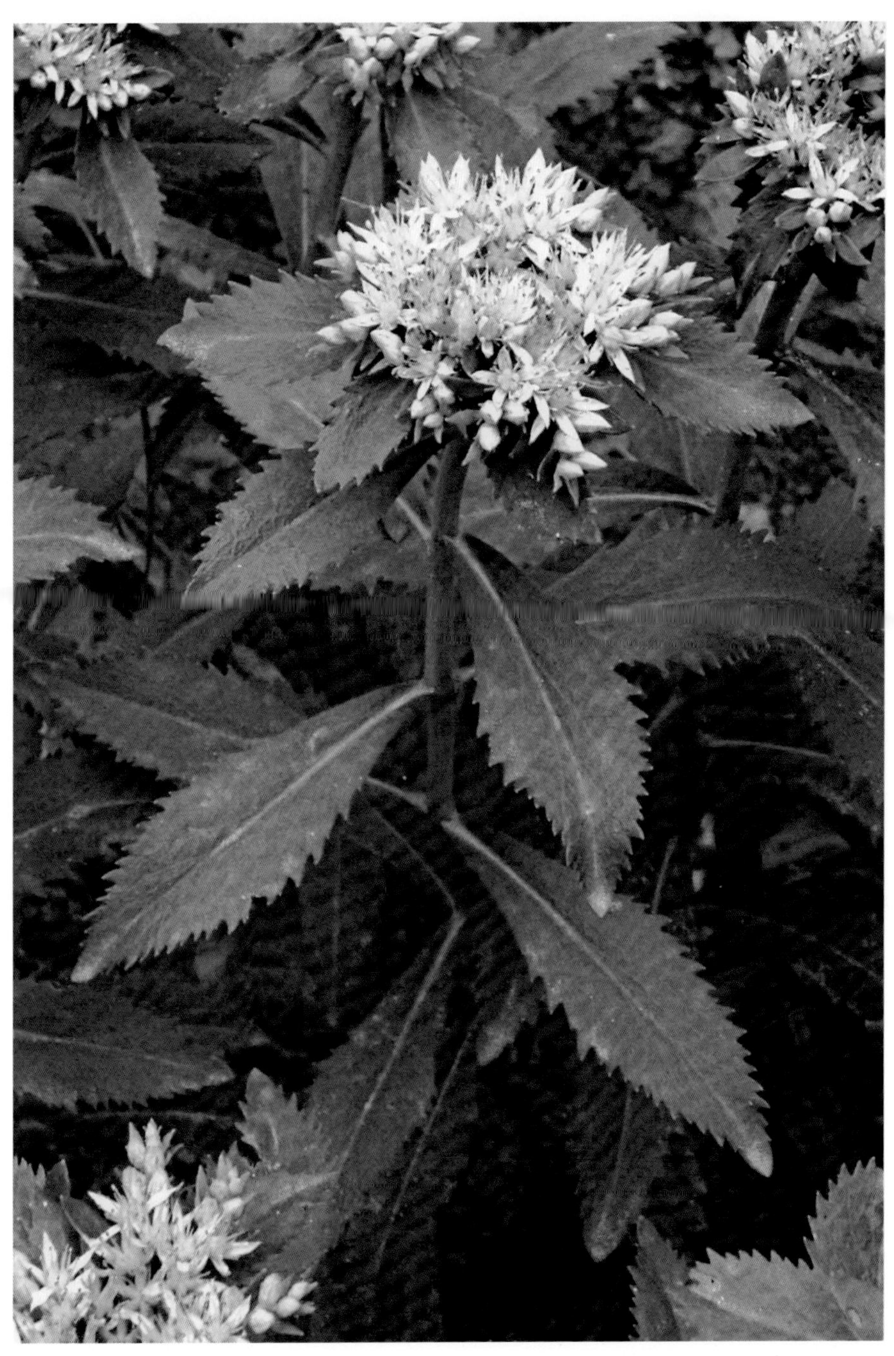

火焰草

Sedum stellariifolium Franch.

【别　　名】繁缕景天、卧儿菜、繁缕叶景天

【基　　原】来源于景天科景天属火焰草 **Sedum stellariifolium** Franch. 的全草入药。

【形态特征】一年生或二年生草本。植株被腺毛。茎直立，有多数斜上的分枝，基部呈木质，高 10 ～ 15 cm，褐色，被腺毛。叶互生，正三角形或三角状宽卵形，长 7 ～ 15 mm，宽 5 ～ 10 mm，顶端急尖，基部宽楔形至截形，入于叶柄，柄长 4 ～ 8 mm，全缘。总状聚伞花序；花顶生，花梗长 5 ～ 10 mm，萼片 5 枚，披针形至长圆形，长 1 ～ 2 mm，顶端渐尖；花瓣 5 片，黄色，披针状长圆形，长 3 ～ 5 mm，顶端渐尖；雄蕊 10 枚，较花瓣短；鳞片 5 片，宽匙形至宽楔形，长 0.3 mm，顶端有微缺；心皮 5 枚，近直立，长圆形，长约 4 mm，花柱短。蓇葖下部合生，上部略叉开；种子长圆状卵形，长 0.3 mm，有纵纹，褐色。花期 6 ～ 8 月；果期 8 ～ 9 月。

【生　　境】生于低山阴湿石上。

【分　　布】辽宁、河北、山西、陕西、甘肃、山东、河南、湖北、湖南、贵州、云南、四川、台湾。

【采集加工】夏秋季采收，将全草晒干。

【性味功能】味微苦，性凉。清热解毒，凉血止血。

【主治用法】治热毒疮疡，乳痈，丹毒，无名肿毒，水火烫伤，咽喉肿痛，牙龈炎，血热吐血，咯血，鼻衄，外伤出血。用量 10 ～ 30 g。外用鲜品捣烂敷患处。

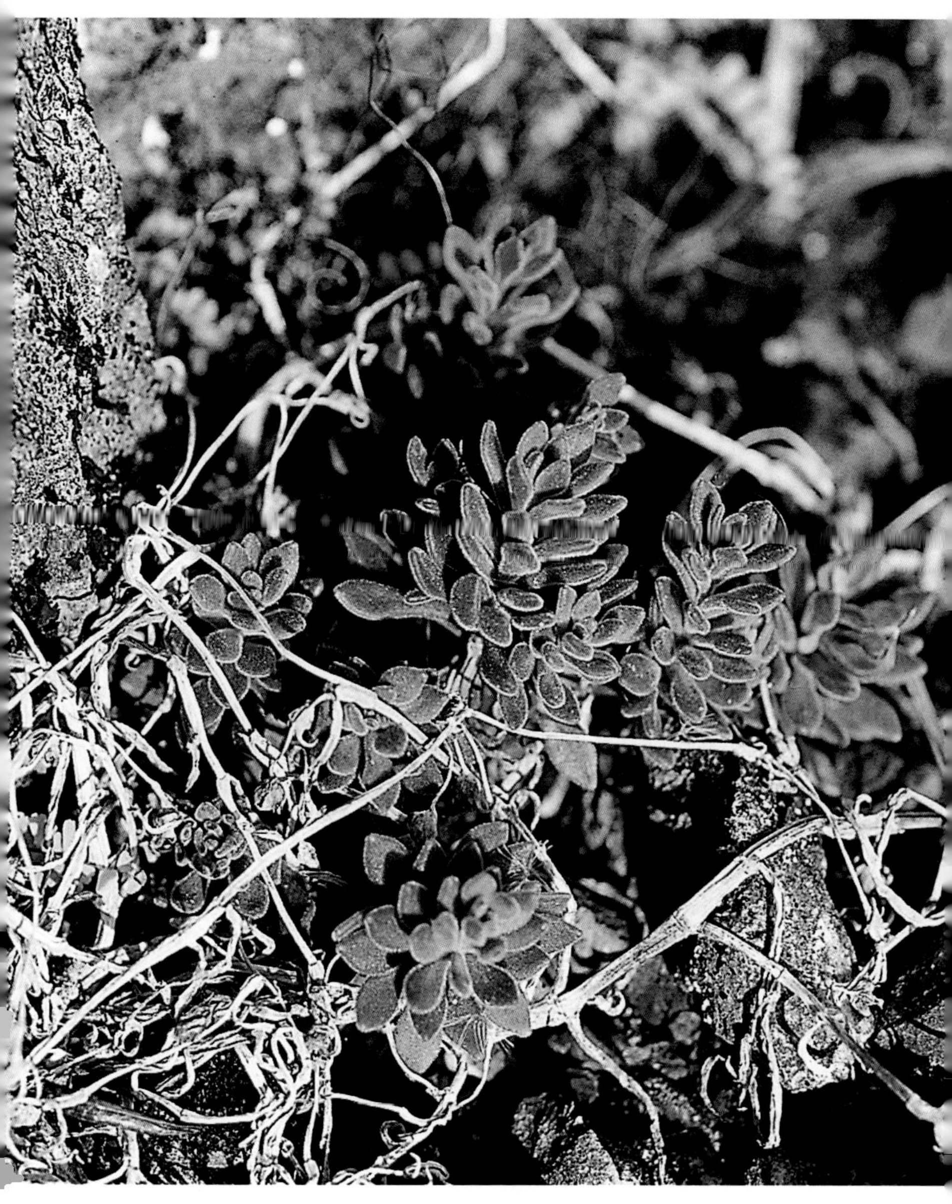

深绿卷柏

Selaginella doederleinii Hieron.

【别　　名】石上柏、地侧柏、棱罗草、地棱罗、多德卷柏

【基　　原】来源于卷柏科卷柏属深绿卷柏 **Selaginella doederleinii** Hieron. 的全草入药。

【形态特征】多年生草本，植株高达 50 cm。主茎直立或斜升，禾秆色，有数棱，多回分枝，较密，分枝处常有长短不一的根托。叶二型，侧叶斜展，长圆形，长 4 ～ 5 mm，宽 1.2 ～ 1.6 mm，顶端钝，基部为不整齐的圆形，外侧全缘，内侧有细齿；中叶直向上，卵状长圆形至长圆形，龙骨状，长 2.2 ～ 2.5 mm，宽 1 ～ 1.2 mm，顶端尖，基部斜心形，边缘有小齿；叶面深绿色，叶背灰绿色。孢子囊穗常 2 个并生于小枝顶端，长 0.8 ～ 2.5 cm，具 4 棱；能育叶卵状三角形，顶端渐尖，中脉隆起，边缘有细齿；孢子囊近球形，大孢子生于囊穗下部，小孢子囊生于囊穗中上部，或有时囊穗全为小孢子囊。

【生　　境】生于海拔 200 ～ 850 m 的山地林下潮湿处。

【分　　布】香港、海南、广东、广西、云南、湖南、江西、浙江、贵州、四川、福建、台湾。越南、日本也有分布。

【采集加工】全年可采，全草晒干备用。

【性味功能】味甘，性平。清热解毒，抗癌，止血。

【主治用法】治癌症，肺炎，急性扁桃体炎，眼结膜炎，乳腺炎。用量 9 ～ 30 g，或鲜品 15 ～ 60 g。

【附　　方】1. 治绒毛膜上皮癌、肺癌、咽喉癌、消化道癌：石上柏片（主治癌片），成人口服每次 7 片，每日 3 次。

2. 治肺炎、急性扁桃体炎、眼结膜炎：石上柏 30 g，加猪瘦肉 30 g，水煎服。

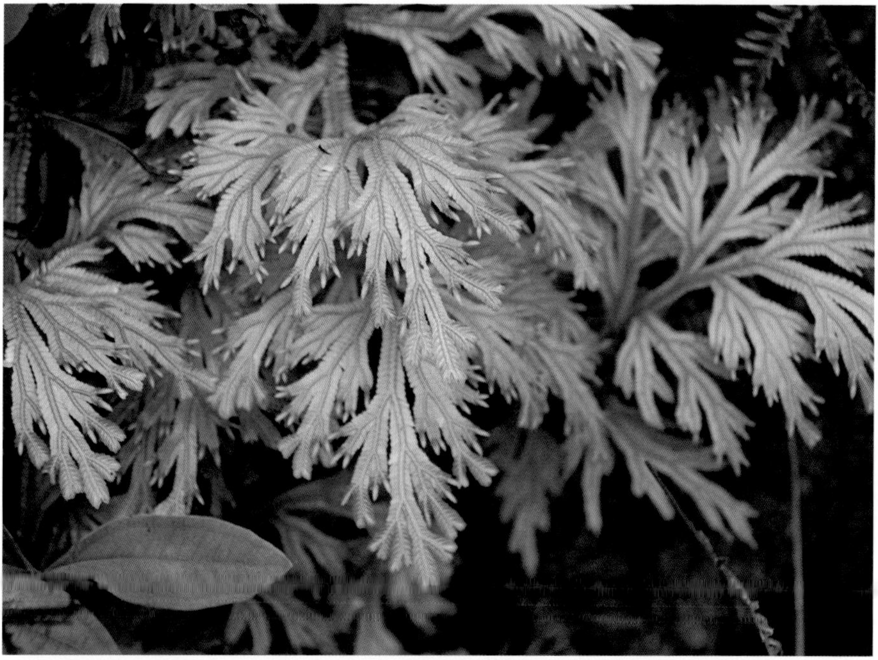

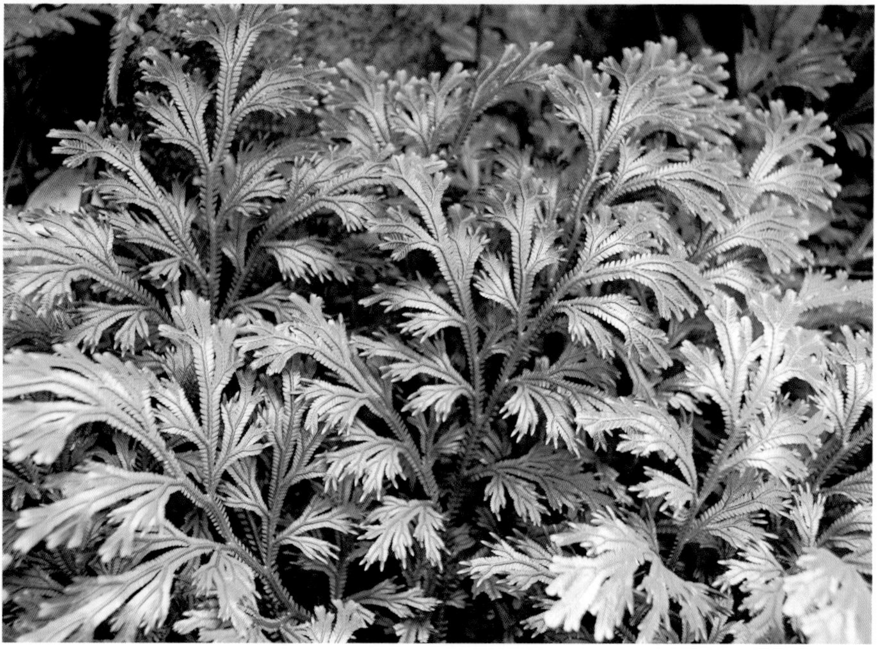

翠云草

Selaginella uncinata (Desv.) Spring

【别　　名】剑柏、蓝地柏、伸脚草、绿绒草、绸草

【基　　原】来源于卷柏科卷柏属翠云草 **Selaginella uncinata** (Desv.) Spring 的全草入药。

【形态特征】多年生草本，茎匍匐，长达 50 cm，禾秆色，有棱，节上生不定根；分枝略斜升，小枝互生，多回分叉。主茎上的叶较大，互生，卵形或卵状椭圆形，顶端短尖，基部近心形；分枝上的叶二型，排成一平面，侧叶长圆形，顶端短尖，基部圆形，中叶卵形或长卵形，顶端长渐尖，基部圆楔形或近心形，全缘，有透明白边；叶薄纸质，叶面碧绿色或碧蓝色，叶背淡绿色，无毛。孢子囊穗四棱形，长 6 ～ 12 mm，孢子叶卵状三角形或卵状披针形，有龙骨状凸起，顶端长渐尖，全缘；孢囊卵形；孢子二型。

【生　　境】生于海拔 300 ～ 800 m 的山地林下潮湿处或阴湿的石灰岩上。

【分　　布】香港、广东、海南、广西、云南、湖南、江西、福建、浙江、贵州、四川、台湾。欧美有栽培。

【采集加工】全年可采，全草晒干备用。

【性味功能】味甘、淡，性凉。清热利湿，止血，止咳。

【主治用法】治急性黄疸型传染性肝炎，胆囊炎，肠炎，痢疾，肾炎水肿，泌尿系感染，风湿关节痛，肺结核咯血；外用治疖肿，烧、烫伤，外伤出血，跌打损伤。用量 15 ～ 30 g；外用鲜全草捣烂敷，或全草晒干研粉外敷患处。

【附　　方】1. 治烧、烫伤：翠云草晒干研粉，加油桐花（或叶），捣烂敷患处。

2. 治急、慢性肾炎：翠云草 30 g，加水适量煎至 300 ml，每次 150 ml，每日 2 次。

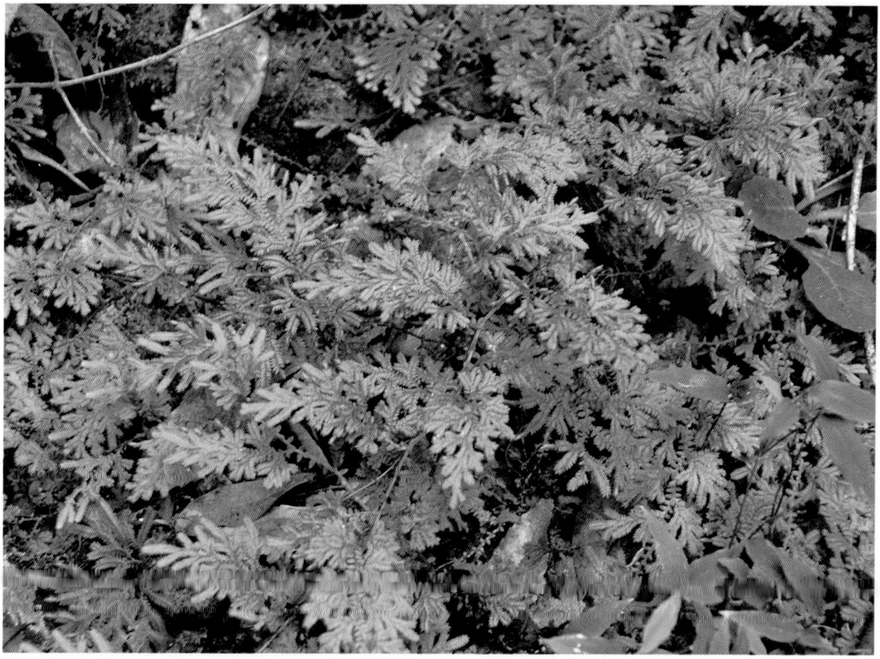

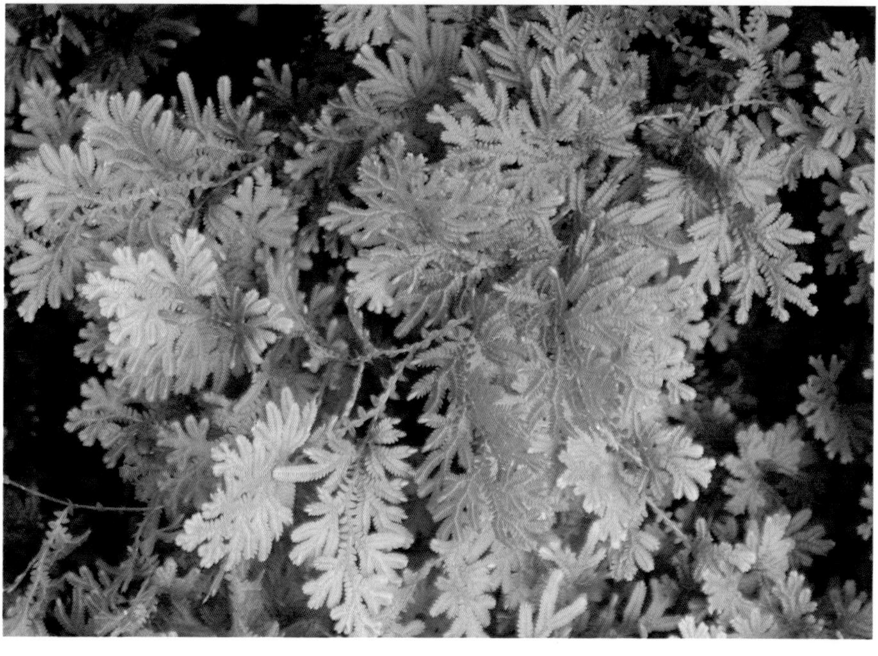

皱叶狗尾草

Setaria plicata (Lam.) T. Cooke.

【别　　名】风打草

【基　　原】来源于禾本科狗尾草属皱叶狗尾草 **Setaria plicata** (Lam.) T. Cooke. 的全草入药。

【形态特征】多年生草本。秆通常瘦弱，直立或基部倾斜，高 45 ～ 130 cm，无毛或疏生毛；节和叶鞘与叶片交接处常具白色短毛。叶鞘背脉常呈脊，密或疏生较细疣毛或短毛，毛易脱落，边缘常密生纤毛或基部叶鞘边缘无毛而近膜质；叶片质薄，椭圆状披针形或线状披针形，长 4 ～ 43 cm，宽 0.5 ～ 3 cm，顶端渐尖，基部渐狭呈柄状，具较浅的纵向皱折，两面或一面具疏疣毛，或具极短毛而粗糙，或光滑无毛，边缘无毛。圆锥花序狭长圆形或线形，长 15 ～ 33 cm，分枝斜向上升，长 1 ～ 13 cm，主轴具棱角，有极细短毛而粗糙；小穗着生小枝一侧，卵状披针形，绿色或微紫色，长 3 ～ 4 mm，部分小穗下托以 1 枚细的刚毛，长 1 ～ 2 cm 或有时不显著；颖薄纸质，第一颖宽卵形，顶端钝圆，边缘膜质，长为小穗的 1/4 ～ 1/3，具 3(5) 脉，第二颖长为小穗的 3/4 ～ 1/2，顶端钝或尖，具 5 ～ 7 脉；第一小花通常中性或具 3 雄蕊，第一外稃与小穗等长或稍长，具 5 脉，内稃膜质，狭短或稍狭于外稃，边缘稍内卷，具 2 脉；第二小花两性，第二外稃等长；短于第一外稃，具明显的横皱纹；鳞被 2；花柱基部联合。颖果狭长卵形，顶端具硬而小的尖头。花、果期 6 ～ 10 月。

【生　　境】生于山坡林下、沟谷地阴湿处或路边杂草地上。

【分　　布】湖北、湖南、安徽、浙江、江苏、江西、广东、香港、福建、台湾、广西、云南、贵州、四川。印度、尼泊尔、斯里兰卡、马来西亚、马来群岛、毛里求斯、日本也有分布。

【采集加工】夏秋季采收，将全草晒干。

【性味功能】味淡，性平。解毒，杀虫。

【主治用法】治疥癣，丹毒，疮疡。用量 15 ～ 30 g。外用鲜品捣烂敷患处。

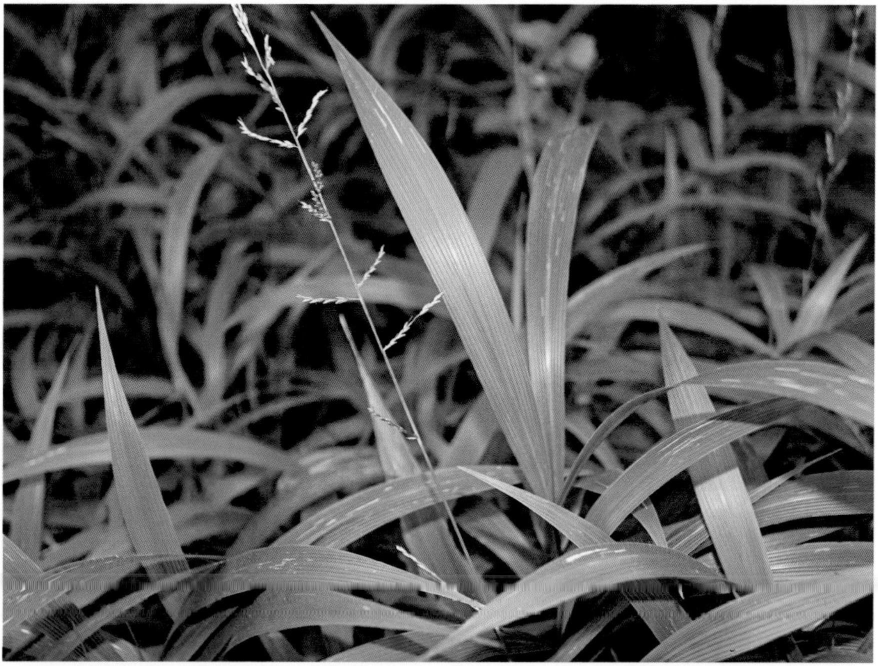

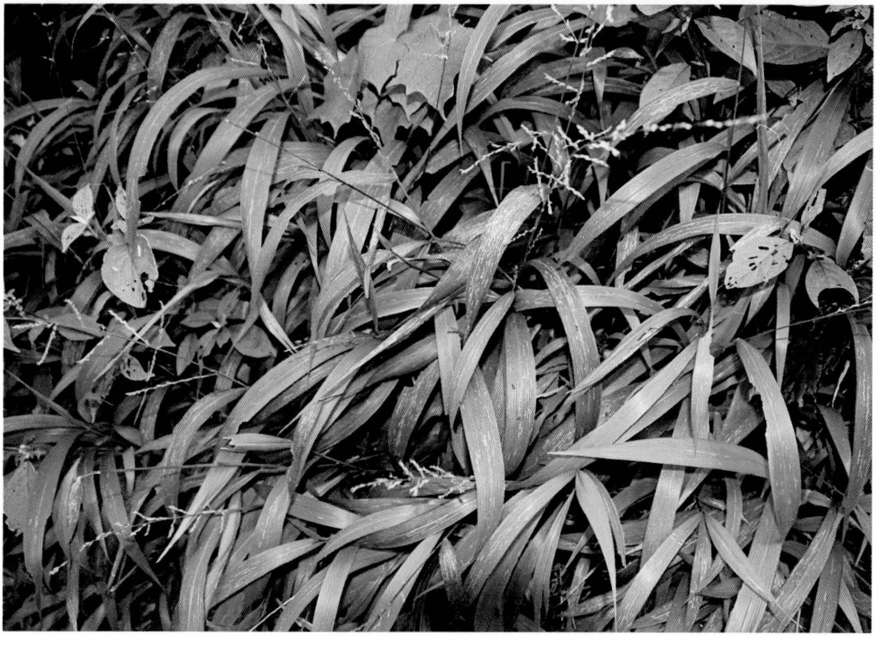

桤叶黄花稔

Sida alnifolia Linn.

【别　　名】小叶黄花稔、小柴胡、地马桩、地膏药

【基　　原】来源于锦葵科黄花稔属桤叶黄花稔 **Sida alnifolia** Linn. [*S. retusa* Linn.] 的全株入药。

【形态特征】直立亚灌木或灌木，高 1 ～ 2 m，小枝细瘦，被星状柔毛。叶倒卵形、卵形、卵状披针形至近圆形，长 2 ～ 5 cm，宽 8 ～ 30 mm，顶端尖或圆，基部圆形至楔形，边缘具锯齿，叶面被星状柔毛，背面密被星状长柔毛，叶柄长 2 ～ 8 mm，被星状柔毛；托叶钻形，常短于叶柄。花单生于叶腋，花梗长 1 ～ 3 cm，中部以上具节，密被星状茸毛；萼杯状，长 6 ～ 8 mm，被星状茸毛，裂片 5 枚，三角形；花黄色，直径约 1 cm，花瓣倒卵形，长约 1 cm；雄蕊柱长 4 ～ 5 mm，被长硬毛。果近球形，分果爿 6 ～ 8 枚，长约 3 mm，具 2 芒，被长柔毛。花期 7 ～ 12 月。

【生　　境】生于村边、路旁及旷野草地上。

【分　　布】海南、广东、广西、云南、贵州。印度、越南也有分布。

【采集加工】夏秋季采收，将全株晒干。

【性味功能】味苦、辛，性微寒。清热利湿，散瘀消肿，排脓生肌。

【主治用法】治感冒，胃痛，痢疾，扁桃体炎，肠炎，黄疸；外敷治红肿疮毒、疔疮。用量 10 ～ 15 g。

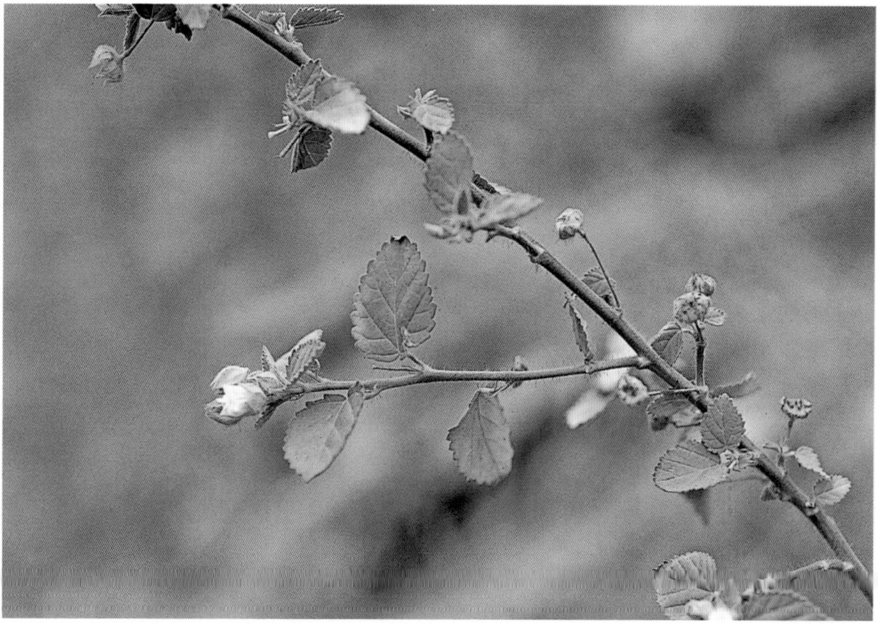

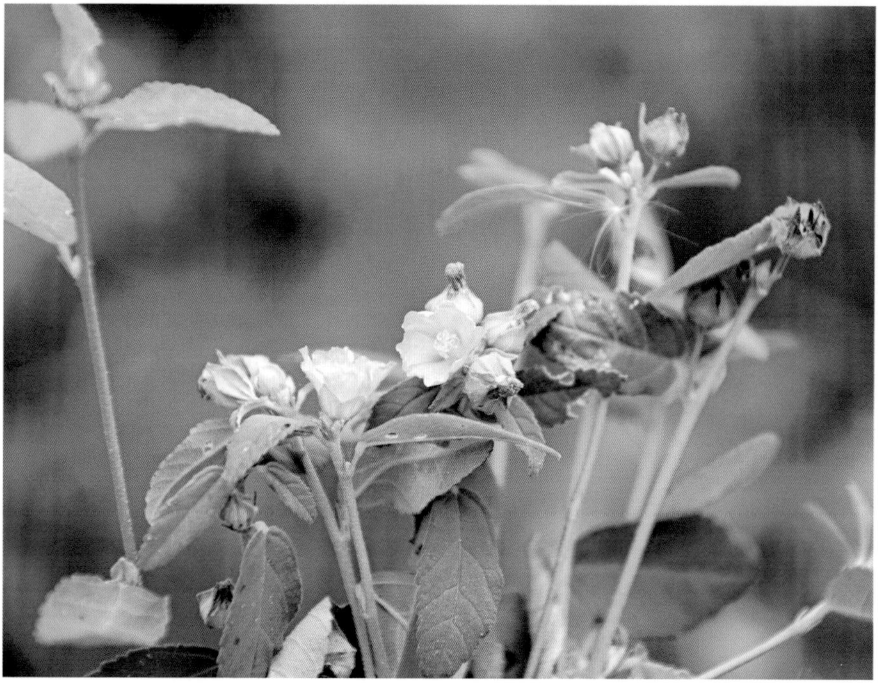

黏毛黄花稔

Sida mysorensis Herb. Madr. ex Wight & Arn.

【基　　原】来源于锦葵科黄花稔属黏毛黄花稔 **Sida mysorensis** Herb. Madr. ex Wight & Arn. 的全株入药。

【形态特征】直立草本或亚灌木状，高达 1 m，茎枝被黏质的星状腺毛和长柔毛。叶卵心形，长 3 ~ 6 cm，宽 25 ~ 45 mm，顶端渐尖，基部心形，边缘具钝齿，两面均被黏质星状柔毛；叶柄长 1 ~ 3 cm，被长柔毛；托叶线形，长约 5 mm。花单生或成对，或几朵簇生于短枝上腋生，而排列成具叶的圆锥花序，花梗纤弱，长 2 ~ 6 mm，近中部具节；萼绿色，疏被长毛；花黄色，直径约 1 cm，雄蕊柱被长硬毛。蒴果近球形，直径 3 ~ 4 mm，分果爿 5 枚，卵状三角形，长约 2.5 mm，顶端无芒，具短尖头，包藏于宿萼内；种子卵形，无毛。花期冬春季。

【生　　境】多生于荒地、草坡、村边、路旁或旷地上。

【分　　布】海南、广东、台湾、广西、云南、贵州。越南、老挝、柬埔寨、印度、印度尼西亚和菲律宾也有分布。

【采集加工】夏秋季采收，将全株晒干。

【性味功能】味甘、微辛，性平，气香。清肺止咳，散瘀消肿。

【主治用法】治支气管炎，乳腺炎，痈疮肿毒，阑尾炎。用量 10 ~ 15 g。

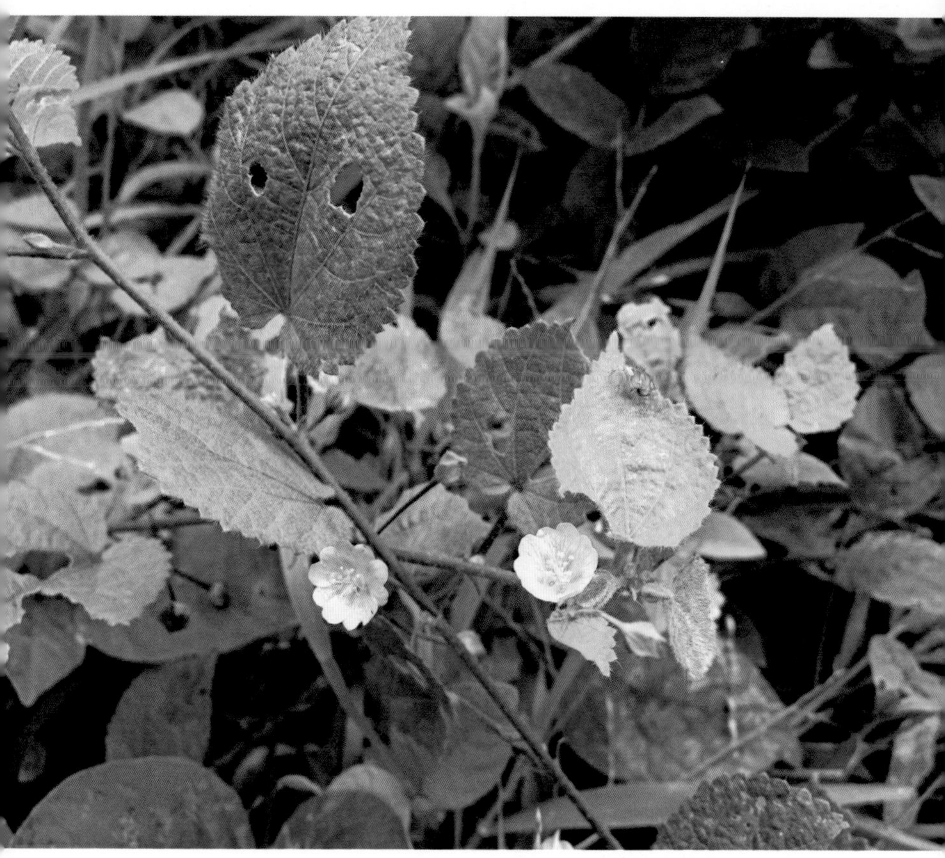

红血藤

Spatholobus sinensis Chun et T. Chen

【别　　名】华密花豆、血格龙

【基　　原】来源于蝶形花科密花豆属红血藤 **Spatholobus sinensis** Chun et T. Chen 的根和茎入药。

【形态特征】攀援藤本。3 复叶，小叶革质，近同形，长圆状椭圆形，顶生的长 5 ～ 9.5 cm，宽 2 ～ 4 cm，侧生的略小，顶端突然收缩成一短而略钝的尖头，基部钝圆，叶面光亮无毛，背面被疏微毛；中脉粗壮，上面凹入，下面隆起，密被棕色糙伏毛，侧脉和小脉纤细，两面微凸；小叶柄膨大，密被糙伏毛；小托叶钻形，长 3 ～ 5 mm，宿存。圆锥花序通常腋生，长 5 ～ 10 cm，密被棕褐色糙伏毛，苞片和小苞片钻状，长约 1 mm；花萼钟状，长约 4 mm，与花梗近等长，两面密被糙伏毛，裂齿卵形，长 1.5 ～ 2 mm，约与萼管等长，上面 2 齿多少合生；花瓣紫红色，旗瓣扁圆形，长 5 ～ 5.5 mm，宽 6 ～ 6.5 mm，顶端深凹入，瓣柄长约 2 mm；翼瓣倒卵状长圆形，长约 5 mm，基部一侧具短尖耳垂，瓣柄长约 2.5 mm；龙骨瓣镰状，长圆形，长约 3.5 mm，顶端圆，基部截平，无耳，瓣柄长约 2.5 mm；花药近球形，大小均一，黄色；子房无柄，沿腹缝线密被糙伏毛，其余被疏长毛或近无毛。荚果斜长圆形，长 6 ～ 9 cm，中部以下宽 2 ～ 2.5 cm，上部较狭，被棕色长柔毛，喙部及二缝线上的毛更密，无果颈或具 1 ～ 3 mm 长的短果颈；种子长圆形，长约 1.5 cm，宽约 8 mm，黑色，无光泽。花期 6 ～ 7 月；果期翌年 1 月。

【生　　境】生于低海拔山谷密林中较阴湿的地方。

【分　　布】海南、广东和广西。

【采集加工】夏秋季采收，根和茎切片晒干。

【性味功能】味甘、辛，性温。活血止痛，祛风去湿，舒筋活络。

【主治用法】治风湿痹痛，血虚经闭，月经不调，痛经，跌打损伤，肢体麻木，腰膝酸痛。用量 9 ～ 15 g。

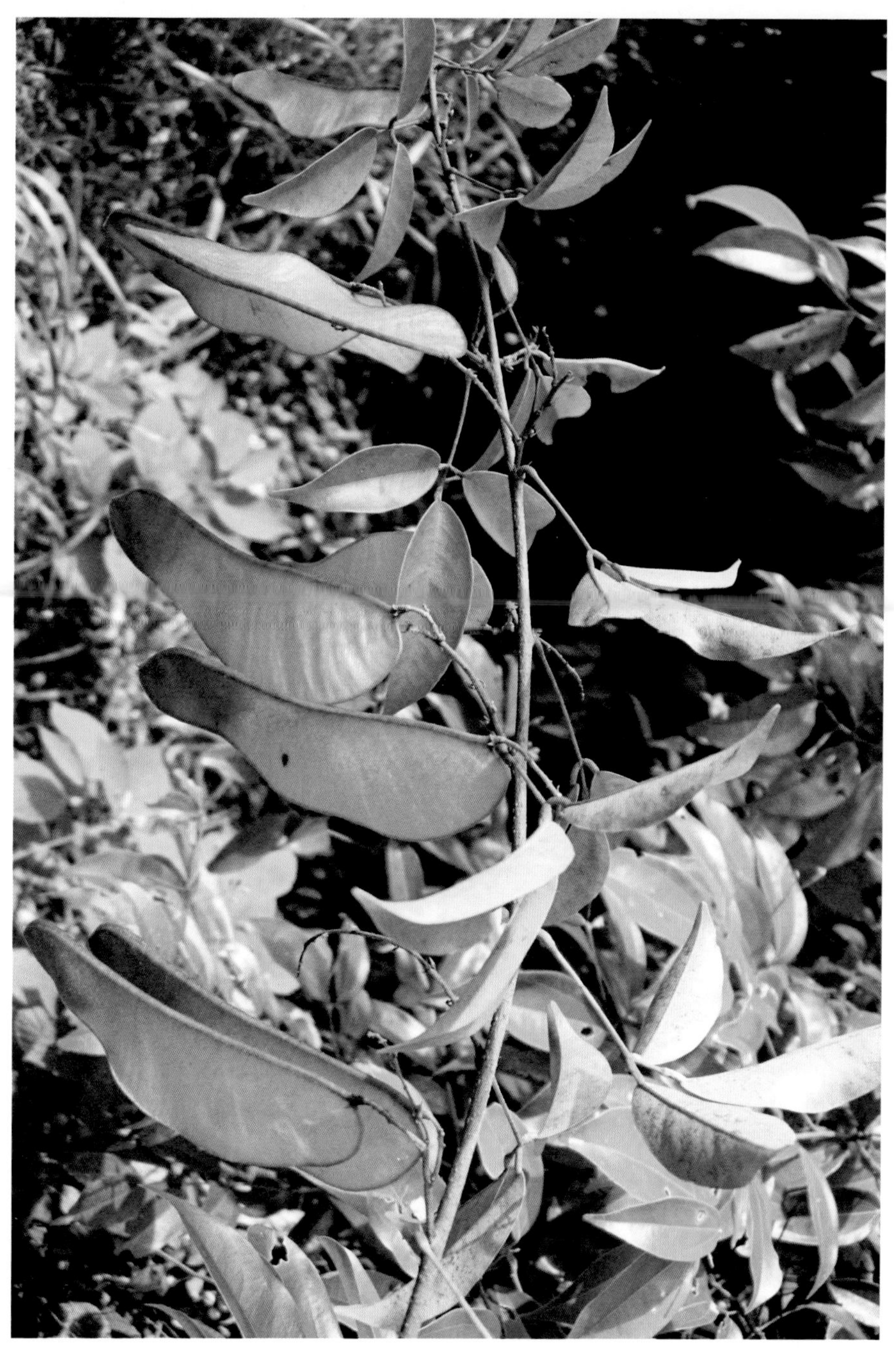

戴星草

Sphaeranthus africanus Linn.

【别　　名】翅株菊、荔枝草

【基　　原】来源于菊科戴星草属戴星草 **Sphaeranthus africanus** Linn. 的全草入药。

【形态特征】芳香草本。茎直立或斜升，高 20 ～ 60 cm，基部直径约 4 mm，多分枝，分枝叉开或平展，无毛或被疏短柔毛，节间长 6 ～ 12 mm，茎与枝均有全缘、具疏点状细齿或小尖头的阔翅。茎下部叶狭倒卵形、倒卵形或椭圆形，长 4.5 ～ 9 cm，宽 2 ～ 3.2 cm，基部渐狭，沿茎下延成阔翅，边缘有疏离细齿，顶端钝、浑圆或稀有近短尖，两面被疏短柔毛或有时脱毛，中脉在下面微凸起，侧脉约 5 对，不明显；中部叶倒披针形或狭倒披针形，稀椭圆形，长 2 ～ 4 cm，宽 0.6 ～ 2 cm，向上叶渐小。复头状花序椭圆状至球状，长 7 ～ 15 mm，直径 7 ～ 12 mm，浅白色或绿色，单生于枝顶；头状花序极多数；总苞片 2 层，6 ～ 9 个，外层长圆状披针形，长 3 ～ 3.5 mm，顶端细尖，背面常有腺点，内层较狭，倒卵状匙形或匙状长圆形，长约 3.5 mm，顶端浑圆或截平，通常啮齿状，无毛；雌花 20 ～ 22 个，长约 3 mm，花细管状。两性花 1 个或 2 ～ 3 个，长 3 ～ 3.5 mm，花冠钟状，有腺点，檐部 5 裂。瘦果圆柱形，有 4 棱，长 0.8 ～ 1 mm，被短柔毛。花期 12 月至翌年 5 月。

【生　　境】生于河边、村旁、旷野草地上。

【分　　布】台湾、广东、广西、云南。亚洲热带地区、非洲、澳大利亚也有分布。

【采集加工】夏秋季采收，将全草晒干。

【性味功能】味苦，性凉。健胃，利尿，止痛。

【主治用法】治消化不良，胃痛，小便不利。用量 10 ～ 15 g。

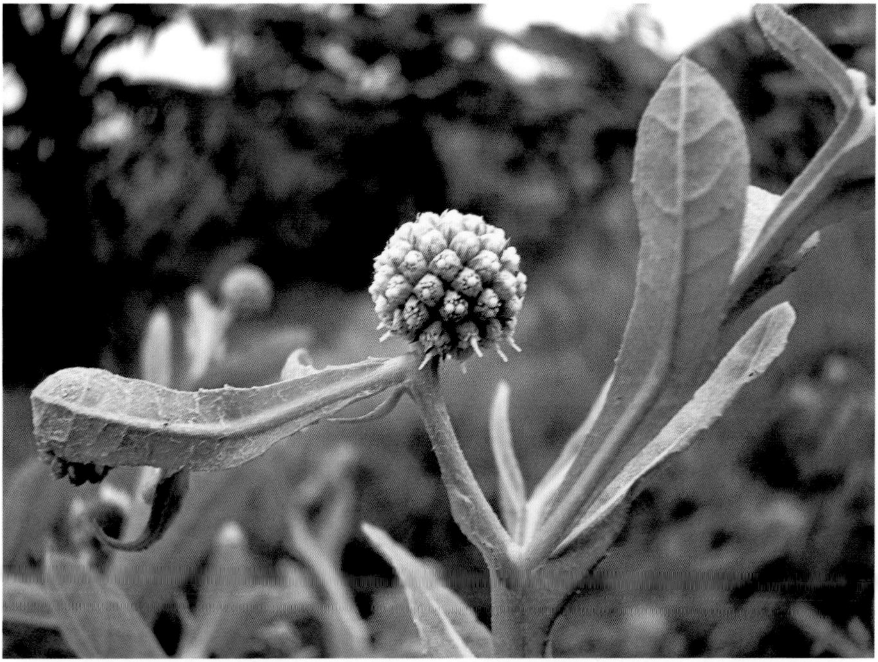

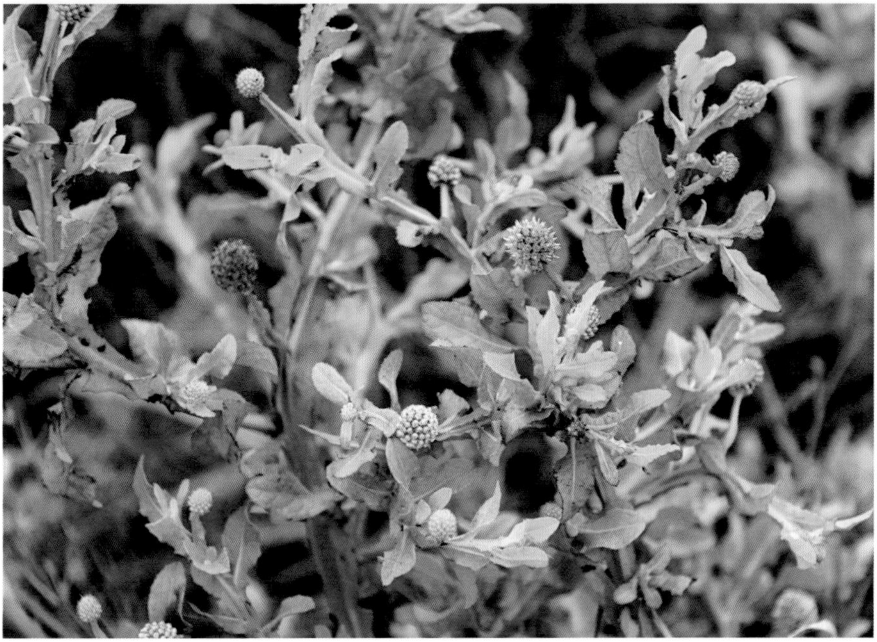

钝叶草

Stenotaphrum helferii Munro ex Hook. f.

【别　　名】金钱钝叶草

【基　　原】来源于禾本科钝叶草属钝叶草 **Stenotaphrum helferii** Munro ex Hook. f. 的全草入药。

【形态特征】多年生草本。秆下部匍匐，于节处生根，向上抽出高 10 ～ 40 cm 的直立花枝。叶鞘松弛，通常长于节间，压扁而于背部具脊，常仅包节间下部，平滑无毛；叶舌极短，顶端有白色短纤毛；叶片带状，长 5 ～ 17 cm，宽 5 ～ 11 mm，顶端微钝，具短尖头，基部截平或近圆形，两面无毛，边缘粗糙。花序主轴扁平呈叶状，具翼，长 10 ～ 15 cm，宽 3 ～ 5 mm，边缘微粗糙；穗状花序嵌生于主轴的凹穴内，长 7 ～ 18 mm，穗轴三棱形，边缘粗糙，顶端延伸于顶生小穗之上而成一小尖头；小穗互生，卵状披针形，长 4 ～ 4.5 mm，含 2 小花而仅第二小花结实；颖顶端尖，脉间有小横脉，第一颖阔卵形，长为小穗的 1/2 ～ 2/3，具 (3)5 ～ 7 脉，第二颖约与小穗等长，具 9 ～ 11 脉；第一小花雄性；第一外稃与小穗等长，具 7 脉，内稃厚膜质，略短于外稃，具 2 脉；第 2 外稃革质，有被微毛的小尖头，边缘包卷内稃。花、果期秋季。

【生　　境】生于湿润草地、林缘或疏林中。

【分　　布】海南、广东、香港、广西、云南。缅甸、马来西亚等亚洲热带地区也有分布。

【采集加工】夏秋季采收，将全草晒干。

【性味功能】味甘、微苦，性平。催生助产。

【主治用法】治难产、胎盘滞留。用量 10 ～ 30 g。

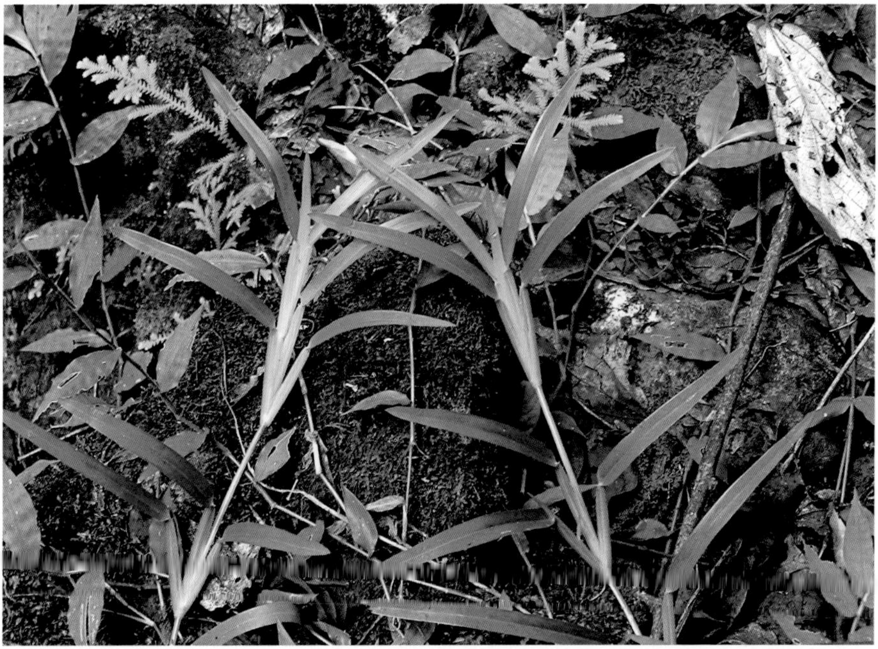

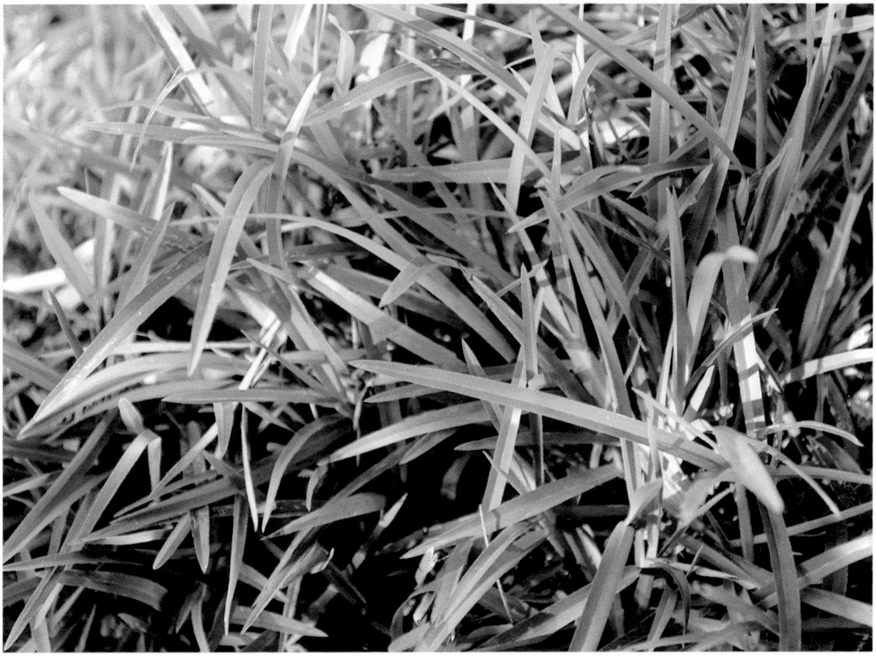

海南地不容

Stephania hainanensis H. S. Lo et Y. Tsoong

【基　　原】来源于防已科千金藤属海南地不容 **Stephania hainanensis** H. S. Lo et Y. Tsoong 的块茎入药。

【形态特征】藤本，老枝稍木质化，枝、叶含淡黄色或白色液汁，全株无毛；枝粗壮，有直沟槽。叶薄纸质，三角状圆形，长和宽均为 10 ～ 16 cm，有时较小，顶端短渐尖，基部圆至近截平，边浅波状，或疏生角状粗齿，或近全缘；掌状脉通常 10 ～ 11 条，3 条向上，2 条近平伸，5 ～ 6 条向下，网状小脉上有清晰的小乳突；叶柄粗壮，通常与叶近等长或稍短。雄花序为复伞形聚伞花序，常几个生于一腋生、无叶、屈曲的短枝上，总梗长 3 ～ 7 cm，伞梗 3 ～ 5 个，长 2 ～ 4.5 cm，小聚伞花序有花 3 ～ 5 朵；小苞片狭披针形；花梗长 1 ～ 3 mm；雄花：萼片黄绿色，通常 6 片，稀 8 片，外轮匙状楔形，长 2.5 mm，内轮稍阔；花瓣 3 片，稀 4 片，橙黄色，长 1.5 ～ 2 mm，宽 2 ～ 2.5 mm，其中 1 片常深凹；聚药雄蕊柱长约 1 mm；雌花序紧密呈头状，总梗长 2.5 ～ 5 cm，上端明显膨大；雌花：花被左右对称；萼片 1 枚，近卵形，长约 0.4 mm；花瓣 2 片，肉质，阔卵形至贝壳状，比萼片稍大。核果红色，阔倒卵圆形，果梗稍肉质；果核长约 1 cm，宽约 8 mm，背部有 4 行钩刺状雕纹，每行约 20 颗；胎座迹穿孔。花期 3 ～ 5 月。

【生　　境】生于山谷疏林、灌丛、旷野。

【分　　布】江西、福建、湖北、湖南、海南、广西、贵州、云南、四川。

【采集加工】秋冬季采收块茎切片晒干。

【性味功能】味苦，性寒。健胃止痛，消肿解毒。

【主治用法】治胃及十二指肠溃疡，跌打肿痛，神经痛，牙痛，急性胃肠炎，菌痢，上呼吸道感染。用量 3 ～ 9 g。

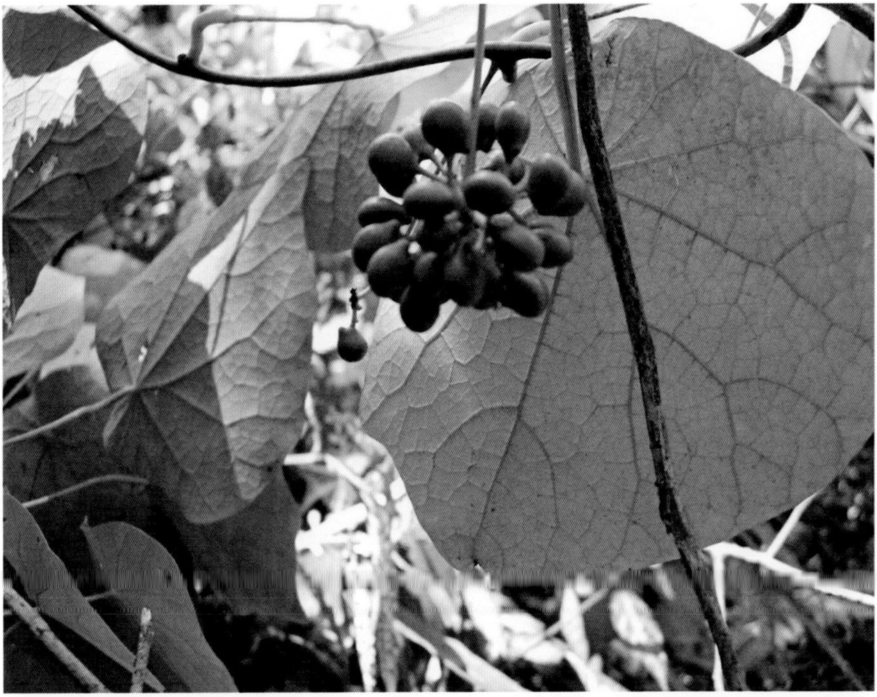

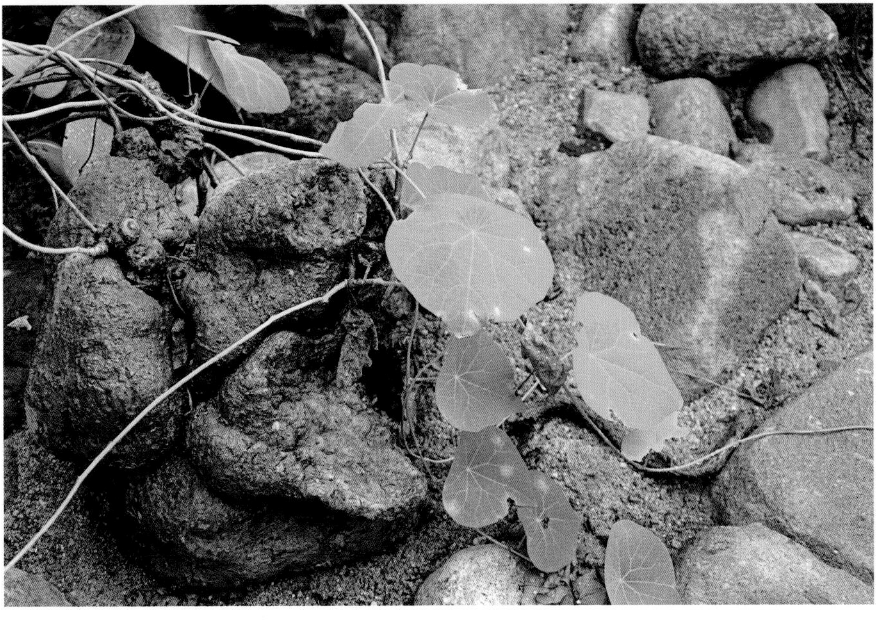

马钱子

Strychnos nux-vomica Linn.

【别　　名】番木鳖、苦实把豆儿、火失刻把都、苦实

【基　　原】来源于马钱科马钱属马钱子 **Strychnos nux-vomica** Linn. 的种子入药。

【形态特征】乔木，高 5 ～ 25 m。枝条幼时被微毛，老枝被毛脱落。叶片纸质，近圆形、宽椭圆形至卵形，长 5 ～ 18 cm，宽 4 ～ 13 cm，顶端短渐尖或急尖，基部圆形，有时浅心形，叶面无毛；基出脉 3 ～ 5 条，具网状横脉；叶柄长 5 ～ 12 mm。圆锥状聚伞花序腋生，长 3 ～ 6 cm；花序梗和花梗被微毛；苞片小，被短柔毛；花 5 数；花萼裂片卵形，外面密被短柔毛；花冠绿白色，后变白色，长 13 mm，花冠管比花冠裂片长，外面无毛，内面仅花冠管内壁基部被长柔毛，花冠裂片卵状披针形，长约 3 mm；雄蕊着生于花冠管喉部，花药椭圆形，长 1.7 mm，伸出花冠管喉部之外，花丝极短；雌蕊长 9.5 ～ 12 mm，子房卵形，无毛，花柱圆柱形，长达 11 mm，无毛，柱头头状。浆果圆球状，直径 2 ～ 4 cm，成熟时橘黄色，内有种子 1 ～ 4 颗；种子扁圆盘状，宽 2 ～ 4 cm，表面灰黄色，密被银色茸毛。花期春夏季两季；果期 8 月至翌年 1 月。

【生　　境】栽培。

【分　　布】台湾、福建、广东、海南、广西和云南南部等地有栽培。原产印度、斯里兰卡、缅甸、泰国、越南、老挝、柬埔寨、马来西亚、印度尼西亚和菲律宾。

【采集加工】秋季采收种子晒干。

【性味功能】味苦，性寒，有大毒。祛风散结，消肿止痛。

【主治用法】治咽肿痛，风湿痹痛，肿瘤痞块，痈疽恶疮，跌打损伤，骨折。用量：0.3 ～ 0.6 g，炮制后入丸散用。孕妇禁用；不宜多服、久服及生用；有毒成分能经皮肤吸收，外用时不能大面积涂敷。

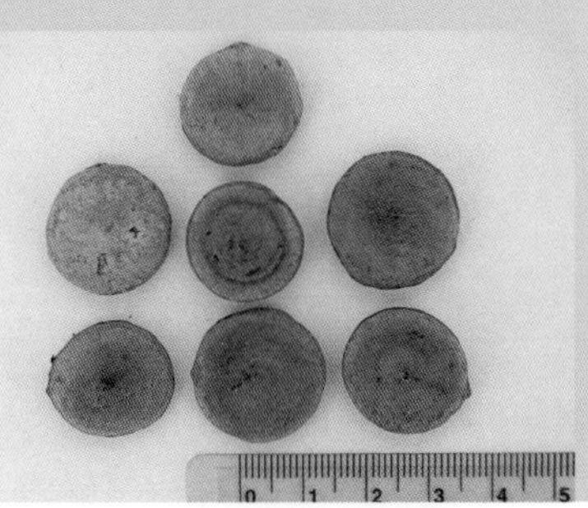

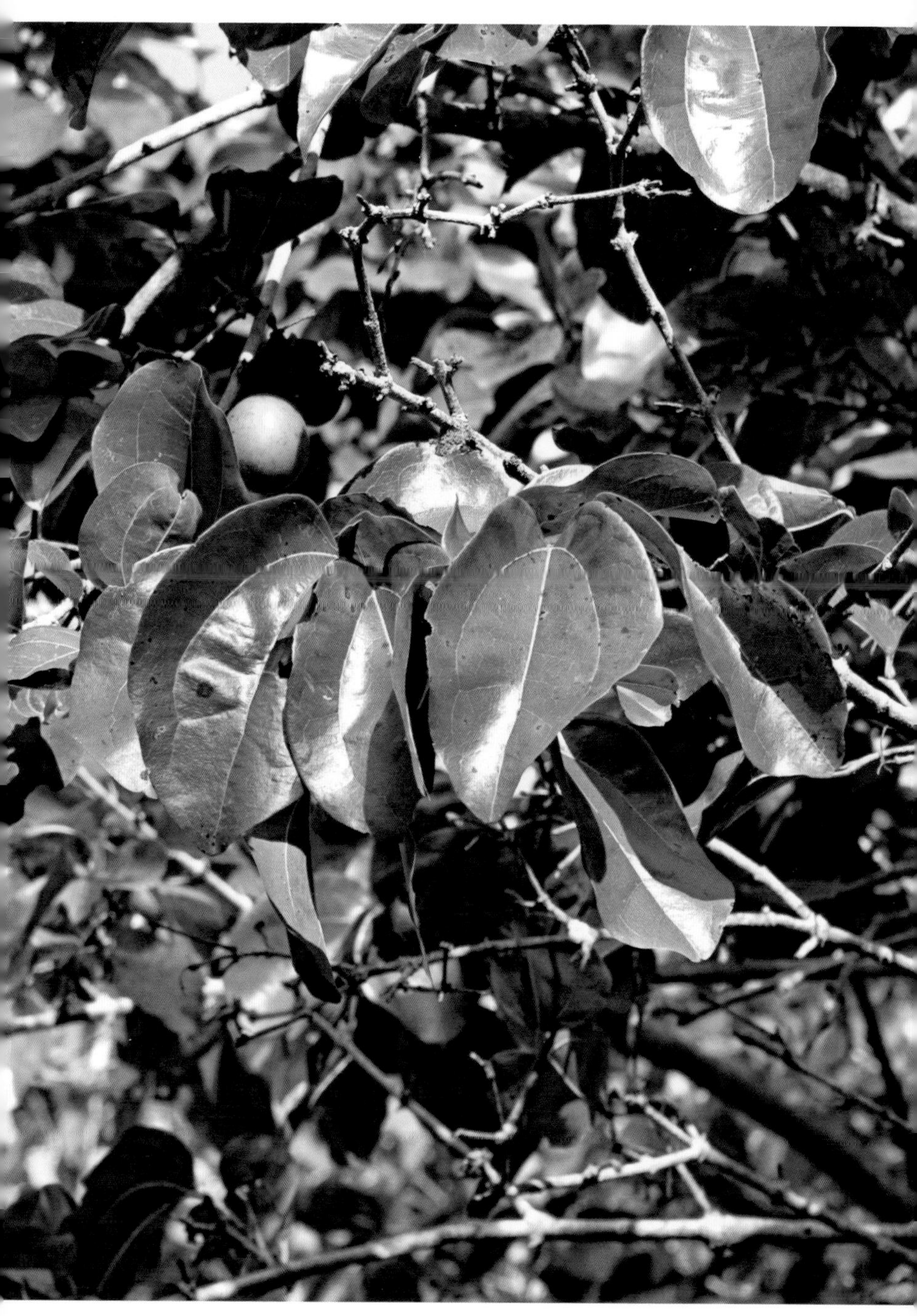

丁子香

Syzygium aromaticum (Linn.) Merr. et Perry

【别　　名】丁香

【基　　原】来源于桃金娘科蒲桃属丁子香 **Syzygium aromaticum** (Linn.) Merr. et Perry 的花蕾入药。

【形态特征】常绿乔木，高达 10 m。树皮黄褐色。单叶，叶对生；叶柄明显；叶片长方卵形或长方倒卵形，长 5 ～ 10 cm，宽 2.5 ～ 5 cm，顶端渐尖或急尖，基部狭窄常下展成柄，全缘，革质，密布油腺。花芳香，成顶生聚伞圆锥花序，花直径约 6 mm；花萼肥厚，筒状，绿色后转紫色，长管状，顶端 4 裂，裂片三角形；花冠白色，稍带淡紫，短管状，4 裂，花芳香，雄蕊多数，花药纵裂；子房下位，与萼管合生，花柱粗厚，柱头不明显。浆果红棕色，长方椭圆形，稍有光泽，长 1 ～ 1.5 cm，直径 5 ～ 8 mm，顶端宿存萼片；种子长方形，卵状椭圆形。花期 3 ～ 6 月；果期 6 ～ 9 月。

【生　　境】栽培。

【分　　布】华南地区有栽培。原产马鲁古群岛。

【采集加工】于 5 ～ 6 月采收花蕾晒干。

【性味功能】味辛，性温，芳香。暖胃降逆，壮阳健肾。

【主治用法】治脾胃虚寒，呃逆，呕吐，心腹冷痛，痢疾，痃癖，疝气。用量 1.5 ～ 3 g。

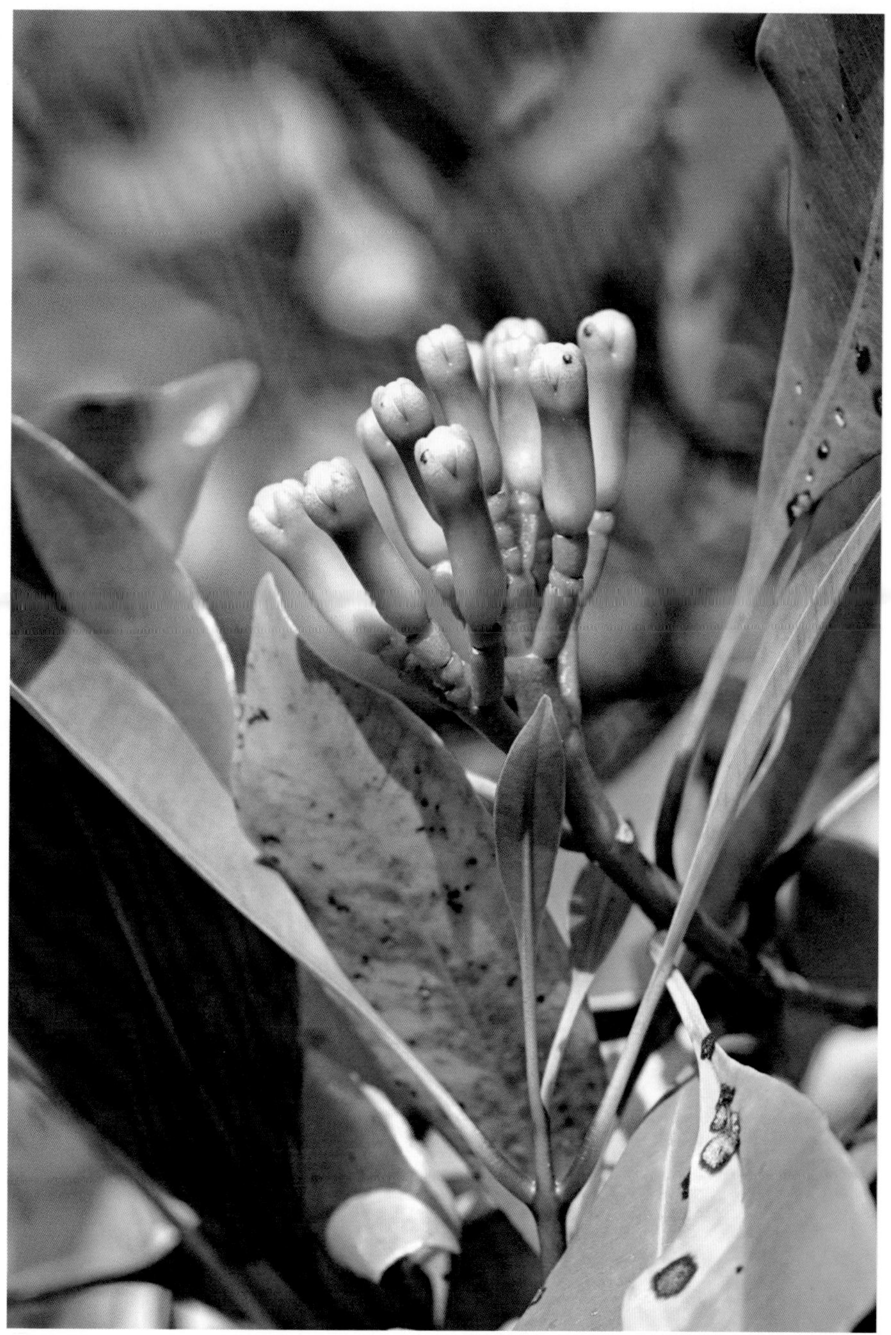

四角蒲桃

Syzygium tetragonum Wall. ex Wight

【别　　名】棱翅蒲桃

【基　　原】来源于桃金娘科蒲桃属四角蒲桃 **Syzygium tetragonum** Wall. ex Wight [*S. nienkui* Merr. et Perry] 的根皮入药。

【形态特征】乔木，高 20 m；嫩枝粗大，四角形，有明显的棱。叶片革质，椭圆形或倒卵形，长 12 ～ 18 cm，宽 6 ～ 8 cm，顶端圆或钝，而有一个长约 1 cm 的尖头，基部阔楔形或圆形，叶面干后暗褐色，无光泽，背面稍淡，侧脉 9 ～ 13 对，脉间相隔 7 ～ 10 mm，边脉离边缘 2 ～ 3 mm，网脉明显；叶柄长 1 ～ 1.6 cm，粗壮。聚伞花序组成圆锥花序，生于无叶的枝上，长 3 ～ 5 cm；花无梗；花蕾长 6 ～ 7 mm；萼管短，倒圆锥形，萼齿钝而短；花瓣连合成帽状；雄蕊长 3 mm。果实球形，直径约 1 cm。花期 7 ～ 8 月。

【生　　境】生于中海拔的山谷或溪边。

【分　　布】海南、广东、广西和云南。

【采集加工】秋季采收，将根皮晒干。

【性味功能】味辛、苦，性微温。祛风除湿，消肿止痛。

【主治用法】治跌打肿痛、风湿性关节炎。用量 6 ～ 15 g。

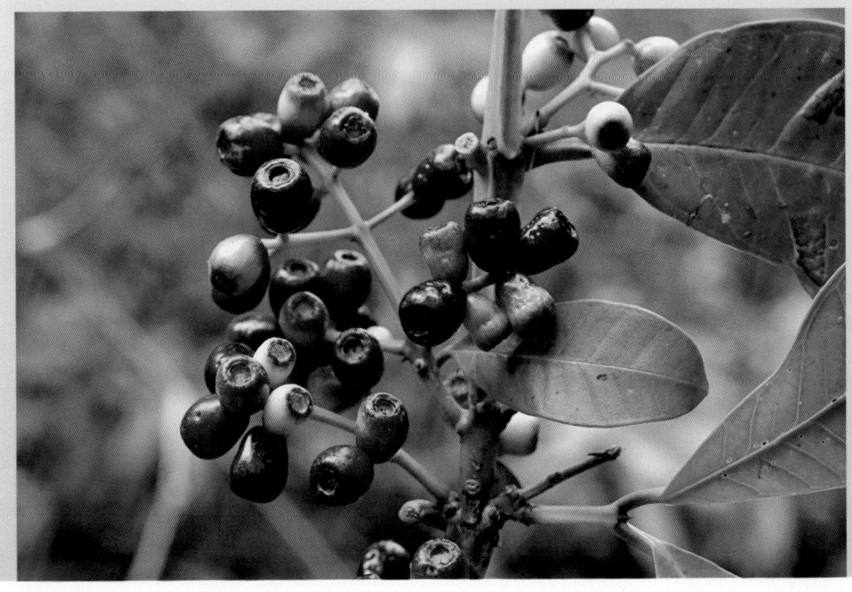

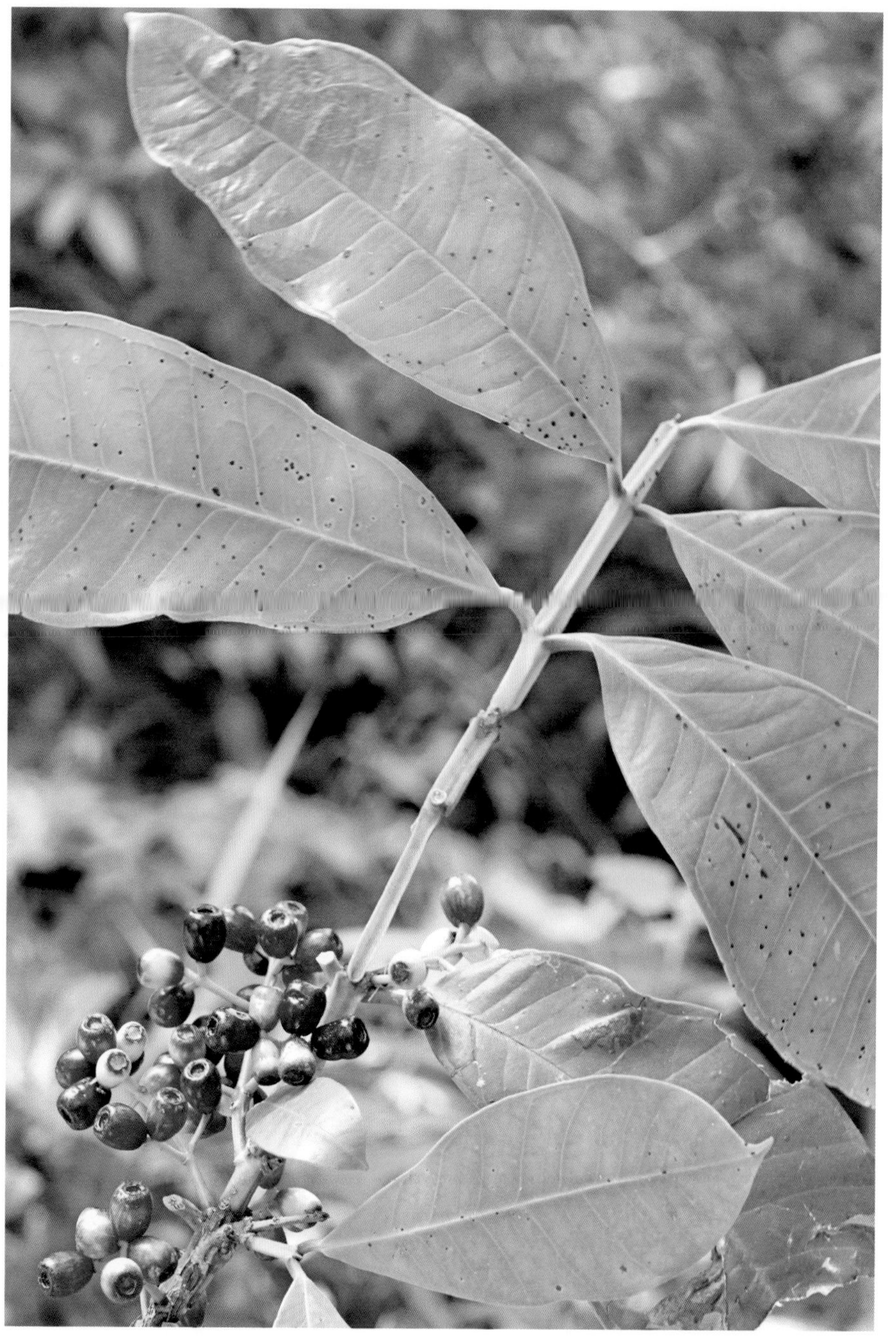

番　杏

Tetragonia tetragonioides (Pall.) O. Kuntze

【别　　名】法国菠菜、新西兰菠菜

【基　　原】来源于番杏科番杏属番杏 **Tetragonia tetragonioides** (Pall.) O. Kuntze 的全草入药。

【形态特征】一年生肉质草本，无毛，表皮细胞内有针状结晶体，呈颗粒状凸起。茎初直立，后平卧上升，高 40 ～ 60 cm，肥粗，淡绿色，从基部分枝。叶片卵状菱形或卵状三角形，长 4 ～ 10 cm，宽 2.5 ～ 5.5 cm，边缘波状；叶柄肥粗，长 5 ～ 25 mm。花单生或 2 ～ 3 朵簇生叶腋；花梗长 2 mm；花被筒长 2 ～ 3 mm，裂片 3 ～ 5 片，常 4 片，内面黄绿色；雄蕊 4 ～ 13 枚。坚果陀螺形，长约 5 mm，具钝棱，有 4 ～ 5 角，附有宿存花被，具数颗种子。花、果期 8 ～ 10 月。

【生　　境】多生于旷地或海岸沙地上。

【分　　布】广东、海南、台湾。热带非洲、亚洲和大洋洲也有分布。

【采集加工】夏秋季采收，将全草晒干。

【性味功能】味甘、微辛，性平。清热解毒，祛风消肿。

【主治用法】治泄泻，疔疮红肿，风热目赤。用量 30 ～ 60 g。

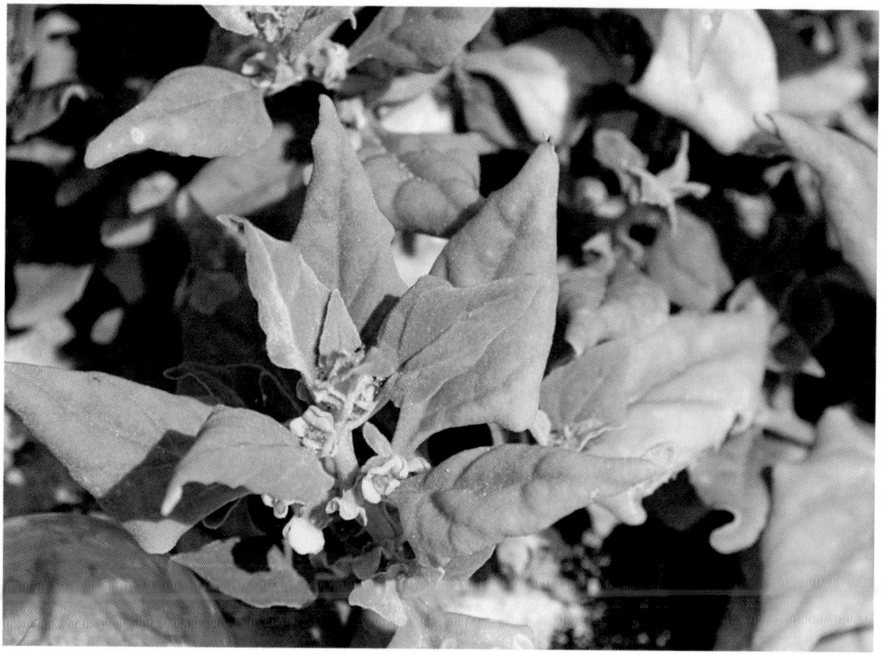

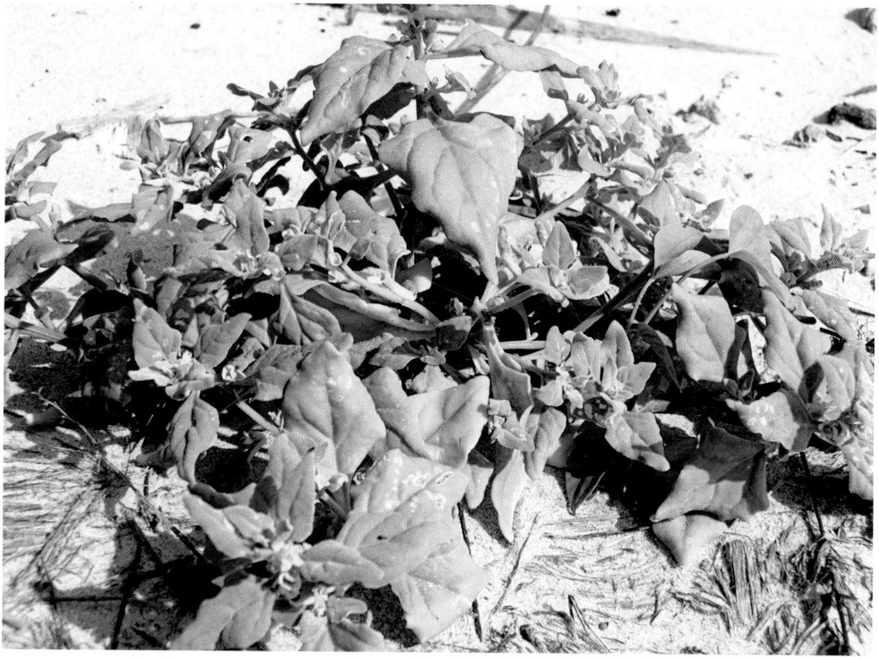

千头柏

Thuja orientalis Linn. cv. **Sieboldii**

【别　　名】子孙柏、凤尾柏、扫帚柏

【基　　原】来源于柏科侧柏属千头柏 **Thuja orientalis** Linn. cv. **Sieboldii** 的叶和种子入药。

【形态特征】丛生灌木；枝条密，向上伸展，树冠卵圆形或球形；生鳞叶的小枝细，向上直展或斜展，扁平，排成一平面。叶鳞形，长 1 ～ 3 mm，顶端微钝，小枝中央的叶的露出部分呈倒卵状菱形或斜方形，背面中间有条状腺槽，两侧的叶船形，顶端微内曲，背部有钝脊，尖头的下方有腺点。雄球花黄色，卵圆形，长约 2 mm；雌球花近球形，直径约 2 mm，蓝绿色，被白粉。球果近卵圆形，长 1.5 ～ 2(2.5)cm，成熟前近肉质，蓝绿色，被白粉，成熟后木质，开裂，红褐色；中间两对种鳞倒卵形或椭圆形，鳞背顶端的下方有一向外弯曲的尖头，上部 1 对种鳞窄长，近柱状，顶端有向上的尖头，下部 1 对种鳞极小，长达 13 mm，稀退化而不显著；种子卵圆形或近椭圆形，顶端微尖，灰褐色或紫褐色，长 6 ～ 8 mm，稍有棱脊，无翅或有极窄之翅。

【生　　境】栽培。

【分　　布】长江流域各省区常有栽培。

【采集加工】夏秋季采收叶、秋冬季采收种子晒干。

【性味功能】叶：味苦、涩，性微寒；凉血止血。种子：味甘，性平；补心脾，宁神止汗，润肠。

【主治用法】治惊悸失眠，健忘，虚汗，遗精，便秘。用量：6 ～ 12 g。

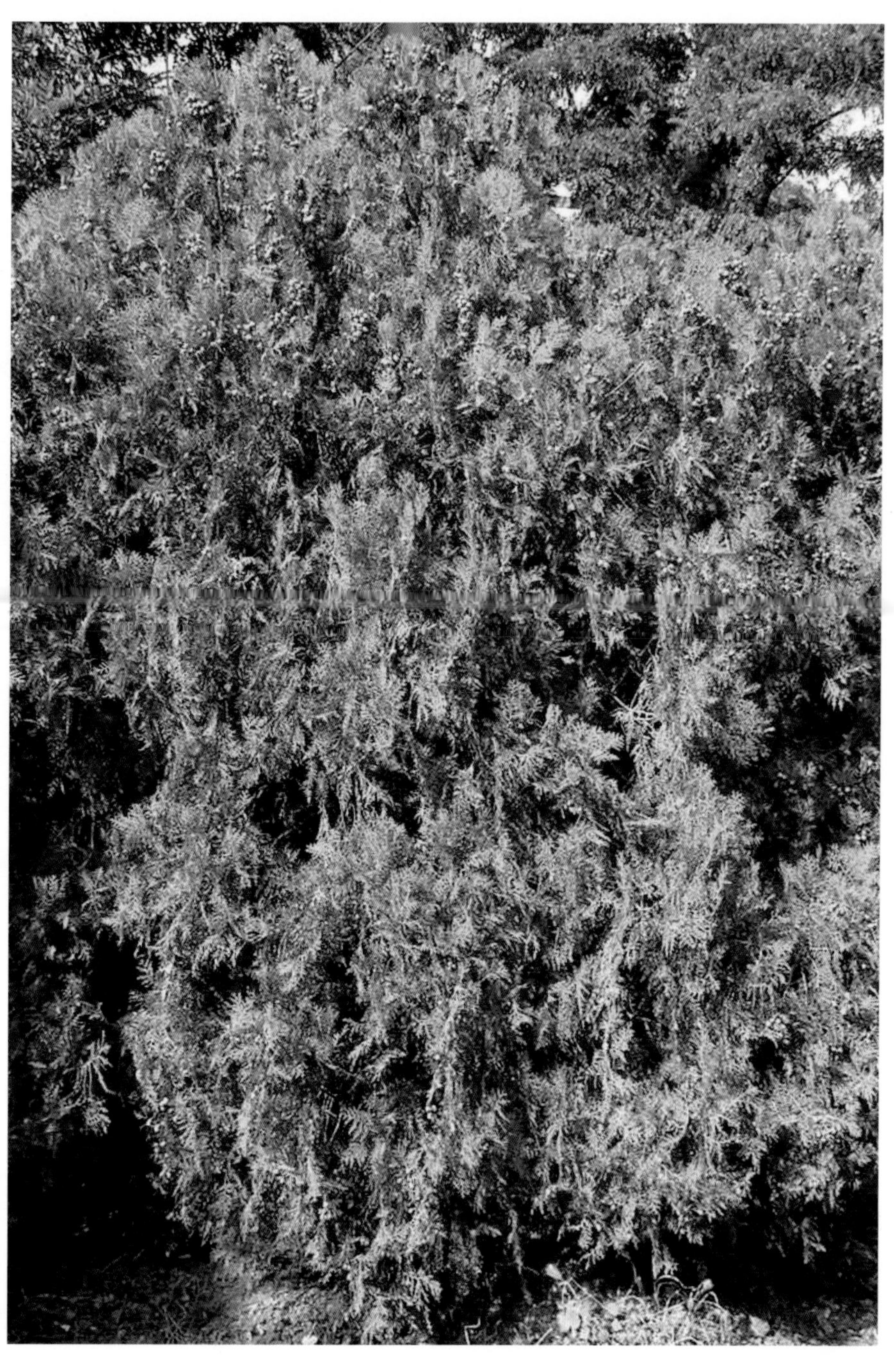

光叶蝴蝶草

Torenia asiatica Linn.

【基　　原】来源于玄参科蝴蝶草属光叶蝴蝶草 **Torenia asiatica** Linn. [*T. glabra* Osbeck] 的全草入药。

【形态特征】一年生草本，疏被向上弯的硬毛。茎具棱或狭翅，自基部起多分枝；枝对生，或由于一侧不发育而成二歧状。叶片卵形或卵状披针形，长 2 ～ 3.5 cm，宽 1 ～ 1.8 cm，两面疏被短糙毛，边缘具带短尖的锯齿或圆锯齿，顶端渐尖或稀为急尖，基部近于圆形，多少下延；叶柄长 0.3 ～ 0.5 cm。花单生于分枝顶部叶腋或顶生，或 3 ～ 5 朵于近顶部的叶腋，排成伞形花序；萼狭长，长 1.5 ～ 2 cm，宽约 4 mm；上部稍扩大；萼齿 2 枚，长三角形，顶端渐尖，具 5 枚宽 1 ～ 1.5 mm 之翅，其中后方有 2 枚较窄；果期萼长 2.5 ～ 3 cm，宽约 0.7 cm，长椭圆形，顶端渐尖而稍弯曲，常裂成 3 ～ 4 枚小齿；花冠长 3 ～ 3.5 cm，暗紫色；上唇倒卵圆形，长 0.8 cm，宽 1.1 cm；下唇三裂片近于圆形，各有 1 蓝色斑块；中裂片直径约 7 mm，侧裂片稍小；前方一对花丝各具 1 长约 4 mm 的丝状附属物。蒴果长椭圆形，长 1.6 cm，宽 0.4 cm。种子小，长圆形或近于球形，黄色。花、果期 5 ～ 11 月。

【生　　境】生于海拔 230 ～ 850 m 的山坡、路旁或阴湿处。

【分　　布】香港、广东、海南、福建、江西、浙江、湖南、湖北、广西、贵州、云南、四川和西藏等地。

【采集加工】夏秋季采收，将全草晒干。

【性味功能】味甘、微苦，性凉。清热解毒，散瘀消肿。

【主治用法】治热咳，湿热黄疸，痢疾，血淋，疔疮肿毒，跌打损伤。用量 15 ～ 30 g。外用鲜品捣烂敷患处。

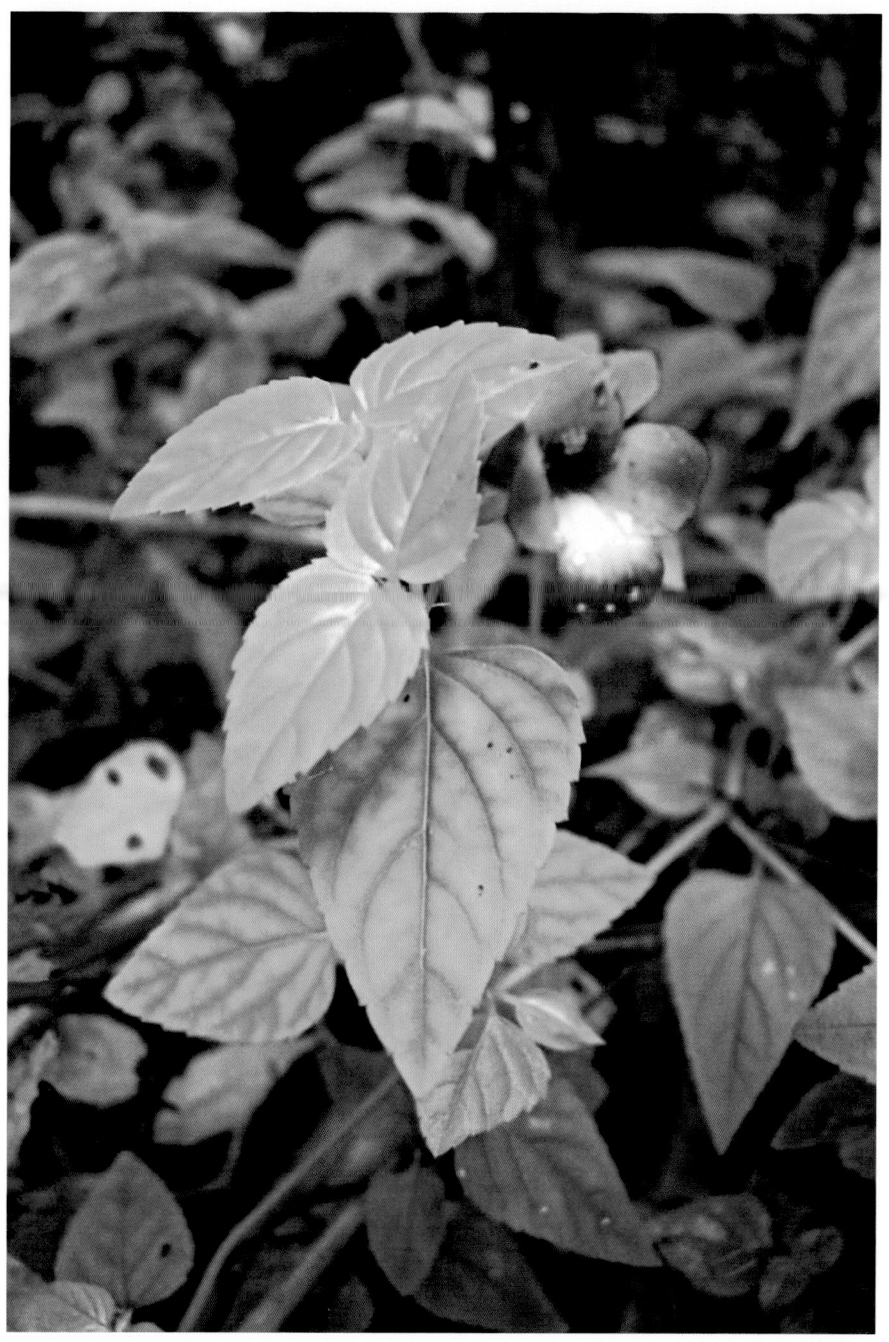

弓果藤

Toxocarpus wightianus Hook. et Arn.

【别　　名】牛茶藤、牛角藤、小羊角藤

【基　　原】来源于萝藦科弓果藤属弓果藤 **Toxocarpus wightianus** Hook. et Arn. 的全株入药。

【形态特征】藤本；小枝被毛。叶对生，除叶柄有黄锈色茸毛外，其余无毛，近革质，椭圆形或椭圆状长圆形，长 2.5 ～ 5 cm，宽 1.5 ～ 3 cm，顶端具锐尖头，基部微耳形；侧脉 5 ～ 8 对，在叶背略为隆起；叶柄长约 1 cm。两歧聚伞花序腋生，具短花序梗，较叶为短；花萼外面有锈色茸毛，裂片内面的腺体或有或无；花冠淡黄色，无毛，裂片狭披针形，长约 3 mm，宽 1 mm；副花冠顶高出花药；花粉块每室 2 个，直立；柱头粗纺锤形，高出花药。蓇葖叉开呈 180° 或更大，狭披针形，长约 9 cm，直径 1 cm，向顶部渐狭，基部膨大，外果皮被锈色茸毛；种子有边缘；种毛白色绢质，长约 3 cm。花期 6 ～ 8 月；果期 10 月至翌年 1 月。

【生　　境】生于低丘陵山地或平原灌木丛中。

【分　　布】香港、广东、海南、广西、贵州。印度、越南也有分布。

【采集加工】夏秋季采收，全株晒干。

【性味功能】味辛，性平。行气消积，活血散瘀。

【主治用法】治跌打损伤。用量 6 ～ 9 g。

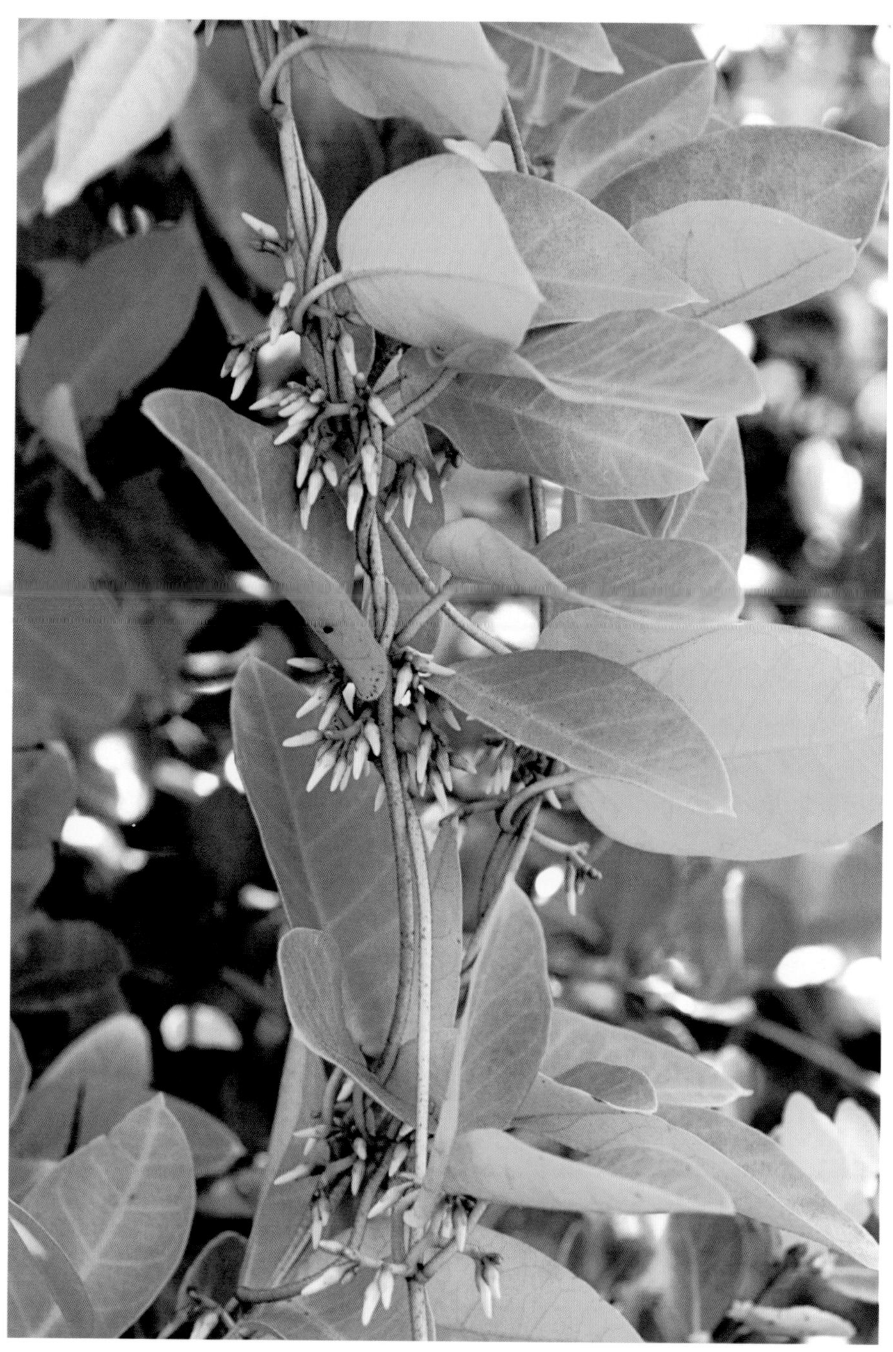

水竹草

Tradescantia zebrine Bosse

【别　　名】吊竹兰、吊竹梅

【基　　原】来源于鸭跖草科水竹叶属水竹草 **Tradescantia zebrine** Bosse [*Zebrina pendula* Schnizi] 的全草入药。

【形态特征】多年生草本。茎稍柔弱，绿色，下垂，半肉质，多分枝，节上生根；长圆形，披散或悬垂，长约 1 m，秃净或被疏毛。叶无柄；椭圆状卵形至长圆形，长 3 ～ 7 cm，宽 1.5 ～ 3 cm，顶端短尖，叶面紫绿色而杂以银白色，中部边缘有紫色条纹，背面紫红色，鞘的顶部、基部或全部均被疏长毛。小花白色腋生，花团聚于一大一小的顶生的苞片状的叶内；萼片 3 枚，合生成一圆柱状的管，长约 6 mm；花冠管白色，纤弱，长约 1 cm，裂片 3 片，玫瑰色，长约 3 mm；雄蕊 6 枚；子房 3 室。果为蒴果。

【生　　境】栽培。

【分　　布】现我国各地有栽培。原产墨西哥。

【采集加工】夏秋季采收，将全草晒干。

【性味功能】味甘，性微寒，有小毒。清热解毒，利尿消肿，生津，止血。

【主治用法】治水肿，尿路结石，喉炎，腹泻，咯血，血痢，目赤肿痛，烧伤，蛇伤，白带，淋浊，风热头痛。用量 15 ～ 30 g。

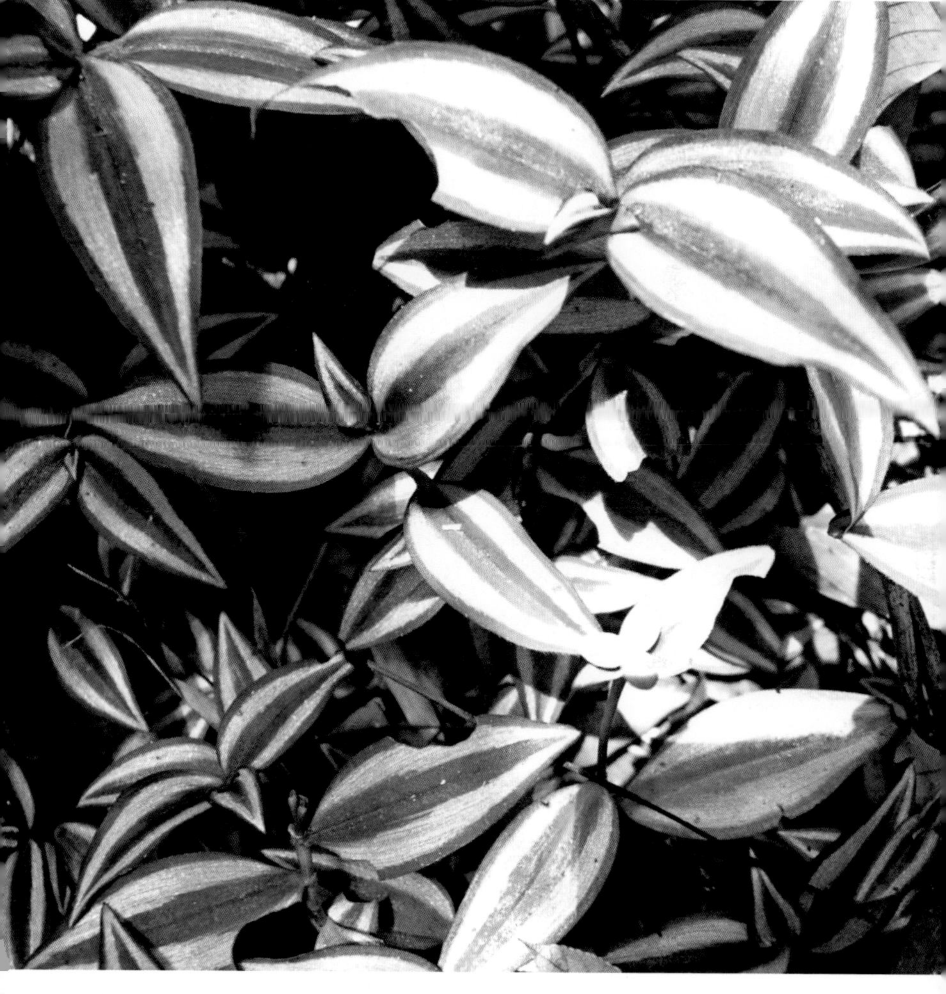

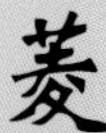

Trapa bicornis Osbeck

【别　　名】菱角、风菱、乌菱

【基　　原】来源于菱科菱属菱 **Trapa bicornis** Osbeck 的果实入药。

【形态特征】一年生浮水或半挺水草本。茎圆柱形，细长或粗短。叶二型：浮水叶互生，聚生于茎端，在水面形成莲座状菱盘，叶片阔菱形，长 3 ～ 4.5 cm，宽 4 ～ 6 cm，叶面深亮绿色，无毛，背面绿色或紫红色，幼叶密被淡黄褐色短毛，老叶被灰褐色短毛，边缘中上部具凹形的浅齿，边缘下部全缘，基部阔楔形；叶柄长 2 ～ 10.5 cm；中上部膨大成海绵质气囊，被短毛；沉水叶小，早落。花小，单生于叶腋，花梗长 1 ～ 1.5 cm；萼筒 4 裂，仅一对萼裂被毛，其中 2 裂片演变为角；花瓣 4 片，白色，着生于上位花盘的边缘；雄蕊 4 枚，花丝纤细，花药“丁”字形着生，背着药、内向；雌蕊 2 心皮，2 室，子房半下位，花柱钻状，柱头头状。果具水平开展的 2 肩角，无或有倒刺，顶端向下弯曲，两角间端距离 7 ～ 8 cm，弯牛角形，果高 2.5 ～ 3.6 cm，果表幼皮紫红色，老熟时紫黑色，微被极短毛，果喙不明显，果梗粗壮有关节，长 1.5 ～ 2.5 cm。种子白色，元宝形，两角钝，白色粉质。花期 4 ～ 8 月；果期 7 ～ 9 月。

【生　　境】种植于池塘或水流缓慢的河沟中。

【分　　布】全国各地不少地方有栽培。中南半岛、世界热带地区常栽培。

【采集加工】秋末采收果实晒干。

【性味功能】味甘、涩，性平。健胃止痢，抗癌。

【主治用法】治胃溃疡，痢疾，食管癌，乳腺癌，子宫颈癌。用量 30 ～ 45 g。菱柄外用治皮肤多发性赘疣；菱壳烧灰外用治黄水疮、痔疾。

【附　　方】1. 治胃溃疡、食管癌、乳腺癌、子宫颈癌：菱茎叶、果柄或菱壳 30 ～ 60 g，薏苡仁 30 g，煎汤代茶，连服数月。

2. 治月经过多：鲜菱 500 g，水煎取汁冲红糖服。

3. 治痢疾、便血：菱壳 120 ～ 250 g，水煎服。

4. 治皮肤多发性赘疣：鲜菱柄捣烂敷并时时擦之，可使之脱落。

5. 治痔疾：菱壳烧灰，用菜籽油调敷患处。

6. 治小儿走马疳：菱叶晒干研末，外敷患处。

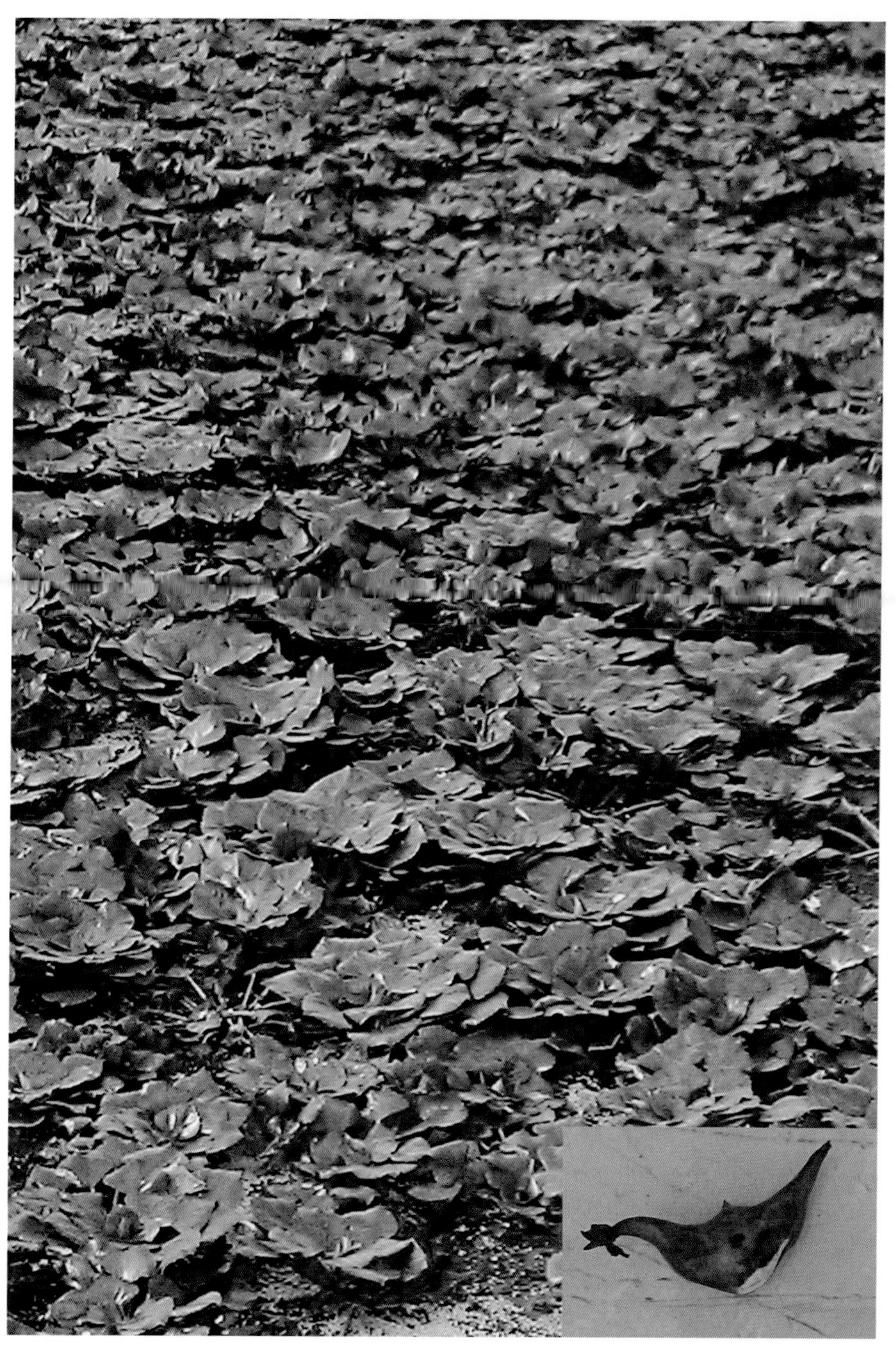

漏斗瓶蕨

Trichormanes striatum Don

【别　　名】热水莲

【基　　原】来源于膜蕨科瓶蕨属漏斗瓶蕨 **Trichormanes striatum** Don [*Vandenboschia naseana* (Christ) Ching] 的全草入药。

【形态特征】多年生草本，高 25 ～ 40 cm。根状茎长，横走，粗约 2 mm，黑褐色，坚硬，密被黑褐色多细胞的蓬松节状毛。叶远生，相距 1 ～ 5 cm；叶柄长 8 ～ 15 cm，粗约 1 mm，淡绿褐色，上面有浅沟，基部被节状毛，向上几光滑，两侧有阔翅几达基部，翅连叶柄宽 2.5 ～ 3 mm；叶片阔披针形至卵状披针形，长 20 ～ 30 cm，宽 6 ～ 8 cm，顶端长渐尖，三回羽裂；羽片 19 ～ 20 对，互生，有短柄，斜向上，三角状斜卵形至长卵状披针形，长 3 ～ 7 cm，宽 1.5 ～ 2.5 cm，顶端渐尖，基部斜楔形，下部几对的间隙宽 0.6 ～ 1.2 cm，其余的密接；一回小羽片 6 ～ 10 对，互生，无柄，斜向上，长圆卵形，长 8 ～ 16 mm，宽 5 ～ 12 mm，顶端钝至短尖，基部斜楔形，基部上侧 1 枚小羽片最大，并常覆盖叶轴；二回小羽片 3 ～ 6 对，互生，极斜向上，长圆形，长 3 ～ 5 mm，宽 2 ～ 3.5 mm，顶端钝，基部下侧下延，两边几并行，上部有几个单一或分叉的浅裂片；末回裂片很短，长圆状线形，钝头或截形，全缘。叶脉多回叉状分枝或亚扇形，绿褐色，两面均隆起，密集，几并行，无毛，末回裂片有小脉 1 ～ 2 条。叶为膜质至薄草质，干后为暗绿褐色，无毛。叶轴暗绿褐色，下部有阔翅，向上翅渐狭，疏被黑褐色的节状毛；一回羽轴两侧有狭翅，连轴宽不及 1 mm，基部稍被节状毛；二回羽轴两侧有阔翅，连轴宽 2 ～ 3 mm，曲折。

【生　　境】生于山地林下阴湿的岩石上。

【分　　布】我国南部和西南部各省区。越南、老挝、日本也有分布。

【采集加工】夏秋季采收，将全草晒干。

【性味功能】味淡、涩，性平。健脾开胃，止血。

【主治用法】治消化不良、外伤出血。用量 9 ～ 15 g。

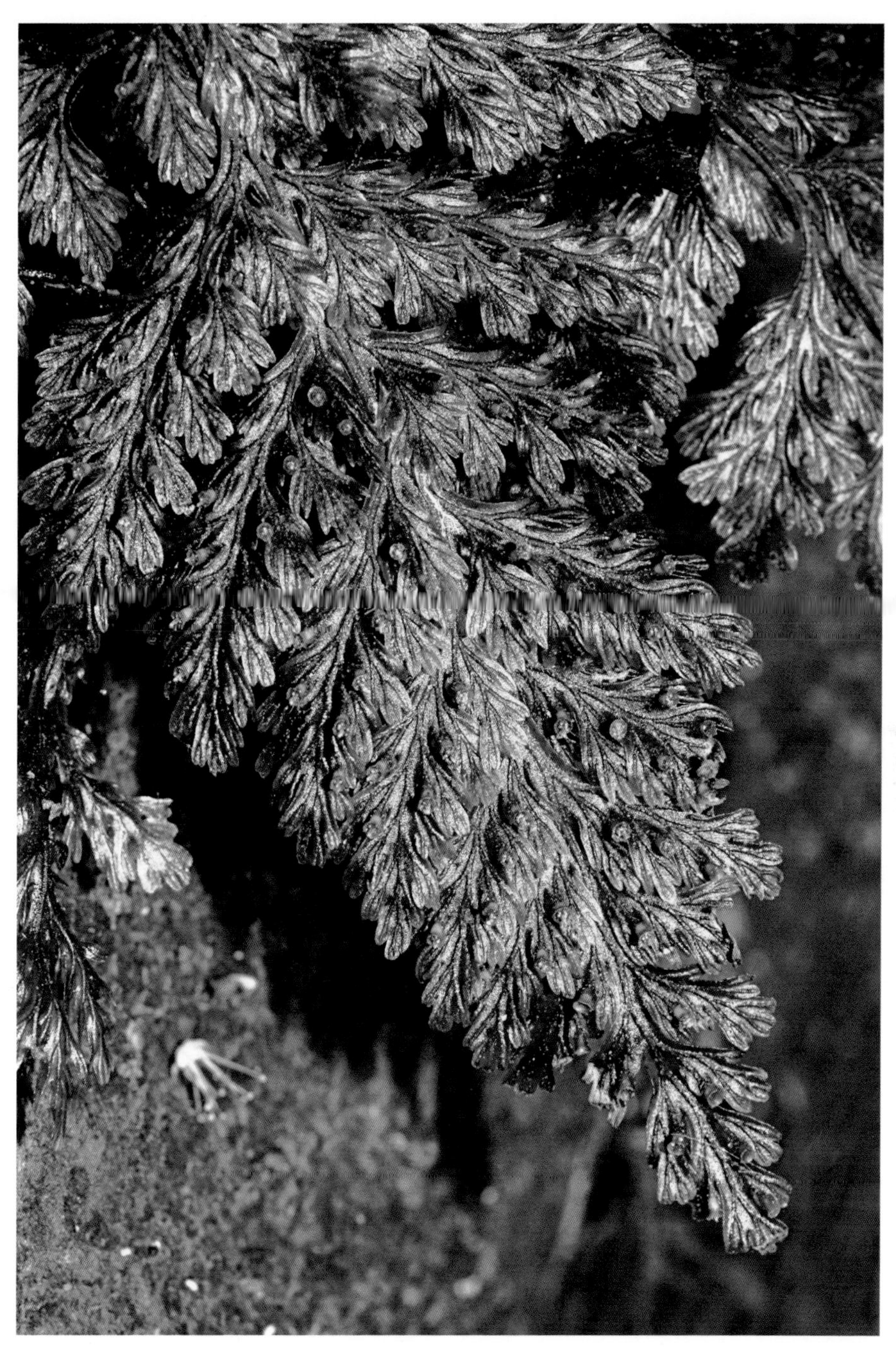

圆叶娃儿藤 Tylophora trichophylla Tsiang

【基　　原】来源于萝藦科娃儿藤属圆叶娃儿藤 **Tylophora trichophylla** Tsiang 的全草入药。

【形态特征】藤本；茎、叶的两面、叶柄、花梗、花萼外面均被疏柔毛。叶纸质，近圆形、卵形或倒卵形，长 4 ～ 5.5 cm，宽 3.5 ～ 5 cm，通常上部较宽，顶端圆形，具短尖头，基部圆形；侧脉每边 4 ～ 6 条，在叶背略为凸起，弧形上升，未达叶缘即网结，小脉不明显；叶柄长 2 mm。聚伞花序伞形状，腋生，着花 10 ～ 16 朵；小苞片仅长 1 mm；花黄色，长 3 mm，直径 6 mm；花萼裂片卵状三角形，花萼内面基部具 5 枚腺体；花冠辐状，比花萼长 2 倍，花冠筒短，裂片长圆形；副花冠裂片卵状，背部隆肿，顶端到达花药基部；花药四方形，顶端膜片圆形；花粉块每室 1 个，圆球状，平展；心皮离生；柱头五角状，顶端扁平。蓇葖双生，披针形，长 6 cm，直径 1 cm，顶端渐尖，略被微毛；种子卵形，顶端具白色绢质种毛；种毛长 2 cm。花期 5 月；果期 6 月。

【生　　境】生于山地疏林中及旷野灌木丛中。

【分　　布】海南、广西、广东。

【采集加工】根秋季采挖，洗净泥土晒干。地上部分夏秋季采收，晒干。

【性味功能】味辛，性温。祛风除湿，活血止痛。

【主治用法】治风湿痛，跌打损伤，四肢麻痹。用量 3 ～ 9 g。外用鲜品适量，捣敷。

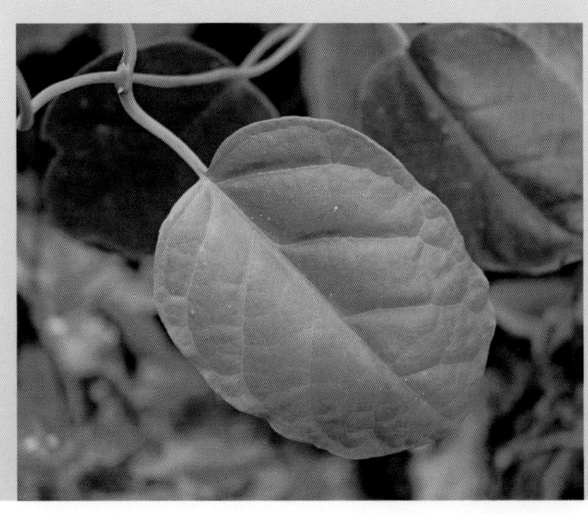

红杜仲藤

Urceola quintaretii (Pierre) D. J. Middleton

【基　　原】来源于夹竹桃科水壶藤属红杜仲藤 **Urceola quintaretii** (Pierre) D. J. Middleton [*Parabarium chunianum* Tsiang] 的茎藤入药。

【形态特征】攀援藤本，长达 10 m；幼枝、总花梗、花梗及花萼外面具长硬毛，老枝无毛，有皮孔。叶腋间及腋内腺体线形，锐尖，长 1 mm。叶纸质，椭圆形或卵圆状长圆形，短渐尖，基部楔形，下延至叶柄，长 4.5 ～ 7 cm，宽 2.2 ～ 3 cm，叶面亮绿色，幼时叶背具白霜，老时灰绿色，具散生黑色乳头状圆点；侧脉 5 ～ 6 对，叶面几扁平，斜拱上升，近边缘网结，网脉不多；叶柄长 5 mm。聚伞花序总状式，顶生或腋生，与叶等长或比叶长；总花梗直立开展，长 4 ～ 5 cm，纤弱，着花 14 ～ 16 朵；苞片长圆状披针形，锐尖，有缘毛，长 4 mm；花梗长 3 ～ 5 mm；花萼 5 深裂，裂片双盖覆瓦状排列，卵圆状长圆形，长约 2 mm，顶端钝，外面具有蜡质点，内面基部有腺体，腺体顶端齿状；花冠近坛状，外面被微毛，花冠筒直径 1.5 mm，裂片卵圆形，在花蕾内有一小而膜质的斜形裂片压紧在内，花开后顶端圆形，向右覆盖，长约 1 mm；雄蕊着生于花冠筒的基部，花药箭头状；花盘短，肉质，环状不裂或不明显；子房具 2 个心皮，被长柔毛，半埋于花盘中，花柱短，柱头圆锥状，顶端 2 裂。蓇葖双生或有时 1 个不发育，线状披针形，中间略大，向上渐细渐尖，长 4.5 ～ 6 cm，直径 7 mm；种子长圆形，顶端紧缩，基部钝，长 1.3 cm，宽 3 mm；种毛白色绢质，长 1.5 cm。花期 4 ～ 11 月；果期 8 月至翌年 2 月。

【生　　境】生于密林中。

【分　　布】海南、广东、广西。

【采集加工】夏秋季采收，茎藤晒干。

【性味功能】味苦、微酸涩，性平，有小毒。祛风活络，补腰肾，强筋骨。

【主治用法】治肾虚腰痛，扭伤，骨折，风湿，阳痿，高血压病。用量 6 ～ 10 g。

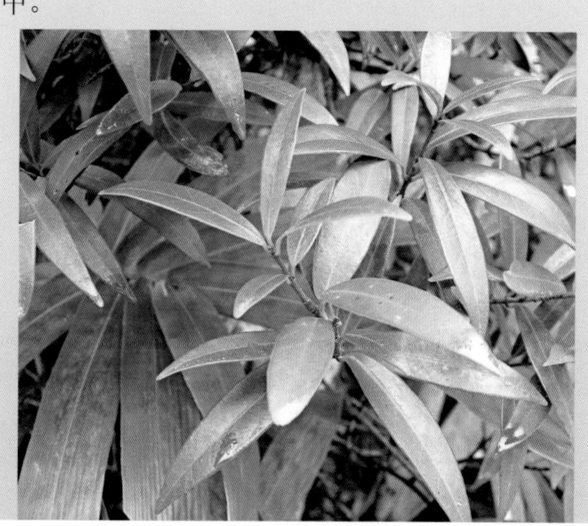

香草兰

Vanilla planifolia Andr.

【别　　名】上树蜈蚣

【基　　原】来源于兰科香荚兰属香草兰 **Vanilla planifolia** Andr. 的全草入药。

【形态特征】攀援植物。叶革质，互生，呈二列，具短柄，柄微包卷茎；叶片长 10 ～ 20 cm，宽为 3 ～ 7 cm，椭圆状披针形，叶基钝状圆形，叶尖渐尖，上下表面光滑无毛，叶面平坦，具光泽。总状花序腋生，甚短，花期 2 次，通常具 2 朵花，花大，白绿色；苞片长 1 ～ 1.5 cm，三角形；花萼长约 4 cm，宽 0.8 ～ 1 cm，倒披针形；花瓣和花萼相似，但微歪斜，唇瓣圆形，长约 3 cm，宽约 4 cm，外侧部位偏绿，内侧喉部则为红晕般，上表面红色，下表面具纵向红条纹，基部渐呈白色且与蕊柱合生成筒状，前缘向外反卷，3 裂，侧裂片半圆形，中裂片几呈圆形，顶端具 2 列肉突，唇盘具一黄白色刷状附属物，由许多扇状薄片相叠合而成；蕊柱长 2.5 ～ 3 cm，无足，前端具 2 片小翅；花粉块 2，无柄与黏盘。果实为蒴果，弯曲圆柱状，长 7 ～ 13 cm；常两条合生形成约 45° 夹角，熟时黄绿色，从内侧中隔迸裂，具香味；种子细小，黑色，直径约 0.1 cm。花期 4 ～ 8 月。

【生　　境】栽培。

【分　　布】海南、广西有栽培。

【采集加工】夏秋季采收，将全草晒干。

【性味功能】味苦，性凉。清热解毒。

【主治用法】治蛇咬伤，热毒，疮疡，无名肿毒，湿疮，疥癣。用量 5 ～ 15 g。外用鲜品捣敷患处。

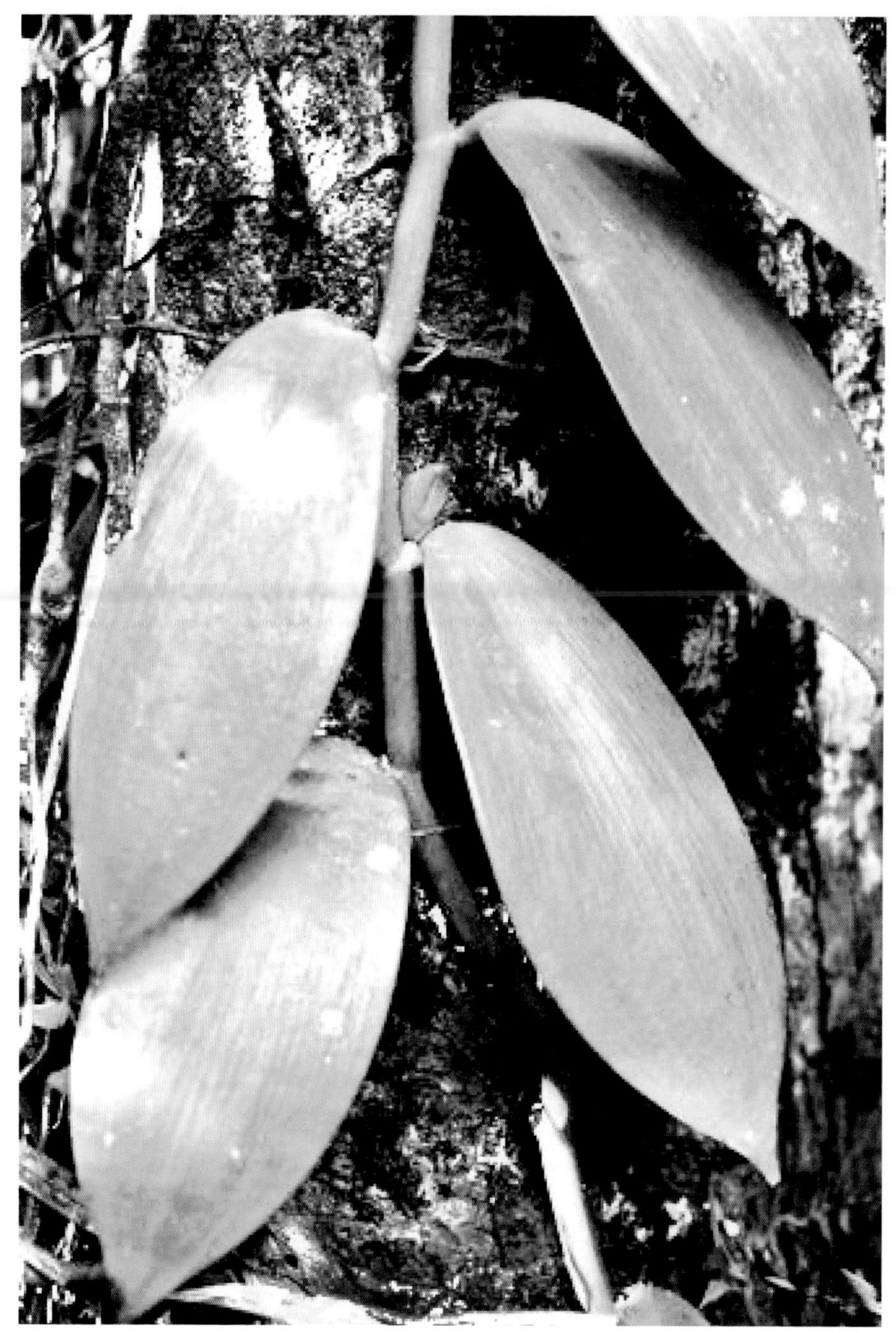

糙叶斑鸠菊

Vernonia aspera (Roxb.) Buch.-Ham.

【别　　名】糙叶咸虾花

【基　　原】来源于菊科斑鸠菊属糙叶斑鸠菊 **Vernonia aspera** (Roxb.) Buch.-Ham. 的全株入药。

【形态特征】多年生草本，高 1 ～ 2 m。叶厚纸质，硬质，倒披针形或倒卵状披针形，稀椭圆形，长 5 ～ 12 cm，宽 1.5 ～ 4.5 cm，顶端渐尖或短尖，基部渐狭成狭楔形，边缘有尖锯齿，下部边缘锯齿不明显或近全缘，侧脉 7 ～ 10 对，细脉横切，网状，叶脉在下面明显凸起，叶面被乳突状短糙毛，背面密被糙短毛，两面均有腺点；叶柄极短或近无柄。头状花序较大，直径 1 ～ 1.5 cm，通常 (2)3 ～ 5 个在枝端或上部叶腋密集成顶生圆锥状伞房花序，具短或近无花序梗；总苞钟状，长 10 ～ 12 mm，宽达 15 mm，总苞片 5 ～ 6 层，卵形、长圆形或线形，长 3 ～ 12 mm，顶端紫红色，具红褐色硬小尖，背面被疏柔毛或多少脱毛；花托平，具高孔；约有 30 朵花，花淡红紫色，花冠管状，长 7 ～ 8 mm，檐部稍扩大，上端具 5 个线形裂片，外面具腺点；瘦果长圆状圆柱形，长 2 ～ 2.5 mm，具 10 条肋，被柔毛；冠毛污白色或后多少变红色，外层少数，极短，内层糙毛状，长 8 ～ 9 mm。花期 10 月至翌年 3 月。

【生　　境】生于山坡、空旷草地或路旁。

【分　　布】海南、广东、广西、云南。印度、缅甸、越南、老挝、泰国也有分布。

【采集加工】夏秋季采收，将全株晒干。

【性味功能】味辛、甘，性温。发表散寒，败毒。

【主治用法】治疟疾，感冒，咳嗽，头痛。用量 10 ～ 15 g。

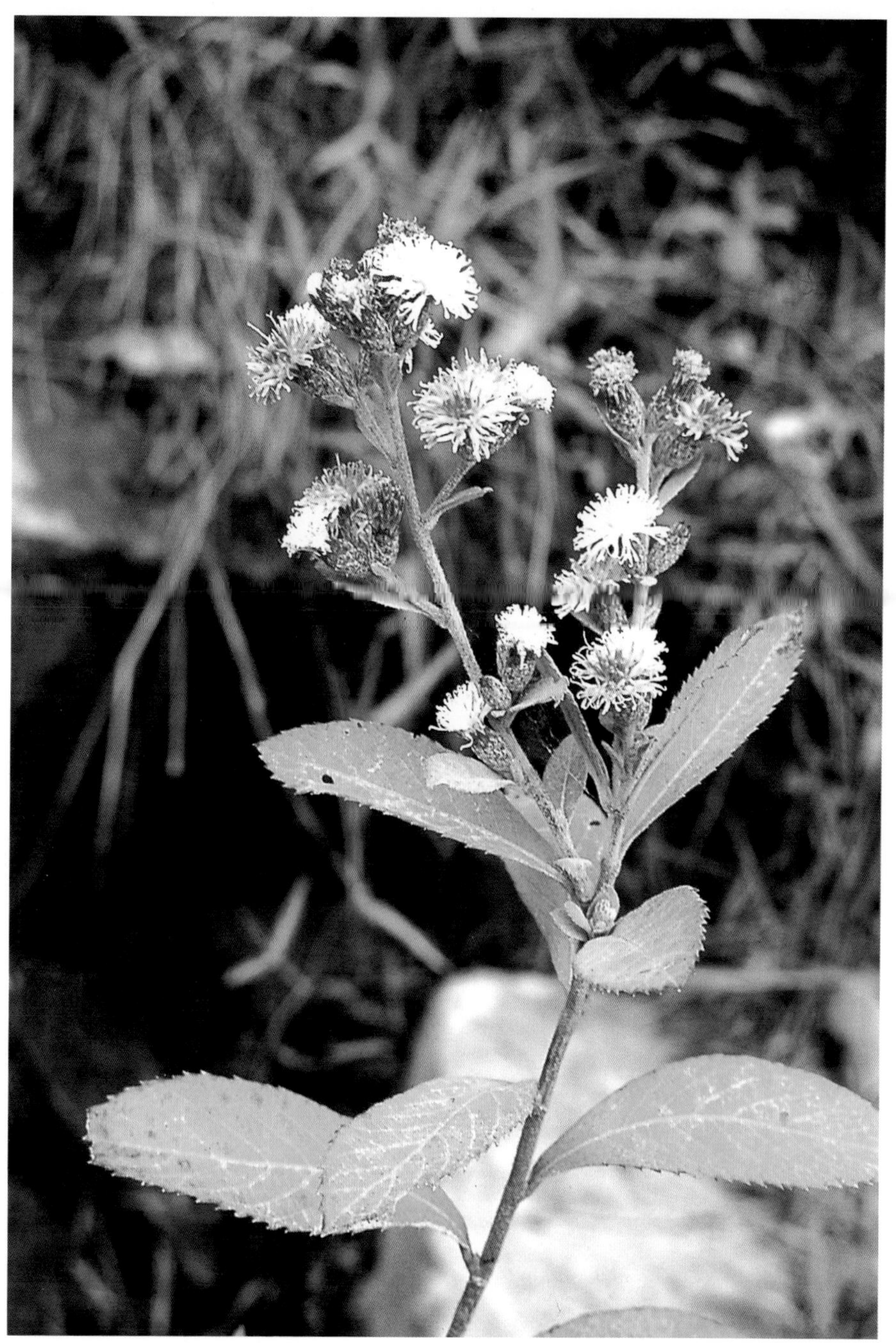

淡黄荚蒾

Viburnum lutescens Blume

【别　　名】黄荚蒾

【基　　原】来源于忍冬科荚蒾属淡黄荚蒾 **Viburnum lutescens** Blume 的叶入药。

【形态特征】常绿灌木，高可达 8 m；当年小枝疏被簇状短毛，后变无毛；二年生小枝灰白色、黄褐色或红褐色，圆筒状；枝浅褐色或深褐色。芽鳞被褐色簇状短毛。叶亚革质，宽椭圆形至长圆形或长圆状倒卵形，长 7～15 cm，顶端常短渐尖，基部狭窄而多少下延，边缘，基部除外有粗大钝锯齿，齿端微凸，嫩时下面被极稀簇状短毛，后变无毛，侧脉 5～6 对，弧形；叶柄长 1～2 cm，无毛。聚伞花序复伞形式，或有时因居中的一辐射枝较余者略伸长和粗壮，故花序外观带圆锥式，直径 4～7 cm，被簇状短毛，总花梗长 2～5 cm，第一级辐射枝 4～6 条，通常 5 条，长短不一；花芳香；萼筒倒圆锥形，长约 1.5 mm，无毛，萼齿三角状卵形，顶端钝，略短于萼筒；花冠白色，辐状，直径约 5 mm，筒长约 1.5 mm，裂片宽卵形，顶端钝形，长约等于筒，开展；雄蕊稍高出花冠，长约 3 mm，花药宽椭圆形。果实先红色后变黑色，宽椭圆形，长 6～8(10)mm，直径 3～4 mm；核宽椭圆形、长圆状倒卵形或长圆状椭圆形，有 1 条宽广腹沟和 2 条背沟。花期 2～4 月；果熟期 10～12 月。

【生　　境】生于海拔 180～1000 m 的山谷林中或河边湿地上。

【分　　布】海南、广东、广西。中南半岛、马来半岛、印度尼西亚、爪哇、苏门答腊、加里曼丹也有分布。

【采集加工】夏秋季采收，叶鲜用。

【性味功能】味辛，性温。去瘀生新，消肿止痛。

【主治用法】治刀伤出血。外用鲜叶捣烂敷患处。

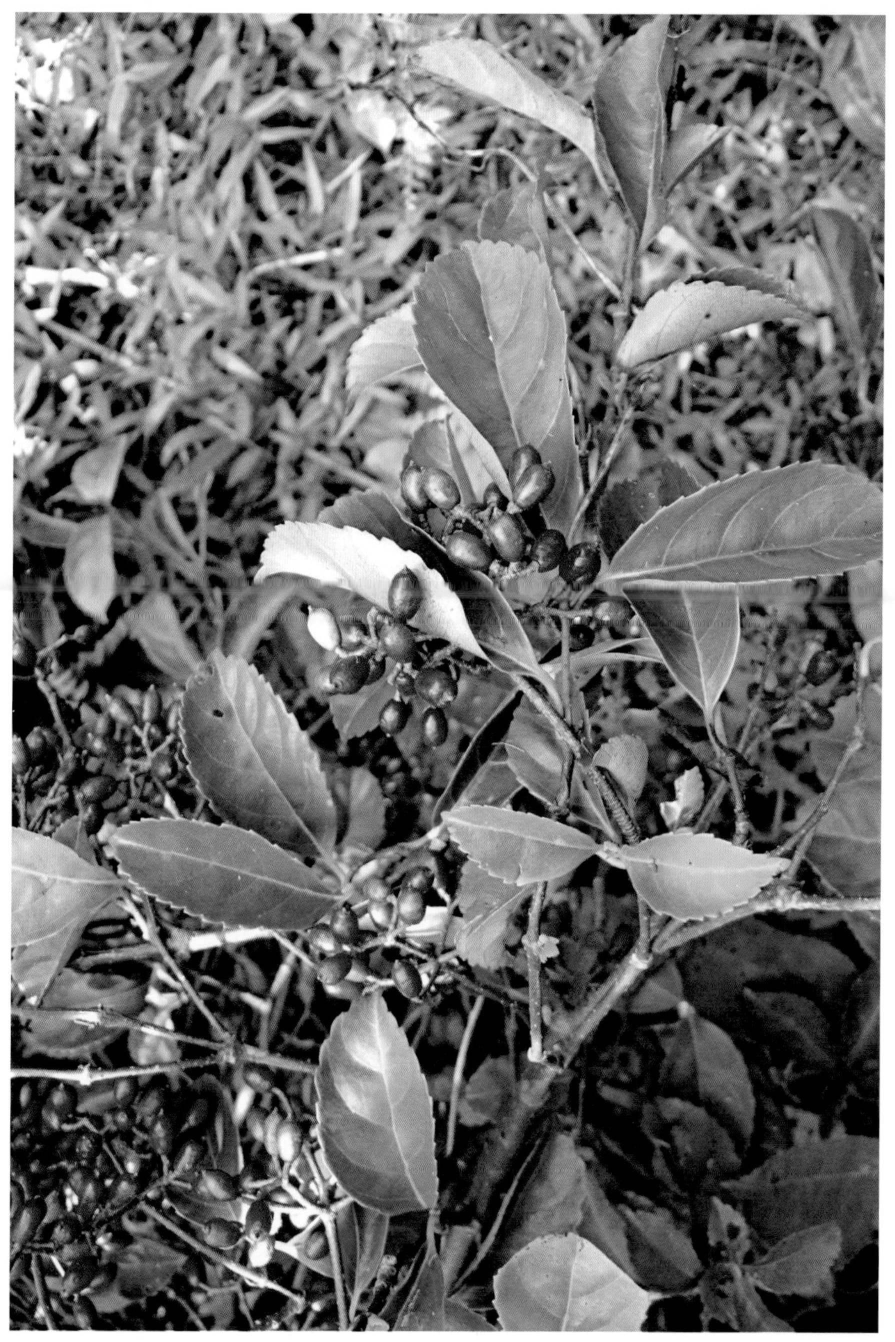

枫香槲寄生

Viscum liquidambaricolum Hayata

【别　　名】螃蟹脚、枫树寄生、桐树寄生、赤柯寄生

【基　　原】来源于桑寄生科槲寄生属枫香槲寄生 **Viscum liquidambaricolum** Hayata 的全株入药。

【形态特征】灌木，高 0.5 ～ 0.7 m，茎基部近圆柱状，枝和小枝均扁平；枝交叉对生或二歧分枝，节间长 2 ～ 4 cm，宽 4 ～ 6(8)mm，干后边缘肥厚，纵肋 5 ～ 7 条，明显。叶退化呈鳞片状。聚伞花序，1 ～ 3 个腋生，总花梗几无，总苞舟形，长 1.5 ～ 2 mm，具花 1 ～ 3 朵，通常仅具一朵雌花或雄花，或中央一朵为雌花，侧生的为雄花；雄花：花蕾时近球形，长约 1 mm，萼片 4 枚；花药圆形，贴生于萼片下半部；雌花：花蕾时椭圆状，长 2 ～ 2.5 mm，花托长卵球形，长 1.5 ～ 2 mm，基部具杯状苞片或无；萼片 4 枚，三角形，长 0.5 mm；柱头乳头状。果椭圆状，长 5 ～ 7 mm，直径约 4 mm，有时卵球形，长 6 mm，直径约 5 mm，成熟时橙红色或黄色，果皮平滑。花、果期 4 ～ 12 月。

【生　　境】常寄生于壳斗科或枫香、柿等树上。

【分　　布】我国南部和西南部各省区。亚洲东南部至澳大利亚也有分布。

【采集加工】夏秋季采收，全株晒干。

【性味功能】味微苦，性平。祛风去湿，舒筋活络。

【主治用法】治风湿性关节炎，腰肌劳损，瘫痪，血崩，衄血，小儿惊风。用量 9 ～ 12 g。

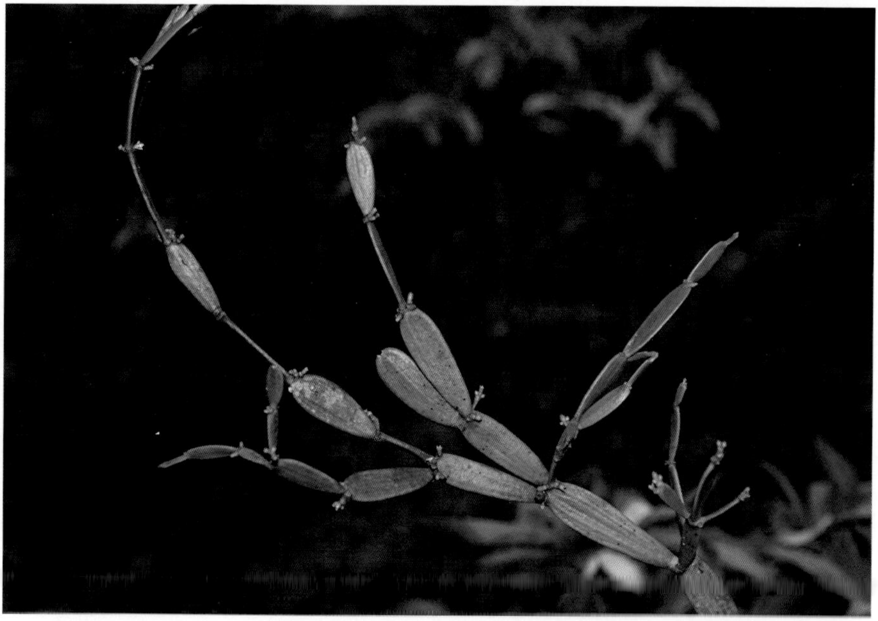

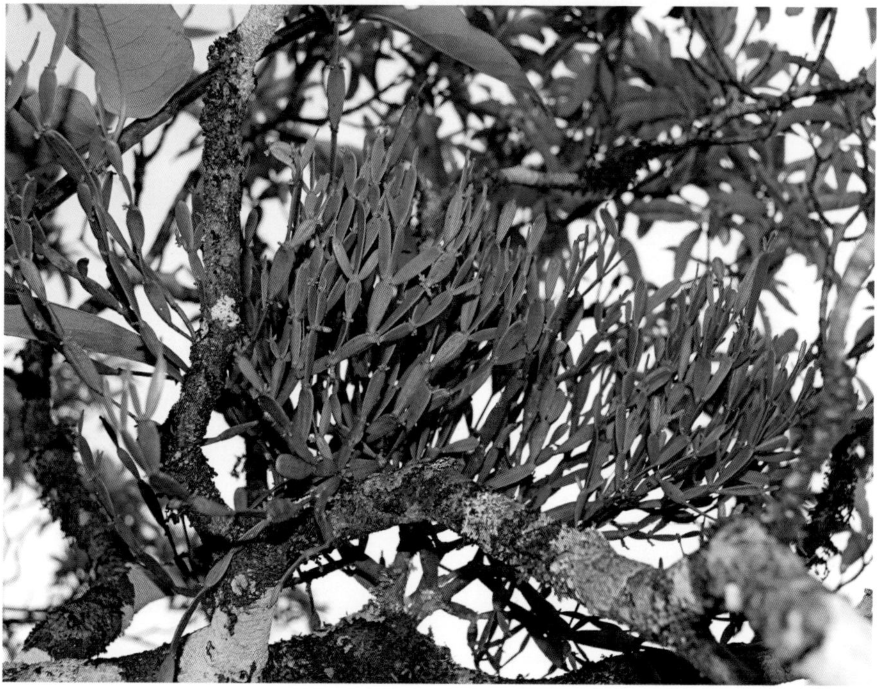

葱 草

Xyris pauciflora Willd.

【别　　名】少花黄眼草

【基　　原】来源于黄眼草科黄眼草属葱草 **Xyris pauciflora** Willd. 的全草入药。

【形态特征】直立簇生或散生草本。叶狭线形，较柔软，长 8 ～ 22 cm，宽 1 ～ 3 mm，顶端尖至渐尖，草质，绿色，干后具条纹，两面及边缘具稀疏乳突；叶鞘长 1.5 ～ 6 cm。花葶近圆柱形，长 5 ～ 35 cm，粗 1 ～ 1.5 mm；头状花序卵形至球形，长 6 ～ 13 mm，宽 6 ～ 11 mm；苞片宽倒卵形或近圆形，常内凹，长 3 ～ 5 mm，宽 3 ～ 4 mm，中部暗褐色而有光泽，边缘薄而色较浅，革质，顶端有小刺尖和三角形的灰白色（干时）乳突区；侧生的 2 枚萼片舟状，稍弯，膜质，长 3.5 ～ 4.5 mm，宽约 1.5 mm，渐尖，背部有龙骨状凸起的狭脊棱，具粗浅齿，无毛；中间的萼片风帽状，长约 3.5 mm；开花时花冠伸出苞片外；花瓣黄色，檐部倒卵形，长 2.5 ～ 3.5 mm；基部下延渐细成爪部，长 3 ～ 4 mm；雄蕊贴生于花瓣，长 0.9 ～ 1.3 mm；花药宽卵形，内面的 1 个药室较外面的稍短，钝头，药隔宽；花丝极短；退化雄蕊顶端 2 分叉，画笔状；子房倒卵形，长 2 ～ 3 mm；花柱 3 裂，长 1.2 ～ 2 mm，顶部鸡冠状。蒴果卵圆形至椭圆形，有时为倒卵形，长 4 ～ 5 mm。种子椭圆形，长 0.4 ～ 0.5 mm，棕色，两端有小尖头，表面有纵棱。花期 9 ～ 11 月；果期 10 ～ 12 月。

【生　　境】生于稻田中。

【分　　布】香港、广东、海南、台湾、福建、江西、广西、云南。马来西亚、菲律宾、印度尼西亚、印度、斯里兰卡、澳大利亚也有分布。

【采集加工】夏秋季采收，全草鲜用。

【主治用法】外用治癣疥。外用鲜品捣烂敷患处。

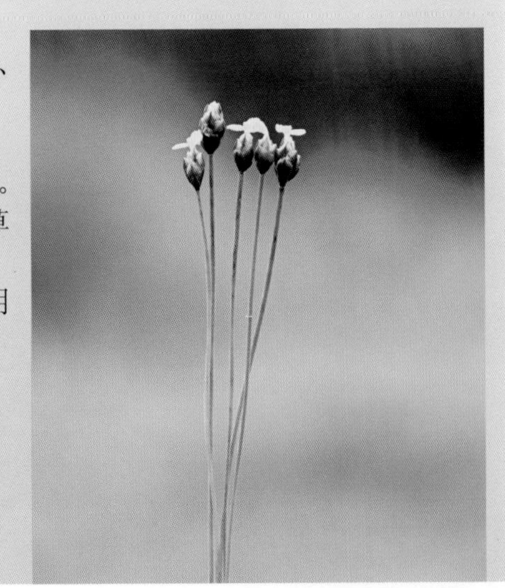

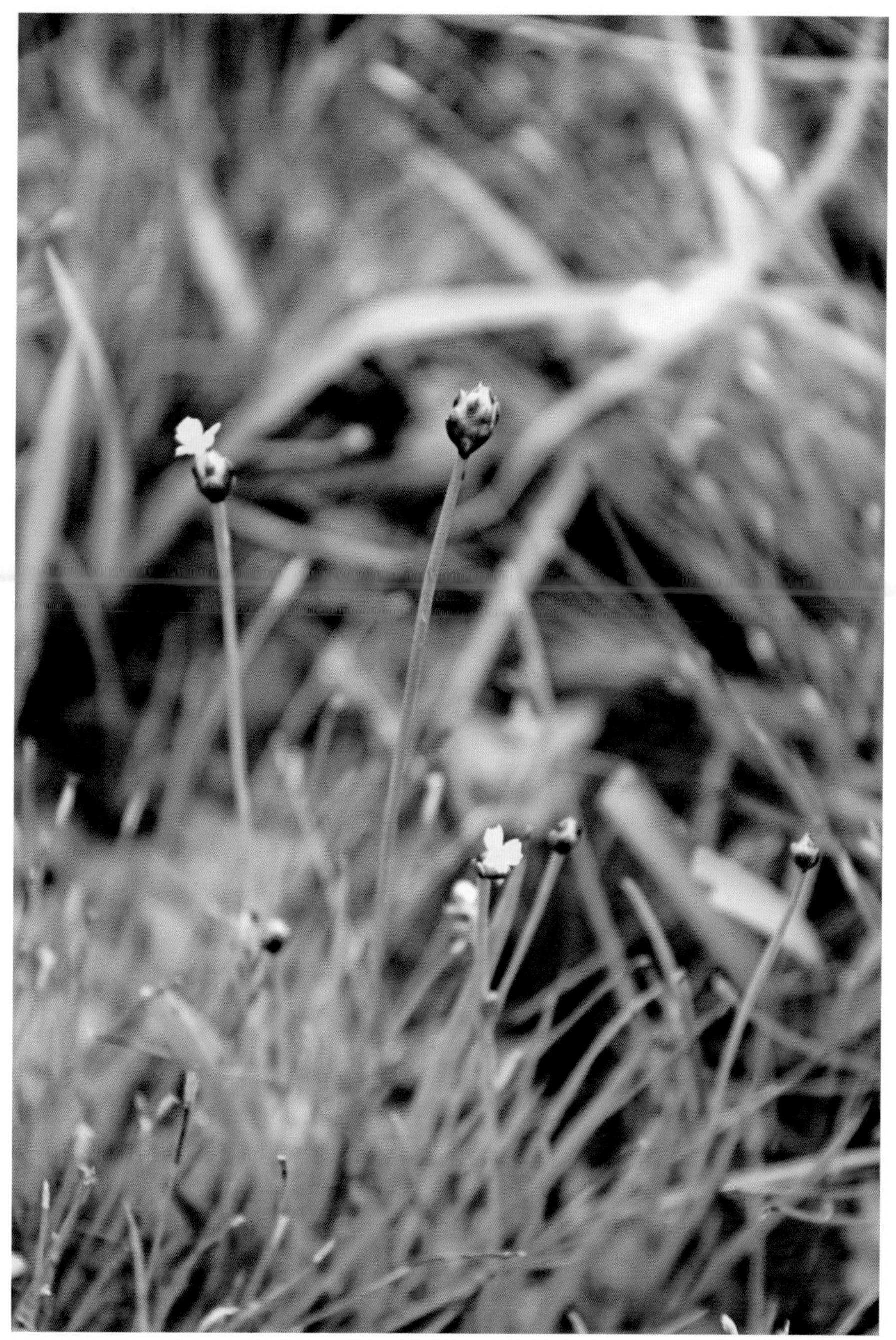

滇刺枣

Ziziphus mauritiana Lam.

【别　　名】酸枣、缅枣

【基　　原】来源于鼠李科枣属滇刺枣 **Ziziphus mauritiana** Lam. 的树皮入药。

【形态特征】常绿乔木或灌木，高达 15 m；幼枝被黄灰色密茸毛，小枝被短柔毛，老枝紫红色，有 2 个托叶刺，1 个斜上，另 1 个钩状下弯。叶纸质至厚纸质，卵形、长圆状椭圆形，稀近圆形，长 2.5 ～ 6 cm，宽 1.5 ～ 4.5 cm，顶端圆形，稀锐尖，基部近圆形，稍偏斜，不等侧，边缘具细锯齿，叶面深绿色，无毛，有光泽，背面被黄色或灰白色茸毛，基生 3 出脉，叶脉在上面下陷或多少凸起，背面有明显的网脉；叶柄长 5 ～ 13 mm，被灰黄色密茸毛。花绿黄色，两性，5 基数，数个或 10 余个密集成近无总花梗或具短总花梗的腋生二歧聚伞花序，花梗长 2 ～ 4 mm，被灰黄色茸毛；萼片卵状三角形，顶端尖，外面被毛；花瓣长圆状匙形，基部具爪；雄蕊与花瓣近等长，花盘厚，肉质，10 裂，中央凹陷，子房球形，无毛，2 室，每室有 1 胚珠，花柱 2 浅裂或半裂。核果长圆形或球形，长 1 ～ 1.2 cm，直径约 1 cm，橙色或红色，成熟时变黑色，基部有宿存的萼筒；果梗长 5 ～ 8 mm，被短柔毛，2 室，种子 1 或 2；中果皮薄，木栓质，内果皮厚，硬革质；种子宽而扁，长 6 ～ 7 mm，宽 5 ～ 6 mm，红褐色，有光泽。花期 8 ～ 11 月；果期 9 ～ 12 月。

【生　　境】栽培或野生。

【分　　布】海南、广东、台湾、福建、广西、云南、四川有栽培或野生。东南亚、非洲和大洋洲也有分布。

【采集加工】夏秋季采收，树皮鲜用。

【性味功能】味涩、微苦，性平。解毒，消炎生肌。

【主治用法】治烧、烫伤。外用鲜品捣烂敷患处。

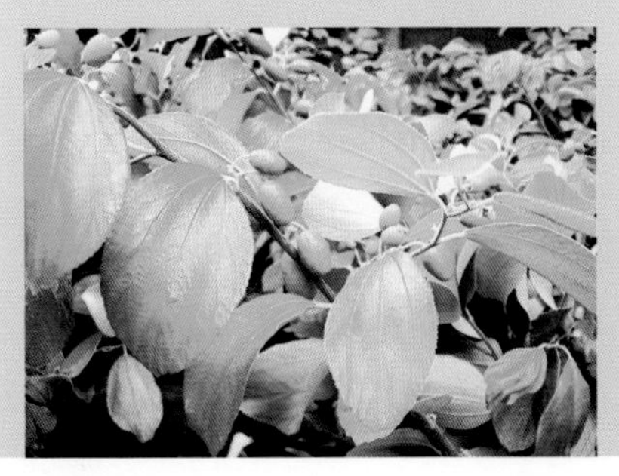

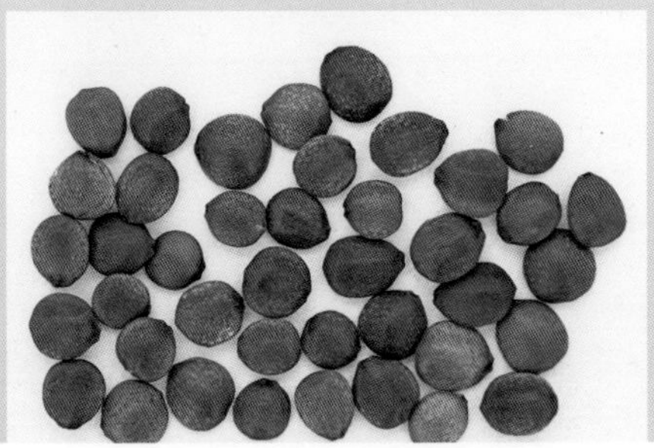

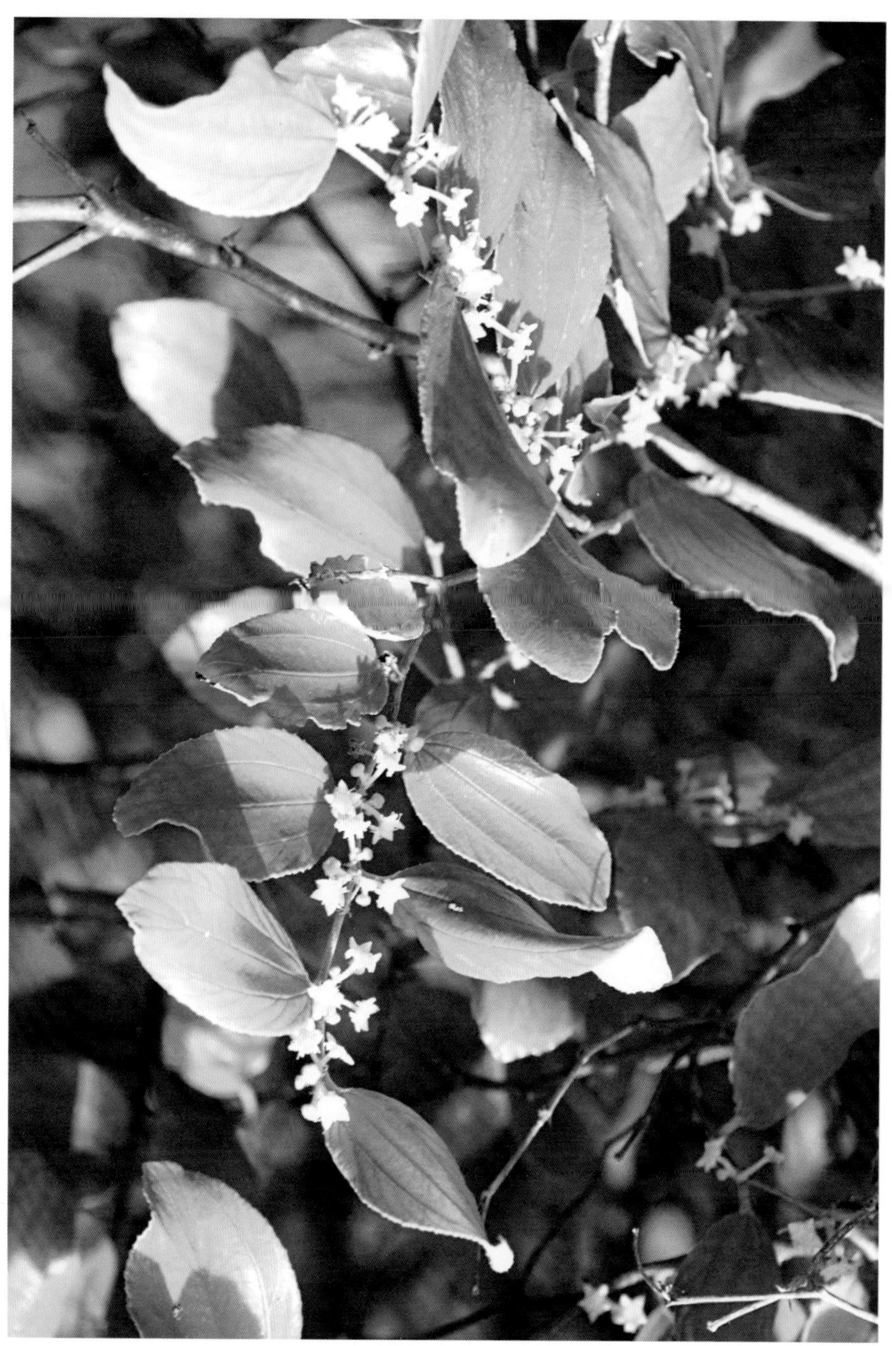

参考文献

[1]《全国中草药汇编》编写组.全国中草药汇编：上册.北京：人民卫生出版社，1975.

[2]《全国中草药汇编》编写组.全国中草药汇编：下册.北京：人民卫生出版社，1976.

[3]《广东中药志》编辑委员会.广东中药志：第一卷.广州：广东科技出版社，1994.

[4]《广东中药志》编辑委员会.广东中药志：第二卷.广州：广东科技出版社，1996.

[5] 叶华谷等.华南药用植物.武汉：华中科技大学出版社，2013.

[6] 湖南中医药研究所.湖南药物志：第一辑.长沙：湖南人民出版社，1962.

[7] 湖南中医药研究所.湖南药物志：第二辑.长沙：湖南人民出版社，1972.

[8] 湖南中医药研究所.湖南药物志：第三辑.长沙：湖南人民出版社，1979.

拉丁名索引

中文名索引

J

K

L

M

N

P

Q

R

S

T